U0339536

高等教育财经类核心课程系列教材
高等院校应用技能型精品规划教材
高等院校教育教学改革融合创新型教材

富媒体 智能化

报检与报关实务

Inspection and Customs Declaration Practice

（"单一窗口"标准版）

（第五版）

应用·技能·案例·实训

李 贺 ◎ 主 编

视频版·课程思政

上海财经大学出版社

图书在版编目(CIP)数据

报检与报关实务:应用·技能·案例·实训/李贺主编.—5版.—上海:上海财经大学出版社,2022.8

(高等教育财经类核心课程系列教材)

(高等院校应用技能型精品规划教材)

(高等院校教育教学改革融合创新型教材)

ISBN 978-7-5642-4009-7/F·4009

Ⅰ.①报… Ⅱ.①李… Ⅲ.①国境检疫-中国-高等学校-教材②进出口贸易-海关手续-中国-高等学校-教材 Ⅳ.①R185.3②F752.5

中国版本图书馆 CIP 数据核字(2022)第 121064 号

□ 责任编辑 汝 涛
□ 封面设计 贺加贝

报检与报关实务
——应用·技能·案例·实训
(第五版)

李 贺 主编

上海财经大学出版社出版发行
(上海市中山北一路 369 号 邮编 200083)
网 址:http://www.sufep.com
电子邮箱:webmaster@sufep.com
全国新华书店经销
上海新文印刷厂有限公司印刷装订
2022 年 8 月第 5 版 2022 年 8 月第 1 次印刷

787mm×1092mm 1/16 26.75 印张 737 千字
印数:39 301—44 300 定价:59.00 元

第五版前言

为了进一步深化"放管服"改革,持续优化口岸营商环境,大力促进保税、新型贸易业态等发展,中国国际贸易"单一窗口"实现了申报人通过电子口岸平台以一点接入、一次性提交等方式满足口岸管理和国际贸易相关部门要求的标准化单证和电子信息,相关部门通过电子口岸平台实现了共享数据信息,促进职能管理,处理状态(结果)统一通过"单一窗口"反馈给申报人。"单一窗口"的功能范围覆盖到了国际贸易链条的各环节,成为企业面对口岸管理相关部门的主要接入服务平台。鉴于此,我们紧跟海关政策变化,及时修订了这本《报检与报关实务》(应用·技能·案例·实训)第5版。

第5版教材以"工作过程"为导向,以中国国际贸易"单一窗口标准版"为依托,以海关总署金关工程二期为核心,以高等院校应用技能型人才培养目标和培养模式为要求,以提高学生应用能力、实践能力和创新能力为目标,注重理论联系实际,依照"原理先行、实务跟进、案例同步、实训到位"的原则,坚持"必需、够用"。教材以习近平新时代中国特色社会主义思想为指导,践行社会主义核心价值观,立足国际贸易发展新阶段、新理念、新格局、新形态,我们组织了校企行人员共同对教材进行了修订,紧紧围绕国际贸易业务实践,将理论与实务和中国国际贸易"单一窗口"紧密协同衔接,以培养学生的实践应用能力。

本书共分上、下两篇:上篇,报检实务,包含3个项目27个任务;下篇,报关实务,包含6个项目34个任务。在结构安排上,以基于报检、报关工作过程为导向构建教材体系,采用"项目引领、任务驱动、实操技能"的编写方式,力求结构严谨、层次分明。在表述安排上,力求语言平实凝练、通俗易懂。在内容安排上,尽可能考虑到财经类、经管类专业不同层次的不同需求,在每一个项目中都设有"知识目标""技能目标""素质目标""思政目标""项目引例";在知识支撑中插入了二维码智能型的"同步案例""案例评析",以及"职场指南""经验小谈""知识链接""小贴士""提示""注意";课后编排了"应知考核",包括单项选择题、多项选择题、判断题;"应会考核",包括观念应用、技能应用、案例分析;"项目实训",包括实训项目、实训目的、实训要求。课后的"应知考核""应会考核"结合每个项目的实际工作技能要求而编写,以使读者在学习每一项目内容时做到有的放矢,增强学习效果。

作为普通高等教育应用技能型财经类核心课程系列教材,本书具有以下特色:

1. 内容全面,体系规范。 全书对报检与报关的基本内容进行了深入细致的讲解,添加了"单一窗口"和"互联网＋海关"申报流程图及可视化界面。鉴于篇幅的限制,编者利用二维码技术呈现相关解析和流程、图解、视频等,图文并茂,活泼了本书的形式、拓展了本书的载体,使之具备"富媒体"数字化特色。本书以基于工作过程为导向,依托中国国际贸易"单一窗口",对实践应用的具体方法做了系统而全面的介绍,以便读者进行比较、分析,增强其提出问题、发现问题、分析问题和解决问题的能力。

2. 结构新颖,栏目丰富。 为便于读者学习,本书力求在结构上有所突破,激发读者的学习兴趣和学习热情,每一项目开篇都有清晰的"知识目标""技能目标""素质目标""思政目标""项目引例""引例导学"等栏目;课后编排了"应知考核""应会考核""项目实训",以呼应本书的实践性、应用性的特色。为更好地满足信息化条件下课堂教改创新的需要,本书在提供教学所需的课件等资源的基础上,将相关内容以二维码的形式呈现。

3. 与时俱进,紧跟政策。 本书紧跟政策变化将中国国际贸易"关检融合、单一窗口"、进口乳品报检、进口食品境外生产企业注册管理、进出口商品检验法、进出口食品安全管理、食品安全法、综合保税区货物报关、进出口许可证管理货物目录(2022 年)、两用物项和技术进出口许可证管理(2022 年)、2022 年关税调整、报关单位备案纳入"多证合一"、海关税款担保、《区域全面经济伙伴关系协定》项下进出口货物原产地管理、报关单位备案管理(2022 年)、公式定价进口货物完税价格、海关注册登记和备案企业信用管理(海关总署第 251 号令)、减免税管理(2021 年)等最新政策的调整纳入其中,并添加了最新的企业向海关申报的相关表单和实例,使得本书更接近实际应用操作,便于师生了解最新的企业实际操作。

4. 学练结合,学以致用。 鉴于本课程实践应用性较强的特点,为便于及时复习所学的知识内容,提高学习效率和学习效果,本书在课后安排了"应知考核""应会考核""项目实训",主要引导学生"学中做"和"做中学",以学促做、做学结合,一边学理论,一边将理论知识加以应用,实现理论和实训一体化,从而让学生做到学思用贯通、知信行统一。

5. 校企合作,接近实际。 为培养应用技能型人才,开展校企行合作"多元"项目,践行知信行合一,将实践教学作为深化教学改革的关键环节,推动校企行共同修订培养模式,推动校企行共同开发课程,共建实践培训,发展创新创业教育,开展校企行合作育人,本书对接最新职业标准、行业标准和岗位规范,组织开发和修订融合职业岗位所需知识、技能和素养的校企行一体化教材。

6. 产教融合,书证融通。 本书能满足读者对报检与报关基础知识学习的基本需要,夯实学生可持续发展基础,鼓励院校学生在获得学历证书的同时,积极取得多类职业技能等级证书,拓展就业创业本领,缓解结构性就业矛盾,本书与关务员考试相衔接,做到考证对接、书证融通、双证融合。

7. 理实一体,素能共育。 本书配合新形势发展需要,把握行业发展前沿,以全国高等院校技能大赛为导向,注重基础知识和实操技能的结合,做到岗课赛证融通,突出培养学生的实践操作能力,注重实用性与知识性并举。在强化应用技能型教育特色的同时,特别注重学生人文素养的培养。我们力求在内容上有所突破,把社会主义核心价值观教育融入教材内容,以课程思政工作贯穿全过程,营造全员育人环境,全面提升人文素质。

8. 课程资源,多元立体。 为了使课堂教学达到多元立体化,编者开发教学资源(含有教师课件、教师教案、教学大纲、配套习题、模拟试卷、参考答案等);为学生全学成技能培养配备了以"主要的纸质教材为主体,线上学习平台为载体",多种教学资源混合(课件、习题库、教学视频、教学案例等)的立体化教学资源体系。

本书由李贺主编。赵昂、李明明、李虹、王玉春、李洪福负责全书教学资源包的制作。本书适合国际经济与贸易、物流管理、商务英语、国际贸易实务等财经类、经管类专业方向的高等院校和应用技能型院校的学生使用,同时适用于外贸行业的培训、技能大赛以及从事国际交流和对外贸易从业人员等。另外,本书还配有最新版的姊妹书籍《报关实务——应用·技能·案例·实训》。

本书得到了校企行合作单位的李纲、赵新治、李东丽等长期从事外贸一线工作人员的支持,以及出版单位的大力支持,在编写过程中参阅了相关教材、著作、海关网站等资料,谨此一并表示衷心的感谢! 由于编写时间仓促,加之编者水平有限,难免存在一些不足之处,恳请专家、学者批评指正。

内容更新与修订	海关惠企便民	开展"证照分离"改革全覆盖试点
视频:科普 RCEP 是什么?为何如此重要	经营海关监管作业场所(注册、延续、变更)	视频:"证照分离"助力海关货物通关
视频:入境咖啡罐里藏象牙!	视频:拱北海关查获走私食品	视频:中蒙最大口岸破获首起走私白银案

编 者

2022 年 5 月

目 录

上篇 报检实务

项目一 出入境检验检疫总论 …………………………………………………………… 003

  任务一 出入境检验检疫的萌芽与发展 …………………………………………… 004

  任务二 出入境检验检疫报检基本规定 …………………………………………… 006

  任务三 出入境检验检疫封识、标志管理 ………………………………………… 013

  任务四 进出口商品抽查检验管理 ………………………………………………… 016

  任务五 进出口商品免验、复验管理 ……………………………………………… 017

  任务六 出入境检验检疫查封、扣押管理 ………………………………………… 020

  任务七 强制性产品认证 …………………………………………………………… 023

  任务八 出入境人员、携带物、伴侣动物及船舶检疫 …………………………… 025

    应知考核 ……………………………………………………………………… 029

    应会考核 ……………………………………………………………………… 031

    项目实训 ……………………………………………………………………… 031

项目二 进境检验检疫报检 …………………………………………………………… 033

  任务一 进境植物繁殖材料检疫 …………………………………………………… 034

  任务二 进境栽培介质检疫 ………………………………………………………… 036

  任务三 进境动植物检疫 …………………………………………………………… 037

  任务四 进境水果检验检疫 ………………………………………………………… 045

  任务五 进口汽车检验 ……………………………………………………………… 047

  任务六 进口乳品检验检疫 ………………………………………………………… 049

  任务七 进境货物木质包装检疫 …………………………………………………… 051

  任务八 进口棉花检验 ……………………………………………………………… 053

任务九　进口旧机电产品检验 ………………………………………………………… 056

任务十　进口商品残损检验鉴定 ……………………………………………………… 060

任务十一　进口食品企业备案 ………………………………………………………… 062

　　应知考核 ……………………………………………………………………………… 071

　　应会考核 ……………………………………………………………………………… 073

　　项目实训 ……………………………………………………………………………… 073

项目三　出境检验检疫报检 …………………………………………………………… 075

任务一　出口烟花爆竹检验 …………………………………………………………… 076

任务二　出境动物及其产品、其他检疫物的生产、加工、存放单位注册登记 ……… 077

任务三　出境植物及其产品、其他检疫物的生产、加工、存放单位注册登记 ……… 083

任务四　出口食品生产企业备案 ……………………………………………………… 089

任务五　出口竹木草制品检疫 ………………………………………………………… 092

任务六　出口打火机检验监管 ………………………………………………………… 093

任务七　出口乙醇检验监管 …………………………………………………………… 095

任务八　出境货物木质包装检疫监管 ………………………………………………… 098

　　应知考核 ……………………………………………………………………………… 100

　　应会考核 ……………………………………………………………………………… 102

　　项目实训 ……………………………………………………………………………… 103

下篇　报关实务

项目四　报关与海关管理 ……………………………………………………………… 107

任务一　报关概述 ……………………………………………………………………… 108

任务二　海关管理 ……………………………………………………………………… 112

任务三　报关单位 ……………………………………………………………………… 117

任务四　海关企业信用管理 …………………………………………………………… 128

　　应知考核 ……………………………………………………………………………… 131

　　应会考核 ……………………………………………………………………………… 133

　　项目实训 ……………………………………………………………………………… 134

项目五　报关与对外贸易管制 ··· 135

任务一　对外贸易管制概述 ··· 136

任务二　我国货物、技术进出口许可管理制度 ··················· 137

任务三　其他对外贸易管理制度及市场采购贸易监管 ·········· 141

任务四　我国对外贸易管制的主要管理措施 ····················· 144

任务五　"单一窗口"许可证件 ··· 161

应知考核 ·· 164

应会考核 ·· 166

项目实训 ·· 167

项目六　海关监管货物报关程序 ··· 168

任务一　海关监管货物概述 ··· 169

任务二　一般进出口货物报关 ··· 173

任务三　保税加工货物报关 ··· 187

任务四　综合保税区货物报关 ··· 200

任务五　减免税货物报关 ·· 209

任务六　暂准进出境货物报关 ··· 223

任务七　其他进出境货物报关 ··· 228

任务八　海关监管货物特殊申报 ·· 242

任务九　跨境贸易货物电子报关 ·· 250

应知考核 ·· 260

应会考核 ·· 262

项目实训 ·· 262

项目七　进出口货物商品归类 ··· 264

任务一　商品名称及编码协调制度 ··· 265

任务二　《协调制度》归类总规则 ·· 266

任务三　进出口货物商品归类方法和技巧 ······························ 270

任务四　海关进出口货物商品归类管理 ·································· 276

应知考核 ·· 278

应会考核 ·· 279

　　项目实训 ·· 280

项目八　进出口税费·· 282

　　任务一　进出口税费概述·· 283

　　任务二　海关预裁定制度·· 291

　　任务三　进出口完税价格的确定··· 297

　　任务四　进出口货物原产地管理··· 304

　　任务五　进出口税费的计算、关税保证保险······································· 324

　　任务六　税费征收方式和进出口关税的减免······································· 331

　　任务七　税款退还、追征与减免税货物后续补税··································· 333

　　任务八　海关税款担保与税收保全··· 338

　　　应知考核·· 344

　　　应会考核·· 347

　　　项目实训·· 347

项目九　关检融合、单一窗口·· 349

　　任务一　进出口货物报关单概述··· 350

　　任务二　关检融合、统一申报业务准备··· 353

　　任务三　关检融合、单一窗口报关单填制规范····································· 357

　　任务四　单一窗口、两步申报·· 390

　　　应知考核·· 395

　　　应会考核·· 398

　　　项目实训·· 398

附录　关检融合、单一窗口常见企业申报实战举例························· 414

参考文献·· 416

上篇

报检实务

出入境检验检疫总论

○ **知识目标**

理解：出入境检验检疫的萌芽与发展；进出口商品抽查检验管理。

熟知：出入境人员、携带物、伴侣动物及船舶检疫。

掌握：出入境检验检疫报检基本规定；出入境检验检疫封识与标志管理；进出口商品免验与复验管理；出入境检验检疫查封与扣押管理。

○ **技能目标**

学习和把握出入境检验检疫的基本要领等程序性知识；能够用所学实务知识规范"总论"相关技能活动；根据所学的知识，通过中国国际贸易"单一窗口"，具备进行实践操作的基本功底。

○ **素质目标**

运用所学的理论与实务知识研究相关案例，培养和提高学生在特定业务情境中分析问题与决策设计的能力；能够根据"出入境检验检疫总论"教学内容，结合行业规范或标准，分析报检行为的善恶，强化学生职业素养和职业道德操守。

○ **思政目标**

能够正确地理解"不忘初心"的核心要义和精神实质；树立正确的世界观、人生观和价值观，做到学思用贯通、知信行统一；通过出入境检验检疫总论知识，开启报检与报关实务学习的新篇章，树立完美职业生涯，严守国门，不断提升审美素养，为今后的人生储备相关知识，促使自己理论与实践协同高质量发展。

○ **项目引例**

"法检目录"内商品不如实申报——罚！

义乌某公司委托代理公司向海关申报出口一批牙刷、蜡烛、袜子等货物，但宁波海关在实施现场查验时未发现袜子等申报货物，反而发现有多项未申报的货物，其中口红、眉笔、睫毛膏等化妆品均属于法检商品，出口须经过检验。该公司对法定检验的出口商品不予报检的行为涉嫌逃避出口商品检验，根据《中华人民共和国进出口商品检验法》第三十三条及其实施条例第四十六条第一款的有关规定，宁波海关对该公司实施了相应的行政处罚。

引例导学：在出入境环节，行政相对人对出入境商品以及法律、行政法规规定须经出入境检验检疫机构检验的其他出入境商品，负有如实报检的法律义务。目前海关监管模式实施的是抽批检验检疫，个别不诚信企业，出于自身利益的考虑，无视法律制度的权威，存在侥幸心理，故意不申报，企图蒙混过关，凸显了其法律意识的淡薄和诚信意识的缺乏。对于通过伪瞒报、夹藏、夹带等方式逃避法定检验，或出口掺杂掺假、以假充真、以次充好或者以不合格产品冒充合格品的违法、失信企业，海关不仅给予行政处罚，而且符合刑事立案标准的，将移送司法机关追究其刑事责任。作为行政管理相对人，我们应当主动学习相关的海关检验检疫法律法规，加强内部管理，做到知法、懂法、守法,将海关法律法规作为规范自身的行为准则。否则,既影响正常生产经营,又要遭受法律制裁。

○ **知识支撑**

任务一　出入境检验检疫的萌芽与发展

知识链接

中国早期
商检机构的
萌芽

　　出入境检验检疫是检验检疫部门和检验检疫机构(现今即海关)依照法律、行政法规和国际惯例等的要求,对出入境的货物、交通运输工具、人员等进行检验检疫、认证及签发官方检验检疫证明等监督管理的工作。

一、出入境检验检疫的萌芽

　　从人类社会进入原始社会末期开始,自发的原始检验检疫行为已经萌芽。随着贸易发展的需要和社会分工的细化,出现了为贸易双方开展数量和质量品评的职业,这种职业在我国一般被称为牙人,在西方被称为经纪人。

　　隋唐时期,朝廷在边境地区设立交市监,管理对外贸易,在交市监下设有专门为买卖双方牵线说合及检验鉴定货物数量和质量的牙人——互市郎。"牙人"一词最早出现在东汉,隋代开始出现由牙人组成的半官方组织——牙行。唐代,我国在广州设立市舶使一职,管理海外贸易。宋代,中央政府设立権易院,主管全国的对外贸易。元代,在市舶司内设舶牙人,海外船舶到岸后必须首先由舶牙人对船舶和货物进行检验与鉴定,并发给"公验"后方可开展贸易。明代,市舶司成为专管"朝贡贸易"的机构,在市舶司内设立牙行。清代,市舶司征收关税和打击走私的职责开始由海关担任,另一部分贸易管理职能则由新兴的牙行组织——十三行——代替。关于十三行名称的由来,中国著名历史学家吴晗在其《评梁嘉彬〈广东十三行考〉》中认为,可能"这个团体正好是前明所留三十六行中之十三个行,即称之为'十三行'"。十三行也称洋货行,一般简称为洋行,其职责相当复杂。

　　1348 年,意大利政府在威尼斯港建立了世界上第一个卫生检疫站,以防止鼠疫等传染病传入国内。法国政府于 1660 年制定法规以防止小麦秆锈病传入,并于 1664 年制定了 150 余种商品的品质规格,首创了国家对进出口商品的品质监管制度。

二、出入境检验检疫的发展

(一)进出口商品检验

　　清朝同治三年(1864 年),英商劳合社的保险代理人上海仁记洋行开始代办水险和船舶检验、鉴定业务,这是中国第一个办理商检的机构。1929 年,工商部上海商品检验局成立,这是中国第一个由国家设立的官方商品检验机构。1932 年底,中华民国立法院通过并颁布实施了《实业部商品检验法》。这是由我国颁布实施的首部专业商品检验法,也是我国完全按照当时通行的国际贸易规则制定的商品检验法规。

　　中华人民共和国成立以后,中央贸易部国外贸易司设立了商品检验处,统一领导全国商品检验工作,并在各地设立商检局。1952 年,中央贸易部划分为商业部和外贸部,在外贸部内设立商品检验总局,统一管理全国的进出口商品检验工作,加强了全国进出口商品检验工作的管理。1959 年,周恩来总理针对进出口商品存在的质量问题,强调对外贸易必须"重合同、守信用,重质先于重量"。

　　1982 年国务院机构改革,中华人民共和国进出口商品检验总局更名为中华人民共和国进出口商品检验局,由外经贸部管理。1989 年 2 月 21 日,七届全国人大常委会第六次会议通过了《中华人民共和国进出口商品检验法》(以下简称《商检法》),1992 年经国务院批准,由国家商检局发布施行《中华人民共和国进出口商品检验法实施条例》(以下简称《商检法实施条例》)。2002 年 4 月 28

日,九届全国人大常委会第二十七次会议通过了《全国人民代表大会常务委员会关于修改〈中华人民共和国进出口商品检验法〉的决定》,新《商检法》于 2002 年 10 月 1 日起实施。新修订的《商检法》也于 2005 年 8 月 10 日经国务院审核通过,于同年 12 月 1 日起正式实施。

(二)进出境动植物检疫

1903 年,清政府在中东铁路管理局建立了铁路兽医检疫处,对来自俄国的各种肉类食品进行检疫,这是中国最早的进出境动植物检疫机构。1922 年,在天津成立农工部毛革肉类检查所,这是中国官方最早的动植物检疫机构。1928 年,国民政府工商部制定《农产物检查所检查农作物规则》《农产物检查所检验病虫害暂行办法》等一系列规章,这是中国官方最早的动植物检疫法规。

1949 年,建立了由中央贸易部领导的商品检验机构。1952 年,明确由外贸部商检总局负责对外动植物检疫工作。1982 年,国务院正式批准成立国家动植物检疫总所,代表国家行使对外动植物检疫的管理职权,负责统一管理全国口岸动植物检疫工作。国家动植物检疫总所的成立,将进出境动植物检疫改为由中央和地方双重领导、以中央领导为主的垂直领导体制。1982 年,国务院颁布《中华人民共和国进出口动植物检疫条例》,以国家行政法规的形式明确规定了进出境动植物检疫的宗旨、意义、范围、程序、方法及检疫处理和相应的法律责任。1991 年 10 月 30 日,七届全国人大常委会第二十二次会议通过并公布了《中华人民共和国进出境动植物检疫法》(以下简称《动植物检疫法》),取代了《中华人民共和国动植物检疫条例》,这是国家正式以法律形式确认了进出境动植物检疫工作的合法性和执法程序。《动植物检疫法》于 1992 年 4 月 1 日起施行。1995 年,国家动植物检疫总所更名为国家动植物检疫局。1996 年 12 月 2 日,国务院批准发布了《中华人民共和国进出境动植物检疫法实施条例》(以下简称《动植物检疫法实施条例》),并于 1997 年 1 月 1 日起正式施行。

(三)卫生检疫

1873 年,由于印度、泰国、马来半岛等地流行霍乱并向海外传播,西方帝国主义列强为了巩固和扩大在华利益,在其控制下的上海、厦门海关设立卫生检疫机构,订立了相应的检疫章程,并任命一些当时外国掌控下的海关官员为卫生官员,开始登轮检疫,这是中国国境卫生检疫的雏形。后来,国民政府在上海建立了全国海港检疫总管理处,自 1930 年 7 月 1 日起由外国人掌控的上海海港检疫机构交回中国政府管理。1930 年,各地卫生检疫机构从海关分离出来,成为一个独立部门,隶属国民政府内务部卫生署领导。1945 年抗日战争胜利后,国民政府卫生署先后从海关收回天津、上海、秦皇岛、广州等检疫所,并成立大连、台湾检疫总所。1947 年底,在苏联专家的帮助下设立了中苏联合化验室,这是中国共产党领导下的第一个检验检疫机构。

1957 年,一届全国人大常委会第八十八次会议通过《中华人民共和国国境卫生检疫条例》,由毛泽东主席亲自签发,这是中华人民共和国成立以来颁布的第一部卫生检疫法规,从此卫生检疫工作有了全国统一的行政执法依据。1958 年,卫生部根据该条例的授权,颁布了《中华人民共和国国境卫生检疫条例实施细则》。

1986 年 12 月 2 日,六届全国人大常委会第十八次会议通过并颁布了《中华人民共和国国境卫生检疫法》(以下简称《卫生检疫法》),于 1987 年 5 月 1 日起实施,同时废除了《中华人民共和国卫生检疫条例》。为了提高《卫生检疫法》的可操作性,经国务院批准,卫生部于 1989 年 3 月 6 日发布并施行了《中华人民共和国国境卫生检疫法实施细则》(以下简称《卫生检疫法实施细则》)。1992 年,各地卫生检疫所更名为卫生检疫局。1995 年,中华人民共和国卫生检疫总所更名为中华人民共和国卫生检疫局。此后,卫生检疫工作迈入了快速发展的良性轨道。2018 年 4 月 27 日,第十三届全国人民代表大会常务委员会第二次会议通过了《卫生检疫法》第三次修正。

三、出入境检验检疫机构

(1)1998 年 3 月,全国人大第九届一次会议批准通过的国务院机构改革方案确定,将国家进出口商品检验局、国家动植物检疫局和国家卫生检疫局合并组建国家出入境检验检疫局,被形象地称为"三检合一",主管全国出入境卫生检疫、动植物检疫和商品检验工作,其职责更加明确,法律地位更加清晰,机构和人员更加精简、高效。

(2)2001 年 4 月 10 日,原国家出入境检验检疫局和原国家质量技术监督局合并,组建中华人民共和国国家质量监督检验检疫总局,简称"国家质检总局"(AQSIQ),为国务院正部级直属机构,对全国出入境检验检疫工作实行垂直领导。同时,成立国际认证认可监督管理委员会和国家标准化管理委员会,分别统一管理全国质量认证、认可和标准化工作。国家质检总局成立后,原国家出入境检验检疫局设在各地的出入境检验检疫机构的管理体制及其业务不变。

(3)出入境检验检疫的组织机构分别为国家质检总局、出入境检验检疫局及其出入境检验检疫分支机构三级。出入境检验检疫分支机构由直属出入境检验检疫局领导,向直属出入境检验检疫局负责;直属出入境检验检疫局由国家质检总局领导,向国家质检总局负责。

(4)国家质量监督检验检疫总局是国务院设立的现行的出入境检验检疫部门,主管全国出入境检验检疫工作,所设在各地的出入境检验检疫机构,管理体制不变,仍管理所辖地区的出入境检验检疫工作。

(5)2018 年 4 月 20 日,出入境检验检疫局正式并入中国海关,"关检合一"后,在通关作业方面,统一通过"单一窗口"实现报关报检,对进出口货物实施一次查验,凭海关放行指令提离货物,实现一次放行。通关作业实现了"一次申报""一次查验""一次放行"的"三个一"标准。企业在海关注册登记或备案后,将同时取得报关报检资质。出入境检验检疫管理职责和队伍划入海关总署管理职能,业务整合改革迈出了重要一步。

【提示】检验检疫报检人员备案与海关报关人员备案同步合并为报关人员备案。相关企业、人员可通过"单一窗口"填写申请信息,通过系统查询办理结果,到所在地海关任一业务现场提交申请材料,即可取得报关报检双重资质,真正实现"一次登记、一次备案"。

四、报检企业

海关总署主管全国报检企业的管理工作。主管海关负责所辖区域报检企业的日常监督管理工作。企业登录"单一窗口"进行报检资质申请。企业只有具备报检资质和报关资质才能进行报关业务。

任务二　出入境检验检疫报检基本规定

一、报检范围

(1)国家法律法规规定须经检验检疫的;
(2)输入国家或地区规定必须凭检验检疫证书方准入境的;
(3)有关国际条约规定须经检验检疫的;
(4)申请签发原产地证明书及普惠制原产地证明书的。

二、报检资格

报检单位办理业务应当向海关备案,并由该企业在海关备案的报检人员办理报检手续。代理报检的,须向海关提供委托书,委托书由委托人按海关规定的格式填写。非贸易性质的报检行为,报检人凭有效证件可直接办理报检手续。

三、法定检验检疫

根据《进出口商品检验法》及其实施条例、《进出境动植物检疫法》及其实施条例、《国境卫生检疫法》及其实施细则、《食品安全法》以及其他有关法律法规的规定,由出入境检验检疫机构依法对出入境人员、货物、运输工具、集装箱及其他法定检验检疫物(统称法定检验检疫对象)实施检验、检疫、鉴定等检验检疫业务,称为法定检验检疫,又称强制性检验检疫。

【注意】根据《进出口商品检验法》及其实施条例有关规定,海关总署决定对法定检验商品以外的部分进出口商品实施抽查检验。

除国家法律、行政法规规定必须由出入境检验检疫机构检验检疫的货物以外,输入国家规定必须凭检验检疫机构出具的证书方准入境的和有关国际条约规定须经检验检疫机构检验检疫的进出境货物,也应在规定的时限和地点由检验检疫机构进行检验检疫。

根据《商检法》的规定,海关指定、调整必须实施检验的进出口商品目录并公布实施。

《法检商品目录》(以下简称《目录》),由商品编码、商品名称及备注、计量单位、海关监管条件、和检验检疫类别5栏组成。"商品编码"在原8位HS编码的基础上以末位补零的方式补足10位码,所有HS编码第9位前的小数点一律取消。"商品名称及备注"结合《海关进出口税则》的"货品名称"与"子目注释",与《商品名称及编码协调制度》对应。实施检验检疫项目的检验检疫类别代码如表1-1所示。

表1-1　　　　　　　　　　　　　　　检验检疫类别代码

条　件	代　码	分　类
海关监管条件	A	实施进境检验检疫
	B	实施出境检验检疫
	D	海关与检验检疫联合监管
检验检疫类别	M	进口商品检验
	N	出口商品检验
	P	进境动植物、动植物产品检疫
	Q	出境动植物、动植物产品检疫
	R	进口食品卫生监督检验
	S	出口食品卫生监督检验
	L	民用商品入境验证
	V	进境卫生检疫
	W	出境卫生检疫

《目录》中有一项比较特殊的商品:成套设备。由于成套设备很难与商品编码一一对应,因而被列入在《目录》的最后一项,其"海关监管条件"是"A","检验检疫类别"是"M"。这表示,进口的成套设备是属于法定检验检疫的,应实施"进口商品检验"。在实际进出口业务中,由于运输方面的限制,一套设备往往会以零配件或散件的方式分别包装或者分批进口,因此,设备进口时申请人往往会将一套设备分成多项进行申报,也不论其中的每一项的商品编码是否在《目录》内,成套设备都是属于法定检验检疫的。进口成套设备的货主或代理人应主动按有关规定向检验检疫机构办理报检手续。

【提示】对涉及出口化肥的29个10位海关商品编号增设海关监管条件"B",海关对相关商品实施出口商品检验。

　　根据《进出口商品检验法》及其实施条例,海关总署决定自 2021 年 6 月 10 日起对必须实施检验的进出口商品目录进行调整:①对涉及机电产品、金属材料、化工品、仿真饰品等的 234 个 10 位海关商品编号取消监管条件"A",海关对相关商品不再实施进口商品检验。②对涉及进口再生原料的 8 个 10 位海关商品编号增设监管条件"A",海关对相关商品实施进口商品检验。③对涉及出口钢坯、生铁的 24 个 10 位海关商品编号增设海关监管条件"B",海关对相关商品实施出口商品检验。④自 2021 年 10 月 15 日起对涉及出口化肥的 29 个 10 位海关商品编号增设海关监管条件"B",海关对相关商品实施出口商品检验。

　　【注意】进口商品未经检验的,不准销售、使用;出口商品未经检验合格的,不准出口。

　　进出口商品,符合国家规定的免予检验条件的,由收货人或者发货人申请,经国家商检部门审查批准,可以免予检验。

　　【注意】合格评定程序包括:抽样、检验和检查;评估、验证和合格保证;注册、认可和批准以及各项的组合。

四、入境报检

　　入境报检时,应提供合同、发票、提单等有关单证。

　　下列情况报检时,除提供有关单证外,还应按要求提供有关文件:

　　(1)国家实施许可制度管理的货物,应提供有关证明。

　　(2)品质检验的,还应提供国外品质证书或质量保证书、产品使用说明书及有关标准和技术资料;凭样成交的,须加附成交样品;以品级或公量计价结算的,应同时申请重量鉴定。

　　(3)报检入境废物原料时,还应提供主管海关或者其他检验机构签发的装运前检验证书;属于限制类废物原料的,应当取得进口许可证明,海关对有关进口许可证明电子数据进行系统自动比对验核。

　　(4)申请残损鉴定的,还应提供理货残损单、铁路商务记录、空运事故记录或海事报告等证明货损情况的有关单证。

　　(5)申请重(数)量鉴定的,还应提供重量明细单、理货清单等。

　　(6)货物经收、用货部门验收或其他单位检测的,应随附验收报告或检测结果以及重量明细单等。

　　(7)入境的国际旅行者,应填写入境检疫申明卡。

　　(8)入境的动植物及其产品,在提供贸易合同、发票、产地证书的同时,还必须提供输出国家或地区官方的检疫证书;需办理入境检疫审批手续的,还应提供入境动植物检疫许可证。

　　(9)过境动植物及其产品报检时,应持货运单和输出国家或地区官方出具的检疫证书;运输动物过境时,还应提交海关总署签发的动植物过境许可证。

　　(10)报检入境运输工具、集装箱时,应提供检疫证明,并申报有关人员健康状况。

　　(11)入境旅客、交通员工携带伴侣动物的,应提供入境动物检疫证书及预防接种证明。

　　(12)因科研等特殊需要,输入禁止入境物的,必须提供海关总署签发的特许审批证明。

　　(13)入境特殊物品的,应提供有关的批件或规定的文件。

同步案例 1—1　　　未提供动物检疫合格证明——"罚"

　　"依法打击未经检疫动物运输行为,全力保障人民群众生命财产安全。"2017 年 9 月,重庆武隆区白云乡畜牧兽医站执法工作组一行在该乡辖区红云村便民活动中心依法查获一辆车牌号为渝 A3177 的摩托车,载有仔猪 6 头(货值 2 000 元左右),经过关口检查发现,该车主未能提供附有动物检疫合格证明,却从事动物检疫运输行为。

案例评析

现场,该站执法组人员一行立即向武隆区动物卫生监督所提出立案申请,针对当事人袁某经营依法应当检疫而未经检疫动物一案,经批准后,予以立案查处。

经验小谈 1—1　我公司进口了一批法定检验检疫的商品,但听说海关总署已全面取消入境货物通关单。请问:我公司进口申报时报关单随附单证栏应该如何填写?

答:根据海关总署公告 2018 年第 50 号《关于全面取消"入/出境货物通关单"有关事项的公告》第一条:涉及法定检验检疫要求的进口商品申报时,在报关单随附单证栏中不再填写原通关单代码和编号。企业可以通过"单一窗口"(包括通过"互联网＋海关"接入"单一窗口")报关报检合一界面向海关一次申报。如需使用"单一窗口"单独报关、报检界面或者报关报检企业客户端申报的,企业应当在报关单随附单证栏中填写报检电子回执上的检验检疫编号,并填写代码"A"。

五、出境报检

出境报检时,应提供对外贸易合同(销售确认书或函电)、信用证、发票、装箱单等必要的单证。

下列情况报检时,除提供必要的单证外,还应按要求提供有关文件:

(1)国家实施许可制度管理的货物,应提供有关证明。

(2)出境货物须经生产者或经营者检验合格并加附检验合格证或检测报告;申请重量鉴定的,应加附重量明细单或磅码单。

(3)凭样成交的货物,应提供经买卖双方确认的样品。

(4)出境人员应向海关申请办理国际旅行健康证明书及国际预防接种证书。

(5)报检出境运输工具、集装箱时,还应提供检疫证明,并申报有关人员健康状况。

(6)生产出境危险货物包装容器的企业,必须向海关申请包装容器的性能鉴定。生产出境危险货物的企业,必须向海关申请危险货物包装容器的使用鉴定。

国际旅行健康
证明

(7)报检出境危险货物时,必须提供危险货物包装容器性能鉴定结果单和使用鉴定结果单。

(8)申请原产地证明书和普惠制原产地证明书的,应提供商业发票等资料。

(9)出境特殊物品的,根据法律法规规定,应提供有关的审批文件。

六、报检及证单的更改

报检人申请撤销报检时,应书面说明原因,经批准后方可办理撤销手续。报检后 30 天内未联系检验检疫事宜的,作自动撤销报检处理。

有下列情况之一的,应重新报检:①超过检验检疫有效期限的;②变更输入国家或地区,并又有不同检验检疫要求的;③改换包装或重新拼装的;④已撤销报检的。

报检人申请更改证单时,应填写更改申请单,交附有关函电等证明单据,并交还原证单,经审核同意后方可办理更改手续。

【注意】品名、数(重)量、检验检疫结果、包装、发货人、收货人等重要项目更改后与合同、信用证不符的,或者更改后与输出、输入国家或地区法律法规规定不符的,均不能更改。

七、报检时限和地点

(1)对入境货物,应在入境前或入境时向入境口岸、指定的或到达站的海关办理报检手续;入境的运输工具及人员应在入境前或入境时申报。

(2)入境货物需对外索赔出证的,应在索赔有效期前不少于 20 天内向到货口岸或货物到达地的海关报检。

(3)输入微生物、人体组织、生物制品、血液及其制品或种畜、禽及其精液、胚胎、受精卵等特殊物品的,应当在入境前 30 天报检。

(4)输入其他动物的,应当在入境前 15 天报检。

(5)输入植物、种子、种苗及其他繁殖材料的,应当在入境前 7 天报检。

(6)出境货物最迟应于报关或装运前 7 天报检,对于个别检验检疫周期较长的货物,应留有相应的检验检疫时间。

(7)出境的运输工具和人员应在出境前向口岸海关报检或申报。

(8)须隔离检疫的出境动物在出境前 60 天预报,隔离前 7 天报检。

报检单位和报检人伪造、买卖、变造、涂改、盗用海关的证单、印章的,按有关法律法规予以处罚。

【提示】对装运出口易腐烂变质食品的船舱和集装箱,承运人或者装箱单位必须在装货前申请检验。未经检验合格的,不准装运。

经验小谈 1—2 请问:港区内货物堆放较多,造成不便,不知道能否申请港外分流作业?

答:根据海关总署公告 2018 年第 168 号《关于明确进口货物疏港分流有关事项的公告》:

(1)对因港区不具备存放条件必须疏港分流的进口冻品、生鲜、特殊物品(微生物、人体组织、生物制品、血液及其制品等)、药品、危险化学品等特殊货物,海关监管作业场所经营人可申请开展疏港分流作业。除上述情况外,仅允许在防止货物阻塞港口的情况下申请开展疏港分流作业。

(2)进口货物疏港分流作业,应在同一港口范围内由一个港区向另一个港区,或由一个港区向从事公共堆存的海关监管作业场所开展。

八、出入境特殊物品

(一)出入境特殊物品的概念

特殊物品是指通过货物、旅客携带或邮递出入境的,在传染病传播方面有特殊意义,需要特殊管理的微生物、人体组织、生物制品、血液及其制品等。此类物品具有价值高、风险高、冷链运输以及对通关速度要求高等特点。特殊物品示例如图 1—1 所示。

图 1—1 特殊物品示例

【提示】"出境用于预防、诊断、治疗的人类疾病的生物制品、人体血液制品,应当提供药品监督管理部门出具的销售证明"中所指的"销售证明",包含药品监督管理部门出具的《医疗器械出口备案表》和《医疗器械产品出口销售证明》,两者均可作为企业办理出入境特殊物品卫生检疫审批相关申请材料。

(二)如何判定是否归类为特殊物品

1. 依据特殊物品定义去判定

特殊物品类型及定义范围如表1—2所示。

表 1—2   **特殊物品类型及定义范围**

特殊物品类型	定义范围
微生物	病毒、细菌、真菌、放线菌、立克次氏体、螺旋体、衣原体、支原体等医学微生物菌(毒)种及样本以及寄生虫、环保微生物菌剂
人体组织	人体细胞、细胞系、胚胎、器官、组织、骨髓、分泌物、排泄物等
生物制品	用于人类医学、生命科学相关领域的疫苗、抗毒素、诊断用试剂、细胞因子、酶及其制剂以及毒素、抗原、变态反应原、抗体、抗原—抗体复合物、核酸、免疫调节剂、微生态制剂等生物活性制剂
血液及其制品	血液是指人类的全血、血浆成分和特殊血液成分 血液制品是指各种人类血浆蛋白制品

2. 依据物品用途去判定

依据物品用途去判定包括:①用于人类疾病预防、治疗、诊断以及人类医学、生命科学研究的出入境微生物、生物制品、人体组织、血液及其制品;②用于国际间人类医学实验室间考评、参比用途的生物标准品;③用于人类疾病预防、治疗、诊断的研发、生产、注册的出入境微生物、生物制品、血液及其制品;④用于生态环境保护和污染防治的环保用微生物菌剂。

根据《中华人民共和国国境卫生检疫法实施细则》及《出入境特殊物品卫生检疫管理规定》,进出境特殊物品必须向海关申报,接受海关卫生检疫监督管理。未经海关许可,不准入境、出境。

(三)特殊物品进出境流程

特殊物品的出入境流程可分为三步:检疫审批、检疫查验和后续监管。

1. **检疫审批**

入/出境特殊物品的货主或者其代理人应当在特殊物品交运前向目的地/其所在地直属海关申请特殊物品审批。

办理方式:"海关出入境特殊物品卫生检疫监管系统",网址:http://tswp.customs.gov.cn。

所需材料:

(1)申请特殊物品审批的,货主或者其代理人应当按照以下规定提供相应材料:

①《入/出境特殊物品卫生检疫审批申请表》;

②出入境特殊物品描述性材料,包括特殊物品中英文名称、类别、成分、来源、用途、主要销售渠道,以及输出输入的国家或者地区、生产商等;

③入境用于预防、诊断、治疗人类疾病的生物制品、人体血液制品,应当提供国务院药品监督管理部门发给的进口注册证书;

④入境、出境特殊物品含有或者可能含有病原微生物的,应当提供病原微生物的学名(中文和拉丁文)、生物学特性的说明性文件(中英文对照件)以及生产经营者或者使用者具备相应生物安全防控水平的证明文件;

⑤出境用于预防、诊断、治疗的人类疾病的生物制品、人体血液制品,应当提供药品监督管理部门出具的销售证明;

⑥出境特殊物品涉及人类遗传资源管理范畴的,应当提供人类遗传资源管理部门出具的批准文件;

⑦使用含有或者可能含有病原微生物的出入境特殊物品的单位,应当提供与生物安全风险等级相适应的生物安全实验室资质证明,BSL－3级以上实验室必须获得国家认可机构的认可;

⑧出入境高致病性病原微生物菌(毒)种或者样本的,应当提供省级以上人民政府卫生主管部门的批准文件;

⑨进入风险评估程序的,须提供风险评估报告。

(2)申请人为单位的,首次申请特殊物品审批时,除提供所规定的材料以外,还应当提供单位基本情况,如单位管理体系认证情况、单位地址、生产场所、实验室设置、仓储设施设备、产品加工情况、生产过程或者工艺流程、平面图等。

《法检目录》中商品检验检疫类别代码

申请人为自然人的,应当提供身份证复印件。

【注意】出入境病原微生物或者可能含有病原微生物的特殊物品,其申请人不得为自然人。

海关会动态更新《出入境检验检疫机构实施检验检疫的进出境商品目录》(简称"法检目录"),对于 HS 编码为法检目录中检验检疫类别含有"V/W"(即进/出境卫生检疫)的涉及特殊物品相关 HS 编码的物品,海关会按照特殊物品判定依据,判断该物品是否为特殊物品。

法定检验商品以外进出口商品抽查检验的商品范围:①进口商品:文具用品、太阳伞、婴童纺织用品(手套、袜子、布鞋、围巾、围兜、围嘴、隔尿垫、床上用品等)、童装、太阳镜、保健枕、保健垫。②出口商品:节日灯串、电动剃须刀、电热水龙头、吹风机、器具开关、电烤锅(电烤炉、空气炸锅等)、LED 照明光源、仿真饰品、儿童滑板车、电动童车、毛绒玩具、儿童自行车。

2. 检疫查验

入境特殊物品到达口岸后,货主或者其代理人应当凭《特殊物品审批单》及其他材料向入境口岸海关申报。

出境特殊物品的货主或者其代理人应当在出境前凭《特殊物品审批单》及其他材料向其所在地海关申报。

申报材料不齐全或者不符合法定形式的,海关不予入境或者出境。口岸海关对经卫生检疫符合要求的出入境特殊物品予以放行。

对需实验室检测的入境特殊物品,货主或者其代理人应当按照口岸海关的要求将特殊物品存放在符合条件的储存场所,经检疫合格后方可移运或者使用。

【提示】携带自用且仅限于预防或者治疗疾病用的血液制品或者生物制品出入境的,不需办理卫生检疫审批手续,出入境时应当向海关出示医院的有关证明;允许携带量以处方或者说明书确定的一个疗程为限。

3. 后续监管

出入境特殊物品单位,应当建立特殊物品安全管理制度,严格按照特殊物品审批的用途生产、使用或者销售特殊物品。

出入境特殊物品单位应当建立特殊物品生产、使用、销售记录。记录应当真实,保存期限不得少于 2 年。

海关对出入境特殊物品实施风险管理,根据出入境特殊物品可能传播人类疾病的风险,对不同风险程度的特殊物品划分为不同的风险等级,并采取不同的卫生检疫监管方式。

需实施后续监管的入境特殊物品,其使用单位应当在特殊物品入境后 30 日内,到目的地海关申报,由目的地海关实施后续监管。

4. 法律责任

违反规定,有下列情形之一的,由海关处以警告或者 100 元以上 5 000 元以下的罚款:①拒绝接受检疫或者抵制卫生检疫监督管理的;②伪造或者涂改卫生检疫单、证的;③瞒报携带禁止进口的微生物、人体组织、生物制品、血液及其制品或者其他可能引起传染病传播的动物和物品的。

违反规定,有下列情形之一的,有违法所得的,由海关处以 3 万元以下的罚款;①以欺骗、贿赂等不正当手段取得特殊物品审批的;②未经海关许可,擅自移运、销售、使用特殊物品的;③未向海关报检或者提供虚假材料,骗取检验检疫证单的;④未在相应的生物安全等级实验室对特殊物品开展操作的,或者特殊物品使用单位不具备相应等级的生物安全控制能力的;⑤未建立特殊物品使用、销售记录或者记录与实际不符的;⑥未经海关同意,擅自使用需后续监管的入境特殊物品的。

出入境特殊物品的货主或者其代理人拒绝、阻碍海关及其工作人员依法执行职务的,依法移送有关部门处理。

引起检疫传染病传播或者有引起检疫传染病传播严重危险的,依照《中华人民共和国刑法》的有关规定追究刑事责任。

任务三　出入境检验检疫封识、标志管理

一、出入境检验检疫封识管理

(一)适用范围

适用于出入境检验检疫封识(以下简称封识)的制定、使用和管理。

封识是指海关在出入境检验检疫工作中实施具有强制性和约束力的封存和控制措施而使用的专用标识。海关总署统一管理封识的制定、修订、发布、印制、发放和监督工作。主管海关负责辖区内封识的使用和监督管理工作,并对封识的使用情况进行登记备案。

(二)封识的制定

封识的种类、式样、规格由海关总署统一规定。封识的种类包括:封条封识、卡扣封识、印章封识。主管海关如需使用其他封识,必须报经海关总署批准。封识应当标有各直属海关的简称字样。

(三)封识的使用和管理

封识应加施在需要施封的检验检疫物及其运载工具、集装箱、装载容器和包装物上,或存放检验检疫物的场所。

有下列情况之一的,根据检验检疫工作需要可以加施封识:

(1)因口岸条件限制等原因,由海关决定运往指定地点检验检疫的;

(2)进境货物在口岸已作外包装检验检疫,需运往指定地点生产、加工、存放,并由到达地海关检验检疫和监管的;

(3)根据出入境检验检疫法律法规规定,对禁止进境物作退回、销毁处理的;

(4)经检验检疫不合格,作退回、销毁、除害等处理的;

(5)经检验检疫合格,避免掺假作伪或发生批次混乱的;

(6)经检验检疫发现进境的船舶、飞机、车辆等运载工具和集装箱装有禁止进境或应当在中国境内控制使用的自用物品的,或者在上述运载工具上发现有传染病媒介(鼠、病媒昆虫)和危险性病虫害须密封控制、防止扩散的;

(7)对已造成食物中毒事故或有证据证明可能导致食物中毒事故的食品及生产、经营场所,需要进一步实施口岸卫生监督和调查处理的;

(8)正在进行密闭熏蒸除害处理的;

(9)装载过境检验检疫物的运载工具、集装箱、装载容器、包装物等;

(10)凭样成交的样品及进口索赔需要签封的样品;

(11)外贸合同约定或政府协议规定需要加施封识的;

(12)其他因检验检疫需要施封的。

海关根据检验检疫物的包装材料的性质和储运条件,确定应采用的封识材料和封识方法。选用的封识应醒目、牢固,不易自然损坏。

封识由海关加施,有关单位和人员应当给予协助和配合。海关加施封识时,应向货主或其代理人出具施封通知书。未经海关许可,任何单位或个人不得开拆或者损毁检验检疫封识。货主、代理人或承运人发现检验检疫封识破损的,应及时报告海关。海关应及时处理,必要时可重新加施封识。

检验检疫封识的启封,由海关执行,或由海关委托的有关单位或人员执行,并根据需要,由海关出具启封通知书。施封海关与启封海关不一致时,应及时互通情况。在特殊情况下,如需提前启封,有关单位应办理申请启封手续。

二、出入境检验检疫标志管理

(一)适用范围

适用于出入境检验检疫标志(以下简称"标志")的制定、发布、使用和管理。

标志是指海关根据国家法律、法规及有关国际条约、双边协定,加施在经检验检疫合格的检验检疫物上的证明性标记。海关总署负责标志的制定、发放和监督管理工作。主管海关负责标志加施和标志使用的监督管理。

【注意】入境货物应当加施标志而未加施标志的,不准销售、使用;出境货物应当加施标志而未加施标志的,不准出境。

(二)标志的制定

标志的样式、规格由海关总署规定。标志式样为圆形,正面文字为"中国海关",背面加注九位数码流水号。标志规格分为直径10毫米、20毫米、30毫米、50毫米四种。特殊情况使用的标志样式,由海关总署另行确定。

标志由海关总署指定的专业标志制作单位按规定要求制作。海关总署授权国际检验检疫标准与技术法规研究中心(以下简称"标准法规中心")负责标志的监制、保管、分发、登记等工作。

(三)标志的使用

按照出入境检验检疫法律、法规、规章以及有关国际条约、双边协定、检验检疫协议等规定需加施标志的检验检疫物,经检验检疫合格后,由海关监督加施标志。

货物需加施标志的基本加施单元、规格及加施部位,由海关总署根据货物实际情况在相应的管理办法中确定。

海关监督加施标志时应填写"出入境检验检疫标志监督加施记录",并在检验检疫证书中记录标志编号。

【提示】标志应由检验检疫地的海关监督加施。

入境货物需要在检验检疫地以外的销售地、使用地加施标志的,进口商应在报检时提出申请,海关将检验检疫证书副本送销售地、使用地海关,销售人、使用人持证书向销售地、使用地海关申请监督加施标志。

入境货物需要分销数地的,进口商应在报检时提出申请,海关按分销批数分证,证书副本送分销地海关。由销售人持证书向分销地海关申请监督加施标志。

出境货物标志加施情况由检验检疫地的海关在检验检疫证书、检验检疫换证凭单中注明,出境口岸海关查验换证时核查。

(四)标志的监督管理

海关可采取下列方式对标志使用情况进行监督检查:①流通领域的监督检查;②口岸核查;③在生产现场、港口、机场、车站、仓库实施监督抽查。

海关实施标志监督检查,有关单位应当配合并提供必要的工作条件。

出入境货物应加施标志而未加施标志的,销售、使用应加施标志而无标志货物的,或者不按规定使用标志的,按检验检疫有关法律、法规、规章的规定处理。

【提示】伪造、变造、盗用、买卖、涂改标志,或者擅自调换、损毁加施在检验检疫物上的标志的,按照检验检疫法律、法规规定给予行政处罚;构成犯罪的,对直接责任人员追究刑事责任。

海关根据规定加施标志,依照国家有关规定收费。海关及其工作人员不履行职责或者滥用职权的,按有关规定处理。

经香港、澳门转口的入境货物需加施标志的,由海关总署指定的机构负责。

中华人民共和国海关(检验检疫)施封、启封通知书样本如样例1—1、样例1—2所示。

样例1—1

中华人民共和国海关(检验检疫)
施封通知书
××关封字(20××)第××××××号

货主或代理人			
品名		包装种类	
数/重量		唛码标记	
运输工具		集装箱号	
封识种类		封识号	
施封地点			
施封原因:			
施封海关(盖章)		执法人员(签名): 货主或代理单位签收人(签名): 施封时间:　　年　　月　　日	
备注:			

第一联:施封海关存

注:擅自开拆或者损毁上述海关封识的,将由海关依法予以行政处罚;如发现封识破损的,应及时报告施封海关。

样例1—2

中华人民共和国海关(检验检疫)
启封通知书
××关封字(20××)第××××××号

货主或代理人			
品名		包装种类	
数/重量		唛码标记	
运输工具		集装箱号	
施封通知书编号		施封海关	
启封人员		启封地点	
施封原因:			
启封海关(盖章)		执法人员(签名): 货主或代理单位签收人(签名): 启封时间:　　年　　月　　日	
备注:			

第一联:启封海关存

任务四　进出口商品抽查检验管理

一、适用范围

进出口商品是指按照《商检法》规定必须实施检验的进出口商品以外的进出口商品。

抽查检验重点是涉及安全、卫生、环境保护，国内外消费者投诉较多，退货数量较大，发生过较大质量事故以及国内外有新的特殊技术要求的进出口商品。

海关总署统一管理全国进出口商品的抽查检验工作，确定、调整和公布实施抽查检验的进出口商品的种类。主管海关负责管理和组织实施所辖地区的进出口商品抽查检验工作。

海关总署根据情况可以公布抽查检验结果、发布预警通告、采取必要防范措施或者向有关部门通报抽查检验情况。进出口商品抽查检验项目的合格评定依据是国家技术规范的强制性要求或者海关总署制定的其他相关技术要求。海关实施进出口商品抽查检验，不得向被抽查单位收取检验费用，所需费用列入海关年度抽查检验专项业务预算。

各有关部门应当支持海关的抽查检验工作。被抽查单位对抽查检验应当予以配合，不得阻挠，并应当提供必要的工作条件。海关按照便利外贸的原则，科学组织实施抽查检验工作；不得随意扩大抽查商品种类和范围，否则企业有权拒绝抽查。

海关有关人员在执行抽查检验工作中，必须严格遵纪守法、秉公办事，并对拟抽查单位、抽查商品种类及被抽查单位的生产工艺、商业秘密负有保密义务。

二、抽查检验

(1)海关总署每年制订并下达进出口商品抽查检验计划，包括商品名称、检验依据、抽样要求、检测项目、判定依据、实施时间等，必要时可对抽查检验计划予以调整，或者下达专项进出口商品抽查检验计划。

(2)主管海关抽查检验计划，经过必要调查，结合本地区相关进出口商品实际情况，确定被抽查检验单位，制订具体的实施方案，并报海关总署备案。

(3)主管海关应当按照对抽查检验工作的统一部署和要求，认真组织实施本地区的抽查检验。

(4)实施现场抽查检验时，应当有2名以上(含2名)人员参加。抽查检验人员应当在抽查检验前出示抽查检验通知书和执法证件，并向被抽查单位介绍国家对进出口商品抽查检验的有关规定及要求。有关证件不符合规定时，被抽查单位有权拒绝抽查检验。

(5)对实施抽查检验的进口商品，海关可以在进口商品的卸货口岸、到达站或者收用货单位所在地进行抽样；对实施抽查检验的出口商品，海关可以在出口商品的生产单位、货物集散地或者发运口岸进行抽样。

(6)抽取的进出口商品的样品，由被抽查单位无偿提供。样品应当随机抽取，并具有一定的代表性。样品及备用样品的数量不得超过抽样要求和检验的合理需要。

(7)抽样后，抽查检验人员应当对样品进行封识，并填写抽样单。抽样单应当由抽查人和被抽查单位代表签字，并加盖被抽查单位公章。特殊情况下，由海关予以确认。

(8)对不便携带的被封样品，抽查检验人员可以要求被抽查单位在规定的期限内邮寄或者送至指定地点，被抽查单位无正当理由不得拒绝。

(9)销售商应当及时通知供货商向海关说明被抽查检验进口商品的技术规格、供销情况等。

(10)承担抽查检验的检测单位应当具备相应的检测资质条件和能力。检测单位应当严格按照规定的标准进行检测,未经许可,严禁将所检项目进行分包,并对检测数据负有保密义务。

(11)检测单位接受样品后应当对样品数量、状况与抽样单上记录的符合性进行检查,并在规定的时间内完成样品的检测工作,所检样品的原始记录应当妥善保存。

(12)检测报告中的检测依据、检测项目必须与抽查检验的要求相一致。检测报告应当内容齐全、数据准确、结论明确。检测单位应当在规定的时限内将检测报告送达海关。

(13)验余的样品,检测单位应当在规定的时间内通知被抽查单位领回;逾期不领回的,由海关做出处理。

(14)主管海关在完成抽查检验任务后,应当在规定的时间内上报抽查结果,并将抽查情况及结果等有关资料进行立卷归档,未经同意,不得擅自将抽查结果及有关材料对外泄露。

三、监督管理

主管海关应将公布的抽查检验结果、预警通告等及时通报给当地有关部门和企业,指导协助有关出口企业提高产品质量,协助有关进口单位采取必要措施防范可能的风险。

经海关抽查合格的进口商品,签发抽查情况通知单。对不合格的进口商品,签发抽查不合格通知单,并做出以下处理:

(1)需要对外索赔的进口商品,收用货人可向海关申请检验出证;只需索赔、不需要换货或者退货的,收货人应当保留一定数量的实物或者样品;需要对外提出换货或者退货的,收货人必须妥善保管进口商品,在索赔结案前不得动用。

(2)对抽查不合格的进口商品,必须在海关的监督下进行技术处理,经重新检测合格后,方可销售或者使用;不能进行技术处理或者经技术处理后仍不合格的,由海关责令当事人退货或者销毁。

经海关抽查合格的出口商品,签发抽查情况通知单;对不合格的出口商品,签发抽查不合格通知单,并在海关的监督下进行技术处理,经重新检测合格后,方准出口;不能进行技术处理或者经技术处理后重新检测仍不合格的,不准出口。

无正当理由拒绝抽查检验及不寄或者不送被封样品的单位,其产品视为不合格,根据相关规定对拒绝接受抽查检验的企业予以公开曝光。

【注意】海关不得对同一批商品进行重复抽查检验,被抽查单位应当妥善保管有关被抽查的证明。

被抽查单位对海关做出的抽查结论有异议时,可以按照《进出口商品复验办法》申请复验。

任务五　进出口商品免验、复验管理

一、进出口商品免验

(一)适用范围

列入必须实施检验的进出口商品目录的进出口商品(进出口商品不予受理免验申请的商品除外),由收货人、发货人或者其生产企业(以下简称"申请人")提出申请,经海关总署审核批准,可以免予检验(以下简称"免验")。

海关总署统一管理全国进出口商品免验工作,负责对申请免验生产企业的考核、审查批准和监督管理。主管海关负责所辖地区内申请免验生产企业的初审和监督管理。

(二)免验申请

申请进出口商品免验应当符合以下条件：

(1)申请免验的进出口商品质量应当长期稳定,在国际市场上有良好的质量信誉,没有属于生产企业责任而引起的质量异议、索赔和退货,海关检验合格率连续 3 年达到 100％；

(2)申请人申请免验的商品应当有自己的品牌,在相关国家或者地区同行业中,产品档次、产品质量处于领先地位；

(3)申请免验的进出口商品,其生产企业的质量管理体系应当符合 ISO9000 质量管理体系标准或者与申请免验商品特点相应的管理体系标准要求,并获得权威认证机构认证；

(4)为满足工作需要和保证产品质量,申请免验的进出口商品的生产企业应当具有一定的检测能力；

(5)申请免验的进出口商品的生产企业应当符合《进出口商品免验审查条件》的要求。

对下列进出口商品不予受理免验申请：①食品、动植物及其产品；②危险品及危险品包装；③品质波动大或者散装运输的商品；④需出具检验检疫证书或者依据检验检疫证书所列重量、数量、品质等计价结汇的商品。

申请人应当按照以下规定提出免验申请：

(1)申请进口商品免验的,申请人应当向海关总署提出。申请出口商品免验的,申请人应当先向所在地直属海关提出,经所在地直属海关依照本办法相关规定初审合格后,方可向海关总署提出正式申请。

(2)申请人应当填写并向海关总署提交进出口商品免验申请书一式三份,同时提交申请免验进出口商品生产企业的 ISO9000 质量管理体系或者与申请免验商品特点相应的管理体系认证证书、质量管理体系文件、质量标准、主管海关出具的合格率证明和初审报告、用户意见等文件。

海关总署对申请人提交的文件进行审核,并于 1 个月内做出以下书面答复意见：

(1)申请人提交的文件符合规定的,予以受理；不符合规定的,不予受理,并书面通知申请人。

(2)提交的文件不齐全的,通知申请人限期补齐；过期不补或者补交不齐的,视为撤销申请。

(三)免验审查

海关总署受理申请后,应当组成免验专家审查组(以下简称"审查组"),在 3 个月内完成考核、审查。

审查组应当由非申请人所在地主管海关人员组成,组长负责组织审查工作。审查人员应当熟悉申请免验商品的检验技术和管理工作。

申请人认为审查组成员与所承担的免验审查工作有利害关系,可能影响公正评审的,可以申请该成员回避。审查组成员是否回避,由海关总署决定。

审查组按照以下程序进行工作：①审核申请人提交的免验申请表及有关材料；②审核海关初审表及审查报告；③研究制订具体免验审查方案并向申请人宣布审查方案；④对申请免验的商品进行检验和测试,并提出检测报告；⑤按照免验审查方案和《进出口商品免验审查条件》对生产企业进行考核；⑥根据现场考核情况,向海关总署提交免验审查情况的报告,并明确是否免验的意见,同时填写进出口商品免验审查报告表。

海关总署根据审查组提交的审查报告,对申请人提出的免验申请进行如下处理：符合规定的,海关总署批准其商品免验,并向免验申请人颁发"进出口商品免验证书"(以下简称"免验证书")；对不符合规定的,海关总署不予批准其商品免验,并书面通知申请人。

未获准进出口商品免验的申请人,自接到书面通知之日起 1 年后,方可再次向海关提出免验申请。审查组应当对申请人的生产技术、生产工艺、检测结果、审查结果保密。对已获免验的进出口商品,需要出具检验检疫证书的,海关应当对该批进出口商品实施检验检疫。

(四)监督管理

免验证书有效期为3年。期满要求续延的,免验企业应当在有效期届满3个月前,向海关总署提出免验续延申请,经海关总署组织复核合格后,重新颁发免验证书。

【提示】免验企业不得改变免验商品范围,如有改变,应当重新办理免验申请手续。

免验商品进出口时,免验企业可凭有效的免验证书、外贸合同、信用证、该商品的品质证明和包装合格单等文件到海关办理放行手续。

免验企业应当在每年1月底前,向海关提交上年度免验商品进出口情况报告,其内容包括上年度进出口情况、质量情况、质量管理情况等。

海关负责对所辖地区进出口免验商品的日常监督管理工作。

海关在监督管理工作中,发现免验企业的质量管理工作或者产品质量不符合免验要求的,责令该免验企业限期整改,整改期限为3~6个月。

【注意】免验企业在整改期间,其进出口商品暂停免验。

免验企业在整改限期内完成整改后,应当向直属海关提交整改报告,经海关总署审核合格后方可恢复免验。

直属海关在监督管理工作中,发现免验企业有下列情况之一的,经海关总署批准,可对该免验企业做出注销免验的决定:①不符合规定的;②经限期整改后仍不符合要求的;③弄虚作假,假冒免验商品进出口的;④其他违反检验检疫法律法规的。

【注意】被注销免验的企业,自收到注销免验决定通知之日起,不再享受进出口商品免验,3年后方可重新申请免验。

海关对进出口免验商品在免验期限内不得收取检验费。

对获准免验的进出口商品需出具检验检疫证书、签证和监督抽查的,由海关实施并按照规定收取费用。

【提示】申请人及免验企业违反规定,有弄虚作假、隐瞒欺骗行为的,按照有关法律法规的规定予以处罚。

二、进出口商品复验

(一)适用范围

进出口商品的报检人(以下简称"报检人")对海关做出的检验结果有异议的,应当按照法律法规的规定申请复验。

海关总署统一管理全国进出口商品的复验工作,进出口商品复验工作由受理的海关负责组织实施。复验工作应当遵循公正、公开、公平的原则。

(二)申请与受理

报检人对主管海关做出的检验结果有异议的,可以向做出检验结果的主管海关或者其上一级海关申请复验,也可以向海关总署申请复验。

【注意】报检人对同一检验结果只能向同一海关申请一次复验。报检人申请复验,应当自收到海关的检验结果之日起15日内提出。因不可抗力或者其他正当理由不能申请复验的,申请期限中止。从中止的原因消除之日起,申请期限继续计算。

报检人申请复验,应当保证(持)原报检商品的质量、重量、数量符合原检验时的状态,并保留其包装、封识、标志。

报检人申请复验,应当按照规定如实填写复验申请表,并提供原报检所提供的证单、资料及原海关出具的检验证书。

报检人应当对所提供的证单及资料的真实性和有效性负责。

海关自收到复验申请之日起 15 日内,对复验申请进行审查并做出如下处理:

(1)复验申请符合规定的,予以受理,并向申请人出具"复验申请受理通知书"。

(2)复验申请内容不全或者随附证单资料不全的,向申请人出具"复验申请材料补正告知书",限期补正;逾期不补正的,视为撤销申请。

(3)复验申请不符合规定的,不予受理,并出具"复验申请不予受理通知书",书面通知申请人并告知理由。

【提示】复验申请人应当按照规定缴纳复验费用。复验结论认定属原检验的海关责任的,复验费用由原海关负担。

(三)组织实施

海关受理复验后,应当在 5 日内组成复验工作组,并将工作组名单告知申请人。

【注意】复验工作组人数应当为 3 人或者 5 人。

复验申请人认为复验工作组成员与复验工作有利害关系或者有其他因素可能影响复验公正性的,应当在收到复验工作组成员名单之日起 3 日内,向受理复验的海关申请该成员回避并提供相应的证据材料。

受理复验的海关应当在收到回避申请之日起 3 日内做出回避或者不予回避的决定。做出原检验结果的海关应当向复验工作组提供原检验记录和其他有关资料。复验申请人有义务配合复验工作组的复验工作。

复验工作组应当制订复验方案并组织实施:

(1)审查复验申请人的复验申请表、有关证单及资料。经审查,若不具备复验实施条件的,可书面通知申请人暂时中止复验并说明理由。经申请人完善重新具备复验实施条件后,应当从具备条件之日起继续复验工作。

(2)审查原检验依据的标准、方法等是否正确,并应当符合相关规定。

(3)核对商品的批次、标记、编号、质量、重量、数量、包装、外观状况,按照复验方案规定取制样品。

(4)按照操作规程进行检验。

(5)审核、提出复验结果,并对原检验结果做出评定。

受理复验的海关应当自受理复验申请之日起 60 日内做出复验结论。技术复杂,不能在规定期限内做出复验结论的,经本机关负责人批准,可以适当延长,但是延长期限最多不超过 30 日。

【提示】复验申请人对复验结论不服的,可以依法申请行政复议或者依法提起行政诉讼。

在复验过程中抽取的样品,应当按照关于检验样品的有关规定妥善处理。

任务六　出入境检验检疫查封、扣押管理

一、管理机构

查封、扣押是指海关为履行检验检疫职责依法实施的核查、封存或者留置等行政强制措施。

海关总署负责全国出入境检验检疫查封、扣押的管理和监督检查工作。主管海关负责查封、扣押的实施。

【提示】海关实施查封、扣押应当适当,以最小损害当事人的权益为原则。

公民、法人或者其他组织对海关实施的查封、扣押,享有陈述权、申辩权;对海关实施的查封、扣押不服的,有权依法申请行政复议,或者依法提起行政诉讼;海关违法实施查封、扣押造成损害的,有权依法要求赔偿。

二、适用范围和管辖

有下列情形之一的,海关可以实施查封、扣押:

(1)法定检验的进出口商品经书面审查、现场查验、感官检查或者初步检测后有证据证明涉及人身财产安全、健康、环境保护项目不合格的;

(2)非法定检验的进出口商品经抽查检验涉及人身财产安全、健康、环境保护项目不合格的;

(3)不符合法定要求的进出口食品、食用农产品等与人体健康和生命安全有关的产品,违法使用的原料、辅料、添加剂、农业投入品以及用于违法生产的工具、设备;

(4)进出口食品、食用农产品等与人体健康和生命安全有关的产品的生产经营场所存在危害人体健康和生命安全重大隐患的;

(5)在涉及进出口食品、食用农产品等与人体健康和生命安全有关的产品的违法行为中,存在与违法行为有关的合同、票据、账簿以及其他有关资料的。

海关认为应当实施查封、扣押,但已被其他行政机关查封、扣押的,海关暂不实施查封、扣押,并应当及时书面告知实施查封、扣押的其他机关予以必要的协助。

查封、扣押一般由违法行为发生地的海关按照属地管辖的原则实施。海关需要异地实施查封、扣押的,应当及时通知异地海关,异地海关应当予以配合。两个以上海关发生管辖争议的,报请共同的上级机构指定管辖。

三、查封、扣押程序

实施查封、扣押的程序包括收集证据材料、报告、审批、决定、送达、实施等。

实施查封、扣押前,应当做好证据的收集工作,并对收集的证据予以核实。

查封、扣押的证据材料一般包括现场记录单、现场笔录、当事人提供的各种单证以及现场抽取的样品、摄录的音像材料、实验室检验记录、工作记录、检验检疫结果证明和其他证明材料。

实施查封、扣押前应当向海关负责人书面或者口头报告,并填写"实施查封、扣押审批表",经海关负责人批准后方可实施。案件重大或者需要对数额较大的财物实施查封、扣押的,海关负责人应当集体讨论决定。

紧急情况下或者不实施查封、扣押可能导致严重后果的,海关可以按照合法、及时、适当、简便和不加重当事人负担的原则当场做出查封、扣押决定,并组织实施或者监督实施。

当场实施查封、扣押的,海关执法人员应当及时补办相关手续。

实施查封、扣押应当制作"查封、扣押决定书"。"查封、扣押决定书"应载明下列事项:①当事人姓名或者名称、地址;②查封、扣押措施的事实、理由和依据;③查封、扣押物品的名称、数量和期限;④申请行政复议或者提起行政诉讼的途径和期限;⑤行政机关的名称和印章;⑥行政执法人员的签名和日期。

"检验检疫查封、扣押决定书"应当及时送交当事人签收,由当事人在送达回执上签名或者盖章,并注明送达日期。当事人拒绝签名或者盖章的,应予以注明。

实施查封、扣押应当符合下列要求:

(1)由海关两名以上行政执法人员实施。

(2)出示执法身份证件。

（3）当场告知当事人实施查封、扣押的理由、依据以及当事人依法享有的权利。

（4）制作现场记录，必要时应当进行现场拍摄。现场记录的内容应当包括查封、扣押实施的起止时间、实施地点，查封、扣押后的状态等。

（5）制作查封、扣押物品清单。查封、扣押物品清单一式三份，由当事人、物品保管人和海关分别保存。

（6）现场记录和查封、扣押物品清单由当事人和检验检疫行政执法人员签名或者盖章，当事人不在现场或者当事人拒绝签名或者盖章的，应当邀请见证人到场，说明情况，在笔录中予以注明；见证人拒绝签字或盖章的，检验检疫行政执法人员应当在笔录中予以注明。

（7）加贴封条或者采取其他方式明示海关已实施查封、扣押。

实施查封、扣押后，需要出具有关检验检疫证书的，应当按规定出具相关证书。

海关应当在30日内依法对查封、扣押的进出口商品或者其他物品（场所）做出处理决定。情况复杂的，经海关负责人批准，可以延长时限，期限不超过30日。对于保质期较短的商品或者其他物品，应当在7日内做出处理决定。涉及行政处罚的，期限遵照相关规定。法律对期限另有规定的除外。

需要进行检验或者技术鉴定的，检验或者技术鉴定的时间不计入查封、扣押期限。检验或者技术鉴定的期间应当明确，并告知当事人。检验或者技术鉴定的费用由海关承担。

对查封、扣押的进出口商品或者其他物品（场所），海关应当妥善保管，不得使用或者损毁；因保管不当造成损失的，应当予以赔偿。但因不可抗力造成的损失除外。

对查封的进出口商品或者其他物品（场所），海关可以指定当事人负责保管，也可以委托第三人负责保管，当事人或者受委托第三人不得损毁或者转移。因当事人原因造成的损失，由当事人承担赔偿责任；因受委托第三人原因造成的损失，由委托的海关和受委托第三人承担连带赔偿责任。

对经查实不涉及人身财产安全、健康、环境保护项目不合格的进出口商品和其他不再需要实施查封、扣押的物品（场所），海关应当立即解除查封、扣押，并制作"解除查封、扣押决定书"和"解除查封、扣押物品清单"送达当事人。

海关在查封、扣押期限内未做出处理决定的，查封、扣押自动解除。被扣押的进出口商品或者其他物品，应当立即退还当事人。

四、查封、扣押监督

实施查封、扣押的海关有下列情形之一的，应当及时纠正或者由上级海关责令改正：①没有法律、法规依据实施查封、扣押的；②改变法定的查封、扣押方式、对象、范围、条件的；③违反法定程序实施查封、扣押的。

海关违反规定，有下列情形之一的，应当及时纠正并依法给予赔偿，情节严重构成犯罪的，依法追究刑事责任：①违法实施查封、扣押的；②使用或者损毁查封、扣押的财物，给当事人造成损失的；③对依法应当退还扣押的物品不予退还，给当事人造成损失的。

海关将查封、扣押的财物截留、私分或者变相私分的，由上级海关或者有关部门予以追缴。情节严重构成犯罪的，依法追究刑事责任。海关工作人员利用职务便利，将查封、扣押的财物据为己有，情节严重构成犯罪的，依法追究刑事责任。海关建立查封、扣押档案，并妥善保管，保管期限不少于2年。

任务七　强制性产品认证

一、适用范围

(一)强制性产品认证概述

CCC即为"中国强制认证",英文全称为"China Compulsory Certification"。凡列入强制性产品认证目录内的产品,必须经国家指定的认证机构认证合格,取得相关证书并加施认证标志后,方能出厂、进口、销售和在经营服务场所使用。

凡列入目录内的产品,没有获得指定认证机构的认证证书、没有按规定加施认证标志的,一律不得进口、不得出厂销售、不得在经营服务场所使用。

(二)无须办理和免予办理强制性产品认证

视频

入境展览品

下列情况无须办理CCC认证:①暂时进出口货物(自驾游车辆、展览品等);②外交人员自用物品;③入境人员随身携带物品;④政府间援助赠送物品;⑤ATA单证商品;⑥入保税区货物;⑦CCC型式试验样品;⑧退运入境货物。

申报时在国际贸易单一窗口货物属性栏选择"13-无须办理3C认证",并在无纸化系统中上传相应证明文件。相关内容如图1-2所示。

货物属性			
11-3C目录内	12-3C目录外	13-无须办理3C认证	14-预包装
15-非预包装	16-转基因产品	17-非转基因产品	18-首次进出口
19-正常	20-废品	21-旧品	22-成套设备
23-带皮木材/板材	24-不带皮木材/板材	25-A级特殊物品	26-B级特殊物品
27-C级特殊物品	28-D级特殊物品	29-V/W非特殊物品	30-市场采购

确定　取消

图1-2　国际贸易单一窗口"货物属性"栏

下列情况免予办理CCC认证:①科研、测试和认证检测所需的产品和样品;②维修目的所需的零部件产品;③工厂生产线成套生产线配套所需的设备零部件;④仅用于商业展示但不销售的产品;⑤以整机全数出口为目的进口的零部件;⑥其他因特殊用途免予办理强制性产品认证。

申请部门:申请人向所在地市场监管部门提交CCC免办申请。

已取得免办证明的产品,申报时在国际贸易单一窗口"货物属性"栏选择"11-3C目录内",许可证信息添加"免予办理强制性产品认证证明"并填写证书号。相关内容如图1-3所示。

编辑产品许可证/审批/备案信息			
商品编码 8703241210	商品名称 戴纳肯G633982CC越野车		检验检疫名称 仅装有3<排量≤4升的
序号	许可证类别 免予办理强制性产品认证证明		许可证编号
核销货物序号	核销数量		核销数量单位

新增　保存　删除　许可证VIN信息

	序号	许可证类别代码	许可证类别名称	许可证编号	核销货物序号	核销数量	核销数量单位
☐	1	411	强制性产品认证(CCC认证)证书	2019011101185429	1	1	辆
☐	2	408	汽车预审备案	20191023432482	1	1	辆

图1-3

【提示】"先声明后验证"便利措施：对指定范围的汽车零部件，按照海关总署2019年第87号公告，有"先声明后验证"的便利措施，收货人出具声明后即可放行，办结免办证明后再行补录。

(三)强制性认证产品目录中产品的适用范围

21大类：电线电缆、电路开关及保护或连接用电器装置、低压电器、小功率电动机、电动工具、电焊机、家用和类似用途设备、音视频设备、信息技术设备、照明电器、机动车辆及安全附件、机动车辆轮胎、安全玻璃、农机产品、电信终端设备、消防产品、安全防范产品、装饰装修产品、儿童用品、防爆电气、家用燃气灶具。相关内容如图1—4所示。

图1—4

【注意】①检验检疫类别是否有"L"："L"意味着该税号产品须进行入境验证，CCC是其中一种，如有则可能涉及，如无则不在实施认证范围。②确定大类：按照申报品名，对照认监委"强制性产品认证目录描述与界定表"确定属于21大类中哪一个。③确定是否在目录内：对照界定表或认证实施规则中表述确定是否在目录内。

二、强制性产品的申报

(一)目录内产品申报

有CCC证书报证书号：申报时在国际贸易单一窗口"货物属性"栏选择"11-3C目录内"，许可证信息添加"强制性产品认证(CCC认证)证书"并填写证书号。

(二)符合条件可提供自我声明

市场监管总局发布的《关于调整完善强制性产品认证目录和实施要求的公告》(2019年第44号)中附件2列明的产品可凭"强制性认证产品符合性自我声明"申报。相关内容如图1—5所示。

编辑产品许可证/审批/备案信息			
商品编码 8703236210	商品名称 途锐2995CC越野车		检验检疫名称 仅装有2.5<排量≤3升的
序号 1	许可证类别 强制性产品认证（CCC认证）证书		许可证编号 2019011101149822
核销货物序号 1	核销数量 147		核销数量单位 辆
新增 保存 删除 许可证VIN信息			

图1—5

目前总署正在组织开发凭"强制性认证产品符合性自我声明"申报方式,仍持有强制性产品认证证书的,建议凭证书申报。

(三)目录外产品申报

认证目录以外的产品,申报时在国际贸易单一窗口"货物属性"栏选择"12-3C 目录外",并在无纸化系统中上传相应证明材料。

同步案例1—2　　　　宁波查处一起使用失效认证证书案

案例评析

宁波海关对某电子公司擅自使用失效的国家强制性产品认证证书进口国家强制性认证产品一案,依法做出罚款共计 24 万元的行政处罚。

该电子公司于 2020 年 5 月 28 日和 8 月 17 日使用三份不同编号的中国国家强制性产品认证证书向宁波检验检疫局分别报检了三批入境的计算机电子设备,并获得了入境货物通关单。而同年 4 月,该三份认证证书就被中国质量认证中心通知暂停,公司也于 5 月23 日收到了中国质量认证中心关于通知暂停该三份证书的邮件,意味着这三份认证证书已失去法律效力。案件经立案调查,事实清楚,证据确凿,该公司对违法事实供认不讳,根据《中华人民共和国认证认可条例》第六十七条的规定,依法对其予以行政处罚。

任务八　出入境人员、携带物、伴侣动物及船舶检疫

一、出入境人员卫生检疫

(一)出入境人员健康检查的对象

1. 健康检查对象

健康检查对象包知:①申请出国或出境一年以上的中国籍公民;②在境外居住 3 个月以上的中国籍回国人员;③来华工作或居留一年以上的外籍人员;④国际通行交通工具上的中国籍员工。

2. 健康检查的重点项目

(1)中国籍出境人员。重点检查检疫传染病、检测传染病,还应根据去往国家疾病控制要求、职业特点及健康标准,着重检查有关项目,增加必要的检查项目。

(2)回国人员。除按照国际旅行人员健康检查记录表中的各项内容检查外,重点应进行艾滋病抗体监测、梅毒等性病的监测。同时,根据国际疫情增加必要的检查项目,如疟疾血清学监测或血涂片、肠道传染病的粪检等。

(3)来华外籍人员。验证外国签发的健康检查证明,对可疑项目进行复查,对项目不全的进行补项。其重点检查项目是传染病,监测传染病和外国人禁止入境的五种传染病,即艾滋病、性病、麻风病、开放性肺结核、精神病。

(4)国际通行交通运输工具上的中国籍员工。除按照国际旅行人员健康记录表中的各项内容检查外,重点应进行艾滋病抗体监测、梅毒等性病的监测。

(二)国际预防接种的对象

1. 预防接种的主要对象

预防接种的主要对象包括:①中国籍出入境人员(包括旅游、探亲、留学、定居、外交官员、公务、研修、劳务等);②外国籍人员(含港、澳、台胞);③国际海员和其他途经国际口岸的交通工具上的员工;④边境口岸有关人员。

2. 预防接种项目

国际旅行者是否需要实施预防接种,视其旅行的路线和到达国家的要求及其传染病疫情而确定。预防接种项目可分为三类:①根据世界卫生组织和《国际卫生条例》有关规定确定的预防接种项目,目前黄热病预防接种是国际旅行中唯一要求的预防接种项目;②推荐的预防接种项目;③申请人自愿要求的预防接种项目。

(三)出入境人员检疫的申报要求

根据《卫生检疫法》的规定,我国对出入境人员检疫申报分为常态管理和应急管理。

1. 常态管理

当国内外未发生重大传染病疫情时,出入境人员免予填报"出/入境健康申明卡"。但有发热、呕吐等症状,患有传染性疾病或精神病,携带微生物、人体组织、生物制品、血液及其制品、动植物及其产品等须主动申报事项的出入境人员,须主动口头向检验检疫人员申报,并接受检验检疫。

检验检疫人员通过加强对出入境人员的医学巡视、红外线体温检测,包括对出入境人员携带特殊物品进行检疫巡查、X光机抽查、检查等检测,提高检验检疫工作的有效性,严防疫病传入或传出,防止禁止进境物入境。

2. 应急管理

当国内外发生重大传染病疫情时,出入境人员必须逐人如实填报"出/入境健康申明卡",并由检验检疫专用通道通行;出入境人员携带物必须逐件通过X光机透视检查。

对疑似染疫人员、患有传染性疾病或精神病的人员,检验检疫人员将实行体温复查、医学检查等措施;对可能传播传染病的出入境人员携带物,检验检疫人员将采取相应的处理措施,防止疫病疫情传播。

同步案例1—3   不如实填报健康申明卡

2021年4月7日,某货轮从宁波入境,在向海关申报船员健康状况时,申报情况为"无异常",隐瞒了其中1名船员存在发热、鼻塞和流涕症状以及服用过感冒药的真实情况。根据《中华人民共和国卫生检疫法》及其实施条例,宁波海关对该货轮未如实申报"航海健康申报单"的违法行为,依法做出罚款的行政处罚决定。

案例评析

二、出入境旅客携带物检验检疫

(一)携带物的检验检疫概念、范围及检疫地点

出入境人员是指出入境的旅客(包括享有外交、领事特权与豁免权的外交代表)和交通工具的员工以及其他人员。携带物是指出入境人员随身携带以及随所搭乘的车、船、飞机等交通工具托运的物品和分离运输的物品。旅检工作主要在海关旅客检查厅或过境关卡执行,以现场检疫为主,其他检疫手段为辅。

(二)携带物的检验检疫规定

1. 出入境人员携带下列物品,应当申报并接受海关检疫

具体包括:①入境动植物、动植物产品和其他检疫物;②出入境生物物种资源、濒危野生动植物及其产品;③出境的国家重点保护的野生动植物及其产品;④出入境的微生物、人体组织、生物制品、血液及血液制品等特殊物品(以下简称"特殊物品");⑤出入境的尸体、骸骨等;⑥来自疫区、被传染病污染或者可能传播传染病的出入境的行李和物品;⑦国家质检总局规定的其他应当向海关申报并接受检疫的携带物。

【注意】根据《中华人民共和国生物安全法》《中华人民共和国国境卫生检疫法》及其实施细则、《出入境尸体骸骨卫生检疫管理办法》等相关规定,尸体、骸骨在境外启运前,托运人或者其代理

人应当向入境口岸海关申报。

2. 出入境人员禁止携带下列物品进境

具体包括：①动植物病原体(包括菌种、毒种等)、害虫及其他有害生物；②动植物疫情流行的国家或者地区的有关动植物、动植物产品和其他检疫物；③动物尸体；④土壤；⑤《禁止携带、邮寄进境的动植物及其产品名录》所列各物；⑥国家规定禁止进境的废旧物品、放射性物质以及其他禁止进境物。

经海关检疫，发现携带物存在重大检疫风险的，海关应当启动风险预警及快速反应机制。

3. 携带物有下列情形之一的，海关依法予以截留

具体包括：①需要做实验室检疫、隔离检疫的；②需要作检疫处理的；③需要作限期退回或者销毁处理的；④应当提供检疫许可证以及其他相关单证，不能提供的；⑤需要移交其他相关部门的。

海关应当对依法截留的携带物出具截留凭证，截留期限不超过 7 天。

(三)携带物的检验检疫程序

(1)口岸海关受理申报后，要对所申报的内容和相关材料进行物证审核。

①对于国家规定允许携带并且数量在合理范围之内的携带物以现场检疫为主，经现场检疫未发现病虫害的，随检随放，不签发证单；

②现场检疫不能得出结果的，需要截留做实验室检验以及现场检疫认为必须作除害处理的，则作截留处理，检疫员签发"出入境人员携带物留检/处凭证"交给物主，经检疫合格或除害处理后放行，通知物主领回。

(2)出入境人员携带的特殊物品，经检验检疫合格后予以放行；骸骨、骨灰经检疫合格后签发"尸体/棺柩/骸骨、骨灰出入境移运许可证"或"尸体/棺柩/骸骨/骨灰入出境许可证"予以放行；不合格者则作卫生处理或予以退回。

(3)携带进境的动物、动物产品和其他检疫物，经检疫合格或除害处理后合格的，予以放行；检验检疫不合格又无有效办法处理或经除害处理后不合格的，作限期退回或销毁处理，并由口岸海关签发"出入境人员携带物留检/处理凭证"。

(4)携带国家禁止携带进境物进境的，作退回或者销毁处理。

三、出入境旅客伴侣动物检验检疫

携带入境的活动物仅限犬或者猫(以下称"宠物")，并且每人每次限带 1 只。携带宠物入境的，携带人应当向海关提供输出国家或者地区官方动物检疫机构出具的有效检疫证书和狂犬病疫苗接种证书。宠物应当具有电子芯片。

携带入境的宠物应在海关指定的隔离场隔离检疫 30 天(截留期限计入在内)。需隔离检疫的宠物应当从建设有隔离检疫设施的口岸入境。海关对隔离检疫的宠物实行监督检查。海关按照指定国家或地区和非指定国家或地区对携带入境的宠物实施分类管理，具有以下情形的宠物免予隔离检疫：

(1)来自指定国家或者地区携带入境的宠物，具有有效电子芯片，经现场检疫合格的；

(2)来自非指定国家或者地区的宠物，具有有效电子芯片，提供采信实验室出具的狂犬病抗体检测报告(抗体滴度或免疫抗体量须在 0.5IU/mL 以上)并经现场检疫合格的；

(3)携带宠物属于导盲犬、导听犬、搜救犬的，具有有效电子芯片，携带人提供相应使用者证明和专业训练证明并经现场检疫合格的。

指定国家或地区名单、采信狂犬病抗体检测结果的实验室名单、建设有隔离检疫设施的口岸名单以海关总署公布为准。

携带宠物入境有下列情况之一的,海关按照有关规定予以限期退回或者销毁处理:①携带宠物超过限额的;②携带人不能向海关提供输出国家或者地区官方动物检疫机构出具的有效检疫证书或狂犬病疫苗接种证书的;③携带需隔离检疫的宠物,从不具有隔离检疫设施条件的口岸入境的;④宠物经隔离检疫不合格的。

对不能提供疫苗接种证书的导盲犬、导听犬、搜救犬,经携带人申请,可以在有资质的机构对其接种狂犬病疫苗。

作限期退回处理的宠物,携带人应当在规定的期限内持海关签发的截留凭证,领取并携带宠物出境;逾期不领取的,作自动放弃处理。

同步案例 1—4   上海检验检疫局在旅检现场截获鼬科类动物

2月18日,一名乌克兰籍旅客向上海检验检疫局申报随身携带宠物入境。经初步观察,该名旅客所携带的宠物非犬或猫,野性十足,性情暴躁,时常对铁笼进行撕咬,十分凶狠。上海局工作人员立即上网查询,发现是类似于黄鼠狼等野生的鼬科类动物,不符合检验检疫入境伴侣宠物只限于猫和狗的要求,告知该名旅客宠物不可入境,要求该名旅客将该宠物返送回其所属国;否则,检验检疫机关将依法予以扣留并进行扑杀。经检疫人员详细解释法律法规,该旅客选择放弃该宠物。上海局依法对该宠物予以扑杀并由上海市病死畜禽处理站进行焚烧处理。此次属上海口岸首次截获鼬科类动物入境。

四、出入境船舶的报检要求

(一)入境船舶的报检

1. 报检要求

入境船舶报检时,船方或其代理人应当在船舶预计抵达口岸24小时前(航程不到24小时的,在驶离上一口岸时)向入境口岸海关申报并填写入境检疫申请表。船舶在航行中发现检疫传染病、疑似检疫传染病或者有人非因意外伤害而死亡且死因不明的情况,船方必须立即向入境口岸海关报告。

入境船舶办理检疫手续时,船方或其代理人应向海关提供的资料有"航海健康申报书""总申报单""货物申报单""船员名单""旅客名单""船用物品申报单""压舱水报告单"及载货清单,并应检验检疫人员要求提交"船舶免予卫生控制措施证书/卫生控制措施证书""交通工具卫生证书""预防接种证书""健康证书"以及"航海日志"等有关资料。

报检后船舶动态或报检内容有变化的,船方或其代理人应当及时向海关更正。

【提示】根据《国境卫生检疫法》的规定,受入境检疫的船舶,必须按照规定悬挂检疫信号,在检疫机关发给入境检疫证前,不得降下检疫信号。

船舶白天入境时,在船舶的明显处悬挂国际通用检疫信号旗:①"Q"字旗,表示本船没有染疫,请发给入境检疫证;②"QQ"字旗,表示本船有染疫或有染疫嫌疑,请即刻实施检疫。夜间入境时,在船舶的明显处垂直悬挂国际通用信号灯:①红灯三盏,表示本船没有染疫,请发给入境检疫证;②红、红、白、红灯四盏,表示本船有染疫或染疫嫌疑,请即刻实施检疫。

2. 检验检疫程序

船舶入境检疫,必须在最先到达的国境口岸的检疫锚地或者经海关同意的指定地点实施。海关对申报内容进行审核,确定入境船舶的检疫方式。目前采取的方式有锚地检疫、随船检疫、靠泊检疫和电讯检疫。

(1)锚地检疫。有下列情况的船舶,应实施锚地检疫:来自检疫传染病疫区的;有检疫传染病病人、疑似传染病病人或者有人非因意外而死亡且死因不明的;发现有啮齿动物异常死亡的;未持有有效"船舶免予卫生控制措施证书/卫生控制措施证书"的;没有申请随船检疫、靠泊检疫或电讯检疫的;装载活动物的。

(2)随船检疫。对旅游船、军事船及要人访问所乘船舶等特殊船舶以及遇有特殊情况的船舶,如船上有人需要救治、特殊物品急需装卸、船舶急需抢修等,经船方或者代理人申请,可以实施随船检疫。

(3)靠泊检疫。对未持有我国海关签发的有效"交通工具卫生证书",并且没有实施锚地检疫所列情况或者因天气、潮水等原因无法实施锚地检疫的船舶,经船方或者代理人申请,可以实施靠泊检疫。

(4)电讯检疫。对持有我国海关签发的"交通工具卫生证书",并且没有实施锚地检疫所列情况的船舶,经船方或者代理人申请,可以实施电讯检疫。电讯检疫必须是持有效"交通工具卫生证书"的国际航行船舶在抵港前24小时内,通过船舶公司或船舶代理向港口或锚地所在地海关以电报形式报告。

【注意】海关对经检疫判定没有染疫的入境船舶,出具"船舶入境卫生检疫证";对经检疫判定染疫、染疫嫌疑或者来自传染病疫区应当实施卫生除害处理的或者有其他限制事项的入境船舶,在实施相应的卫生除害处理或者注明应当接受的卫生除害处理事项后,签发"船舶入境检疫证"。

(二)出境船舶的报检

1. 报检要求

出境的船舶必须在最后离开的出境港口接受检疫。船方或其代理人应当在船舶离境前4小时内向出境口岸海关申报、办理出境检疫手续。同时提供下列材料:航海健康申报书、总申报单、货物申报单、船员名单、旅客名单及载货清单等有关材料(入境时已提交且无变动的可免予提供)。船舶航行目的地为黄热病疫区的,应提供所有人员黄热病预防接种证书。

2. 检验检疫程序

具体包括:①海关审核船方提交的出境有关资料或者登轮检疫,符合规定的,签发"交通工具出境卫生检疫证书"。②装载出境的动植物、动植物产品和其他检疫物的船舶,经口岸海关查验合格后方可装运。如发现有危险性病虫害或者一般生活害虫超过规定标准的须做除害处理后,由口岸海关签发"运输工具检验处理书",准予装运。"运输工具检验处理书"只限本次出境有效。

 应知考核

一、单项选择题

1.(　　)主管全国报检企业的管理工作。

A. 隶属海关　　　　B. 海关总署　　　　C. 直属海关　　　　D. 主管海关

2. 入境旅客携带伴侣犬、猫进境,每人限(　　)只。

A.1　　　　　　　　B.2　　　　　　　　C.3　　　　　　　　D.4

3. 检疫处理单位核准证书的有效期为(　　)年。

A.2　　　　　　　　B.4　　　　　　　　C.6　　　　　　　　D.8

4. 海关总署批准商品免验,并向免验申请人颁发"进出口商品免验证书",其有效期为(　　)年。

A.1　　　　　　　　B.3　　　　　　　　C.5　　　　　　　　D.7

5. 报检人申请复验,应当自收到海关的检验结果之日起(　　)日内提出。

A. 5　　　　　　B. 10　　　　　　C. 15　　　　　　D. 30

6. 海关应当建立查封、扣押档案,并妥善保管,保管期限不少于(　　)年。

A. 2　　　　　　B. 4　　　　　　C. 6　　　　　　D. 8

7. 1348 年,(　　)政府在威尼斯港建立了世界上第一个卫生检疫站。

A. 法国　　　　　B. 意大利　　　　C. 德国　　　　　D. 美国

8. 出入境检验检疫局在(　　)正式并入中国海关。

A. 2015 年 4 月 20 日　　　　　　B. 2016 年 4 月 20 日

C. 2017 年 4 月 20 日　　　　　　D. 2018 年 4 月 20 日

9. 白天入境的船舶,若没有染疫,申请发给入境检疫证应该悬挂(　　)。

A. "Q"字旗　　　　　　　　　　　B. "QQ"字旗

C. 红灯三盏　　　　　　　　　　　D. 红、红、白、红灯四盏

10. 输入微生物、人体组织、生物制品、血液及其制品或种畜、禽及其精液、胚胎、受精卵的,应当在(　　)30 天报检。

A. 入境前　　　　B. 入境时　　　　C. 入境后　　　　D. 以上都不对

二、多项选择题

1. 出境报检时,应提供的单证有(　　)。

A. 合同　　　　　B. 信用证　　　　C. 发票　　　　　D. 提单

2. 入境报检时,应提供的单证有(　　)。

A. 合同　　　　　B. 发票　　　　　C. 提单　　　　　D. 装箱单

3. 合格评定程序包括(　　)。

A. 抽样、检验和检查　　　　　　　B. 评估、验证和合格保证

C. 注册、认可和批准　　　　　　　D. 各项的组合

4. 下列情况应重新报检的有(　　)。

A. 超过检验检疫有效期限的

B. 变更输入国家或地区,并又有不同检验检疫要求的

C. 改换包装或重新拼装的

D. 已撤销报检的

5. 下列进出口商品中,不予受理免验申请的有(　　)。

A. 食品、动植物及其产品

B. 危险品及危险品包装

C. 品质波动大或者散装运输的商品

D. 需出具检验检疫证书或者依据检验检疫证书所列重量、数量、品质等计价结汇的商品

三、判断题

1. 需隔离检疫的出境动物在出境前 7 天预报,隔离前 60 天报检。　　　　(　　)

2. 海关对经检疫判定没有染疫的入境船舶,出具"船舶入境卫生检疫证"。　　(　　)

3. 尸体、骸骨在境外启运后,托运人或者其代理人应当向入境口岸海关申报。　(　　)

4. 企业只有具备报检资质和报关资质才能进行报关业务。　　　　　　　(　　)

5. "运输工具检验处理书"有效次数无限。　　　　　　　　　　　　(　　)

6. 当国内外发生重大传染病疫情时,出入境人员必须逐人如实填报"出/入境健康申明卡"。

（　　）

7. 检验检疫类别为 N,表示为进口商品检验。（　　）

8. 红灯二盏表示本船没有染疫,请发给入境检疫证。（　　）

9. 入境的国际旅行者,应填写入境检疫申明卡。（　　）

10. 标志应由检验检疫地的海关监督加施。（　　）

应会考核

■ 观念应用

大连某公司出口一批货物,按照有关规定办理了电子转单,但是突然接到消息,接运货物的船舶在海上触碰,不能按时到达,买方因急需这批货物,遂与卖方协商将这批货物由其他船只承载。在这种情况下我方能否将电子转单的相关信息进行更改?

试问海关可以根据下列哪些情况对电子转单有关信息予以更改?

(1)因运输造成包装破损或短装等情况须减少数/重量的;

(2)需在出境口岸更改运输工具名称、发货日期、集装箱规格及数量等有关内容的;

(3)申报总值按有关比重换算或变更申报总值幅度不超过 10%的;

(4)经口岸海关和产地海关协商同意更改有关内容的。

■ 技能应用

7 月,毕业于某高校国际经济与贸易专业的小华到处寻找工作,最终没能找到称心如意的单位,于是他决定自己成立一家报检单位,响应国家"创新创业"双创政策的号召。但是,小华有些苦恼,如何注册一家报检企业? 报检企业应当向海关备案,应该提交哪些材料呢? 你能帮助小华解决这些实际问题吗? 请谈谈你的思路。

■ 案例分析

上海海关接到举报,位于闵行区纪友路上的一家韩国独资企业(以下简称"D 公司")将未经商检的节能灯出口美国,并将有一个货柜的节能灯装箱出运。经稽查大队会同闵行海关现场突击检查,证实举报属实,随即立案调查。通过调查,这是一起外商独资企业委托专业外贸公司(以下简称"C 公司")对外签订外贸合同,将已经商检好的外地生产节能灯,改换包装打上美国 UL(美国安全试验所的英文简称)认证以及 D 公司商标以逃避法定检验擅自出口的案件。请结合本项目的相关内容分析海关应如何处理此案件。

项目实训

初识出入境检疫。

【实训情境】

通过本项目的实训,了解出入境检验检疫,并在掌握基本知识的基础上,认识"出入境检疫处理""出入境检疫处理单位"。

【实训要求】

登录"中国国际贸易单一窗口"(网址 https://www.singlewindow.cn)标准版应用,卡介质(必须先进行客户端控件下载)或者账号登录(输入用户名、密码、验证码),进入后点击"企业资质"和货物申报,查看左侧检验检疫申报数据及企业信息维护。

【实训结果】

撰写"初识出入境检疫"的实训报告。

《初识出入境检疫》实训报告		
项目实训班级:	项目小组:	项目组成员:
实训时间:　　年　月　日	实训地点:	实训成绩:
实训目的:		
实训步骤:		
实训结果:		
实训感言:		
不足与今后改进:		

项目组长评定签字:　　　　　　　　　　　　　　项目指导教师评定签字:

项目二

进境检验检疫报检

○ **知识目标**

理解：进境栽培介质检疫；进口棉花检验。

熟知：进境水果检验检疫；进口乳品检验；进口商品残损检验鉴定。

掌握：进境植物繁殖材料检疫；进境动植物检疫；进口汽车检验；进境货物木质包装检疫；进口旧机电产品检验。

○ **技能目标**

学习和把握进境检验检疫报检的基本要领等程序性知识；能够运用所学实务知识规范相关技能活动；通过中国国际贸易"单一窗口"进行实践操作，并能够不断提升自己的动手操作能力，掌握外贸政策变化情况并应用于具体实践。

○ **素质目标**

运用所学的理论与实务知识研究相关案例，培养和提高学生在特定业务情境中分析问题与决策设计的能力；能够根据"进境检验检疫报检"教学内容，结合行业规范或标准，分析报检行为的善恶，强化学生职业素养和职业道德操守。

○ **思政目标**

能够正确地理解"不忘初心"的核心要义和精神实质；树立正确的世界观、人生观和价值观，做到学思用贯通、知信行统一；通过进境检验检疫报检知识，在提高专业技能的同时，强化诚信观念，严格遵守检验检疫法律法规，诚信办理进境检验检疫报检手续与申报。

○ **项目引例**

入境货物木质包装擅自运递

某公司委托代理公司向宁波海关申报进口一批高密度聚乙烯 HDPE 货物，并申报该批货物木质包装情况为天然木托 396 件。海关查验人员对该批货物实施木质包装现场查验，发现该公司在未经许可的情况下，擅自将部分货物连同木质包装运离港区，并无法再提回查验。宁波海关依法对该公司实施了行政处罚。

引例导学：进境木质包装作为境外有害生物传入我国的主要载体之一，携带各种有害生物，危害国家农林生态安全，历来是口岸检疫防控的重点。对于未按照规定向海关报检、报检与实际情况不符、未经海关许可擅自将木质包装货物卸离运输工具或者运递的，海关将依照《中华人民共和国进出境动植物检疫法》及其实施条例的相关规定予以行政处罚；对于未经海关许可，擅自拆除、遗弃木质包装的，未按海关要求对木质包装采取除害或者销毁处理的，伪造、变造、盗用 IPPC 专用标识的，由海关处以 3 万元以下罚款。我们应增强自我防范意识和防控能力，在签订贸易合同时，应明确提出木质包装检验检疫及除害处理的要求，约定相应的违约责任条款。应及时了解木质包装的相关规定，如不清楚相关规定应及时向海关咨询，入境货物在使用木质包装时要注意核对，避免无意违法,给自身带来不必要的损失。

○ **知识支撑**

任务一　进境植物繁殖材料检疫

一、适用范围

适用于通过各种方式进境的贸易性和非贸易性植物繁殖材料(包括贸易、生产、来料加工、代繁、科研、交换、展览、援助、赠送以及享有外交、领事特权与豁免权的外国机构和人员公用或自用的进境植物繁殖材料)的检疫管理。

海关总署统一管理全国进境植物繁殖材料的检疫工作,主管海关负责所辖地区的进境繁殖材料的检疫和监督管理工作。

植物繁殖材料是植物种子、种苗及其他繁殖材料的统称,指栽培、野生的可供繁殖的植物全株或者部分,如植株、苗木(含试管苗)、果实、种子、砧木、接穗、插条、叶片、芽体、块根、块茎、鳞茎、球茎、花粉、细胞培养材料(含转基因植物)等。

对进境植物繁殖材料的检疫管理以有害生物风险评估为基础,按检疫风险高低实行风险分级管理。各类进境植物繁殖材料的风险评估由海关总署负责并公布其结果。

视频

我国口岸首次截获三种外来杂草种子

二、检疫审批

输入植物繁殖材料的,必须事先办理检疫审批手续,并在贸易合同中列明检疫审批提出的检疫要求。进境植物繁殖材料的检疫审批根据以下不同情况分别由相应部门负责:

(1)因科学研究、教学等特殊原因,需从国外引进禁止进境的植物繁殖材料的,引种单位、个人或其代理人须按照有关规定向海关总署申请办理特许检疫审批手续。

(2)引进非禁止进境的植物繁殖材料的,引种单位、个人或其代理人须按照有关规定向国务院农业或林业行政主管部门及各省、自治区、直辖市农业(林业)厅(局)申请办理国外引种检疫审批手续。

(3)携带或邮寄植物繁殖材料进境的,因特殊原因无法事先办理检疫审批手续的,携带人或邮寄人应当向入境口岸所在地直属海关申请补办检疫审批手续。

(4)因特殊原因引进带有土壤或生长介质的植物繁殖材料的,引种单位、个人或其代理人须向海关总署申请办理输入土壤和生长介质的特许检疫审批手续。

海关总署在办理特许检疫审批手续时,将根据审批物原产地的植物疫情、入境后的用途、使用方式,提出检疫要求,并指定入境口岸。入境口岸或该审批物隔离检疫所在地的直属海关对存放、使用或隔离检疫场所的防疫措施和条件进行核查,并根据有关检疫要求进行检疫。

【提示】引种单位、个人或其代理人应在植物繁殖材料进境前 10～15 日,将"进境动植物检疫许可证"或"引进种子、苗木检疫审批单"送入境口岸直属海关办理备案手续。

对不符合有关规定的检疫审批单,直属海关可拒绝办理备案手续。

三、进境检疫

海关总署根据需要,对向我国输出植物繁殖材料的国外植物繁殖材料种植场(圃)进行检疫注册登记,必要时经输出国(或地区)官方植物检疫部门同意后,可派检疫人员进行产地疫情考察和预检。

引种单位、个人或其代理人应在植物繁殖材料进境前 7 日持经直属海关核查备案的"进境动植物检疫许可证"或"引进种子、苗木检疫审批单"、输出国家(或地区)官方植物检疫部门出具的植物检疫证书、产地证书、贸易合同或信用证、发票以及其他必要的单证向指定的海关报检。

受引种单位委托引种的,报检时还需提供有关的委托协议。

植物繁殖材料到达入境口岸时,检疫人员要核对货证是否相符,按品种、数(重)量、产地办理核销手续。

对进境植物繁殖材料的检疫,必须严格按照有关国家标准、行业标准以及相关规定实施。

进境植物繁殖材料经检疫后,根据检疫结果分别作如下处理:

(1)属于低风险的,经检疫未发现危险性有害生物,限定的非检疫性有害生物未超过有关规定的,给予放行;检疫发现危险性有害生物,或限定的非检疫性有害生物超过有关规定的,经有效的检疫处理后,给予放行;未经有效处理的,不准入境。

(2)属于高、中风险的,经检疫未发现检疫性有害生物,限定的非检疫性有害生物未超过有关规定的,运往指定的隔离检疫圃隔离检疫;经检疫发现检疫性有害生物,或限定的非检疫性有害生物超过有关规定,经有效的检疫处理后,运往指定的隔离检疫圃隔离检疫;未经有效处理的,不准入境。

四、隔离检疫

所有高、中风险的进境植物繁殖材料必须在海关指定的隔离检疫圃进行隔离检疫。

海关凭指定隔离检疫圃出具的同意接收函和经海关核准的隔离检疫方案办理调离检疫手续,并对有关植物繁殖材料进入隔离检疫圃实施监管。

需调离入境口岸所在地直属海关辖区进行隔离检疫的进境繁殖材料,入境口岸海关凭隔离检疫所在地直属海关出具的同意调入函予以调离。

进境植物繁殖材料的隔离检疫圃按照设施条件和技术水平等分为国家隔离检疫圃、专业隔离检疫圃和地方隔离检疫圃。海关对隔离检疫圃的检疫管理按照《进境植物繁殖材料隔离检疫圃管理办法》执行。

高风险的进境植物繁殖材料必须在国家隔离检疫圃隔离检疫。因承担科研、教学等需要引进高风险的进境植物繁殖材料,经报海关总署批准后,可在专业隔离检疫圃实施隔离检疫。

海关对进境植物繁殖材料的隔离检疫实施检疫监督。未经海关同意,任何单位或个人不得擅自调离、处理或使用进境植物繁殖材料。

隔离检疫圃负责对进境隔离检疫圃植物繁殖材料的日常管理和疫情记录,发现重要疫情应及时报告所在地海关。

隔离检疫结束后,隔离检疫圃负责出具隔离检疫结果和有关检疫报告。隔离检疫圃所在地海关负责审核有关结果和报告,结合进境检疫结果做出相应处理,并出具相关单证。

在地方隔离检疫圃隔离检疫的,由负责检疫的海关出具隔离检疫结果和报告。

五、检疫监督

海关对进境植物繁殖材料的运输、加工、存放和隔离检疫等过程,实施检疫监督管理。承担进境植物繁殖材料运输、加工、存放和隔离检疫的单位,必须严格按照海关的检疫要求,落实防疫措施。

引种单位或代理进口单位须向所在地海关办理登记备案手续;隔离检疫圃须经海关考核认可。

进境植物繁殖材料到达入境口岸后,未经海关许可不得卸离运输工具。因口岸条件限制等原因,经海关批准,可以运往指定地点检疫、处理。在运输装卸过程中,引种单位、个人或者其代理人应当采取有效防疫措施。

供展览用的进境植物繁殖材料,在展览期间,必须接受所在地海关的检疫监管,未经其同意,不得改作他用。展览结束后,所有进境植物繁殖材料须作销毁或退回处理,如因特殊原因,需改变用途的,按正常进境的检疫规定办理。展览遗弃的植物繁殖材料、生长介质或包装材料在海关监督下进行无害化处理。

对进入保税区(含保税工厂、保税仓库等)的进境植物繁殖材料须外包装完好,并接受海关的监管。

海关根据需要应定期对境内的进境植物繁殖材料主要种植地进行疫情调查和监测,发现疫情要及时上报。

同步案例 2—1　黑龙江东宁检验检疫局截获携带入境的马铃薯种子

案例评析

8月14日,黑龙江东宁海关局工作人员在对入境旅客进行查验时,发现一名中国籍旅客携带的一个包裹内装有带土壤的马铃薯一袋,检验检疫人员依法将该批12.5千克马铃薯种子予以截留,开具了留验/处置凭证,并将该批马铃薯送检测中心做进一步检测。经询问后得知,该名旅客准备将此袋马铃薯次年做种子用。

经验小谈 2—1　我公司想从印度进口大米,请问对从印度进口的大米植物检疫方面有什么要求?

答:根据海关总署公告2018年第62号《关于进口印度大米检验检疫要求的公告》第三条植物检疫要求:①印度输华大米须符合中国植物检疫有关法律法规,由DAC&FW检疫合格。②印度输华大米不得带有下列检疫性有害生物:大谷蠹(Prostephanus truncatus)、谷斑皮蠹(Trogoderma granarium)、水稻茎线虫(Ditylenchus angustus)、狭叶独脚金(Striga angustiflolia)、独脚金(Striga asiatica)和密花独脚金(Striga densiflora)。③印度输华大米不得带有土壤,不得混有杂草籽、稻壳、糠和植物残体。

第四条植物检疫证书要求:每批印度输华大米须随附DAC&FW出具的官方植物检疫证书,证明其符合中国植物检疫要求,并注明具体产地。

任务二　进境栽培介质检疫

一、适用范围

适用于进境的除土壤外的所有由一种或几种混合的具有贮存养分、保持水分、透气良好和固定植物等作用的人工或天然固体物质组成的栽培介质。

海关总署统一管理全国进境栽培介质的检疫审批工作。主管海关负责所辖地区进境栽培介质的检疫和监管工作。

二、检疫审批

使用进境栽培介质的单位必须事先提出申请,并应当在贸易合同或协议签订前办理检疫审批手续。

办理栽培介质进境检疫审批手续必须符合下列条件:①栽培介质输出国或者地区无重大植物疫情发生;②栽培介质必须是新合成或加工的,从工厂出品至运抵我国国境要求不超过4个月,且未经使用;③进境栽培介质中不得带有土壤。

使用进境栽培介质的单位应当如实填写海关进境动植物检疫许可证申请表,并附具栽培介质的成分检验、加工工艺流程、防止有害生物及土壤感染的措施、有害生物检疫报告等有关材料。

对首次进口的栽培介质,进口单位办理审批时,应同时将经特许审批进口的样品每份 1.5～5千克,送海关总署指定的实验室检验,并由其出具有关检验结果和风险评估报告。

经审查合格,由海关总署签发海关进境动植物检疫许可证,并签署进境检疫要求,指定其进境口岸和限定其使用范围与时间。

三、进境检疫

输入栽培介质的货主或其代理人,应当在进境前持检疫审批单向进境口岸海关报检,并提供输出国官方植物检疫证书、贸易合同、信用证和发票等单证。检疫证书上必须注明栽培介质经检疫符合中国的检疫要求。

栽培介质进境时,主管海关对进境栽培介质及其包装和填充物实施检疫。必要时,可提取部分样品送交海关总署指定的有关实验室,确认是否与审批时所送样品一致。

经检疫,未发现病原真菌、细菌和线虫、昆虫、软体动物及其他有害生物的栽培介质,准予放行。

携带其他危险性有害生物的栽培介质,经实施有效除害处理并经检疫合格后,准予放行。

对以下栽培介质做退回或销毁处理:①未按规定办理检疫审批手续的;②带有土壤的;③带有我国进境植物检疫一、二类危险性有害生物或对我国农、林、牧、渔业有严重危害的其他危险性有害生物,又无有效除害处理办法的;④进境栽培介质与审批品种不一致的。

四、检疫监管

海关总署对向我国输出贸易性栽培介质的国外生产、加工、存放单位实行注册登记制度。必要时,经输出国有关部门同意,派检疫人员赴产地进行预检、监装或者产地疫情调查。

主管海关应对栽培介质进境后的使用范围和使用过程进行定期检疫监管和疫情检测,发现疫情和问题及时采取相应的处理措施,并将情况上报海关总署。对直接用于植物栽培的,监管时间至少为被栽培植物的一个生长周期。

带有栽培介质的进境参展盆栽植物必须具备严格的隔离措施。进境时应更换栽培介质并对植物进行洗根处理,如确需保活而不能进行更换栽培介质处理的盆栽植物,必须按有关规定向海关总署办理进口栽培介质审批手续,但不需要预先提供样品。

带有栽培介质的进境参展植物在参展期间由参展地海关进行检疫监管;展览结束后需要在国内销售的,应按有关贸易性进境栽培介质检疫规定办理。

任务三 进境动植物检疫

一、进境动植物检疫(动植物类)

(一)适用范围

入境的动植物及其产品,在提供贸易合同、发票、产地证书的同时,还必须提供输出国家或地区官方的检疫证书,需办理入境检疫审批手续的,还应当取得入境动植物检疫许可证。

过境动植物及其产品报检时,应持货运单和输出国家或地区官方出具的检疫证书,运输动物过境时,还应当取得海关总署签发的动植物过境许可证。

进境动植物产品图样

进境(过境)动植物及其产品检疫审批(动植物部分)适用范围：

(1)进境活动物(含动物,胚胎、精液、受精卵、种蛋及其他动物遗传物质)、生物材料、非食用动物产品、饲料及饲料添加剂、果蔬类、烟草类、粮谷类、豆类、薯类等；

(2)过境动物；

(3)特许审批范围包括动植物病原体(包括菌种、毒种等)、害虫以及其他有害生物,动植物疫情流行国家和地区的有关动植物、动植物产品和其他检疫物,动物尸体,土壤。

(二)申请

在"互联网+海关"登录,并在动植物检疫模块下选择相应的类别(见图 2-1),网址:http://online. customs. gov. cn。

图 2-1

页面跳转至图 2-2,选择 IC 卡登录或账号登录。

图 2-2

填写申请单,页面如图 2-3 所示。

相关说明如下:①"HS 编码名称"要求企业如实申报。②"品名"填写进境产品具体名称。③"是否转基因"为单选。④"数/重量"填写净重。⑤"计量单位"多填写千克。⑥"产地"和"输出国家地区",均填写一致的国家或地区名称。⑦"贸易方式"应根据进境贸易方式如实填写。⑧"是否

图 2—3

过境"应根据进境贸易方式如实填写。⑨"进境口岸""指运地(结关地)"应根据实际情况如实填写。如进境产品有指定口岸要求的,应按总署公布的指定口岸名称填写。⑩"进境日期"为非必填项。⑪"目的地"为非必填项。⑫"运输方式"如实填写海运、江运或联合运输等。⑬"运输路线"如实填写。⑭"装载方式"应根据实际情况填写集装箱、散装或其他。

特许审批:因科学研究等特殊需要,引进《中华人民共和国进出境动植物检疫法》第五条第一款所列禁止进境物的,应提交以下材料:①非企业法人申请单位的法人资格证明文件(复印件);②提交书面申请,说明其数量、用途、引进方式、进境后的防疫措施;③科学研究的立项报告及相关主管部门的批准立项证明文件。

办理流程:①材料受理。申请人向直属海关提交申请材料。②直属海关受理申请后进行审核,在规定时限提出审核意见。需海关总署审核的,直属海关在规定时限内将初审意见提交海关总署,海关总署在规定时限内提出审核意见。③海关总署或直属海关向申请人制发批准文件。

审查标准:①申请办理检疫审批手续的单位(以下简称申请单位)应当是具有独立法人资格并直接对外签订贸易合同或者协议的单位;②输出和途经国家或者地区无相关的动植物疫情;③符合中国有关动植物检疫法律法规和部门规章的规定;④符合中国与输出国家或者地区签订的双边检疫协定(包括检疫协议、议定书、备忘录等);⑤进境动物遗传物质、非食用动物产品、水果、烟草、粮食、饲料及饲料添加剂、水生动物,输出国家(地区)和生产企业应在海关总署公布的相关检验检疫准入名单内;⑥可以核销的进境动植物产品,应当按照有关规定审核其上一次审批的"检疫许可证"的使用、核销情况。

受理时限:自受理申请之日起 20 个工作日内作出准予许可或不予许可的决定。20 个工作日内不能作出决定的,经本行政机关负责人批准,延长 10 个工作日。进境生物材料检疫审批自受理之日起 7 个工作日内完成。

二、进境动植物及其产品(食品类)

(一)进境动植物及其产品申报需要提交的材料

入境的动植物及其产品,在提供贸易合同、发票、产地证书的同时,还必须提供输出国家或地区官方的检疫证书;需办理入境检疫审批手续的,还应当取得入境动植物检疫许可证。

过境动植物及其产品报检时,应持货运单和输出国家或地区官方出具的检疫证书;运输动物过境时,还应当取得海关总署签发的动植物过境许可证。

(二)进口食品需要办理进境动植物检疫审批

肉类及其产品(含脏器、肠衣)、鲜蛋类(含食用鲜乌龟蛋、食用甲鱼蛋)、乳品(包括生乳、生乳制品、巴氏杀菌乳、巴氏杀菌工艺生产的调制乳)、水产品(包括两栖类、爬行类、水生哺乳类动物和其他养殖水产品及其熟制加工品,日本输华水产品等)、可食用骨蹄角及其产品、动物源性中药材、燕窝等动物源性食品;各种杂豆、杂粮、茄科类蔬菜、植物源性中药材等具有疫情疫病传播风险的植物源性食品。

进口食品进口商备案指南

(三)申请办理检疫审批手续的单位应满足的条件

(1)申请办理检疫审批手续的单位应当是具有独立法人资格并直接对外签订贸易合同或者协议的单位。

过境动物和过境转基因产品的申请单位应当是具有独立法人资格并直接对外签订贸易合同或者协议的单位或者其代理人。

动漫视频

进口乳品监管小常识

(2)申请单位应当在签订贸易合同或者协议前,向审批机构提出申请并取得"检疫许可证",同一申请单位对同一品种、同一输出国家或者地区、同一加工或使用单位一次只能办理一份许可证。

过境动物或者过境转基因产品在过境前,申请单位应当向海关总署提出申请并取得"检疫许可证"。

(3)办理不同产品,还需具备相应资质,如进口食品类产品需完成进口食品进口商备案,进口粮谷类产品需完成进境粮食加工企业备案等。

【注意】为深入落实"放管服"改革要求,依据《中华人民共和国行政许可法》《中华人民共和国进出境动植物检疫法》及其实施条例、《进境动植物检疫审批管理办法》等有关法律法规规定,海关总署决定将进境粮食等植物产品的检疫审批终审权限,授权给具备条件和资质的直属海关,被授权的直属海关具有本关区辖区相关授权产品进境动植物检疫审批终审权限。授权直属海关开展进境检疫审批的进境粮食等植物产品,应为已获得我国检疫准入允许开展贸易的产品。进口企业申请办理相关进境植物产品检疫审批的方式不变。

(四)检疫审批手续流程

1. 查询准入

进口产品前查询准入(见图2-4),查询网址:http://www.gaccfoodsafe.com/index.aspx。

图 2-4

2. 资质备案

进口食品进口商备案,需在海关总署进口食品化妆品进出口商备案系统(见图2-5)填写真实信息,并向所在地海关提交纸质材料,网址:http://ire.customs.gov.cn。

图 2—5

3. 登录系统

相关内容如图 2—6 所示。

图 2—6

页面跳转至图 2—7,选择 IC 卡登录或账号登录。

图 2—7

4. 网上提交申请表

网上提交申请表如图 2—8 所示。

图 2-8

填写指南：

(1)"HS 编码""HS 编码名称"。应要求企业如实申报。

(2)"品名"。

①申请产品应标注保存状态,如冰鲜、冷冻、干制、熏制等。

②进口产品可选择下拉菜单,若下拉菜单没有的可以选择手动填写,申请时应实时对照《已获得输华检验检疫准入资格或已有输华贸易的国家(地区)及产品品种目录》等相关文件规范填写,同时还须标注产品实际状态。以进口盐渍去头去脏狭鳕鱼为例,正确的品名应为:鲜冷冻等狭鳕鱼。鲜冷冻等狭鳕鱼既是盐渍去头去脏狭鳕鱼的许可证也是正常原条鱼许可证。许可证中"鲜冷冻等"加工方式包括冷冻、鱼糜、干制、腌制、盐渍、熏制等(不包括冰鲜)。

(3)"数/重量"。填写净重;建议选择千克为计量单位。

(4)"计量单位"。应使用国际单位制中的单位。

(5)"产地"。应填写国家或地区名称。申请进口日本的,在"产地"一栏中应具体到县。对于水产品,产地就是原料捕捞或养殖所在的水域。

(6)"输出国家(地区)"。应填写输出国家或地区名称;日本进口的,应具体到日本县名。

(7)"贸易方式"。应根据进境贸易方式如实填写。

(8)"是否过境"。应如实填写。

(9)"进境口岸""指运地(结关地)"。应根据实际情况如实填写。如进境产品有指定口岸要求的,应按总署公布的指定口岸名称填写。

(10)"进境日期"。为非必填项。

(11)"目的地"。为非必填项。

(12)"运输方式"。如实填写海运、江运或联合运输等。

(13)"用途"。应填写食用、药用、商用(仅指化妆品原料)。

(14)运输路线。如实填写。日本的必须标注沿途经过的县、海运出发港口。对于进口肉要严格关注国际中转的货物。

(15)"装载方式"。应根据实际情况填写集装箱、散装或其他。

(16)境内生产、加工单位,境外生产、加工单位。

①"境内生产、加工单位""其他境内生产、加工单位"。进境肠衣、动物源性中药材等须在境内

定点生产、加工的产品,必须从下拉列表中选择。进境后还需生产、加工的产品填写在"其他境内生产、加工单位"一栏。贸易方式为来料或进料加工的日本进口水产品,须填写境内生产、加工单位名称和注册号;进口粮谷的境内生产、加工单位须经所在地海关考核通过。

②"境内指定认可存放单位""其他境内指定认可存放单位"。进境肉类、水产品等须在境内指定存放场所存放的产品,必须从下拉列表中选择。其他产品填写在"其他境内存放单位"一栏。

③上述4项("境内生产、加工单位""其他境内生产、加工单位""境内存放单位""其他境内存放单位")内容,必须根据相关产品的规定至少填写1项。

④"境外生产、加工、存放单位""其他境外生产、加工、存放单位"。进境水产品、乳品等境外企业,必须从下拉列表中选择。其他产品填写在"其他境外生产、加工、存放单位"一栏。

日本进口水产品,"其他境外生产、加工单位"一栏需填写境外生产加工单位名称、注册编号、地址,海捕的水产品还需填写捕捞区域及其联合国粮农组织渔区编号(FAO信息)。

进境肉类及其产品(除美国猪肉外)需在"境外生产、加工、存放单位"下拉框中选择境外生产加工单位信息。

(17)附单据及附件,附件需盖章。

①申请单位与定点企业签订生产、加工、存放的合同。干制、腌制、灌装、预包装等无须冷藏的水产品可以不需要冷库协议。

②进口中药材必须随附"药品生产许可证"或"药品经营许可证"。

③进境肠衣、中药材、植物源性食品须随附存放加工场地考核报告。

(18)上一份许可证核销情况。

5. 审查标准

(1)关于申请人,申请办理检疫审批手续的单位(以下简称"申请单位")应当是具有独立法人资格并直接对外签订贸易合同或者协议的单位;

(2)输出和途经国家或者地区有无相关的动植物疫情;

(3)符合中国有关动植物检疫法律法规和部门规章的规定;

(4)符合中国与输出国家或者地区签订的双边检疫协定(包括检疫协议、议定书、备忘录等);

(5)进境后需要对生产、加工过程实施检疫监督的动植物及其产品,审查其运输、生产、加工、存放及处理等环节是否符合检疫防疫及监管条件,根据生产、加工企业的加工能力核定其进境数量;

(6)可以核销的进境动植物产品,应当按照有关规定审核其上一次审批的《检疫许可证》的使用、核销情况。

6. 办理时限

自受理申请之日起20个工作日内作出准予许可或不予许可的决定;20个工作日内不能作出决定的,经本行政机关负责人批准,延长10个工作日。

同步案例 2—2   **进境邮件发现活体昆虫**

7月13日,杭州海关隶属义乌海关关员在对一来自日本、申报品名为"杂物"的进境邮件进行查验时,发现邮件内含有77只活体昆虫。经检疫鉴定,该批昆虫品种为日本锯锹和斑股锹甲两种,其中雄性36只、雌性41只。

这些昆虫分别被放置在单独的塑料容器内,容器内还放置有木屑等杂物。开拆查验时发现,有些容器已破损,部分昆虫已爬到容器外。由于活体动物未经相关主管部门许可不允许邮寄进境,因此海关依法扣留了这批昆虫。

三、许可单证的管理和使用

检疫许可证由海关总署统一编号。检疫许可证的有效期分别为 3 个月或者一次有效。除对活动物签发的检疫许可证外,不得跨年度使用。

按照规定可以核销的进境动植物产品,在许可数量范围内分批进口、多次报检使用检疫许可证的,进境口岸海关应当在检疫许可证所附检疫物进境核销表中进行核销登记。

有下列情况之一的,申请单位应当重新申请办理检疫许可证:①变更进境检疫物的品种或者超过许可数量 5% 以上的;②变更输出国家或者地区的;③变更进境口岸、指运地或者运输路线的。

有下列情况之一的,检疫许可证失效、废止或者终止使用:①检疫许可证有效期届满未延续的,海关总署应当依法办理注销手续;②在许可范围内,分批进口、多次报检使用的,许可数量全部核销完毕的,海关总署应当依法办理注销手续;③国家依法发布禁止有关检疫物进境的公告或者禁令后,海关总署可以撤回已签发的检疫许可证;④申请单位违反检疫审批的有关规定,海关总署可以撤销已签发的检疫许可证。

申请单位取得许可证后,不得买卖或者转让。口岸海关在受理报检时,必须审核许可证的申请单位与检验检疫证书上的收货人、贸易合同的签约方是否一致,不一致的不得受理报检。

海关总署可以授权直属海关对其所辖地区进境动植物检疫审批申请进行审批,签发检疫许可证或者出具"检疫许可证申请未获批准通知单"。

进境动植物检疫许可证审批流程:①审批应在合同签订前办理。②申请办理检疫审批手续的单位应当是具有独立法人资格并直接对外签订贸易合同或者协议的单位。③申请办理检疫审批手续在"互联网+海关"(网址:http://online.customs.gov.cn)登录,并在"动植物检疫"模块下选择相应的类别(见图 2—9)。④首次申请的企业,提交注册信息,经审核通过后即可申请检疫许可证。⑤申请企业按要求填写申请单并上传随附单证,如果提交的随附单证不在列表内,须在"需要提供的其他材料"一栏中上传;在"其他随附单证"中填写上一份许可证使用信息,首次申请的须填写"本公司为本年度新备案企业"。⑥许可证初审。直属海关受理人员接到随附单证后,与网上电子申请表核对,提交到审核人员,一般 5 个工作日内,审核人员将符合要求的申请表提交到终审人员,不符合要求的注明原因退单。⑦许可证终审。初审合格后,海关总署自受理初审之日起 20 日内,作出准予许可或不准予许可的决定。⑧进境动植物检疫许可证自签发之日起 6 个月内有效,有效期内可在许可数量范围内分批进口,可以跨年度使用。⑨仅能从许可证批复的进境地点进口。

图 2—9

同步案例2—3　　云南河口检验检疫局查获非法进境穿山甲鳞片

案例评析

9月20日,云南河口海关北山办事处工作人员在河口南溪河公路大桥边民进境通道查验时,截获越南籍女子藏匿携带进境的穿山甲鳞片,重量为1千克,价值约0.75万元。这是河口局继查获孟加拉虎皮、象牙制品后再次查获的非法携带进境野生濒危物种制品案。

经验小谈2—2　听说"入/出境货物通关单"取消了? 如果企业有特殊需求仍需纸质证明文件应该怎么办?

答:自2018年6月1日起,全面取消"入/出境货物通关单"。根据海关总署公告2018年第50号第三条,对于特殊情况下,仍需检验检疫纸质证明文件的,按以下方式处理:①对入境动植物及其产品,在运输途中需提供运递证明的,出具纸质"入境货物调离通知单"。②对出口集中申报等特殊货物,或者因计算机、系统等故障问题,根据需要出具纸质"出境货物检验检疫工作联系单"。

任务四　　进境水果检验检疫

一、适用范围

适用于我国进境新鲜水果(以下简称"水果")的检验检疫和监督管理。

海关总署统一管理全国进境水果检验检疫监督管理工作。主管海关负责所辖地区进境水果检验检疫监督管理工作。自2019年7月1日起泰国杧果、榴梿、龙眼、荔枝和山竹5种输华水果的果园和包装厂须经总署注册登记。

二、检疫证书

在签订进境水果贸易合同或协议前,应当按照有关规定向海关总署申请办理进境水果检疫审批手续,并取得"中华人民共和国进境动植物检疫许可证"(以下简称"检疫许可证")。进口水果申报时须提供如下单证:①贸易合同;②商业发票;③装箱清单;④载货清单;⑤提(运)单;⑥代理报关(报检)授权委托书;⑦合格保证;⑧进境动植物检疫许可证;⑨对方国家原产地证,对方国家植物检疫证书;⑩需要提供的其他进出口单证。

输出国或地区官方检验检疫部门出具的植物检疫证书,应当在报检时由货主或其代理人向海关提供。

植物检疫证书应当符合以下要求:①植物检疫证书的内容与格式应当符合国际植物检疫措施标准ISPM第12号《植物检疫证书准则》的要求;②用集装箱运输进境的,植物检疫证书上应注明集装箱号码;③已与我国签订协定(含协议、议定书、备忘录等,下同)的,还应符合相关协定中有关植物检疫证书的要求。

三、检疫条件

海关根据以下规定对进境水果实施检验检疫:①中国有关检验检疫的法律法规、标准及相关规定;②中国政府与输出国或地区政府签订的双边协定;③海关总署与输出国或地区检验检疫部门签订的议定书;④检疫许可证列明的有关要求。

进境水果应当符合以下检验检疫要求:①不得混装或夹带植物检疫证书上未列明的其他水果;②包装箱上须用中文或英文注明水果名称、产地、包装厂名称或代码;③不带有中国禁止进境的检疫性有害生物、土壤及枝、叶等植物残体;④有毒有害物质检出量不得超过中国相关安全卫生标准的规定;⑤输出国或地区与中国签订有协定或议定书的,还须符合协定或议定书的有关要求。

四、检疫程序

海关依照相关工作程序和标准对进境水果实施现场检验检疫:①核查货证是否相符;②按要求核对植物检疫证书和包装箱上的相关信息及官方检疫标志;③检查水果是否带虫体、病征、枝叶、土壤和病虫为害状,现场检疫发现可疑疫情的,应送实验室检疫鉴定;④根据有关规定和标准抽取样品送实验室检测。

海关应当按照相关工作程序和标准实施实验室检验检疫。

对在现场或实验室检疫中发现的虫体、病菌、杂草等有害生物进行鉴定,对现场抽取的样品进行有毒有害物质检测,并出具检验检疫结果单。

五、检疫结果

根据检验检疫结果,海关对进境水果分别作以下处理:

(1)经检验检疫合格的,签发入境货物检验检疫证明,准予放行。

(2)发现检疫性有害生物或其他有检疫意义的有害生物,须实施除害处理,签发检验检疫处理通知书;经除害处理合格的,准予放行。

(3)货证不符的或经检验检疫不合格又无有效除害处理方法的,签发检验检疫处理通知书,在海关的监督下作退运或销毁处理。

【提示】需对外索赔的,签发相关检验检疫证书。

进境水果有下列情形之一的,海关总署将视情况暂停该种水果进口或暂停从相关水果产区、果园、包装厂进口:①进境水果果园、加工厂地区或周边地区爆发严重植物疫情的;②经检验检疫发现中方关注的进境检疫性有害生物的;③经检验检疫发现有毒有害物质含量超过中国相关安全卫生标准规定的;④不符合中国有关检验检疫法律法规、双边协定或相关国际标准的。

知识链接

经港澳中转
进境水果

暂停进口的水果需恢复进口的,应当经海关总署依照有关规定进行确认。

海关总署根据工作需要,并经输出国家或地区政府检验检疫机构同意,可以派海关人员到产地进行预检、监装或调查产地疫情和化学品使用情况。

【提示】未完成检验检疫的进境水果,应当存放在海关指定的场所,不得擅自移动、销售、使用。

进境水果存放场所由所在地海关依法实施监督管理,并应符合以下条件:①有足够的独立存放空间;②具备保质、保鲜的必要设施;③符合检疫、防疫要求;④具备除害处理条件。

因科研、赠送、展览等特殊用途需要进口国家禁止进境水果的,货主或其代理人须事先向海关总署或海关总署授权的海关申请办理特许检疫审批手续;进境时,应向入境口岸海关报检,并接受检疫。

对于展览用水果,在展览期间,应当接受海关的监督管理,未经海关许可,不得擅自调离、销售、使用;展览结束后,应当在海关的监督下作退回或销毁处理。

违反规定的,海关依照《进出境动植物检疫法》及其实施条例、《进出口商品检验法》、《食品安全法》及相关法律法规的规定予以处罚。

同步案例 2—4　　　　　　进境水产品被遣出境

2 月 21 日,乘坐 T808 次列车从广九直通车站入境的李女士,被广州检验检疫局工作人员从其行李中检出 2 袋海参、1 袋鲍鱼、1 袋螺头等水产品。根据《中华人民共和国进出境动植物检疫法》规定,上述物品均禁止携带入境。工作人员认真向李女士做出解释后,并提示说该物品允许她在出境时限期带回。当晚,李女士领回上述水产品搭乘直通车返回香港,并对检验检疫人员和蔼可亲的服务和人性化工作方式深表感谢。

近年来,随着出入境人员日益增多,每年春节期间,检验检疫部门都截获了大批国家禁止携带入境的各类动植物产品,并从中发现有多种危险性病虫害。仅某年的大年初六,广州检验检疫局在天河口岸就截获了 660 批、176 千克禁止携带入境的动植物产品,其中有鲍鱼、三文鱼、香肠、羊扒、鸡蛋、苹果、香蕉、辣椒、盆景等 30 多个品种,并从中检出 62 批有害生物。

任务五　进口汽车检验

一、适用范围

海关总署主管全国进口汽车检验监管工作,进口汽车入境口岸海关负责进口汽车入境检验工作,用户所在地海关负责进口汽车质保期内的检验管理工作。

对转关到内地的进口汽车,视通关所在地为口岸,由通关所在地海关按照规定负责检验。

进口汽车的收货人或代理人在货物运抵入境口岸后,应持合同、发票、提(运)单、装箱单等单证及有关技术资料向口岸海关报检。

二、汽车检验

海关对进口汽车的检验监管,主要由三个环节构成:入境验证、口岸检验、风险预警及处置。

(1)入境验证:进口汽车入境前,生产商或其代理人应向国家认监委提出申请并取得 3C 认证,在口岸入境环节,海关要验证车辆 CCC 认证证明材料(见图 2—10)。

图 2—10　中国国家强制性产品认证证书

（2）口岸检验：在口岸检验环节，口岸海关会对进口汽车进行一般的常规项目的检验和安全性能检验，同时还会根据所掌握的风险信息对进口汽车的某些特定项目进行检验；经检验合格的进口汽车，由口岸海关一车一单签发"进口机动车辆随车检验单"（见图2—11）。

图2—11　进口机动车辆随车检验单

（3）检验范围：无须办理强制性产品认证的汽车，根据企业申请实施检验。免于办理强制性产品认证的汽车、境外人员自带和外国企业常驻机构自用汽车，以及无须提供强制性产品认证文件直接办理申报手续的汽车，无须实施检验，也不出具相关单证。其他申报车辆均应实施检验，特殊情况按相关规定处置。

【注意】自驾旅游入境、境外人员自带、外国企业常驻机构自用、出口后退运、暂时进境、ATA单证册项下暂时进境和免予办理强制性产品认证汽车不实施检验。

同步案例2—5　　　进口汽车伪造证书以骗取检验检疫证单

天津东疆海关首次对一起平行进口汽车伪造证书以骗取检验检疫证单的案件进行了处理，并依法对涉案进口企业进行了行政处罚。

该批货物是由天津某公司代理、以平行进口方式进口的野马小轿车。天津检验检疫工作人员在审查单据时发现，该单据中的强制性产品认证证书存在形式及内容与常规证书有差异的情况。经登录国家认监委系统调取该证书信息核对发现，该单据所附的强制性产品认证证书与认监委颁发的证书不一致，系伪造的假证书。

案例评析

天津东疆海关局遂对该违法行为进行了立案调查，经过调查和取证，证实了该批货物确实存在意图骗取检验检疫证单的违法事实，该代理公司对其未尽审查义务的事实也供认不讳。最终，东疆检验检疫局依法对该代理公司进行了行政处罚，并对该车辆作退运处理。

三、进口汽车零部件

海关总署对免予办理强制性产品认证的进口汽车零部件试点实施"先声明后验证"的便利化措施。

对于符合免予办理强制性产品认证的进口汽车零部件(HS编码范围见附件1),报关单位可凭收货人自行出具的《免予办理强制性产品认证自我声明》(以下简称《自我声明》,参考格式见附件2),按《免予办理强制性产品认证进口汽车零部件申报指南》(以下简称《申报指南》,参考格式见附件3)要求办理申报手续后,即可将货物提离口岸。

企业在获得《免予办理强制性产品认证证明》(以下简称《免办证明》)后,应通过中国国际贸易"单一窗口"或"互联网+海关"补录信息,由属地海关实施100%联网核查,并按海关总署统一布控指令实施货证一致性核查,核查合格后方允许货物销售或使用。

对于凭《自我声明》申报,但在规定的期限内无法获得《免办证明》的进口汽车零部件,根据相关法律法规,收货人应在海关监督下实施退运或者销毁。

在中国国际贸易"单一窗口"或"互联网+海关"开通补录功能之前,报关单位可通过报关单修改方式补录信息。对凭《自我声明》申报后,以报关单修改方式补录信息的,不予记录报关差错;复核更正的报关差错记录,不作为海关认定企业信用状况的记录。自2019年5月16日起实施。对涉及CCC认证的部分进口汽车零部件产品(见附件4),海关在检验时采信认证认可部门认可的认证机构出具的认证证书,原则上不再实施抽样送检。

免予办理强制性产品认证进口汽车零部件申报时,应当在中国国际贸易"单一窗口"或"互联网+海关"的货物申报界面中,在"货物属性"栏目内勾选"3C目录内"(编号11),并在"许可证类别"栏目中选择"免予办理强制性产品认证证明"(编号410)。

| 附件1 进口汽车零部件HS范围 | 附件2 《自我声明》 | 附件3 《申报指南》 | 附件4 进口汽车零部件便利化措施HS编码 |

经验小谈2—3 请问:我司进口汽车零部件,凭《自我声明》申报,但如果不能在规定的时间内取得《免办证明》的汽车零部件,必须退运吗?

答:海关总署公告2019年第87号《关于对免予办理强制性产品认证的进口汽车零部件试点实施"先声明后验证"便利化措施的公告》规定:"三、对于凭《自我声明》申报,但在规定的期限内无法获得《免办证明》的进口汽车零部件,根据相关法律法规,收货人应在海关监督下实施退运或者销毁。"

任务六 进口乳品检验检疫

《中华人民共和国进口食品境外生产企业注册管理规定》(海关总署第248号令)和《中华人民共和国进出口食品安全管理办法》(海关总署第249号令)于2022年1月1日正式生效。

一、适用范围

乳品包括初乳、生乳和乳制品。初乳是指奶畜产犊后7天内的乳。生乳是指从符合中国有关要求的健康奶畜乳房中挤出的无任何成分改变的常乳。奶畜初乳、应用抗生素期间和休药期间的乳汁、变质乳不得用作生乳。生乳制品是指由生乳加工而成、加工工艺中无热处理杀菌过程的产品。乳制品是指由乳为主要原料加工而成的食品，如巴氏杀菌乳、灭菌乳、调制乳、发酵乳、干酪及再制干酪、稀奶油、奶油、无水奶油、炼乳、乳粉、乳清粉及乳清蛋白粉、乳基婴幼儿配方食品及其生产原料基粉、酪蛋白及其他乳与乳制品(如乳矿物盐和乳蛋白等)。

二、报检流程与检疫监管

(1)境外出口商或者代理商应向海关总署备案，进口商应向其所在地海关备案。进出口商在海关总署官网→互联网＋海关→企业管理和稽查→进口食品进口商备案模块中完成。网址：http://online. customs. gov. cn/static/pages/treeGuide. html。

(2)进口商应建立食品进口和销售记录制度，记录和相关凭证保存期限不得少于食品保质期满后6个月；没有明确保质期的，保存期限为销售后2年以上。

(3)进口商应建立境外出口商、境外生产企业审核制度。

(4)进口商或者代理人进口食品应当依法向海关如实申报。申报时需提供生产企业在华注册号(18位)、卫生证书、原产地证书。卫生证书应有出口国家或者地区政府主管部门印章和其授权人签字，目的地应当标明为中华人民共和国。卫生证书样本应当经海关总署确认。

(5)进口乳品需随附出口国家或者地区政府主管部门出具的卫生证书。证书应当有出口国家或者地区政府主管部门印章和其授权人签字，目的地应当标明为中华人民共和国。卫生证书样本应当经海关总署确认。

(6)进口乳品运达口岸后，应存放在海关指定或者认可的场所。

(7)进口生乳、生乳制品、巴氏杀菌乳、巴氏杀菌工艺生产加工的调制乳需要办理进境检疫审批手续，取得进境动植物检疫许可证。

(8)境外生产企业应当熟悉并保证其向中国出口的乳品符合中国食品安全国家标准和相关要求。

①首次进口的乳品，应当提供相应食品安全国家标准中列明项目的检测报告。首次进口是指境外生产企业、产品名称、配方、境外出口商、境内进口商等信息完全相同的乳品从同一口岸第一次进口。

②非首次进口的乳品，应当提供首次进口检测报告的复印件以及海关总署要求项目的检测报告。非首次进口检测报告项目由海关总署根据乳品风险监测等有关情况确定并在海关总署网站公布(在海关总署食品局网站 http://jckspj. customs. gov. cn 的"信息服务——检验检疫要求"栏目中查询)。

③检测报告应与进口乳品的生产日期或生产批号对应。

④对进口乳品检测报告实行证明事项告知承诺制。

(9)为进口乳品出具检测报告的检测机构，可以是境外官方实验室、第三方检测机构或企业实验室，也可以是境内取得食品检验机构资质认定的检测机构。

(10)进口申报时应提供我国有机产品认证证书复印件、有机产品销售证复印件、认证标志和产品标识等文件。

(11)进口乳品经海关合格评定合格的，准予进口。不合格的，由海关出具《检验检疫处理通知书》，涉及安全、健康、环境保护项目不合格的，由海关书面通知乳品进口商责令其销毁或者退运；其他项目不合格的，经技术处理符合合格评定要求的，方准进口。

任务七 进境货物木质包装检疫

一、适用范围

木质包装是指用于承载、包装、铺垫、支撑、加固货物的木质材料,如木板箱、木条箱、木托盘、木框、木桶(盛装酒类的橡木桶除外)、木轴、木楔、垫木、枕木、衬木等。

木质包装不包括经人工合成或者经加热、加压等深度加工的包装用木质材料(如胶合板、刨花板、纤维板等)以及薄板旋切芯、锯屑、木丝、刨花等以及厚度等于或者小于6毫米的木质材料。

海关总署统一管理全国进境货物木质包装的检疫监督管理工作。主管海关负责所辖地区进境货物木质包装的检疫监督管理工作。

二、检疫监管

进境货物使用木质包装的,应当在输出国家或者地区政府检疫主管部门监督下按照《国际植物保护公约》(以下简称"IPPC")的要求进行除害处理,并加施IPPC专用标识(见图2—12)。除害处理方法和专用标识应当符合相关规定。

IPPC标识是FAO申请注册的,用于标志木质包装经过有效检疫处理的专用标识。IPPC是《国际植物保护公约》(International Plant Protection Convention)的缩写。

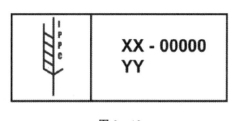

图2—12

其中:

XX——国际标准化组织(ISO)规定的国家编码,中国的国家代码为CN;

00000——输出国家或地区官方植物检疫机构批准的木质包装生产企业编号,我国出境木质包装标识00000为"2位关区代码+3位流水号"。

YY——处理方式代码,如常用的方法:MB表示溴甲烷熏蒸处理、HT表示热处理、DH表示介电处理、SF表示硫酰氟熏蒸处理。

进境货物使用木质包装的,货主或者其代理人应当向海关报检。海关按照以下情况处理:

(1)对已加施IPPC专用标识的木质包装,按规定抽查检疫,未发现活的有害生物的,立即予以放行;发现活的有害生物的,监督货主或者其代理人对木质包装进行除害处理。

(2)对未加施IPPC专用标识的木质包装,在海关监督下对木质包装进行除害处理或者销毁处理。

(3)对报检时不能确定木质包装是否加施IPPC专用标识的,海关按规定抽查检疫。经抽查确认木质包装加施了IPPC专用标识,且未发现活的有害生物的,予以放行;发现活的有害生物的,监督货主或者其代理人对木质包装进行除害处理;经抽查发现木质包装未加施IPPC专用标识的,对木质包装进行除害处理或者销毁处理。

海关对未报检且经常使用木质包装的进境货物,可以实施重点抽查,抽查时按照以下情况处理:

(1)经抽查确认未使用木质包装的,立即放行。

(2)经抽查发现使用木质包装的,按照以上(1)(2)(3)规定处理,并依照有关规定予以行政处罚。

主管海关对木质包装违规情况严重的,在报经海关总署批准同意后,监督货主或者其代理人连同货物一起作退运处理。

对木质包装进行现场检疫时应当重点检查是否携带天牛、白蚁、蠹虫、树蜂、吉丁虫、象虫等钻蛀性害虫及其危害迹象,对有昆虫危害迹象的木质包装应当剖开检查;对带有疑似松材线虫等病害症状的,应当取样送实验室检验。

需要将货物运往指定地点实施检疫或者除害处理的,货主或者其代理人应当按照海关的要求,采取必要的防止疫情扩散的措施。集装箱装运的货物,应当在海关人员的监督下开启箱门,以防有害生物传播扩散。

【注意】需要实施木质包装检疫的货物,除特殊情况外,未经海关许可,不得擅自卸离运输工具和运递及拆除、遗弃木质包装。

过境货物裸露的木质包装以及作为货物整批进境的木质包装,按照规定执行。

进境船舶、飞机使用的垫舱木料卸离运输工具的,按照规定执行;不卸离运输工具的,应当接受海关的监督管理,在监管过程中发现检疫性有害生物的,应当实施除害或者销毁处理。

海关应当加强与港务、运输、货物代理等部门的信息沟通,通过联网、电子监管及审核货物载货清单等方式获得货物及包装信息,根据情况做出是否抽查的决定。

主管海关应当根据检疫情况做好进出口商和输出国家或者地区木质包装标识企业的诚信记录,对其诚信做出评价,实施分类管理。对诚信好的企业,可以采取减少抽查比例和先行通关后在工厂或其他指定地点实施检疫等便利措施。对诚信不良的企业,可以采取加大抽查比例等措施。对多次出现问题的,海关总署可以向输出国家或者地区发出通报,暂停相关标识加施企业的木质包装入境。

经港澳地区中转进境货物使用木质包装,不符合规定的,货主或者其代理人可以申请海关总署认定的港澳地区检验机构实施除害处理并加施 IPPC 标识或者出具证明文件,入境时,主管海关按照规定进行抽查或者检疫。

为便利通关,对于经港澳地区中转进境未使用木质包装的货物,货主或者其代理人可以向海关总署认定的港澳地区检验机构申请对未使用木质包装情况进行确认并出具证明文件。入境时,主管海关审核证明文件,不再检查木质包装,必要时可以进行抽查。

旅客携带物、邮寄物使用的木质包装未加施 IPPC 标识的,经检疫未发现活的有害生物的,准予入境;发现活的有害生物的,对木质包装进行除害处理。

有下列情况之一的,海关依照《中华人民共和国进出境动植物检疫法》及其实施条例的相关规定予以行政处罚:①未按照规定向海关报检的;②报检与实际情况不符的;③未经海关许可擅自将木质包装货物卸离运输工具或者运递的;④其他违反《中华人民共和国进出境动植物检疫法》及其实施条例的。

有下列情况之一的,由海关处以 3 万元以下罚款:①未经海关许可,擅自拆除、遗弃木质包装的;②未按海关要求对木质包装采取除害或者销毁处理的;③伪造、变造、盗用 IPPC 专用标识的。

海关总署认定的检验机构违反有关法律法规的,海关总署应当根据情节轻重责令限期改正或者取消认定。

同步案例 2－6 　　　　　　**伪造木质包装 IPPC 标识案**

案例评析

　　5 月 27 日,A 公司向甲海关申报了三个天然木制作的中木箱。5 月 30 日中午,甲海关在甲机场检验检疫监管库 D 库门口对申报的三个中木箱进行现场查验时,发现每个木箱上仅印有一个 IPPC 标识,且所印标识均不符合相关要求。因当时正值货物入库高峰期,甲海关人员及时记录下运单号,将该货物暂时监管并告知下午入库作进一步处理。下午,甲海关人员发现该批货物已经装车,且在每个木箱外侧多出两个合格的 IPPC 标识。经仔细检查,该 IPPC 标识的墨迹未干,用手触摸标识有扩散现象,甲海关人员遂认定该 IPPC 标识有明显伪造嫌疑,于是迅速联系监管库库管人员,调取该批货物的入库信息,显示该批货物入库时木箱上仅有一个 IPPC 标识,库管人员做出了书面说明并签字、加盖监管库印章。随后,甲海关人员依法对该批货物的报检员进行调查,该报检员承认了伪造 IPPC 标识的违法事实,甲海关于 6 月 2 日缴获作案用的假 IPPC 印章。

任务八　进口棉花检验

一、适用范围

　　适用于进口棉花的检验监督管理。

　　海关总署主管全国进口棉花的检验监督管理工作。主管海关负责所辖地区进口棉花的检验监督管理工作。

　　国家对进口棉花的境外供货企业(以下简称"境外供货企业")实施质量信用管理,对境外供货企业可以实施登记管理。

　　海关依法对进口棉花实施到货检验。

二、境外供货企业登记管理

　　为了便利通关,境外供货企业按照自愿原则向海关总署申请登记。

　　申请登记的境外供货企业(以下简称"申请人")应当具备以下条件:①具有所在国家或者地区合法经营资质;②具有固定经营场所;③具有稳定供货来源,并有相应质量控制体系;④熟悉中国进口棉花检验相关规定。

　　申请人申请登记时应当向海关总署提交下列书面材料:①进口棉花境外供货企业登记申请表(以下简称"登记申请表");②合法商业经营资质证明文件复印件;③组织机构图及经营场所平面图;④质量控制体系的相关材料;⑤质量承诺书。

　　以上材料应当提供中文或者中外文对照文本。

　　境外供货企业可以委托代理人申请登记。代理人申请登记时,应当提交境外供货企业的委托书。

　　海关总署对申请人提交的申请,应当根据下列情形分别做出处理:

　　(1)申请材料不齐全或者不符合法定形式的,应当当场或者自收到申请材料之日起 5 个工作日内一次告知申请人需要补正的全部内容;逾期不告知的,自收到申请材料之日起即为受理。

　　(2)申请材料齐全、符合规定形式,或者申请人按照海关总署的要求提交全部补正材料的,应当受理。

　　(3)申请人自被告知之日起 20 个工作日内未补正申请材料,视为撤销申请;申请人提供的补正材料仍不符合要求的,不予受理,并书面告知申请人。

受理当事人提交的申请后,海关总署应当组成评审组,开展书面评审,必要时开展现场评审。上述评审应当自受理之日起3个月内完成。

经审核合格的,海关总署应当对境外供货企业予以登记,颁发"进口棉花境外供货企业登记证书"(以下简称"登记证书")并对外公布。登记证书有效期为3年。

经审核不合格的,海关总署对境外供货企业不予登记,并书面告知境外供货企业。

不予登记的境外供货企业自不予登记之日起2个月后方可向海关总署重新申请登记。

已登记境外供货企业的名称、经营场所或者法定代表人等登记信息发生变化的,应当及时向海关总署申请变更登记,提交规定的登记申请表及变更事项的证明材料,海关总署应当自收到变更登记材料之日起30个工作日内做出是否予以变更登记的决定。

【提示】需要延续有效期的,已登记境外供货企业应当在登记证书有效期届满3个月前向海关总署申请复查换证,复查换证时提交规定的材料,海关总署应当在登记证书有效期届满前做出是否准予换证的决定。

到期未申请复查换证的,海关总署予以注销。

三、质量信用管理

海关总署对境外供货企业实行质量信用管理。直属海关根据进口棉花的实际到货质量和境外供货企业的履约情况,对境外供货企业的质量信用进行评估,并上报海关总署。

按照质量信用,境外供货企业分为A、B、C三个层级。

(1)A级:境外供货企业自获得海关总署登记后即列为A级。

(2)B级:A级境外供货企业发生海关对境外供货企业的质量信用进行评估并作相应调整的降为B级。

(3)C级:未获得海关总署登记的境外供货企业默认为C级;B级境外供货企业发生海关应当对该境外供货企业的质量信用进行评估并作相应调整所列情形之一的降为C级。

知识链接

马克隆值

登记境外供货企业进口的同合同、同发票、同规格的棉花发生下列情形之一的,海关应当对该境外供货企业的质量信用进行评估并作相应调整:①等级降级幅度在2级及以上的棉包数量超过总包数20%的;②长度降级幅度在1/16英寸(约1.58毫米)及以上的棉包数量超过总包数20%的;③马克隆值不合格的棉包数量超过总包数60%的;④到货重量短少率超过3%,未及时赔偿的;⑤货物中发生严重油污、水渍、霉变、板结的棉包数量超过总包数5%的;⑥货物包装发生影响运输、搬运、装卸的严重破损,破损棉包数量超过总包数20%的;⑦混有异性纤维、棉短绒、废棉和危害性杂物,经核查对企业造成严重损失的。

进口棉花发生上述所列情形时,海关应当将有关检验结果告知收货人,收货人应当及时书面通知境外供货企业。未经海关允许,收货人不得销售、使用该批进口棉花。海关应当及时将进口棉花的检验情况及相关证明材料上报直属海关。

直属海关对检验情况及相关证明材料进行审核,初步评估确定境外供货企业的质量信用层级,并将评估结果及理由书面告知境外供货企业。

境外供货企业对初步评估结果有异议的,应当自收到书面通知之日起15个工作日内,向做出评估结果的直属海关提出书面申辩,并提交相关证明材料。经复核,原评估结果有误的,予以更正。

无异议或者期限届满未申辩的,直属海关确定最终评估结果,书面告知境外供货企业,同时上报海关总署。

海关总署根据评估结果及时调整境外供货企业质量信用层级,并通知主管海关及相关单位。

实施质量信用评估过程中发生复验、行政复议或者行政诉讼的,应当暂停评估。待复验、行政复议或者行政诉讼结束后,继续组织评估。

海关总署对获得登记的境外供货企业质量信用层级按下列方式进行动态调整:

(1)A级境外供货企业进口的棉花发生海关应当对该境外供货企业的质量信用进行评估并作相应调整所列情形的,境外供货企业的质量信用层级由 A 级降为 B 级。

(2)自直属海关书面通知境外供货企业质量信用层级之日起 5 个月内,从 B 级境外供货企业进口的棉花发生海关应当对该境外供货企业的质量信用进行评估并作相应调整所列情形的,境外供货企业的质量信用层级由 B 级降为 C 级;如未发生海关应当对该境外供货企业的质量信用进行评估并作相应调整所列情形的,质量信用层级由 B 级升为 A 级。

(3)自直属海关书面通知境外供货企业质量信用层级之日起 5 个月内,从 C 级境外供货企业进口的棉花未发生海关应当对该境外供货企业的质量信用进行评估并作相应调整所列情形的,境外供货企业(不含未在海关总署登记的企业)的质量信用层级由 C 级升为 B 级。

四、进口检验

进口棉花的收货人或者其代理人应当向入境口岸海关报检。报检时,除提供规定的报检单证外,已登记境外供货企业应当提供"进口棉花境外供货企业登记证书"(复印件)。

海关根据境外供货企业的质量信用层级,按照下列方式对进口棉花实施检验:

(1)对 A 级境外供货企业的棉花,应当在收货人报检时申报的目的地检验,由目的地海关按照检验检疫行业标准实施抽样检验;

(2)对 B 级境外供货企业的棉花,应当在收货人报检时申报的目的地检验,由目的地海关实施两倍抽样量的加严检验;

(3)对 C 级境外供货企业的棉花,海关在入境口岸实施两倍抽样量的加严检验。

实施进口棉花现场检验工作的场所应当具备以下条件:①具有适合棉花存储的现场检验场地;②配备开箱、开包、称重、取样等所需的设备和辅助人员;③其他检验工作所需的通用现场设施。

海关对进口棉花实施现场查验。查验时应当核对进口棉花批次、规格、标记等,确认货证相符;查验包装是否符合合同等相关要求,有无包装破损;查验货物是否存在残损、异性纤维、以次充好、掺杂掺假等情况。对集装箱装载的,检查集装箱铅封是否完好。

海关按照相关规定对进口棉花实施数重量检验、品质检验和残损鉴定,并出具证书。

进口棉花的收货人或者发货人对海关出具的检验结果有异议的,可以按照《进出口商品复验办法》的规定申请复验。

五、监督管理

境外供货企业质量控制体系应当持续有效。海关总署可以依法对境外供货企业实施现场核查。

收货人应当建立进口棉花销售、使用记录以及索赔记录,海关可以对其记录进行检查,发现未建立记录或者记录不完整的,书面通知收货人限期整改。

主管海关应当建立质量信用评估和检验监管工作档案。海关总署对质量信用评估和检验监管工作进行监督检查。

已登记境外供货企业发生下列情形之一的,海关总署撤销其登记。境外供货企业自撤销之日起 6 个月后方可向海关总署重新申请登记:①提供虚假材料获取登记证书的;②在海关总署组织的现场检查中被发现其质量控制体系无法保证棉花质量的;③C级已登记境外供货企业发生海关对境外供货企业的质量信用进行评估并作相应调整所列情形的;④不接受监督管理的。

六、法律责任

收货人发生下列情形之一,有违法所得的,由海关处违法所得3倍以下罚款,最高不超过3万元;没有违法所得的,处1万元以下罚款:①书面通知限期整改仍未建立进口棉花销售或者使用记录以及索赔记录的;②不如实提供进口棉花的真实情况造成严重后果的;③不接受监督管理的。

任务九　进口旧机电产品检验

一、适用范围

适用于国家允许进口的,在中华人民共和国境内销售、使用的旧机电产品的检验监督管理。

旧机电产品是指具有下列情形之一的机电产品:①已经使用(不含使用前测试、调试的设备),仍具备基本功能和一定使用价值的;②未经使用,但是超过质量保证期(非保修期)的;③未经使用,但是存放时间过长,部件产生明显有形损耗的;④新旧部件混装的;⑤经过翻新的。

【注意】旧机电产品并非只包括使用过的产品,还包括虽未使用(可能看起来外观较新)但过质保期的、虽未使用但过长时间存放部件产生明显有形损耗的产品。不能仅从是否使用过来进行判断。

海关总署主管全国进口旧机电产品检验监督管理工作。主管海关负责所辖地区进口旧机电产品检验监督管理工作。

进口旧机电产品应当符合法律法规对安全、卫生、健康、环境保护、防止欺诈、节约能源等方面的规定,以及国家技术规范的强制性要求。

进口旧机电产品应当实施口岸查验、目的地检验以及监督管理。价值较高、涉及人身财产安全、健康、环境保护项目的高风险进口旧机电产品,还需实施装运前检验。

需实施装运前检验的进口旧机电产品清单由海关总署制定并在海关总署网站上公布。

【提示】进口旧机电产品的装运前检验结果与口岸查验、目的地检验结果不一致的,以口岸查验、目的地检验结果为准。

旧机电产品的进口商应当诚实守信,对社会和公众负责,对其进口的旧机电产品承担质量主体责任。

二、装运前检验

需实施装运前检验的进口旧机电产品,其收、发货人或者其代理人应当按照海关总署的规定申请主管海关或者委托检验机构实施装运前检验。

海关总署不予指定检验机构从事进口旧机电产品装运前检验。装运前检验应当在货物启运前完成。委托企业可以通过中国国际贸易"单一窗口"平台(https://new. singlewindow. cn)查询进口旧机电产品是否需要实施装运前检验,并查询已在海关总署备案的装运前检验机构(见图2-13)。

收、发货人或者其代理人申请海关实施装运前检验的,海关可以根据需要,组织实施或者派出检验人员参加进口旧机电产品装运前检验。

进口旧机电产品装运前检验应当按照国家技术规范的强制性要求实施。

图 2-13

装运前检验内容包括：①对安全、卫生、健康、环境保护、防止欺诈、能源消耗等项目做出初步评价；②核查产品品名、数量、规格（型号）、新旧、残损情况是否与合同、发票等贸易文件所列相符；③是否包括、夹带禁止进口货物。

检验机构接受委托实施装运前检验的，应当诚实守信，按照海关总署的规定实施装运前检验。

海关或者检验机构应当在完成装运前检验工作后，签发装运前检验证书，并随附装运前检验报告。

检验证书及随附的检验报告应当符合以下要求：

（1）检验依据准确、检验情况明晰、检验结果真实；

（2）有统一、可追溯的编号；

（3）检验报告应当包含检验依据、检验对象、现场检验情况、装运前检验机构及授权签字人签名等；

（4）检验证书不应含有检验报告中检验结论及处理意见为不符合规定的进口旧机电产品；

（5）检验证书及随附的检验报告文字应当为中文，若出具中外文对照的，以中文为准；

（6）检验证书应当有明确的有效期限，有效期限由签发机构根据进口旧机电产品情况确定，一般为半年或一年。

工程机械的检验报告除满足上述要素外，还应当逐台列明名称、HS 编码、规格型号、产地、发动机号/车架号、制造日期（年）、运行时间（小时）、检测报告、维修记录、使用说明书核查情况等内容。

三、进口旧机电产品检验

进口旧机电产品运抵口岸后，收货人或者其代理人应当凭合同、发票、装箱单、提单等资料向海关办理报检手续。需实施装运前检验的，报检前还应当取得装运前检验证书。

口岸海关对进口旧机电产品实施口岸查验。

实施口岸查验时，应当对报检资料进行逐批核查。必要时，对进口旧机电产品与报检资料是否相符进行现场核查。

口岸查验的其他工作按口岸查验的相关规定执行。目的地海关对进口旧机电产品实施目的地检验。目的地检验是指旧机电产品入境后，由属地海关依据我国法律法规和技术规范（国家标准）要求，对进口旧机电产品进行一致性核查以及合格评定。

海关对进口旧机电产品的目的地检验内容包括一致性核查，安全、卫生、环境保护等项目检验。

（1）一致性核查。①核查产品是否存在外观及包装的缺陷或者残损；②核查产品的品名、规格、型号、数量、产地等货物的实际状况是否与报检资料及装运前检验结果相符；③对进口旧机电产品的实际用途实施抽查，重点核查特殊贸易方式进口旧机电产品的实际使用情况是否与申报情况一致。

（2）安全项目检验。①检查产品表面缺陷、安全标识和警告标记；②检查产品在静止状态下的电气安全和机械安全；③检验产品在运行状态下的电气安全和机械安全，以及设备运行的可靠性和稳定性。

（3）卫生、环境保护项目检验。①检查产品卫生状况，涉及食品安全项目的食品加工机械及家用电器是否符合相关强制性标准；②检测产品在运行状态下的噪声、粉尘含量、辐射以及排放物是否符合标准；③检验产品是否符合我国能源效率有关限定标准。

（4）对装运前检验发现的不符合项目采取技术和整改措施的有效性进行验证，对装运前检验未覆盖的项目实施检验；必要时对已实施的装运前检验项目实施抽查。

（5）其他项目的检验依照同类机电产品检验的有关规定执行。

进口旧成套设备前，应确认设备不夹带有废旧电线电缆、旧压力容器等国家禁止进口货物；收货人进口前应确认产品已把土壤杂草等禁止进境物清理干净；带有压缩机的制冷剂不得为氯氟烃物质。

经检验合格的，由海关出具《入境货物检验检疫证明》准予销售或使用；经检验，涉及安全、卫生、环境保护项目不合格的，由海关出具《检验检疫处理通知书》，责令收货人销毁或者退运；其他项目不合格的，由海关出具《检验检疫处理通知书》并告知收货人在海关的监督下进行技术处理，经重新检验合格的，方可销售或者使用。

经目的地检验，涉及人身财产安全、健康、环境保护项目不合格的，由海关责令收货人销毁、退运；其他项目不合格的，可以在海关的监督下进行技术处理，经重新检验合格的，方可销售或者使用。

经目的地检验不合格的进口旧机电产品，属成套设备及其材料的，签发不准安装使用通知书。经技术处理，并经海关重新检验合格的，方可安装使用。

四、监督管理

海关对进口旧机电产品收货人及其代理人、进口商及其代理人、装运前检验机构及相关活动实施监督管理。

检验机构应当对其所出具的装运前检验证书及随附的检验报告的真实性、准确性负责。

海关在进口旧机电产品检验监管工作中，发现检验机构出具的检验证书及随附的检验报告违反规定，情节严重或引起严重后果的，可以发布警示通报并决定在一定时期内不予认可其出具的检验证书及随附的检验报告，但最长不得超过3年。

进口旧机电产品的进口商应当建立产品进口、销售和使用记录制度，如实记录进口旧机电产品的品名、规格、数量、出口商和购货者名称及联系方式、交货日期等内容。记录应当真实，保存期限不得少于2年。

海关可以对本辖区内进口商的进口、销售和使用记录进行检查。

海关对进口旧机电产品检验监管过程中发现的质量安全问题依照风险预警及快速反应的有关规定进行处置。

海关工作人员在履行进口旧机电产品检验监管职责中，对所知悉的商业秘密负有保密义务。

海关履行进口旧机电产品检验监管职责，应当遵守法律，维护国家利益，依照法定职权和法定程序严格执法,接受监督。

五、法律责任

擅自销售、使用未报检或者未经检验的进口旧机电产品,由海关按照《中华人民共和国进出口商品检验法实施条例》没收违法所得,并处进口旧机电产品货值金额5%以上20%以下罚款;构成犯罪的,依法追究刑事责任。

销售、使用经法定检验、抽查检验或者验证不合格的进口旧机电产品,由海关按照《中华人民共和国进出口商品检验法实施条例》责令停止销售、使用,没收违法所得和违法销售、使用的进口旧机电产品,并处违法销售、使用的进口旧机电产品货值金额等值以上3倍以下罚款;构成犯罪的,依法追究刑事责任。

擅自调换海关抽取的样品或者海关检验合格的进口旧机电产品的,由海关按照《中华人民共和国进出口商品检验法实施条例》责令改正,给予警告;情节严重的,并处旧机电产品货值金额10%以上50%以下罚款。

进口旧机电产品的收货人、代理报检企业或者报检人员不如实提供进口旧机电产品的真实情况,取得海关的有关单证,或者对法定检验的进口旧机电产品不予报检,逃避进口旧机电产品检验的,由海关按照《中华人民共和国进出口商品检验法实施条例》没收违法所得,并处进口旧机电产品货值金额5%以上20%以下罚款。

进口国家允许进口的旧机电产品未按照规定进行装运前检验的,按照国家有关规定予以退货;情节严重的,由海关按照《中华人民共和国进出口商品检验法实施条例》并处100万元以下罚款。

伪造、变造、买卖、盗窃或者使用伪造、变造的海关出具的装运前检验证书及检验报告,构成犯罪的,依法追究刑事责任;尚不够刑事处罚的,由海关按照《中华人民共和国进出口商品检验法实施条例》责令改正,没收违法所得,并处商品货值金额等值以下罚款。

进口国家禁止进口的旧机电产品,应当予以退货或者销毁。

同步案例 2—7　　　　盲目进口旧机器被欺诈数百万

6月,浙江诸暨某针织有限公司从韩国进口了两批旧电脑织袜机,共计100台,价值51 000美元。该批货物到达宁波口岸后,因该公司在旧设备进口前没有到海关部门申请备案,不能提供进口旧机电产品备案的有关证明,诸暨海关遂对其进行了立案调查。经查,这批旧电脑织袜机根本无法正常安装和使用,其中核心部件——电脑 案例评析
板——严重丢失,而生产该类设备的韩国生产厂已经停产关闭,这就意味着这类设备的配件再也无法供应和制造。更令人头疼的是,这些设备的电脑板由密钥控制,调试好的设备在使用一定时间后就会自动上锁,导致无法工作。收货人为此已经投入了200多万元,但看到的只是一堆废品,损失惨重。同时,该公司因违反我国相关的检验检疫法律法规规定,还将面临行政处罚。

经验小谈 2—4　我公司进口的旧机电产品,听说需要装运前检验,请问需要检验哪些方面?

答:根据《进口旧机电产品检验监督管理办法》第九条,进口旧机电产品装运前检验应当按照国家技术规范的强制性要求实施。

装运前检验内容包括:①对安全、卫生、健康、环境保护、防止欺诈、能源消耗等项目做出初步评价;②核查产品品名、数量、规格(型号)、新旧、残损情况是否与合同、发票等贸易文件所列相符;③是否包括、夹带禁止进口货物。

任务十　进口商品残损检验鉴定

一、适用范围

适用于中华人民共和国境内的进口商品残损检验鉴定活动。

海关总署主管全国进口商品残损检验鉴定工作，主管海关负责所辖地区的进口商品残损检验鉴定及其监督管理工作。

主管海关负责对法定检验进口商品的残损检验鉴定工作。法检商品以外的其他进口商品发生残损需要进行残损检验鉴定的，对外贸易关系人可以向主管海关申请残损检验鉴定，也可以向经海关总署许可的检验机构申请残损检验鉴定。为进一步落实党中央、国务院关于"证照分离"改革的决策部署，按照《国务院关于在全国推开"证照分离"改革的通知》（国发〔2018〕35号）要求，海关总署决定将项目编码26021的许可事项"进出口商品检验鉴定业务的检验许可"审批时限压缩至13个工作日，即自受理进出口商品检验鉴定业务的检验许可申请之日起，13个工作日内作出行政许可决定。

海关对检验机构的残损检验鉴定行为进行监督管理。

海关根据需要对有残损的下列进口商品实施残损检验鉴定：

(1)列入海关必须实施检验检疫的进出境商品目录内的进口商品；

(2)法定检验以外的进口商品的收货人或者其他贸易关系人，发现进口商品质量不合格或者残损、短缺，申请出证的；

(3)进口的危险品、废旧物品；

(4)实行验证管理、配额管理，并需由海关检验的进口商品；

(5)涉嫌有欺诈行为的进口商品；

(6)收货人或者其他贸易关系人需要海关出证索赔的进口商品；

(7)双边、多边协议协定及国际条约规定，或国际组织委托、指定的进口商品；

(8)相关法律、行政法规规定须经海关检验的其他进口商品。

二、申报检验

法定检验进口商品发生残损需要实施残损检验鉴定的，收货人应当向主管海关申请残损检验鉴定；法定检验以外的进口商品发生残损需要实施残损检验鉴定的，收货人或者其他贸易关系人可以向主管海关或者经海关总署许可的检验机构申请残损检验鉴定。

进口商品的收货人或者其他贸易关系人可以自行向海关申请残损检验鉴定，也可以委托办理申请手续。

【提示】需由海关实施残损检验鉴定的进口商品，申请人应当在海关规定的地点和期限内办理残损检验申请手续。

进口商品发生残损或者可能发生残损需要进行残损检验鉴定的，进口商品的收货人或者其他贸易关系人应当向进口商品卸货口岸所在地海关申请残损检验鉴定。

进口商品在运抵进口卸货口岸前已发现残损或者其运载工具在装运期间存在、遭遇或者出现不良因素而可能使商品残损、灭失的，进口商品收货人或者其他贸易关系人应当在进口商品抵达进口卸货口岸前申请，最迟应当于船舱或者集装箱的拆封、开舱、开箱前申请。

进口商品在卸货中发现或者发生残损的，应当停止卸货并立即申请。

进口商品发生残损需要对外索赔出证的,进口商品的收货人或者其他贸易关系人应当在索赔有效期届满 20 日前申请。

需由海关实施残损检验鉴定的进口商品,收货人或者其他贸易关系人应当保护商品及其包装物料的残损现场现状,将残损商品合理分卸分放,收集地脚,妥善保管;对易扩大损失的残损商品或者正在发生的残损事故,应当及时采取有效施救措施,中止事故和防止残损扩大。

收货人或者其他贸易关系人在办理进口商品残损检验鉴定申请手续时,还应当根据实际情况并结合国际通行做法向海关申请下列检验项目:①监装监卸;②船舱或集装箱检验;③集装箱拆箱过程检验;④其他相关的检验项目。

三、检验鉴定

海关按国家技术规范的强制性要求实施残损检验鉴定。尚未制定规范、标准的,可以参照国外有关技术规范、标准实施检验。

进口商品有下列情形之一的,应当在卸货口岸实施检验鉴定:①散装进口的商品有残损的;②商品包装或商品外表有残损的;③承载进口商品的集装箱有破损的。

进口商品有下列情形之一的,应当转单至商品到达地实施检验鉴定:①国家规定必须迅速运离口岸的;②打开包装检验后难以恢复原状或难以装卸运输的;③需在安装调试或使用中确定其致损原因、损失程度、损失数量和损失价值的;④商品包装和商品外表无明显残损,需在安装调试或使用中进一步检验的。

海关在实施残损检验鉴定时,发现申请项目的实际状况与检验技术规范、标准的要求不符,影响检验正常进行或者检验结果的准确性,应当及时通知收货人或者其他贸易关系人;收货人或者其他贸易关系人应当配合检验检疫工作。

海关在实施残损检验鉴定过程中,收货人或者其他贸易关系人应当采取有效措施保证现场条件和状况符合检验技术规范、标准的要求。

【注意】海关未依法做出处理意见之前,任何单位和个人不得擅自处理。

如果现场条件和状况不符合规定或检验技术标准、规范要求,海关可以暂停检验鉴定,责成收货人或者其他贸易关系人及时采取有效措施,确保检验顺利进行。

涉及人身财产安全、卫生、健康、环境保护的残损的进口商品申请残损检验鉴定后,申请人和有关各方应当按海关的要求,分卸分放、封存保管和妥善处置。

对涉及人身财产安全、卫生、健康、环境保护等项目不合格的发生残损的进口商品,海关责令退货或者销毁的,收货人或者其他贸易关系人应当按照规定向海关办理退运手续,或者实施销毁,并将处理情况报做出决定的海关。

【注意】海关实施残损检验鉴定应当实施现场勘查,并进行记录、拍照或录音、录像。有关单位和个人应当予以配合,并在记录上签字确认,如有意见分歧,应当备注。

四、监督管理

海关依法对在境内设立的各类进出口商品检验机构和在境内从事涉及进口商品残损检验鉴定的机构、人员及活动实行监督管理。

未经海关总署的许可,任何机构和个人不得在境内从事进口商品残损检验鉴定活动。

已经海关总署许可的境内外各类检验机构必须在许可的范围内,接受对外经济贸易关系人的委托办理进口商品的残损检验鉴定。

收货人或者其他贸易关系人对主管海关的残损检验鉴定结果有异议的,可以在规定的期限内向做出检验鉴定结果的主管海关或者其上一级海关以至海关总署申请复验,同时应当保留现场和货物现状。受理复验的海关应当按照有关复验的规定做出复验结论。

当事人对海关做出的复验结论不服的,可以依法申请行政复议,也可以依法向人民法院提起诉讼。

当事人对所委托的其他检验机构的残损检验鉴定结果有异议的,可以向当地海关投诉,同时应当保留现场和货物现状。

【提示】其他贸易关系人,是指除进口商品收货人之外的进口商、代理报检企业、承运人、仓储单位、装卸单位、货运代理以及其他与进口商品残损检验鉴定相关的单位和个人。

任务十一　进口食品企业备案

一、进口食品企业备案管理

(一)设定依据

(1)《食品安全法》第九十六条;

(2)《进出口商品检验法实施条例》第十二条;

(3)《国务院关于加强食品等产品安全监督管理的特别规定》第八条;

(4)《进出口食品安全管理办法》(国家质量监督检验检疫总局令第 144 号,海关总署令第 243 号修改);

(5)《〈进口食品进出口商备案管理规定〉及〈食品进口记录和销售记录管理规定〉的公告》。

(二)备案范围

适用于进口食品进口商的备案管理。

经营食品种类主要包括:肉类、蛋及制品类、水产及制品类、中药材类、粮谷及制品类、油脂及油料类、饮料类、糖类、蔬菜及制品类、植物性调料类、干坚果类、其他植物源性食品类、罐头类乳制品类、蜂产品类、酒类、糕点饼干类、蜜饯类、卷烟类、茶叶类、调味品类、其他加工食品类、特殊食品类、燕窝产品类及其他。

上述所列经营食品种类之外的产品,如食品添加剂、食品相关产品、部分粮食品种、部分油籽类、水果、食用活动物等依照有关规定执行。

(三)申请材料

进口商应当于食品进口前向工商注册地海关申请备案,并提供以下材料:

(1)"进口商备案申请表"(见图 2—14);

(2)与食品安全相关的组织机构设置、部门职能和岗位职责;

(3)拟经营的食品种类、存放地点;

(4)2 年内曾从事食品进口、加工和销售的,应当提供相关说明(食品品种、数量)。

(四)办理流程

(1)进口商通过"互联网＋海关"向海关申请备案(见图 2—15),同时到主管海关窗口部门提交纸质材料,并对所提供备案信息的真实性负责。

(2)进口商提交备案信息后,获得备案管理系统生成的申请号和查询编号,凭申请号和查询编号查询备案进程或者修改备案信息(见图 2—16)。

收货人备案申请表

第1项——备案申请项目

☐初次备案

第2项——企业资料

*企业名称：

*企业地址： 省(市、自治区) 市

*联系人姓名：

*联系人电话： 传真： 手机：

*企业组织机构代码：

*企业组织机构代码证书到期日：

*工商营业执照到期日：

*工商营业执照范围：

*进出口企业代码(进口肉类企业填写)：

*企业工商注册号：

*企业工商注册地址：

*企业办公地址：

*企业法人：

*第3项——经营食品种类(多选项)

☐肉类 meat
☐蛋及制品类 egg and egg products
☐水产及制品类 aquatic products and preserved aquatic products
☐中药材类 traditional Chinese medicinal materials of animal and plant origin
☐粮谷及制品类 grains and grain products
☐油脂及油料类 oil and oil seeds
☐饮料类 soft drinks and drinking water
☐糖类 sugar
☐蔬菜及制品类 vegetable and vegetable products

☐植物性调料类 processed flavorings of plant origin
☐干坚果类 dried fruits and nuts
☐其他植物源性食品类 other plant origin food
☐罐头类 canned foods
☐乳制品类 dairy products
☐蜂产品类 bee products
☐酒类 alcoholic beverage
☐糕点饼干类 pastry biscuits and crackers
☐蜜饯类 candied (preserved) fruits
☐卷烟类 cigarette
☐茶叶类 tea
☐调味品类 processed flavorings
☐其他加工食品类 other processed foods
☐特殊食品类 foods for special dietary uses
☐其他，请描述 others, please describe

第4项——企业承诺书

兹承诺上述信息准确、真实。

*填表人姓名(印刷体)：

*填表人电话/传真或者手机：

*填表人电子邮件信箱：

*填表日期：

第5项——填表说明

1、标"*"的项目必须填写。

图 2—14

图 2—15

图 5—16

（3）主管海关进行初审,核实进口商提供的信息和资料,信息、资料真实完整的,提交海关总署批准并发布;审核不通过的,通过备案系统告知备案不通过原因,并退回备案申请。

（4）海关总署审核,通过备案系统发放备案号,并上网公布备案企业名单。

（五）信息变更

已获得备案的进口商备案信息发生变化时,应及时向海关提交变更申请。办理流程参照备案申请。

（六）办理时限

备案申请资料齐全的,海关自受理申请之日起 5 个工作日内完成备案。

（七）备案处置

进口商在申请备案时提供虚假备案资料和信息的,不予备案;已备案的,取消备案编号。

收货人转让、借用、篡改备案编号的,纳入信誉记录管理,并加强其进口食品检验检疫。

进口预包装
食品标签

二、进口食品境外生产企业注册管理

《中华人民共和国进口食品境外生产企业注册管理规定》已于 2021 年 3 月 12 日经海关总署署务会议审议通过,自 2022 年 1 月 1 日起实施。

(一)管理依据

根据《食品安全法》及其实施条例、《进出口商品检验法》及其实施条例、《进出境动植物检疫法》及其实施条例、《国务院关于加强食品等产品安全监督管理的特别规定》等法律、行政法规的规定进行注册管理。

进口食品境外生产企业注册管理是指向中国境内出口食品的境外生产、加工、贮存企业(以下统称"进口食品境外生产企业")。

【注意】进口食品境外生产企业不包括食品添加剂、食品相关产品的生产、加工、贮存企业。

海关总署统一负责进口食品境外生产企业的注册管理工作。进口食品境外生产企业,应当获得海关总署注册。

(二)注册条件与程序

(1)进口食品境外生产企业注册条件:①所在国家(地区)的食品安全管理体系通过海关总署等效性评估、审查;②经所在国家(地区)主管当局批准设立并在其有效监管下;③建立有效的食品安全卫生管理和防护体系,在所在国家(地区)合法生产和出口,保证向中国境内出口的食品符合中国相关法律法规和食品安全国家标准;④符合海关总署与所在国家(地区)主管当局商定的相关检验检疫要求。

(2)进口食品境外生产企业注册方式包括所在国家(地区)主管当局推荐注册和企业申请注册。

海关总署根据对食品的原料来源、生产加工工艺、食品安全历史数据、消费人群、食用方式等因素的分析,并结合国际惯例确定进口食品境外生产企业注册方式和申请材料。

经风险分析或者有证据表明某类食品的风险发生变化的,海关总署可以对相应食品的境外生产企业注册方式和申请材料进行调整。

(3)下列食品的境外生产企业由所在国家(地区)主管当局①向海关总署推荐注册:肉与肉制品、肠衣、水产品、乳品、燕窝与燕窝制品、蜂产品、蛋与蛋制品、食用油脂和油料、包馅面食、食用谷物、谷物制粉工业产品和麦芽、保鲜和脱水蔬菜以及干豆、调味料、坚果与籽类、干果、未烘焙的咖啡豆与可可豆、特殊膳食食品、保健食品。

(4)所在国家(地区)主管当局应当对其推荐注册的企业进行审核检查,确认符合注册要求后,向海关总署推荐注册并提交以下申请材料:①所在国家(地区)主管当局推荐函;②企业名单与企业注册申请书;③企业身份证明文件,如所在国家(地区)主管当局颁发的营业执照等;④所在国家(地区)主管当局推荐企业符合本规定要求的声明;⑤所在国家(地区)主管当局对相关企业进行审核检查的审查报告。

必要时,海关总署可以要求提供企业食品安全卫生和防护体系文件,如企业厂区、车间、冷库的平面图,以及工艺流程图等。

所列食品以外的其他食品境外生产企业,应当自行或者委托代理人向海关总署提出注册申请并提交以下申请材料:①企业注册申请书;②企业身份证明文件,如所在国家(地区)主管当局颁发的营业执照等;③企业承诺符合本规定要求的声明。

(5)企业注册申请书内容应当包括企业名称、所在国家(地区)、生产场所地址、法定代表人、联系人、联系方式、所在国家(地区)主管当局批准的注册编号、申请注册食品种类、生产类型、生产能力等信息。

(6)注册申请材料应当用中文或者英文提交,相关国家(地区)与中国就注册方式和申请材料另

---

① 所在国家(地区)主管当局是指进口食品境外生产企业所在国家(地区)负责食品生产企业安全卫生监管的官方部门。

有约定的,按照双方约定执行。

(7)所在国家(地区)主管当局或进口食品境外生产企业应当对提交材料的真实性、完整性、合法性负责。

(8)海关总署自行或者委托有关机构组织评审组,通过书面检查、视频检查、现场检查等形式及其组合,对申请注册的进口食品境外生产企业实施评估审查。评审组由 2 名以上评估审查人员组成。

进口食品境外生产企业和所在国家(地区)主管当局应当协助开展上述评估审查工作。

(9)海关总署根据评估审查情况,对符合要求的进口食品境外生产企业予以注册并给予在华注册编号,书面通知所在国家(地区)主管当局或进口食品境外生产企业;对不符合要求的进口食品境外生产企业不予注册,书面通知所在国家(地区)主管当局或进口食品境外生产企业。

(10)已获得注册的企业向中国境内出口食品时,应当在食品的内、外包装上标注在华注册编号或者所在国家(地区)主管当局批准的注册编号。

(11)进口食品境外生产企业注册有效期为 5 年。海关总署在对进口食品境外生产企业予以注册时,应当确定注册有效期起止日期。

(12)海关总署统一公布获得注册的进口食品境外生产企业名单。

(三) 注册管理

(1)海关总署自行或者委托有关机构组织评审组,对进口食品境外生产企业是否持续符合注册要求的情况开展复查。评审组由 2 名以上评估审查人员组成。

(2)在注册有效期内,进口食品境外生产企业注册信息发生变化的,应当通过注册申请途径,向海关总署提交变更申请,并提交以下材料:①注册事项变更信息对照表;②与变更信息有关的证明材料。

【注意】海关总署评估后认为可以变更的,予以变更。生产场所迁址、法定代表人变更或者所在国家(地区)授予的注册编号改变的应当重新申请注册,在华注册编号自动失效。

(3)进口食品境外生产企业需要延续注册的,应当在注册有效期届满前 3～6 个月内,通过注册申请途径,向海关总署提出延续注册申请。

延续注册申请材料包括:①延续注册申请书;②承诺持续符合注册要求的声明。

【提示】海关总署对符合注册要求的企业予以延续注册,注册有效期延长 5 年。

(4)已注册进口食品境外生产企业有下列情形之一的,海关总署注销其注册,通知所在国家(地区)主管当局或进口食品境外生产企业,并予以公布:

①未按规定申请延续注册的;

②所在国家(地区)主管当局或进口食品境外生产企业主动申请注销的;

③不再符合规定要求的。

(5)进口食品境外生产企业所在国家(地区)主管当局应当对已注册企业实施有效监管,督促已注册企业持续符合注册要求,发现不符合注册要求的,应当立即采取控制措施,暂停相关企业向中国出口食品,直至符合注册要求。

进口食品境外生产企业自行发现不符合注册要求时,应当主动暂停向中国出口食品,立即采取整改措施,直至符合注册要求。

(6)海关总署发现已注册进口食品境外生产企业不再符合注册要求的,应当责令其在规定期限内进行整改,整改期间暂停相关企业食品进口。

所在国家(地区)主管当局推荐注册的企业被暂停进口的,主管当局应当监督相关企业在规定期限内完成整改,并向海关总署提交书面整改报告和符合注册要求的书面声明。

自行或者委托代理人申请注册的企业被暂停进口的,应当在规定期限内完成整改,并向海关总署提交书面整改报告和符合注册要求的书面声明。

海关总署应当对企业整改情况进行审查,审查合格的,恢复相关企业食品进口。

(7)已注册的进口食品境外生产企业有下列情形之一的,海关总署撤销其注册并予以公告:

①因企业自身原因致使进口食品发生重大食品安全事故的;

②向中国境内出口的食品在进境检验检疫中被发现食品安全问题,情节严重的;

③企业食品安全卫生管理存在重大问题,不能保证其向中国境内出口食品符合安全卫生要求的;

④经整改后仍不符合注册要求的;

⑤提供虚假材料、隐瞒有关情况的;

⑥拒不配合海关总署开展复查与事故调查的;

⑦出租、出借、转让、倒卖、冒用注册编号的。

【提示】国际组织或者向中国境内出口食品的国家(地区)主管当局发布疫情通报,或者相关食品在进境检验检疫中发现疫情、公共卫生事件等严重问题的,海关总署公告暂停该国家(地区)相关食品进口,在此期间不予受理该国家(地区)相关食品生产企业注册申请。

三、进口食品报检

(一)进口食品合格评定

海关依据进出口商品检验相关法律、行政法规的规定对进口食品实施合格评定。进口食品合格评定活动包括:向中国境内出口食品的境外国家(地区)[以下简称"境外国家(地区)"]食品安全管理体系评估和审查、境外生产企业注册、进出口商备案和合格保证、进境动植物检疫审批、随附合格证明检查、单证审核、现场查验、监督抽检、进口和销售记录检查以及各项的组合。

食品进口商应当向其住所地海关备案。境外出口商或者代理商、食品进口商办理备案时,应当对其提供资料的真实性、有效性负责。

境外出口商或者代理商、食品进口商备案内容发生变更的,应当在变更发生之日起60日内,向备案机关办理变更手续。

海关发现境外出口商或者代理商、食品进口商备案信息错误或者备案内容未及时变更的,可以责令其在规定期限内更正。

(二)进口食品检验检疫

1. 办理流程

(1)网上办理。登录"互联网+海关"一体化平台,网址为"http://online.customs.gov.cn",然后进入"企业管理和稽查"版块办理。

申请材料:①进口食品进口商备案申请表(见图2-17);②与食品安全相关的组织机构设置、部门职能和岗位职责;③拟经营的食品种类、存放地点;④2年内曾从事食品进口、加工和销售的,应当提供相关说明(食品品种、数量)。

(2)现场办理。向各主管海关业务现场提交申请。

2. 操作流程

第一步:登录"互联网+海关"全国一体化在线政务服务平台(http://online.customs.gov.cn),点击"企业管理和稽查"版块后,再点击"进口食品进口商备案"按钮(见图2-18)。

空白表单样式：

收货人备案申请表

第1项——企业资料

*企业名称：

*企业类型

*企业地址：

*联系人姓名：

*联系人电话：

联系人传真：

联系人手机：

*企业组织机构代码：

*检验检疫机构

*企业组织机构代码证书到期日：

*工商营业执照到期日：

*工商营业执照范围所包含具体食品类别名称：

*进出口企业代码（进口肉类企业填写）：

*统一社会信用代码/企业工商注册号：

*企业工商注册地址：

*企业办公地址：

*企业法人：

第2项——经营食品种类（多选项）

□肉类　□蛋及制品类　□水产及制品类　□中药材类
□粮谷及制品类　□油脂及油料类　□饮料类　□糖类
□蔬菜及制品类　□植物性调料类　□干坚果类　□其他植物源性食品类
□罐头类　□乳制品类　□蜂产品类　□其他

□糕点饼干类　□蜜饯类　□卷烟类　□茶叶类
□调味品类　□其他加工食品类　□特殊食品类　□燕窝产品类
□境外远洋捕捞

第3项——企业承诺书

本人承诺了解并遵守《中华人民共和国食品安全》及其实施条例、《中华人民共和国商品检验法实施条例》、《进口食品进出口商备案管理规定及食品进口销售管理规定》等相关要求，保证提交备案信息的准确、真实，同时按要求将相关材料提交。

（加盖公司印章）

*填表人姓名（印刷体）：

填表人电话：

填表人传真：

填表人手机：

*填表人电子邮件信箱：

填表时间：

第4项——填表说明　标"*"的项目必须填写。

图 2—17

图 2—18

第二步：进入"备案信息维护"版块，按要求填写企业备案信息，核对无误后点击"提交"按钮（见图 2—19）。

图2-19

第三步：①企业向所在地主管海关提交备案申请；②企业所在地主管海关审核，符合要求的予以备案并公布境内进口商名单，不符合要求的退回企业（企业可以修改申请信息后重新提交）。

第四步：登录备案系统查询备案进度，备案审核通过的，可查询发放的备案号；审核不通过的，可查看具体原因，按要求整改后可重新提交申请（见图2-20）。

图2-20

3. 检疫监管

食品进口商应当建立食品进口和销售记录制度，如实记录食品名称、净含量/规格、数量、生产日期、生产或者进口批号、保质期、境外出口商和购货者名称、地址及联系方式、交货日期等内容，并保存相关凭证。记录和凭证保存期限不得少于食品保质期满后 6 个月;没有明确保质期的,保存期限为销售后 2 年以上。

食品进口商应当建立境外出口商、境外生产企业审核制度。海关依法对食品进口商实施审核活动的情况进行监督检查。食品进口商应当积极配合,如实提供相关情况和材料。

食品进口商或者其代理人进口食品时应当依法向海关如实申报。海关依法对应当实施入境检疫的进口食品实施检疫。

【注意】海关依法对需要进境动植物检疫审批的进口食品实施检疫审批管理。食品进口商应当在签订贸易合同或者协议前取得进境动植物检疫许可。

海关根据监督管理需要,对进口食品实施现场查验,现场查验包括但不限于以下内容:

(1)运输工具、存放场所是否符合安全卫生要求;

(2)集装箱号、封识号、内外包装上的标识内容、货物的实际状况是否与申报信息及随附单证相符;

(3)动植物源性食品、包装物及铺垫材料是否存在《进出境动植物检疫法实施条例》第二十二条规定的情况;

(4)内外包装是否符合食品安全国家标准,是否存在污染、破损、湿浸、渗透;

(5)内外包装的标签、标识及说明书是否符合法律、行政法规、食品安全国家标准以及海关总署规定的要求;

(6)食品感官性状是否符合该食品应有性状;

(7)冷冻冷藏食品的新鲜程度、中心温度是否符合要求、是否有病变、冷冻冷藏环境温度是否符合相关标准要求、冷链控温设备设施运作是否正常、温度记录是否符合要求,必要时可以进行蒸煮试验。

进口食品的包装和标签、标识应当符合中国法律法规和食品安全国家标准;依法应当有说明书的,还应当有中文说明书。

对于进口鲜冻肉类产品,内外包装上应当有牢固、清晰、易辨的中英文或者中文和出口国家(地区)文字标识,标明以下内容:产地国家(地区)、品名、生产企业注册编号、生产批号;外包装上应当以中文标明规格、产地(具体到州/省/市)、目的地、生产日期、保质期限、储存温度等内容,必须标注目的地为中华人民共和国,加施出口国家(地区)官方检验检疫标识。

对于进口水产品,内外包装上应当有牢固、清晰、易辨的中英文或者中文和出口国家(地区)文字标识,标明以下内容:商品名和学名、规格、生产日期、批号、保质期限和保存条件、生产方式(海水捕捞、淡水捕捞、养殖)、生产地区(海洋捕捞海域、淡水捕捞国家或者地区、养殖产品所在国家或者地区)、涉及的所有生产加工企业(含捕捞船、加工船、运输船、独立冷库)名称、注册编号及地址(具体到州/省/市),必须标注目的地为中华人民共和国。

【注意】进口保健食品、特殊膳食用食品的中文标签必须印制在最小销售包装上,不得加贴。

【提示】进口食品运达口岸后,应当存放在海关指定或者认可的场所;需要移动的,必须经海关允许,并按照海关要求采取必要的安全防护措施。

大宗散装进口食品应当按照海关要求在卸货口岸进行检验。

进口食品经海关合格评定合格的,准予进口。进口食品经海关合格评定不合格的,由海关出具不合格证明;涉及安全、健康、环境保护项目不合格的,由海关书面通知食品进口商,责令其销毁或者退运;其他项目不合格的,经技术处理符合合格评定要求的,方准进口。相关进口食品不能在规定时间内完成技术处理或者经技术处理仍不合格的,由海关责令食品进口商销毁或者退运。

同步案例 2—8　　在取得检验检疫合格证明前未经海关许可擅自动用进口食品

浙江某公司委托代理公司向海关申报进口 1 批碧根果,并于 8 月 20 日申报出区。在这批货物未完成检验检疫流程且未获得《入境货物检验检疫证明》的情况下,该公司于 8 月 20 日将这批进口坚果擅自提离海关监管场所,并存放于杭州某仓库。该公司的行为构成违法,海关根据《中华人民共和国进出口食品安全管理办法》第五十二条对该公司予以处罚。

案例评析

应知考核

一、单项选择题

1. 栽培介质进境时,(　　)对进境栽培介质及其包装和填充物实施检疫。

A. 海关总署　　　　B. 直属海关　　　　C. 主管海关　　　　D. 口岸海关

2. 过境动物在(　　),申请单位应当向海关总署提出申请并取得检疫许可证。

A. 过境前　　　　B. 过境时　　　　C. 过境后　　　　D. 装运前

3. 进口旧机电产品的进口商应当建立产品进口、销售和使用记录制度,保存期限不得少于(　　)。

A. 1 年　　　　B. 2 年　　　　C. 3 年　　　　D. 4 年

4. 经检验合格的进口汽车,由口岸海关签发(　　)。

A. 入境货物检验检疫证明　　　　　　B. 进口机动车辆随车检验单

C. 购车发票　　　　　　　　　　　　D. 进口机动车辆检验证明

5. 海关在进口旧机电产品检验监管工作中,发布警示通报并决定在一定时期内不予认可其出具的检验证书及随附的检验报告,但最长不得超过(　　)年。

A. 1　　　　B. 2　　　　C. 3　　　　D. 4

6. 进出口商品检验鉴定业务的检验许可审批时限,自受理进出口商品检验鉴定业务的检验许可申请之日起,(　　)个工作日内作出行政许可决定。

A. 5　　　　B. 13　　　　C. 15　　　　D. 30

7. 进口商品发生残损需要对外索赔出证的,进口商品的收货人或者其他贸易关系人应当在索赔有效期届满(　　)日前申请。

A. 10　　　　B. 15　　　　C. 20　　　　D. 30

8. 海关依法对进口棉花实施(　　)。

A. 到货检验　　　　B. 装运前检验　　　　C. 实验室检验　　　　D. 用途检验

9. 价值较高且涉及人身财产安全、健康、环境保护项目的高风险进口旧机电产品需实施(　　)。

A. 登记备案　　　　B. 到货检验　　　　C. 装运前检验　　　　D. 注册登记

10. 进口商品发生残损需要对外索赔出证的,进口商品的收货人或者其他贸易关系人应当在索赔有效期届满(　　)前申请。

A. 7 日　　　　B. 10 日　　　　C. 15 日　　　　D. 20 日

二、多项选择题

1. 引种单位、个人或其代理人应在植物繁殖材料进境前 10～15 日,将(　　)送入境口岸直属海关办理备案手续。

A. 进境动植物检疫许可证　　　　　　B. 引进种子、苗木检疫审批单

C. 植物检疫证书、产地证书　　　　　D. 贸易合同或信用证、发票

2. 办理栽培介质进境检疫审批手续必须符合的条件有(　　)。

A. 栽培介质输出国或者地区无重大植物疫情发生

B. 栽培介质必须是新合成或加工的

C. 从工厂出品至运抵我国国境要求不超过 4 个月,且未经使用

D. 进境栽培介质中不得带有土壤

3. 申请单位应当重新申请办理检疫许可证的情况有(　　)。

A. 变更进境检疫物的品种或者超过许可数量 5% 以上的

B. 变更输出国家或者地区的

C. 变更进境口岸、指运地或者运输路线的

D. 检疫许可证有效期届满未延续的

4. 以下(　　)栽培介质做退回或销毁处理:

A. 未按规定办理检疫审批手续的

B. 带有土壤的

C. 带有我国进境植物检疫一、二类危险性有害生物的

D. 进境栽培介质与审批品种不一致的

5. 属于旧机电产品的有(　　)。

A. 已经使用(不含使用前测试、调试的设备),仍具备基本功能和一定使用价值的

B. 未经使用,但是超过质量保证期(非保修期)的

C. 未经使用,但是存放时间过长,部件产生明显有形损耗的

D. 新旧部件混装的

三、判断题

1. 同一申请单位对同一品种、同一输出国家或者地区、同一加工或使用单位一次只能办理 3 份检疫许可证。　　　　　　　　　　　　　　　　　　　　　　　　　　　　　(　　)

2. 对进境植物繁殖材料的检疫管理以有害生物风险评估为基础,按检疫风险高低实行风险分级管理。　　　　　　　　　　　　　　　　　　　　　　　　　　　　　　　　　(　　)

3. 对向我国输出植物繁殖材料的国外植物繁殖材料种植场(圃)进行检疫备案登记。(　　)

4. 带有栽培介质的进境参展盆栽植物必须具备严格的隔离措施。　　　　　　　(　　)

5. 检疫许可证都不得跨年度使用。　　　　　　　　　　　　　　　　　　　　(　　)

6. 对于展览用水果,展览结束后,应当在海关的监督下作退回或销毁处理。　　(　　)

7. 进口食品境外生产企业注册有效期为 8 年。　　　　　　　　　　　　　　　(　　)

8. 进口生乳、生乳制品、巴氏杀菌乳、巴氏杀菌工艺生产加工的调制乳无须办理进境检疫审批手续。　　　　　　　　　　　　　　　　　　　　　　　　　　　　　　　　　(　　)

9. 不予登记的境外供货企业自不予登记之日起 1 个月后方可向海关总署重新申请登记。

　　　　　　　　　　　　　　　　　　　　　　　　　　　　　　　　　　　(　　)

10. 进口国家禁止进口的旧机电产品,应当予以退货或者销毁。　　　　　　　(　　)

应会考核

■ 观念应用

宁波某公司委托代理公司向上海浦东机场海关报关进口一批碳钢管，申报目的地为宁波市鄞州区。该批货物属于进境流向货物，但该公司未及时联系鄞州海关实施目的地检验。货物口岸通关后被运至该公司厂区，在未落实法定检验的情况下即被拆箱使用。何为进境流向货物的目的地检验？在实践中，造成进境流向货物逃检的原因有哪些？

■ 技能应用

辽宁大连 A 进出口公司向美国的 B 公司进口一台全套的旧机电设备，目的港为大连，公司指定小王办理该笔进口业务的报检工作，请你以小王的名义登录"互联网＋海关"或中国国际贸易"单一窗口"完成该批货物的进境报检流程。

■ 案例分析

12 月，大连某 A 公司从国外进口了 1 000 台旧复印机，货值 24 000 美元。货物到港前向某主管海关提交了进口旧机电产品备案申请和相关备案资料，同时提供了该产品强制性产品认证证明。该主管海关经审查后予以备案，签发了"进口旧机电产品免装运前预检验证明书"，货到后，A 公司持此证书和备案手续向入境口岸主管海关报检，查看了电子底账①，将该批旧复印机提至 A 公司仓库。检验人员实施检验时发现实际货物规格、型号与备案申请、强制性产品认证证明不符，经查该批复印机没有获得强制性产品认证。

试问 A 公司有哪些违法行为？海关应该怎样追究 A 公司的法律责任？

项目实训

【实训项目】

进境检验检疫报检。

【实训情境】

通过本项目的实训，了解入境检验检疫报检，并在掌握基本知识的基础上，针对检验检疫对象的不同，报检的范围、程序、要求及提供的单据也因此而存在着差异性，那么就需要掌握进境报检中的特殊业务要求。模拟一个进境物，我们以进口一批蚕茧为例，之后分析进境检验检疫程序。

【实训要求】

登录中国国际贸易"单一窗口"（网址 https://www.singlewindow.cn）标准版应用，卡介质（必须先进行客户端控件下载）或者账号登录（输入用户名、密码、验证码），进入后点击"企业资质"和货物申报，查看左侧检验无纸化等信息录入申报。在具体实训时，思考下列问题（可查阅相关海关政策文件，并按照规定程序进行申报）：①蚕茧属于哪一类产品；②蚕茧进口到中国有什么监管要求；③目前哪些国家的蚕茧可以向中国出口；④进口蚕茧海关监管流程；⑤进境蚕茧指定企业核准的要求和办理方式；⑥企业网上申请；⑦海关审批。

【实训结果】

撰写"进境检验检疫报检"的实训报告。

《进境检验检疫报检》实训报告		
项目实训班级：	项目小组：	项目组成员：
实训时间： 年 月 日	实训地点：	实训成绩：
实训目的：		
实训步骤：		
实训结果：		
实训感言：		
不足与今后改进：		

项目组长评定签字：   项目指导教师评定签字：

項目三

出境检验检疫报检

○ **知识目标**

理解：出口烟花爆竹检验；出口打火机检验监管。

熟知：出境动植物及其产品、其他检疫物的生产、加工、存放单位注册登记的材料要求、许可条件、办理流程、办理方式。

掌握：出口竹木草制品检疫；出口打火机检验监管；出口乙醇检验监管；出境货物木质包装检疫监管。

○ **技能目标**

学习和把握出境检验检疫报检的基本要领等程序性知识；能够用所学实务知识规范相关技能活动；具备出境检验检疫报检网上无纸化申报操作的认知能力，并具备较强的认知能力。

○ **素质目标**

运用所学的理论与实务知识研究相关案例，培养和提高学生在特定业务情境中分析问题与决策设计的能力；能够根据"出境检验检疫报检"①教学内容，结合行业规范或标准，分析报检行为的善恶，强化学生职业素养和职业道德操守。

○ **思政目标**

能够正确地理解"不忘初心"的核心要义和精神实质；树立正确的世界观、人生观和价值观，做到学思用贯通、知信行统一；通过出境检验检疫报检知识，明确自身的责任使命，发挥自己的业务工作能力，具备外贸业务沟通交流的职业要领和职业情感。

○ **项目引例**

一根实木条引发的货物退运案

某进出口公司向国外出口7个集装箱装运的钢丝绳。在货物出运前，公司新近上岗的装卸工人因考虑到此批货物重量较大，为了方便客户利用铲车卸货，在夹板盘上加钉了未进行除害处理、未加施IPPC标识的实木条。该公司也未就该木质包装向海关报检。货物到达目的国后，该国海关在查验过程中发现，包装物中混有实木包装且未加施IPPC标识，强制将全部货物做退运处理。

引例导学：根据《出境货物木质包装检疫处理管理办法》（第69号令），出境货物木质包装应当按照规定的检疫除害处理方法实施处理，并按要求加施IPPC专用标识。出境货物使用的木质包装不是获得检验检疫许可的处理单位生产并加施有效IPPC标志，发货人又不依法向海关报检致使涉案木质包装已经出口的，属于未依法报检的违法行为。如今我国的对外贸易规模位居全球第一，依法报检是每一个外贸企业及人员的责任和义务，我们在提升产品质量的同时，也应不断地提

---

① 为贯彻落实国务院机构改革要求，进一步深化全国通关一体化，优化出口货物检验检疫监管，促进贸易便利化，出境报检新规定如下：第一，实施出口检验检疫的货物，企业应在报关前向产地/组货地海关提出申请；第二，海关实施检验检疫监管后建立电子底账，向企业反馈电子底账数据号，符合要求的按规定签发检验检疫证书；第三，企业报关时应填写电子底账数据号，办理出口通关手续。

高自身的守法意识和观念,做一名合格的外贸企业经营者,切忌因小失大。

○ 知识支撑

任务一　出口烟花爆竹检验

一、主管机构

海关总署统一管理全国出口烟花爆竹检验和监督管理工作,主管海关负责所辖地区出口烟花爆竹的检验和监督管理工作。

出口烟花爆竹的检验和监督管理工作采取产地检验与口岸查验相结合的原则。

二、报检要求

主管海关对出口烟花爆竹的生产企业实施登记管理制度。生产企业登记管理的条件与程序按《出口烟花爆竹生产企业登记细则》办理。

主管海关应当及时将已登记的生产企业名称、登记代码等情况报海关总署备案。登记代码标记按照《出口烟花爆竹生产企业登记代码标记编写规定》确定。

出口烟花爆竹的生产企业应当按照《联合国危险货物建议书规章范本》和有关法律、法规的规定生产、储存出口烟花爆竹。

出口烟花爆竹的生产企业在申请出口烟花爆竹的检验时,应当向海关提交"出口烟花爆竹生产企业声明"。

出口烟花爆竹的检验应当严格执行国家法律法规规定的标准,对进口国以及贸易合同高于我国法律法规规定标准的,按其标准进行检验。

【注意】海关应当对首次出口或者原材料、配方发生变化的烟花爆竹实施烟火药剂安全稳定性能检测。对长期出口的烟花爆竹产品,每年应当进行不少于一次的烟火药剂安全性能检验。

盛装出口烟花爆竹的运输包装,应当标有联合国规定的危险货物包装标记和出口烟花爆竹生产企业的登记代码标记。

海关应当对出口烟花爆竹运输包装进行使用鉴定,以及检查其外包装标识的名称、数量、规格、生产企业登记代码等与实际是否一致。经检查,上述内容不一致的,不予放行。

【提示】凡经检验合格的出口烟花爆竹,由海关在其运输包装明显部位加贴验讫标志。

各口岸与内地海关应当密切配合、共同把关,加强出口烟花爆竹检验管理和质量情况等信息交流。

主管海关每年应当对所辖地区出口烟花爆竹质量情况进行分析并书面报告海关总署,海关总署对各关出口烟花爆竹的检验、管理工作和质量情况进行监督抽查。

同步案例3—1　上海首例瞒报烟花爆竹出口案:涉案火药总量70余吨

6月,上海港码头以普通货物申报出口的5个集装箱内竟被发现装满了烟花爆竹,一旦发生自燃或爆炸,后果将不堪设想。次年5月底,上海市虹口区检察院以以危险方法危害公共安全罪对涉案的被告人严某、张某、高某、蔡某4人提起公诉。这也是上海市提起公诉的首例瞒报烟花爆竹出口案件。6月26日,本案开庭,虹口区检察院检察长曾国东出庭支持公诉。

案例评析

经查,这5个集装箱的货物最初是以塑料垃圾桶进行申报的,由湖南浏阳运往上海,有关部门在查验时发现,除了外层有少量塑料垃圾桶外,其他货物都是烟花爆竹。经过进一步调查,集装箱内共含有26种烟花爆竹,共计6 000余箱。经鉴定,这批烟花爆竹均为1.4级爆炸品,火药总量约为70余吨。据了解,烟花爆竹进出口业务的申报运输等都有严格的规定,烟花爆竹出口必须由专业的危爆货代公司进行货运代理,确保烟花爆竹在运输存储过程中的安全性。由于这5个集装箱的烟花爆竹被瞒报为普通货物,没有按照危险品要求进行运输和存储,一旦发生安全事故,后果将不堪设想。

据被告人严某到案后供述,之前他接到一笔中东国家客户的订单,但由于该客户未提供烟花爆竹进口许可证,无法在进口海关提取这些货物,严某便找到中间人帮忙搞定此事。中间人安排张某负责货运代理,张某联系进出口报关代理人高某将烟花爆竹瞒报成普通货物,之后将货物交由运输员蔡某运输至上海港口。

任务二　出境动物及其产品、其他检疫物的生产、加工、存放单位注册登记

一、主管司局

动植物检疫司。

二、许可条件

(一)供港澳活羊中转场

(1)具有独立企业法人资格。不具备独立企业法人资格者,由其具有独立企业法人资格的上级主管部门提出申请。

(2)具有稳定的货源供应,与活羊养殖单位或供应单位签订有长期供货合同或协议。

(3)中转场设计存栏数量不得少于200只。

(4)中转场内具有正常照明设施和稳定电源供应。

(5)建立动物卫生防疫制度、饲养管理制度,并符合下列供港澳活羊中转场动物卫生防疫要求:

①中转场周围500米范围内无其他动物饲养场、医院、牲畜交易市场、屠宰厂。

②设有以中转场负责人为组长的动物卫生防疫领导小组,至少有一名经海关培训、考核、认可的兽医。

③在过去21天内,中转场未发生过一类传染病和炭疽。

④中转场工作人员无结核病、布氏杆菌病等人畜共患病。

⑤具有健全的动物卫生防疫制度(包括疫情报告制度、防疫消毒制度、用药制度)和饲养管理制度(包括活羊入出场登记制度、饲料饲草及添加剂使用登记制度)。

⑥中转场周围设有围墙,场内分设健康羊圈舍和与其远离的病羊隔离舍。

⑦中转场内清洁卫生,大门口设置有车辆消毒池及喷雾消毒设施,人行通道入口设有消毒池或消毒垫。

⑧中转场内水源充足,水质符合国家规定的饮用水卫生标准。

⑨中转场内不得有除羊和守卫犬以外的其他动物,用于守卫的犬只应拴养。

所用饲料及饲料添加剂不含违禁药品。

(二)供港澳活牛育肥场

(1)具有独立企业法人资格。

(2)在过去 6 个月内育肥场及其周围 10 公里范围内未发生过口蹄疫,场内未发生过炭疽、结核病和布氏杆菌病。

(3)育肥场设计存栏数量及实际存栏量均不得少于 200 头。

(4)建立动物卫生防疫制度、饲养管理制度,并符合下列供港澳活牛育肥场动物卫生防疫要求:

①育肥场周围 500 米范围内无其他动物饲养场、医院、牲畜交易市场、屠宰场。

②设有以育肥场负责人为组长的动物卫生防疫领导小组及相应职责。

③须配备有经海关培训、考核、认可的兽医。

④具有健全的动物卫生防疫制度(包括日常卫生管理制度、疫病防治制度、用药管理制度)和饲养管理制度(包括活牛入出场管理制度、饲料及添加剂使用管理制度),及相应的记录表册。

⑤场区设置有兽医室和日常防疫消毒及诊疗用器械。

⑥育肥场周围设有围墙(围栏或铁丝网),并设有专人看守的大门。

⑦场区整洁,生产区与人员生活区严格分开,生产区内设置有饲料加工及存放区、进出场隔离检疫区、育肥区、兽医室、病畜隔离区等,不同功能区分开,布局合理。

⑧设有入场架子牛和出场育肥牛隔离检疫区。入场隔离检疫区为专用或兼用检疫圈舍,距离育肥区至少 50 米。

⑨生产区出入口须设置与门同宽、长 2~3 米、深 10~15 厘米的车辆消毒池及喷雾消毒设施;淋浴室或更衣室;人行通道设有消毒池或消毒垫。

场区工作人员无结核病、布氏杆菌病等人畜共患病。

育肥场内水源充足,水质符合国家规定的饮用卫生标准。

场区内具有粪便、污水处理设施。

生产区内不得有除牛及守卫犬以外的其他动物,用于守卫的犬必须拴养。

所有饲料及饲料添加剂不含违禁药品。

(三)供港澳活牛中转仓

(1)具有独立企业法人资格。不具备独立企业法人资格者,由其具有独立法人资格的主管部门提出申请。

(2)中转仓过去 21 天内未发生过一类传染病。

(3)中转仓设计存栏数量不得少于 20 头。

(4)建立动物卫生防疫制度、饲养管理制度,并符合下列供港澳活牛中转仓动物卫生防疫要求:

①中转场周围 500 米范围内无其他动物饲养场、医院、牲畜交易市场、屠宰场。

②中转仓周围设有围墙,内设用实心墙相互隔离并编有顺序号(1 号圈、2 号圈……)的圈舍,用于隔离来自不同注册育肥场的牛。

③设有以中转仓负责人为组长的动物卫生防疫领导小组,至少配备一名经海关培训、考核、认可的兽医。

④中转仓工作人员无结核病、布氏杆菌病等人畜共患病。

⑤具有健全的动物卫生防疫制度(包括疫情报告制度、防疫消毒制度、用药制度)和饲养管理制度(包括活牛出入仓登记制度、饲料及饲料添加剂使用登记制度)。

⑥中转仓内清洁卫生,中转仓大门口设置有车辆消毒池及喷雾消毒设施,人行通道入口设有消毒池或消毒垫。

⑦中转仓内水源充足,水质符合国家规定的饮用水卫生标准。

⑧具有符合无害化处理要求的死畜、粪便和污水处理设施。

⑨中转仓内不得饲养除牛及守卫犬以外的其他动物,用于守卫的犬必须拴养。

所有饲料及饲料添加剂不含违禁药品。

(四)供港澳活禽饲养场

(1)存栏 3 万只以上。

(2)建立饲养场动物防疫制度、饲养管理制度或者全面质量保证(管理)体系,并符合下列供港澳活禽饲养场动物卫生基本要求:

①设有以饲养场负责人为组长的动物卫生防疫领导小组。

②配备有经海关培训、考核、认可的兽医。

③场区工作人员无结核病等人畜共患病。

④具有健全的动物卫生防疫制度、饲养管理制度及管理手册。

⑤饲养场周围 1 000 米范围内无其他禽类饲养场、动物医院、畜禽交易市场、屠宰场。

⑥在过去 6 个月内,饲养场及其半径 10 公里范围内未暴发禽流感、新城疫。

⑦饲养场周围设有围墙或围栏。

⑧场内除圈养禽类外,没有饲养飞禽。在同一饲养场内没有同时饲养水禽、其他禽类和猪。

⑨场区整洁,生产区与生活区严格分开,生产区内设置有饲料加工及存放区、活禽出场隔离检疫区、育雏区、兽医室、病死禽隔离处理区和独立的种禽引进隔离区等,不同功能区分开,布局合理。

⑩饲养场及其生产区出入口设置与门同宽、长 3~5 米、深 10~15 厘米的车辆消毒池及喷雾消毒设施。生产区入口设有更衣室。每栋禽舍门口设有消毒池或消毒垫。人行通道设有消毒池或消毒垫。

⑪兽医室内药物放置规范,记录详细,无禁用药物、疫苗、兴奋剂和激素等,且配备必要的诊疗设施。

⑫生产区内水源充足,水质符合国家规定的卫生标准。

⑬所用饲料及饲料添加剂不含违禁药物。

⑭场区具有与生产相配套的粪便、污水处理设施。

⑮水禽饲养场,可根据实际情况,参照本要求执行。

(五)供港澳活猪饲养场

应当建立饲养场饲养管理制度以及动物卫生防疫制度,并符合下列供港澳活猪注册饲养场的条件和动物卫生基本要求:

(1)年出栏 10 000 头以上,并实行自繁自养。

(2)设有以饲养场负责人为组长的动物卫生防疫领导小组。

(3)配备经海关培训、考核、认可的兽医。

(4)具有健全的动物卫生防疫制度(包括日常卫生管理制度、疫病防治制度、用药管理制度)和饲养管理制度(包括种猪引进管理制度、饲料及添加剂使用管理制度),及相关的记录表册。

(5)饲养场周围 1 000 米范围内无动物饲养场、医院、牲畜交易市场、屠宰场。

(6)饲养场周围设有围墙,并设有专人看守的大门。

(7)场区整洁,布局合理,生产区与生活区严格分开,生产区内设置有饲料加工及存放区、活猪出场隔离区、饲养区、兽医室、病死畜隔离处理区、粪便处理区和独立的种猪引进隔离区等,不同功能区分开。

(8)饲养场及其生产区出入口处以及生产区中饲料加工及存放区、病死畜隔离处理区、粪便处理区与饲养区之间均有隔离屏障,且须设置:①各出入口设置与门同宽、长 3~5 米、深 10~15 厘米的车辆消毒池及喷雾消毒设施;②生产区入口设有淋浴室和更衣室;③人行通道设有消毒池或消毒垫。

(9)兽医室内药物放置规范,记录详细,无禁用药品,配备必要的诊疗设施。

(10)每栋猪舍门口设有消毒池或消毒垫。

(11)生产区内运料通道和粪道分布合理,不互相交叉。

(12)场区工作人员健康,无结核病、布氏杆菌病等人畜共患病。

(13)生产区内水源充足,水质符合国家规定的饮用水卫生标准。

(14)具有与生产相配套的粪便、污水处理设施。

(15)生产区内没有饲养其他动物。

(16)所用饲料及饲料添加剂不含违禁药品。

(六)出境水生动物养殖场、中转场

(1)周边和场内卫生环境良好,无工业、生活垃圾等污染源和水产品加工厂,场区布局合理,分区科学,有明确的标识。

(2)养殖用水符合国家渔业水质标准,具有政府主管部门或者海关出具的有效水质监测或者检测报告。

(3)具有符合检验检疫要求的养殖、包装、防疫、饲料和药物存放等设施、设备和材料。

(4)具有符合检验检疫要求的养殖、包装、防疫、疫情报告、饲料和药物存放及使用、废弃物和废水处理、人员管理、引进水生动物等专项管理制度。

(5)配备养殖、防疫方面的专业技术人员,有从业人员培训计划,从业人员持有健康证明。

(6)中转场的场区面积、中转能力应当与出口数量相适应。

(七)出境食用水生动物非开放性水域养殖场、中转场

(1)周边和场内卫生环境良好,无工业、生活垃圾等污染源和水产品加工厂,场区布局合理,分区科学,有明确的标识。

(2)养殖用水符合国家渔业水质标准,具有政府主管部门或者海关出具的有效水质监测或者检测报告。

(3)具有符合检验检疫要求的养殖、包装、防疫、饲料和药物存放等设施、设备和材料。

(4)具有符合检验检疫要求的养殖、包装、防疫、疫情报告、饲料和药物存放及使用、废弃物和废水处理、人员管理、引进水生动物等专项管理制度。

(5)配备养殖、防疫方面的专业技术人员,有从业人员培训计划,从业人员持有健康证明。

(6)中转场的场区面积、中转能力应当与出口数量相适应。

(7)具有与外部环境隔离或者限制无关人员和动物自由进出的设施,如隔离墙、网、栅栏等。

(8)养殖场养殖水面应当具备一定规模,一般水泥池养殖面积不少于20亩,土池养殖面积不少于100亩。

(9)养殖场具有独立的引进水生动物的隔离池;各养殖池具有独立的进水和排水渠道;养殖场的进水和排水渠道分设。

(八)出境食用水生动物开放性水域养殖场、中转场

(1)周边和场内卫生环境良好,无工业、生活垃圾等污染源和水产品加工厂,场区布局合理,分区科学,有明确的标识。

(2)养殖用水符合国家渔业水质标准,具有政府主管部门或者海关出具的有效水质监测或者检测报告。

(3)具有符合检验检疫要求的养殖、包装、防疫、饲料和药物存放等设施、设备和材料。

(4)具有符合检验检疫要求的养殖、包装、防疫、疫情报告、饲料和药物存放及使用、废弃物和废水处理、人员管理、引进水生动物等专项管理制度。

(5)配备养殖、防疫方面的专业技术人员,有从业人员培训计划,从业人员持有健康证明。

(6)中转场的场区面积、中转能力应当与出口数量相适应。

(7)养殖、中转、包装区域无规定的水生动物疫病。

(8)养殖场养殖水域面积不少于 500 亩,网箱养殖的网箱数一般不少于 20 个。

(九)出境观赏用和种用水生动物养殖场、中转场

(1)周边和场内卫生环境良好,无工业、生活垃圾等污染源和水产品加工厂,场区布局合理,分区科学,有明确的标识。

(2)养殖用水符合国家渔业水质标准,具有政府主管部门或者海关出具的有效水质监测或者检测报告。

(3)具有符合检验检疫要求的养殖、包装、防疫、饲料和药物存放等设施、设备和材料。

(4)具有符合检验检疫要求的养殖、包装、防疫、疫情报告、饲料和药物存放及使用、废弃物和废水处理、人员管理、引进水生动物等专项管理制度。

(5)配备养殖、防疫方面的专业技术人员,有从业人员培训计划,从业人员持有健康证明。

(6)中转场的场区面积、中转能力应当与出口数量相适应。

(7)场区位于水生动物疫病的非疫区,过去 2 年内没有发生国际动物卫生组织(OIE)规定应当通报和农业部规定应当上报的水生动物疾病。

(8)养殖场具有独立的引进水生动物的隔离池和水生动物出口前的隔离养殖池,各养殖池具有独立的进水和排水渠道。养殖场的进水和排水渠道分设。

(9)具有与外部环境隔离或者限制无关人员和动物自由进出的设施,如隔离墙、网、栅栏等。

(10)养殖场面积水泥池养殖面积不少于 20 亩,土池养殖面积不少于 100 亩。

(11)出口淡水水生动物的包装用水必须符合饮用水标准;出口海水水生动物的包装用水必须清洁、透明并经有效消毒处理。

(12)养殖场有自繁自养能力,并有与养殖规模相适应的种用水生动物。

(13)不得养殖食用水生动物。

(十)出境非食用动物产品生产加工企业

应当符合进境国家或者地区的法律法规有关规定,并遵守下列要求:①建立并维持进境国家或者地区有关法律法规规定的注册登记要求;②按照建立的兽医卫生防疫制度组织生产;③按照建立的合格原料供应商评价制度组织生产;④建立并维护企业档案,确保原料、产品可追溯;⑤如实填写《出境非食用动物产品生产、加工、存放注册登记企业监管手册》;⑥符合中国其他法律法规规定的要求。

(十一)出境饲料生产、加工、存放企业

(1)厂房、工艺、设备和设施:①厂址应当避开工业污染源,与养殖场、屠宰场、居民点保持适当距离;②厂房、车间布局合理,生产区与生活区、办公区分开;③工艺设计合理,符合安全卫生要求;④具备与生产能力相适应的厂房、设备及仓储设施;⑤具备有害生物(啮齿动物、苍蝇、仓储害虫、鸟类等)防控设施。

(2)具有与其所生产产品相适应的质量管理机构和专业技术人员。

(3)具有与安全卫生控制相适应的检测能力。

(4)管理制度:①岗位责任制度;②人员培训制度;③从业人员健康检查制度;④按照危害分析与关键控制点(HACCP)原理建立质量管理体系,在风险分析的基础上开展自检自控;⑤标准卫生操作规范(SSOP);⑥原辅料、包装材料合格供应商评价和验收制度;⑦饲料标签管理制度和产品追溯制度;⑧废弃物、废水处理制度;⑨客户投诉处理制度;⑩质量安全突发事件应急管理制度。

三、材料要求

(一)首次申请

1. 供港澳活羊中转场,活牛育肥场、中转仓,活禽、活猪饲养场

(1)注册登记申请表。

(2)场(仓)平面图。

2. 出境水生动物养殖场、中转场

(1)出境水生动物养殖场、中转场注册登记申请表。

(2)场区平面示意图,并提供重点区域的照片或者视频资料。

(3)专业人员资质证明。

(4)废弃物、废水处理程序说明材料。

(5)进口国家或者地区对水生动物疾病有明确检测要求的,须提供有关检测报告。

3. 出境非食用动物产品生产、加工、存放企业

(1)出境非食用动物产品生产、加工、存放企业检验检疫注册登记申请表。

(2)厂区平面图,并提供重点区域的照片或者视频资料。

(3)工艺流程图,包括生产、加工的温度,使用化学试剂的种类、浓度和 pH 值,处理的时间和使用的有关设备等情况。

4. 出境饲料生产、加工、存放企业

(1)出口饲料生产、加工、存放企业检验检疫注册登记申请表(随附申请注册登记的产品及原料清单)。

(2)生产工艺流程图,并标明必要的工艺参数(涉及商业秘密的除外)。

(3)厂区平面图,并提供重点区域的照片或者视频资料。

(二)变更申请

(1)出口动物产品生产、加工、存放企业注册登记变更申请。

(2)与变更内容相关的资料(变更项目的生产工艺说明、产业政策证明材料)。

(三)延续申请

企业延期申请书

(四)注销申请。

注销申请书。

企业取得准予注销许可后应当一并交回原注册登记证书。

四、办理流程

(1)申请人向海关递交材料。海关向申请人出具《受理单或不予受理通知书》。

(2)所在地海关受理申请后,应当根据法定条件和程序进行全面审查,自受理之日起 20 个工作日内作出决定。

(3)经审查符合许可条件的,依法作出准予注册登记许可的书面决定,并送达申请人,同时核发注册登记证书。经审查不符合许可条件的,出具不予许可决定书。

首次、变更、延续、注销申请均按上述流程办理。

五、办理方式

登录 http://online.customs.gov.cn,常用事项选择"行政审批"。

图3—1 "出境动物及其产品、其他检疫物的生产、加工、存放单位注册登记"行政审批事项流程

任务三 出境植物及其产品、其他检疫物的生产、加工、存放单位注册登记

一、主管司局

动植物检疫司。

二、许可条件

(一)出境粮食加工仓储企业

(1)具有法人资格,在工商行政管理部门注册,持有"企业法人营业执照",并具有粮食仓储经营的资格。

(2)仓储区域布局合理,不得建在有碍粮食卫生和易受有害生物侵染的区域,仓储区内不得兼营、生产、存放有毒有害物质。具有足够的粮食储存库房和场地,库场地面平整、无积水,货场应硬化,无裸露土地面。

(3)在装卸、验收、储存、出口等全过程建立仓储管理制度和质量管理体系,并运行有效。仓储企业的各台账记录应清晰完整,能准确反映出入库粮食物流信息及在储粮食信息,具备追溯性。台账在粮食出库后保存期限至少2年。

(4)建立完善的有害生物监控体系,制订有害生物监测计划及设立储存库场防疫措施(如垛位间隔距离、场地卫生、防虫计划、防虫设施等),保留监测记录;制订有效的防鼠计划,储存库场及周围应当具备防鼠、灭鼠设施,保留防鼠记录;具有必要的防鸟设施。

(5)制订仓储粮食检疫处理计划,出现疫情时应及时上报海关,在海关的监管下由海关认可的检疫处理部门进行除害处理,并做好除害处理记录。

(6)建立质量安全事件快速反应机制,对储存期间及出入库时发现的撒漏、水湿、发霉、污染、掺伪、虫害等情况,能及时通知货主、妥善处理、做好记录并向海关报告,未经海关允许不得将有问题的货物码入垛内或出库。

(7)仓储粮食应集中分类存放,离地、离墙、堆垛之间应保留适当的间距,并以标牌示明货物的名称、规格、发站、发货人、收货人、车号、批号、垛位号及入库日期等。不同货物不得混杂堆放。

(8)应具备与业务量相适应的粮食检验检疫实验室,实验室具备品质、安全卫生常规项目检验能力及常见仓储害虫检疫鉴定能力。

(9)配备满足需要的仓库保管员和实验室检验员。经过海关培训并考核合格,能熟练完成仓储管理、疫情监控及实验室检测及检疫鉴定工作。

出口粮食中转、暂存库房、场地、货运堆场等设施的所属企业,应符合以上(2)(4)(5)(6)(7)条要求。

(二)出境种苗花卉生产企业

1. 种植基地要求

(1)应符合我国和输入国家或地区规定的植物卫生防疫要求。

(2)近两年未发生重大植物疫情,未出现重大质量安全事故。

(3)应建立完善的质量管理体系。质量管理体系文件包括组织机构、人员培训、有害生物监测与控制、农用化学品使用管理、良好农业操作规范、溯源体系等有关资料。

(4)建立种植档案,对种苗花卉来源流向、种植收获时间,有害生物监测防治措施等日常管理情况进行详细记录。

(5)应配备专职或者兼职植保专业技术人员,负责基地有害生物监测、报告、防治等工作。

(6)符合其他相关规定。

2. 加工包装厂及储存库要求

(1)厂区整洁卫生,有满足种苗花卉贮存要求的原料场、成品库。

(2)存放、加工、处理、储藏等功能区相对独立、布局合理,且与生活区采取隔离措施并有适当的距离。

(3)具有符合检疫要求的清洗、加工、防虫防病及必要的除害处理设施。

(4)加工种苗花卉所使用的水源及使用的农用化学品均须符合我国和输入国家或地区有关卫生环保要求。

(5)建立完善的质量管理体系,包括对种苗花卉加工、包装、储运等相关环节疫情防控措施、应急处置措施、人员培训等内容。

(6)建立产品进货和销售台账,种苗花卉各个环节溯源信息要有详细记录。

(7)出境种苗花卉包装材料应干净卫生,不得二次使用,在包装箱上标明货物名称、数量、生产经营企业注册登记号、生产批号等信息。

(8)配备专职或者兼职植保专业技术人员,负责原料种苗花卉验收、加工、包装、存放等环节防疫措施的落实、质量安全控制、成品自检等工作。

(9)有与其加工能力相适应的提供种苗花卉货源的种植基地,或与经注册登记的种植基地建有固定的供货关系。

(10)符合其他相关规定。

(三)出境新鲜水果(含冷冻水果)果园和包装厂

1. 果园申请条件

(1)连片种植,面积在 100 亩以上。

(2)周围无影响水果生产的污染源。

(3)有专职或者兼职植保专业技术人员,负责果园有害生物监测防治等工作。

(4)建立完善的质量管理体系。质量管理体系文件包括组织机构、人员培训、有害生物监测与控制、农用化学品使用管理、良好农业操作规范等有关资料。

(5)近两年未发生重大植物疫情。

(6)双边协议、议定书或输入国家或地区法律法规对注册登记有特别规定的,还须符合其规定。

2. 包装厂申请条件

(1)厂区整洁卫生,有满足水果贮存要求的原料场、成品库。

(2)水果存放、加工、处理、储藏等功能区相对独立、布局合理,且与生活区采取隔离措施并有适当的距离。

(3)具有符合检疫要求的清洗、加工、防虫防病及除害处理设施。

(4)加工水果所使用的水源及使用的农用化学品均须符合有关食品卫生要求及输入国家或地区的要求。

(5)有完善的卫生质量管理体系,包括对水果供货、加工、包装、储运等环节的管理;对水果溯源信息、防疫监控措施、有害生物及有毒有害物质检测等信息有详细记录。

(6)配备专职或者兼职植保专业技术人员,负责原料水果验收、加工、包装、存放等环节防疫措施的落实,有毒有害物质的控制,弃果处理和成品水果自检等工作。

(7)有与其加工能力相适应的提供水果货源的果园,或与供货果园建有固定的供货关系。

(8)双边协议、议定书或输入国家或地区法律法规对注册登记有特别规定的,还须符合其规定。

(四)出境烟叶加工、仓储企业

1. 出境烟叶加工企业申请条件

(1)具有法人资格,在工商行政管理部门注册,持有"企业法人营业执照",并具有烟叶及其副产品经营的资格。

(2)具有健全的质量管理体系,有完整的生产加工过程产品质量控制记录,获得质量体系认证或者具备相应的质量保证能力,且运行有效。

(3)了解原料烟叶产地、种植期间的质量和安全状况,并对原料烟种植安全卫生管理提出要求,并提供技术指导和协助。

(4)具有完善的厂区及周边有害生物监测体系,监测人员应经过海关培训,监测设施齐备,具有监测计划、监测记录及检疫处理预案等。

(5)产品所使用的原料、辅料、添加剂应符合进口国家或地区法律、行政法规的规定和强制性标准。

(6)产品形成一定的规模,产品质量稳定,信誉良好,企业诚信度高。

(7)具有原料进货和产品销售台账,且至少保存至成品出口后 2 年。进货台账包括货物名称、规格、等级、数重量、批次号、来源地区、供货商及其联系方式、进货时间、除害处理时间、药剂及浓度等,销售台账包括货物名称、规格、等级、数量、批次号、进口国家或地区、收货人及其联系方式、加工时间、出口时间、除害处理时间、药剂及浓度等。在出口烟叶及其副产品的外包装和厂检合格单上标明检验检疫批次编号,完善溯源记录。

(8)符合其他相关规定。

2. 出境烟叶仓储企业申请条件

(1)具有法人资格,在工商行政管理部门注册,持有《企业法人营业执照》,并具有烟叶及其副产品经营的资格。

(2)仓储场地应保持整洁,仓库密闭情况良好,检疫处理场所和设施等应符合安全防护措施要求。

(3)国内销售烟草、出口烟草应分区分仓存放,出口烟草按种类堆垛整齐,并注明检验检疫批次号、数重量、生产厂、等级、生产年份,对已加工的烟草和未加工的烟草应分仓存储。

(4)建立烟草仓储害虫监控体系,监测人员应经过海关培训,监测设施齐备,具有监测计划、监测记录及检疫处理预案等,定期将本单位仓储的虫害发生情况及所采取的防疫处理措施上报当地海关。

(5)仓库能够进行温、湿度监测与控制,仓库温、湿度数据能够记录,确保适应烟叶及其副产品储存安全的温度和湿度,必要时采取降温、排湿措施。

(6)符合其他相关规定。

3. 出口烟叶中转、暂存场所申请条件

(1)仓储场地应保持整洁,具有防雨、防潮、防虫设施。

(2)出口烟草应按种类、检验检疫批次号分别堆码、堆垛整齐。

(3)具有有效的烟草仓储害虫监测措施、监测记录和检疫处理预案。

(4)符合其他相关规定。

(五)出境竹木草制品生产加工企业申请条件

(1)厂区整洁卫生,道路及场地地面硬化、无积水。

(2)厂区布局合理,原料存放区、生产加工区、包装及成品存放区划分明显,相对隔离。

(3)有相对独立的成品存放场所,成品库/区干净卫生,产品堆垛整齐,标识清晰。

(4)具备相应的防疫除害处理措施,防疫除害处理能力与出口数量相适应。

(5)配备经海关培训合格的厂检员,熟悉生产工艺,并能按要求做好相关防疫和自检工作。

竹木草制品
出口流程

(6)建立质量管理体系或制度,包括卫生防疫制度、原辅料合格供方评价制度、溯源管理制度、厂检员管理制度、自检自控制度等。

(六)出境饲料生产、加工、存放企业

(1)厂房、工艺、设备和设施:①厂址应当避开工业污染源,与养殖场、屠宰场、居民点保持适当距离;②厂房、车间布局合理,生产区与生活区、办公区分开;③工艺设计合理,符合安全卫生要求;④具备与生产能力相适应的厂房、设备及仓储设施;⑤具备有害生物(啮齿动物、苍蝇、仓储害虫、鸟类等)防控设施。

(2)具有与其所生产产品相适应的质量管理机构和专业技术人员。

(3)具有与安全卫生控制相适应的检测能力。

(4)管理制度:①岗位责任制度;②人员培训制度;③从业人员健康检查制度;④按照危害分析与关键控制点(HACCP)原理建立质量管理体系,在风险分析的基础上开展自检自控;⑤标准卫生操作规范(SSOP);⑥原辅料、包装材料合格供应商评价和验收制度;⑦饲料标签管理制度和产品追溯制度;⑧废弃物、废水处理制度;⑨客户投诉处理制度;⑩质量安全突发事件应急管理制度。

(七)出境货物木质包装除害处理标识加施企业

1. 热处理条件及设施

(1)热处理库应保温、密闭性能良好,具备供热、调湿、强制循环设备,如采用非湿热装置提供热源的,需安装加湿设备。

(2)配备木材中心温度检测仪或耐高温的干湿球温度检测仪,且具备自动打印、不可人为修改或数据实时传输功能。

(3)供热装置的选址与建造应符合环保、劳动、消防、技术监督等部门的要求。

(4)热处理库外具备一定面积的水泥地面周转场地。

(5)设备运行能达到热处理技术指标要求。

2. 熏蒸处理条件及设施

(1)具备经海关考核合格的熏蒸队伍或签约委托的经海关考核合格的熏蒸队伍。

(2)熏蒸库应符合《植物检疫简易熏蒸库熏蒸操作规程》(SN/T1143－2002)的要求,密闭性能良好,具备低温下的加热设施,并配备相关熏蒸气体检测设备。

(3)具备相应的水泥硬化地面周转场地。

(4)配备足够的消防设施及安全防护用具。

3. 厂区环境与布局

(1)厂区道路及场地应平整、硬化,热处理库、熏蒸库、成品库及周围应为水泥地面。厂区内无杂草、积水,树皮等下脚料集中存放处理。

(2)热处理库、熏蒸库和成品库与原料存放场所、加工车间及办公、生活区域有效隔离。成品库应配备必要的防疫设施,防止有害生物再次侵染。

(3)配备相应的灭虫药械,定期进行灭虫防疫并做好记录。

4. 组织机构及人员管理

(1)建立职责明确的防疫管理小组,成员由企业负责人、相关部门负责人、除害处理技术人员等组成。防疫小组成员应熟悉有关检验检疫法律法规。

(2)配备经海关考核合格的协管员,应掌握木质包装检疫要求及除害处理效果验收标准,协助海关做好监管工作。协管员应为防疫管理小组成员。

(3)主要管理和操作人员应经海关培训并考核合格。除害处理技术及操作人员应掌握除害处理操作规程。

5. 防疫、质量管理体系

(1)明确生产质量方针和目标,将除害处理质量纳入质量管理目标。

(2)制定原料采购质量控制要求,建立原料采购台账,注明来源、材种、数量等。

(3)制定木质包装检疫及除害处理操作流程及质量控制要求,进行自检和除害处理效果检查,并做好记录。

出境木质包装标识IPPC

(4)制定标识加施管理及成品库防疫管理要求,并做好进、出库及销售记录,保证有效追溯产品流向。

(5)制定环境防疫控制要求,定期做好下脚料处理、环境防疫并做好记录。

(6)建立异常情况的处置和报告程序。

同步案例 3－2   违反规定必罚

某年 3 月 10 日,兰溪一家企业接到加拿大客户的急单,要求两天内完成。虽然客户要求的产品有库存,但对于出口包装用的 10 个托盘,却无法在这么短的时间内完成原木托盘的木料采购、制作、热处理等一系列工序。后来,公司负责人找到了位于婺城区蒋堂镇的金华捷特包装公司,利用该公司的免熏蒸处理技术解决了难题。

案例评析

前一年年底,加拿大食品检验署函告海关总署:1 月 1 日至 4 月 1 日,对于来自中国仅提供植物检疫证书未加施IPPC标志的货物木质包装,加拿大将在得到中方确认证书真伪结果前,对该批货物实施扣留处理。自4月1日起,加方对来自中国的货物木质包装仅查验IPPC专用标志,凡随附植物检疫证书的,加拿大将拒绝入境。为避免对贸易造成影响,金华海关根据《出境货物木质包装检疫处理惯例办法》有关规定以及海关总署的文件精神,于2月25日专门下发《关于进一步规范出境货物木质包装检疫等有关问题的通知》。

三、材料要求

(一)首次申请

1. 出境粮食加工、仓储企业

(1)出境粮食生产、加工、存放企业注册登记申请表。

(2)企业厂区平面图及简要说明。

(3)涉及本企业粮食业务的全流程管理制度、质量安全控制措施和溯源管理体系说明。

(4)有害生物监测与控制措施(包括配备满足防疫需求的人员,具有对虫、鼠、鸟等的防疫措施及能力)。

2. 出境种苗花卉生产企业

(1)出境种苗花卉生产经营企业注册登记申请表。

(2)种植基地及加工包装厂布局示意图、检测实验室平面图,以及主要生产加工区域、除害处理设施的照片。

(3)植保专业技术人员、质量监督员及企业实验室检测人员培训证明及相应资质、资格证件。

3. 出境新鲜水果(含冷冻水果)果园和包装厂

(1)出境水果果园:①"出境水果果园注册登记申请表";②果园示意图、平面图。

(2)出境水果包装厂:①"出境水果包装厂注册登记申请表";②包装厂厂区平面图,包装厂工艺流程及简要说明;③提供水果货源的果园名单及包装厂与果园签订的有关水果生产、收购合约复印件。

视频

被海关
截留的水果
去哪了?

4. 出境烟叶加工、仓储企业

(1)出境植物产品生产、加工、存放企业注册登记申请表。

(2)企业厂区平面图及简要说明。

(3)生产加工情况的说明材料。

5. 出境竹木草制品生产加工企业

(1)出境竹木草制品生产企业注册登记及分类管理申请表。

(2)企业厂区平面图及简要说明。

(3)生产工艺流程图,包括各环节的技术指标及相关说明。

(4)生产加工过程中所使用主要原辅料清单、自检自控计划。

6. 出境饲料生产、加工、存放企业

(1)出口饲料生产、加工、存放企业检验检疫注册登记申请表(随附申请注册登记的产品及原料清单)。

(2)生产工艺流程图,并标明必要的工艺参数(涉及商业秘密的除外)。

(3)厂区平面图,并提供重点区域的照片或者视频资料。

7. 出境货物木质包装除害处理标识加施企业

(1)出境货物木质包装除害处理标识加施申请考核表。

(2)企业厂区平面图及简要说明。

(3)热处理或者熏蒸处理等除害设施及相关技术、管理人员的资料。

(二)变更申请

(1)出口植物产品生产、加工、存放企业注册登记变更申请。

(2)与变更内容相关的资料(变更项目的生产工艺说明、产业政策证明材料)。

(三)延续申请

企业延期申请书。

(四)注销申请

注销申请书。

企业取得准予注销许可后应当一并交回原注册登记证书。

四、办理流程

(1)申请人向海关递交材料。海关向申请人出具受理单或不予受理通知书。

(2)所在地海关受理申请后,应当根据法定条件和程序进行全面审查,自受理之日起20个工作日内作出决定。

(3)经审查符合许可条件的,依法作出准予注册登记许可的书面决定,并送达申请人,同时核发注册登记证书。经审查不符合许可条件的,出具不予许可决定书。

首次、变更、延续、注销申请均按上述流程办理。

"出境植物及其产品、其他检疫物的生产、加工、存放单位注册登记"行政审批事项流程图与出境动物一致。

五、办理方式

登录 http://online. customs. gov. cn"常用事项"选择"行政审批"。

任务四　出口食品生产企业备案

一、主管司局

企业管理和稽查司。

二、备案要素

(1)中华人民共和国境内拟从事出口的食品生产企业。

(2)已建立和实施以危害分析和预防控制措施为核心的食品安全卫生控制体系,该体系还应当包括食品防护计划。出口食品生产企业应当保证食品安全卫生控制体系有效运行,确保出口食品生产、加工、储存过程持续符合我国相关法律法规和出口食品生产企业安全卫生要求,以及进口国(地区)相关法律法规要求。

(3)"出口食品生产企业备案申请表"(见表3—1)。

本项目相关
附件及
填写示范

表 3－1　　　　　　　　　　　　出口食品生产企业备案申请表

社会统一信用代码					
行政区划			主管海关		
生产企业名称					
生产企业地址					
法定代表人 （负责人）		法定代表人 （负责人） 移动电话		法定代表人 （负责人） 固定电话	
法定代表人（负责人） 身份证件类型		身份证件 号码		法定代表人 （负责人） 电子邮箱	
海关业务联系人			海关业务联系人 移动电话		
海关业务联系人 固定电话			邮政编码		
厂区面积		平方米	车间面积		平方米
企业总人数			管理者人数		

申请备案产品	产品名称	设计生产能力		主要出口国家或地区	

生产企业通过 认证情况	认证种类	认证机构		证书编号	有效期限

　　我单位承诺已依法取得食品生产许可，且符合出口食品生产企业备案条件；已建立和实施以危害分析和预防控制措施为核心的食品安全卫生控制体系，体系包括食品防护计划；保证食品安全卫生控制体系有效运行，确保出口食品生产、加工、储存过程持续符合我国相关法律法规和出口食品生产企业安全卫生要求，以及进口国（地区）相关法律法规要求，现向海关申请办理出口食品生产企业备案，备案申请表填报内容真实有效。

法定代表人（或授权负责人）签名：
（企业公章）
年　　　月　　　日

三、材料要求

填写完整的"出口食品生产企业备案申请表"。

四、办理流程

(一)申请备案

(1)申请人向所在地主管海关提出申请并递交材料。

(2)主管海关对申请人提出的申请进行审核,对材料齐全、符合法定条件的,核发"出口食品生产企业备案证明"(以下简称"备案证明")。相关内容如图3-2所示。

图3-2　出口食品生产企业备案办理业务流程

(二)备案变更

出口食品生产企业的名称、法定代表人、生产企业地址发生变化的,申请人应当自发生变更之日起15日内,向原发证海关递交申请材料,原发证海关对申请变更内容进行审核。变更申请材料齐全、证明材料真实有效的,准予变更。

(三)备案注销

申请人需要注销"备案证明"的,向主管海关提出书面申请,经主管海关审核后,办理注销手续。

五、办理方式

海关行政审批一个窗口现场办理/互联网＋海关一体化网上办事平台(http://online. customs. gov. cn)/中国出口食品生产企业备案管理系统(http://qgs. customs. gov. cn:10080/efpe)。

六、报检规范

海关依法对出口食品实施监督管理。出口食品监督管理措施包括:出口食品原料种植养殖场备案、出口食品生产企业备案、企业核查、单证审核、现场查验、监督抽检、口岸抽查、境外通报核查以及各项的组合。

出口食品原料种植、养殖场应当向所在地海关备案。出口食品生产企业应当向住所地海关备案。

出口食品生产企业应当建立完善可追溯的食品安全卫生控制体系,保证食品安全卫生控制体系有效运行,确保出口食品生产、加工、贮存过程持续符合中国相关法律法规、出口食品生产企业安全卫生要求;进口国家(地区)相关法律法规和相关国际条约、协定有特殊要求的,还应当符合相关要求。

出口食品生产企业应当建立供应商评估制度、进货查验记录制度、生产记录档案制度、出厂检验记录制度、出口食品追溯制度和不合格食品处置制度。相关记录应当真实有效,保存期限不得少于食品保质期期满后6个月;没有明确保质期的,保存期限不得少于2年。

出口食品生产企业应当保证出口食品包装和运输方式符合食品安全要求。

出口食品生产企业应当在运输包装上标注生产企业备案号、产品品名、生产批号和生产日期。

【提示】 *出口食品应当依法由产地海关实施检验检疫。*

海关总署根据便利对外贸易和出口食品检验检疫工作需要,可以指定其他地点实施检验检疫。

出口食品生产企业、出口商应当按照法律、行政法规和海关总署规定,向产地或者组货地海关提出出口申报前监管申请。产地或者组货地海关受理食品出口申报前监管申请后,依法对需要实施检验检疫的出口食品实施现场检查和监督抽检。

出口食品经海关现场检查和监督抽检符合要求的,由海关出具证书,准予出口。进口国家(地区)对证书形式和内容要求有变化的,经海关总署同意可以对证书形式和内容进行变更。

出口食品经海关现场检查和监督抽检不符合要求的,由海关书面通知出口商或者其代理人。相关出口食品可以进行技术处理的,经技术处理合格后方准出口;不能进行技术处理或者经技术处理仍不合格的,不准出口。

食品出口商或者其代理人出口食品时应当依法向海关如实申报。海关对出口食品在口岸实施查验,查验不合格的,不准出口。

任务五　出口竹木草制品检疫

一、申请出口资质

(1)申请方式:海关行政审批网上办理平台(网址:http://pre.chinaport.gov.cn/car)。

(2)申请资料:①出境竹木草制品生产企业注册登记及分类管理申请表;②企业厂区平面图及简要说明;③生产工艺流程图,包括各环节的技术指标及相关说明等;④生产加工过程中所使用主要原辅料清单、自检自控计划。

二、资质审核

(一)审核时限

海关自接到申请资料之日起5个工作日内完成初审和受理。企业提交的申请资料不齐全的,应当在规定期限内补齐;未能在规定期限补齐的,视为撤回申请。海关受理申请之日起20个工作日内完成全面审查和考核。经审核、考核符合许可条件的,作出准予注册登记许可的决定并及时公布,企业申请分类管理的确定企业类别。

(二)资质期限

出境竹木草制品生产加工企业资质有效期为4年。满4年有效期的,应当提前向海关申请办理延续手续。

三、分级分类管理

(一)竹木草制品分级管理

根据生产加工工艺及防疫处理技术指标等,竹木草制品分为低、中、高3个风险等级。

(1)低风险竹木草制品:经脱脂、蒸煮、烘烤及其他防虫、防霉等防疫处理的。

（2）中风险竹木草制品：经熏蒸或者防虫、防霉药剂处理等防疫处理的。

（3）高风险竹木草制品：经晾晒等其他一般性防疫处理的。

（二）竹木草制品出口企业分类管理

海关对出境竹木草制品的企业进行评估、考核，将企业分为一类、二类、三类3个企业类别。一类、二类企业应当具备的条件，可通过海关总署网站"海关法规"栏目进行详阅或咨询所在地海关。不具备一类或者二类条件的企业以及未申请分类考核的企业定为三类企业。

四、日常监督管理

海关对出境竹木草制品的生产、加工、存放实施全过程的监督管理，主要内容包括：①检查企业质量管理体系是否有效运行，以及生产、加工、存放等环节的防疫措施执行情况；②检查企业生产、加工、存放等条件是否符合防疫要求；③企业对质量问题的整改情况；④其他应当检查的内容。

五、抽检相关规定

输出竹木草制品的检疫依据：①我国与输入国家或者地区签订的双边检疫协定（含协议、备忘录等）；②输入国家或者地区的竹木草制品检疫规定；③我国有关出境竹木草制品的检疫规定；④贸易合同、信用证等订明的检疫要求。

抽查比例：根据企业的类别和竹木草制品的风险等级，出境竹木草制品的批次抽查比例为：

（1）一类企业的低风险产品，抽查比例5%～10%；

（2）一类企业的中风险产品、二类企业的低风险产品，抽查比例10%～30%；

（3）一类企业的高风险产品、二类企业的中风险产品和三类企业的低风险产品，抽查比例30%～70%；

（4）二类企业的高风险产品、三类企业的中风险和高风险产品，抽查比例70%～100%。

出境竹木草制品经检疫合格的，按照有关规定出具相关证单；经检疫不合格的，经过除害、重新加工等处理合格后方可放行；无有效处理方法的，不准出境。

任务六 出口打火机检验监管

我国是全球打火机生产出口大国，每年出口打火机20多亿支，覆盖全球100多个国家和地区。打火机是指充灌有不大于10克的丁烷或其他易燃气体或液体，可重复充灌或没有充灌系统，并能承受一定压力，带有燃料释放、引燃装置的器具。一般用于点燃香烟，也可用于其他点火。

一、打火机归类

打火机出口申报涉及HS编码有9613100000、9613200000、9613800000（见表3—2）。

表3—2

HS编码	产品名称
9613100000	一次性袖珍气体打火机（999）
9613200000	可充气袖珍气体打火机（999）
9613800000	其他打火器（101台式打火机，102其他打火机及其零件）

二、打火机企业出口要求

(1)主管海关对出口打火机的生产企业实施登记管理制度。出口生产企业在申报前取得海关登记代码,并在货物出口前提出检验申请,接受海关检验监管。登记代码按照《出口打火机、点火枪类商品生产企业登记细则》确定。

登记代码标记由四部分组成(见图3-3):

第一部分:由二位阿拉伯数字代表生产企业所处的各直属海关。

第二部分:由字母"L"代表打火机。

第三部分:由三位阿拉伯数字001-999代表出口打火机生产企业。

图3-3

第四部分:代码标记中符号"/"后的数字表示出口批次和生产年份(一个检验批为一个批次)。

【注意】登记代码和批次要印在运输包装上并保持清晰、牢固。

(2)打火机、点火枪类商品上铸印的检验检疫机构颁发的登记代码由两部分组成。①第一部分:由二位阿拉伯数字代表企业所处的各直属海关;②第二部分:由三位阿拉伯数字001-999代表企业。

三、打火机出口监督管理

列入目录的进出口商品,按照国家技术规范的强制性要求进行检验;为出口危险货物生产包装容器的企业,必须申请商检机构进行包装容器的性能鉴定。生产出口危险货物的企业,必须申请商检机构进行包装容器的使用鉴定。使用未经鉴定合格的包装容器的危险货物,不准出口。

四、打火机出口申报

中国国际贸易"单一窗口"(网址:https://www.singlewindow.cn)进入"标准版应用—货物申报"的申报界面。相关内容如表3-3所示。

表3-3

序号	海关商品编码	商品名称及备注 [检验检疫编码及名称]	规范申报要素
1	9613100000	一次性袖珍气体打火机(999)	1. 按规定填写申报单并提供相关的外贸单据、合同或销售确认书、发票、装箱单等;2.《出口打火机、点火枪商品生产企业自我声明》;3. 厂检单;4. 所使用包装容器的《出境货物运输包装性能检验结果单》;5. 出口打火机、点火枪类商品型式试验报告;6. 出口打火机生产企业代码。
2	9613200000	可充气袖珍气体打火机(999)	
3	9613800000	其他打火器(101 台式打火机,102 其他打火机及其零件)	

出口打火机的生产企业在打火机出口时应申请货物检验和出口危险货物包装使用鉴定。

【注意】打火机出口企业所使用的包装容器须取得《出境货物运输包装性能检验结果单》才能申请出口危险货物包装使用鉴定。性能检验周期为1个月、3个月、6个月三个档次。每种新设计型号检验周期为3个月,连续三个检验周期合格,检验周期可升一档;若发生一次不合格,检验周期降一档。

五、打火机出口检验

(1)海关对出口打火机的检验和监督管理工作以产地检验和口岸查验相结合为原则,采取型式试验和常规检验相结合的方法。

①型式试验。包括防止儿童开启装置试验、燃烧高度试验(包括火焰高度试验,爆火、溅火和跳火试验,熄灭试验三项)、跌落试验、温度试验、持续燃烧试验、压力试验、燃液容量试验、循环燃烧试验、重复注气试验和燃料相容性试验共12项。经上述试验后,如每项试验均合格,则判定该批打火机型式试验合格。

②常规检验。试验项目包括外观鉴定、保险装置鉴定(无保险装置可免做本项鉴定)、跌落试验、充灌量鉴定、渗漏试验及出口危险货物包装检验。以上各项检验鉴定均合格,则该批合格。

(2)危险货物包装使用鉴定。打火机属于第2.1类危险货物(易燃性物质),装箱前须按照国家或国际有关标准、规范的要求,进行包装。包装上须有联合国编码、危规标记、企业登记代码及批次号。

海关对常规项目及包装使用鉴定合格的出口打火机签发电子通关信息及出具《出境危险货物运输包装使用鉴定结果单》。

【注意】危险货物包装件单件净重不得超过规章范本和相应的运输方式的《国际危规》规定的重量。包装件外表应清洁,不允许有残留物、污染或渗漏。瓦楞纸箱应完好无损,封口应平整牢固,打包带紧箍箱体。

(3)不合格处置。

①型式试验:如有1项试验不合格,则加倍抽样重新进行检验,如仍有1项或1项以上不合格则判定该批打火机不合格,不准出口并出具《出境货物不合格通知单》。

②常规检验:如有1项试验不合格,则判定该批打火机不合格,不准出口并出具《出境货物不合格通知单》。

③常见不合格类型:打火机上未铸印登记代码,未提供有效期内的型式试验报告,打火机燃料充灌量超过容器容积85%,跌落试验或渗漏试验不合格等。

【提示】对于连续出口的相同结构、原材料、生产工艺的金属外壳打火机,全项型式试验周期为12个月,塑料外壳打火机全项型式试验周期为9个月。

出口打火机检验结果有效期为6个月,《使用鉴定结果单》有效期最长12个月,但此有效期不能超过相应的《性能检验结果单》的有效期。凡经检验合格的出口打火机,应铸有海关发放的登记代码,其外包装上必须印有登记代码和批号。

任务七　出口乙醇检验监管

乙醇,别名酒精,是一种有机化合物,分子式为C_2H_6O。食品级乙醇一般最高浓度为95%,工业纯浓度一般为95%~99%,还有一种特殊用途的双脱醛无水乙醇,最高纯度可达99.9%。由于新冠疫情防控,近两年酒精消毒液类产品的出口量增长明显,海关按照出口危险化学品的检验要求对其进行监管。

一、乙醇基本性质

(1)基本特性。乙醇在常温常压下是一种易挥发的无色透明液体,水溶液具有酒香气味,并略带刺激性;能与水以任意比例互溶,也能与氯仿、乙醚、甲醇、丙酮和其他多数有机溶剂混溶。

(2)化学特性。乙醇最明显的危险性质就是易燃,与空气的混合气容易发生爆炸危险。此外,乙醇能与活泼金属发生化学反应,还能发生取代、酯化以及催化氧化反应等。

(3)主要用途。乙醇在化学工业、医疗卫生、食品工业、农业生产等领域都有广泛的用途,可用于制造醋酸、饮料、香精、染料、燃料等,医疗上常用体积分数为70%~75%的乙醇作消毒剂(见图3—4)。

图3—4

【提示】按危险货物运输有关规定,酒精消毒湿巾(非消毒液)应划入4.1类易燃固体(含有易燃液体的固体,联合国编号为3175),海关按照出口危险货物的有关要求进行检验。

二、检疫监管

乙醇属于《危险化学品目录》(2015版)列明的第2568项危险化学品,品名为乙醇(无水),别名为无水酒精,CAS号为64—17—5。根据《进出口商品检验法》及其实施条例、《关于进出口危险化学品及其包装检验监管有关问题的公告》(海关总署公告2020年第129号)要求,出口前应向海关申报危险化学品产地检验和出口危险货物包装使用鉴定,检验鉴定合格取得电子底账和包装使用鉴定结果单后方可报关出口。

【注意】乙醇因其与水及多数有机溶剂间良好的互溶性,可被广泛用作黏合剂、涂料、化妆品、油墨、液体制剂等的常用溶剂。企业出口上述产品时,应特别关注所用溶剂是否属于易燃液体,如通过危险特性分类鉴别试验确认其符合《危险化学品目录》第2828项[含易燃溶剂的合成树脂、油漆、辅助材料、涂料等制品(闭杯闪点≤60℃)]的判定准则,则应按照出口危险化学品的要求申报。

1. 危险类别

《关于危险货物运输的建议书规章范本》(TDG)规定,乙醇的联合国编号为1170,危险货物类别为3(易燃液体),包装类别因其浓度导致危险程度的差异,分为Ⅱ类、Ⅲ类包装(见表3—4)。

表3—4

联合国编号	正确运输中文名称	特性与注意事项	类别	包装类	特殊规定	限量	可免除量	包装导则
1170	乙醇或乙醇溶液	无色、挥发性液体。纯乙醇闪点:13℃。爆炸极限:3.3%~19%。与水混溶。	3	Ⅱ	144	1L	E2	P001
				Ⅲ	144 223	5L	E1	P001 LP01

(1)特殊规定:

按体积占比计算乙醇含量不大于24%的水溶液,不受规章范本的限制,可按普通货物运输。

若危险特性测试时不满足第 3 类易燃液体的定义标准,也不符合其他危险种类定义标准的,不受规章范本的限制,可按普通货物运输。

(2)有限数量:当包装类别为Ⅱ类的乙醇所用内包装不超过 1L、包装类别为Ⅲ类所用内包装不超过 5L 时,可按照有限数量运输要求进行运输。

2. 出口乙醇生产企业申报产地检验时需提供的单证材料

(1)《出口危险化学品生产企业符合性声明》;

(2)《出境货物运输包装性能检验结果单》(散装产品及国际规章豁免使用危险货物包装的除外);

(3)危险特性分类鉴别报告;

(4)危险公示标签(散装产品除外)、安全数据单样本,如是外文样本,应提供对应的中文翻译件。

3. 出口乙醇的检验内容

(1)产品的主要成分/组分信息、物理及化学特性、危险类别等是否符合有关国际公约、国际规则、输入国家或地区技术法规标准、海关总署制定的技术规范标准要求。

(2)产品包装上是否有危险公示标签,是否随附安全数据单;危险公示标签、安全数据单的内容是否符合有关国际公约、国际规则一、输入国家或地区技术法规标准、海关总署制定的技术规范标准要求。

4. 出口乙醇常见包装类型

常见包装类型有闭口塑料罐、闭口塑料桶(见图 3—5)、中型散装容器、散装运输(包括 ISO-TANK 罐)。

图 3—5

5. 出口乙醇包装重点检验内容(散装除外)

(1)申请信息及实际使用包装上标记的危险类别或项别与规章范本(TDG)危险货物一览表的一致性。

(2)容器的包装类别应等于或高于盛装的危险货物要求的包装类别,例如当出口乙醇要求的包装类别为Ⅲ类时,实际可使用Ⅱ类或Ⅲ类危险货物包装盛装。

(3)选用的容器应与所装危险货物性质相适应,可能与危险货物接触的包装容器、密封件、吸附材料等都不得发生任何影响容器强度及发生危险的化学反应。

(4)包装件外表应清洁,不允许有残留物、污染或渗漏。

（5）内装的危险货物不得撒漏在容器外表面、内外容器之间。

（6）包装件单件净重不得超过规章范本和相应运输方式《国际危规》中规定的重量，也不得超过包装容器通过性能检验测试允许的最大毛重。

（7）乙醇应灌装至容器容积的 98%以下。

6. 空运的特殊要求

（1）盛装液体的包装容器，包括内包装，应能经受住 95KPa 以上的内压力而不渗漏。

（2）如为减少内装危险货物释放的气体造成的内压力而在包装容器上安装排气孔，需经航空主管部门批准。

（3）使用组合包装时，内容器的封闭口不能倒置。在外包装上应标有明显的表示作业方向的标识。

（4）需要提供每个包装容器的气密试验合格报告。

7. 乙醇标签（见图 3—6）

图 3—6

任务八　出境货物木质包装检疫监管

木质包装是指用于承载、包装、铺垫、支撑、加固货物的木质材料，如木板箱、木条箱、木托盘、木框、木桶、木轴、木楔、垫木、枕木、衬木等。

不包括完全由薄木材（厚度 6 毫米或以下）制作的木质包装，完全由经过胶粘、加热、加压等方法生产的胶合板、刨花板、纤维板等制作的木质包装，在制作过程中经过加热处理用于存放散装葡萄酒或烈酒的木桶，在其制作过程中经过加工或其他去除有害生物的用于包装葡萄酒、雪茄或其他商品的礼品盒,锯末、刨花木、丝;永久固定于运输车辆和集装箱上的木质配件。

一、木质包装检疫处理的主要方式

目前国际认可的木质包装检疫处理方法主要有熏蒸处理和热处理。

(1)熏蒸处理是指使用溴甲烷(MB)、硫酰氟(SF)等药物对木质包装材料进行木材及其周围空气最低温度不得低于 10 摄氏度、时间不少于 24 小时的熏蒸处理以达到除害效果。

(2)热处理(HT)是指在密封环境中通过加热方式保证木质包装材料中心温度达 56℃以上,维持 30 分钟以达到除害效果。

二、检验检疫

木质包装材料主体通常由原木构成,经常会循环使用,如未经足够加工,极易造成林木害虫的传播和扩散。为防止出境货物木质包装传带有害生物,规范出境货物木质包装检疫查验,确保跨境贸易中使用的木质包装符合国际植物保护组织、输入国家或者地区检疫要求,海关对出境货物木质包装标识加施企业进行注册登记和监管,对出境货物使用的木质包装进行检疫。

三、出境木质包装 IPPC 标识核查要求

出境货物木质包装经检疫处理合格后须加施 IPPC 标识,标识式样必须符合规定要求(见图3—7)。

IPPC——《国际植物保护公约》的英文缩写;

CN——国际标准化组织(ISO)规定的 2 个字母国家编码;

ZZ——直属海关 2 位数代码;

000——出境货物木质包装标识加施企业的登记号;

YY——除害处理方法,溴甲烷熏蒸—MB,硫酰氟熏蒸—SF,热处理—HT;

标识加施企业根据需要增加的其他信息(如流水号、防伪标识、商标或标志等),可紧靠但须位于标识边框外侧。

图 3—7

出境货物木质包装标识加施企业生产的木质包装须以烙烫方式加施 IPPC 标识(见图 3—8)。标识颜色应避免使用红色或橙色,加施于每件木质包装两个相对面的显著位置,保证其永久性,清

晰易辨且不能手工绘制。用作垫木的木材,标识应覆盖木材全长,且间隔应尽可能小。

图 3—8

四、出境货物木质包装检疫要求

出境木质包装须去皮,对于残留在木质包装上的个别树皮,应彼此分离且宽度小于 3 厘米或面积小于 50 平方厘米。

出境木质包装不得携带有害生物。经现场检疫发现活体有害生物或疑似症状的,取样送相关实验室鉴定。

出境货物木质包装检疫不合格的,不准出口。

 应知考核

一、单项选择题

1. 主管海关对出口烟花爆竹的生产企业实施(   )。
A. 登记管理制度　　　　　　　　　　B. 卫生注册制度
C. 备案登记制度　　　　　　　　　　D. 强制性认证制度

2. 对长期出口的烟花爆竹产品,每年应当进行(   )的烟火药剂安全性能检验。
A. 不少于 1 次　　　B. 不少于 2 次　　　C. 不少于 3 次　　　D. 不少于 4 次

3. 供港澳活羊中转场设计存栏数量不得少于(   )只。
A. 20　　　　　　　B. 100　　　　　　C. 150　　　　　　D. 200

4. 出口打火机检验的《使用鉴定结果单》有效期最长为(   )。
A. 3 个月　　　　　B. 6 个月　　　　　C. 9 个月　　　　　D. 12 个月

5. 出境竹木草制品生产加工企业资质有效期为(   )年。
A. 1　　　　　　　　B. 2　　　　　　　C. 3　　　　　　　D. 4

6. 出境粮食加工仓储企业,台账在粮食出库后保存期限至少(   )年。
A. 1　　　　　　　　B. 2　　　　　　　C. 3　　　　　　　D. 4

7. 出口食品生产企业的名称、法定代表人、生产企业地址发生变化的,申请人应当自发生变更之日起(   )日内,向原发证海关递交申请材料。

A. 7 　　　　　　　B. 14 　　　　　　　C. 15 　　　　　　　D. 20

8. 出口食品生产企业备案,主管海关对申请人提出的申请进行审核,核发(　　　)。

A."出口食品生产企业备案证明" 　　　B."注册登记证书"

C."出口食品生产企业备案申请表" 　　D."受理单或不予受理通知书"

9. 出境粮食加工仓储企业许可条件不正确的是(　　　)。

A. 具有法人资格 　　　　　　　　　　B. 仓储区域布局合理

C. 台账在粮食出库后保存期限至少1年　D. 建立质量安全事件快速反应机制

10. 出境竹木草制品生产加工企业申请条件不包括(　　　)。

A. 厂区整洁卫生,道路及场地地面硬化、无积水

B. 厂区布局合理,原料存放区等划分明显,相对隔离

C. 建立质量管理体系或制度

D. 具有防雨、防潮、防虫设施

二、多项选择题

1. 下列关于出口烟花爆竹检验的说法中,正确的有(　　　)。

A. 海关总署统一管理全国出口烟花爆竹检验和监督管理工作

B. 主管海关负责所辖地区出口烟花爆竹的检验和监督管理工作

C. 出口烟花爆竹的检验和监督管理工作采取产地检验与口岸查验相结合的原则

D. 生产企业在申请出口烟花爆竹检验时,应当向海关提交"出口烟花爆竹生产企业声明"

2. 出口乙醇生产企业申报产地检验时需提供的单证材料包括(　　　)。

A.《出口危险化学品生产企业符合性声明》

B.《出境货物运输包装性能检验结果单》(散装产品及国际规章豁免使用危险货物包装的除外)

C. 危险特性分类鉴别报告

D. 危险公示标签(散装产品除外)、安全数据单样本

3. 出境种苗花卉生产企业,种植基地要求是(　　　)。

A. 应符合我国和输入国家或地区规定的植物卫生防疫要求

B. 近三年未发生重大植物疫情,未出现重大质量安全事故

C. 应建立完善的质量管理体系

D. 建立种植档案

4. 中风险竹木草制品经(　　　)防疫处理。

A. 脱脂 　　　　　B. 蒸煮 　　　　　C. 烘烤 　　　　　D. 防虫、防霉

5. 出境竹木草制品生产加工企业材料要求具备(　　　)。

A. 出境竹木草制品生产企业注册登记及分类管理申请表

B. 企业厂区平面图及简要说明

C. 生产工艺流程图,包括各环节的技术指标及相关说明

D. 生产加工过程中所使用主要原辅料清单、自检自控计划

三、判断题

1. 出口烟花爆竹的检验和监督管理工作采取产地检验与口岸查验相结合的原则。　　　(　　　)

2. 凡经检验合格的出口烟花爆竹,由企业在其运输包装明显部位加贴验讫标志。　　　(　　　)

3. 木质包装是指板箱、木条箱、木托盘、枕木、刨花板、纤维板。　　　　　　　　　　(　　　)

4. 医疗上常用体积分数为70%～75%的乙醇作消毒剂。　　　　　　　（　　）

5. 对长期出口的烟花爆竹产品,每年应当进行不少于一次的烟火药剂安全性能检验。（　　）

6. 凡经检验合格的出口烟花爆竹,由海关在其运输包装明显部位加贴验讫标志。（　　）

7. 各主管海关要通过企业年报、现场检查等方式,加强对出口食品生产企业的监管。（　　）

8. 申请人需要注销《备案证明》的,通过"互联网＋海关"注销。　　　（　　）

9. 出口打火机检验结果有效期为3个月。　　　　　　　　　　　　（　　）

10. 出口植物产品,变更内容相关的资料包括变更项目的生产工艺说明、产业政策证明材料。

　　　　　　　　　　　　　　　　　　　　　　　　　　　　　（　　）

应会考核

■ 观念应用

苏州海关对苏州P公司代理安徽W公司出口报检,输往美国的100%丝制女式衬衫(共4 416件,货值为17 222美元)进行检验。在检验时发现该批衬衫的外观、手感等没有真丝产品的质地,而报检单证的品名、HS编码、唛头均表明为100%真丝衬衫。检验人员当场用纺织品燃烧辨别法进行检验,发现该批衬衫面料不是真丝而是化纤的,为了进一步确认其纤维含量,马上封样送实验室检测,结果表明为100%化纤面料。苏州海关做出不准该批衬衫出口的决定。苏州海关对案情进行立案调查,发现该批衬衫的所有报检资料是由安徽W公司提供,面料和标签也是W公司自行采购送到苏州P公司加工生产的。P公司在加工生产和报检过程中,一是没有核对标签上的成分与衬衫质地是否相符,二是盲目听从W公司的指挥,具有以假充真、伪造报检单证骗取检验检疫证单的行为。

运用报检理论及相关的检验检疫法律法规,分析本案的法律依据并对本案进行案由分析,谈谈你对本案不如实申报骗取检验检疫证单的行为的看法。

■ 技能应用

辽宁大连A进出口公司向美国的B公司出口一批速冻甜豌豆,目的港为美国的洛杉矶港,公司指定小王办理该笔出口业务的报检工作,请你以小王的名义登录"互联网＋海关"或中国国际贸易"单一窗口"完成该批货物的出境报检流程。

■ 案例分析

11月份,北仑海关查获一起烟花爆竹违规出口案件,查获烟花爆竹重22.4吨,约6.4万件。烟花爆竹是易燃易爆货物,即使在非高温环境中,摩擦碰撞也极易自燃引爆,危险性极大。企业要出口烟花爆竹,首先必须具备相应出口资质,企业申报时填写报检电子底账数据相关编号,集装箱必须四面标贴相应的国际危险货物标识,存放地应该标志出安全警戒区或存放在专门的危险品堆场,应由专人看守,货物装船应该严格按照配载图装运并且途中适时采取冷水降温等。

为了规避这些安全监管措施和运输费、保险费等,一些不法企业便将烟花爆竹伪报成普通货物,企图闯关出口。这批烟花爆竹共有5种:3种礼花和2种礼花弹。长的礼花约有90厘米,有手臂那么粗;礼花弹大的像椰子,掂着很重,小的都有橙子那么大。最终清点数量为64 368件,重22.4吨,装了几乎整个集装箱。目前,这些烟花爆竹已经移交给北仑海关缉私部门作进一步处理。

结合本案和所学过的知识,进一步说明出口烟花爆竹报检中应注意的事项。

项目实训

【实训项目】

出境检验检疫报检。

【实训目的】

通过本项目的实训,了解出境检验检疫报检,并在掌握基本知识的基础上,针对检验检疫对象的不同,在报检的范围、程序、要求及提供的单据方面也因此存在着差异性,那么就需要去掌握在出境报检中需要掌握的特殊业务要求。模拟一个出境物,我们以出口食品(青稞挂面)为例,分析出境检验检疫程序。

【实训要求】

登录"中国国际贸易单一窗口"(网址 https://www.singlewindow.cn/)标准版应用,卡介质(必须先进行客户端控件下载)或者账号登录(输入用户名、密码、验证码),进入后点击"企业资质"和货物申报,查看左侧检验无纸化等信息录入申报。在具体实训时,思考下列问题(可查阅相关海关政策文件,并按照规定程序进行申报):①出口食品生产企业备案(包括法律依据、申请条件、申请材料、办理流程);②出口食品通关申报要求(包括申报范围、设定依据、管理要求、申报要求);③出口食品检验检疫。

【实训结果】

撰写"出境检验检疫报检"的实训报告。

《出境检验检疫报检》实训报告		
项目实训班级:	项目小组:	项目组成员:
实训时间:　　年　月　日	实训地点:	实训成绩:
实训目的:		
实训步骤:		
实训结果:		
实训感言:		
不足与今后改进:		

项目组长评定签字:　　　　　　　　　　　　　项目指导教师评定签字:

下篇

报关实务

项目四

报关与海关管理

○ **知识目标**

理解：报关的概念、海关的性质和任务、海关权力的特点、报关单位的概念及报关单位监管措施。

熟知：报关的范围、报关的形式、报关的分类、海关权力行使原则、海关权力的监督及管理体制与机构。

掌握：报关的基本内容、海关权力的内容、报关单位的类型、报关单位的备案管理、海关企业信用管理。

○ **技能目标**

能够通过中国国际贸易"单一窗口"办理报关单位备案手续，并运用海关的权力及相关海关法规解答实践应用问题。

○ **素质目标**

具备报关业务人员的基本工作能力、基本职业素养和职业道德操守，同时具备知识的审美性。

○ **思政目标**

能够正确地理解"不忘初心"的核心要义和精神实质；树立正确的世界观、人生观和价值观，做到学思贯通、知信行统一；通过"报关与海关管理"知识，开启报关工作职业生涯，提升创新能力、职业认知、职业成就和职业素养。

○ **项目引例**

腰太"粗"？

11月14日，一旅客腰绑70部手机经拱北口岸入境珠海，被拱北海关所属的闸口海关当场截获。当天傍晚5点左右，该旅客经拱北口岸旅检大厅海关无申报通道入境，随身携带一个小包。关员发现其神态异常，遂对其进行截查。经进一步检查后，关员从其腰腹部查获用胶带紧紧绑藏的iPhone手机70部。据悉，上述案件已移交海关缉私部门作进一步调查处理。

引例导学： 携带个人物品进出境应以自用、合理数量为限，超出范围的，视同进出口货物，须以货物进出口方式报关。对以人身藏匿、物品夹藏等方式逃避海关监管构成走私行为的，海关将依法追究法律责任。当代大学生要学会以身作则，任何事情要以法律为准绳，不要以身试法、触犯法律，坚持社会主义核心价值观。

○ **知识支撑**

任务一　报关概述

一、报关的概念

《中华人民共和国海关法》(以下简称《海关法》)第八条规定:"进出境运输工具、货物、物品,必须通过设立海关的地点进境或出境。"由此可见,由设立海关的地点进出境并办理规定的海关手续是运输工具、货物、物品进出境的基本原则,也是进出境运输工具负责人、进出口货物收发货人、进出境物品的所有人应履行的一项基本义务。

一般而言,报关是指进出口货物收发货人、进出境运输工具负责人、进出境物品的所有人或者他们的代理人向海关办理货物、物品或运输工具进出境手续及海关相关事务的过程。其中:①进出口货物收发货人、进出境运输工具负责人、进出境物品的所有人或者他们的代理人是报关行为的承担者,是报关主体,也就是报关人;②报关的对象是进出境运输工具、货物、物品;③报关的内容是办理运输工具、货物、物品的进出境手续及相关海关手续;④海关是进出境的监督管理机关,是对报关人的报关行为进行监督和制约的国家行政执法机关。

知识链接

报关与通关的区别和联系

动漫视频

报关

二、报关的范围

(1)进出境运输工具。进出境运输工具主要包括用于载运人员、货物、物品进出境,并在国际上运营的各种境内或境外船舶、车辆、航空器和驮畜。

(2)进出境货物。进出境货物主要包括一般进出口货物,保税货物,暂准进出境货物,特定减免税货物,过境、转运和通运货物,以及其他进出境货物。此外,一些特殊形态的货物,如以货品为载体的软件或通用电缆、管道输送进出境的电和水等也属于报关的范围。

(3)进出境物品。进出境物品主要包括进出境的行李物品、邮递物品和其他物品。行李物品是指以进出境人员携带、托运等方式进出境的物品;邮递物品是指以邮递方式进出境的物品;其他物品主要是指享有外交特权和豁免权的外国机构或者人员的公务用品或自用物品等。

【提示】根据法律规定,所有进出境的运输工具、货物、物品都需要办理报关手续。

三、报关的分类

(一)按照报关对象的不同,可分为运输工具报关、货物报关和物品报关

海关对进出境工具、货物、物品有不同的监管要求,所以报关也相应地分为运输工具报关、货物报关和物品报关三类。

(1)进出境运输工具作为货物、人员及其携带物品的进出境载体,其报关主要是向海关直接交验随附的、符合国际商业运输惯例、能反映运输工具进出境合法性及其所承运货物和物品情况的合法证件、清单和其他运输单证,其手续较为简单。

(2)进出境货物的报关相对比较复杂,海关专门针对进出境货物的监管要求制定了一系列报关管理规范,并要求必须由具备一定专业知识和技能且经海关审核的专业人员代表报关单位专门办理。

(3)进出境物品因其具有非贸易性质,且一般仅限于自用及合理数量,所以其报关手续也很简单。

(二)按照报关的目的不同,可分为进境报关和出境报关

由于海关对不同报关对象的进出境有不同的管理要求,运输工具、货物、物品根据进境和出境的目的分别形成了一套进境报关和出境报关手续。

(三)按照报关的行为性质或报关活动的实施者不同,可分为自理报关和代理报关

(1)自理报关。自理报关是指由进出口货物收发货人自行办理报关业务。根据海关规定,进出口货物收发货人必须依法向海关备案后才能办理报关业务。

(2)代理报关。代理报关是指接受进出口货物收发货人的委托,代理其办理报关业务的行为。我国海关法律将有权接受他人委托办理报关业务的企业称为报关企业。报关企业必须依法取得报关企业备案登记许可并向海关备案登记后才能从事代理报关业务。

经验小谈 4—1 请问:电子口岸"报关代理委托"登录入口在哪里?

答:请使用谷歌 5.0 以上版本浏览器登录 e. chinaport. gov. cn,点击业务系统下方的"报关代理委托"进行操作;或者使用谷歌 5.0 以上版本浏览器登录中国国际贸易"单一窗口"(网址:https://www. singlewindow. cn)——标准版应用——货物申报——报关代理委托进行操作。

根据代理报关法律行为责任承担者的不同,代理报关又分为直接代理报关和间接代理报关。①直接代理报关是指报关企业接受委托人(进出口货物收发货人)的委托,以委托人的名义办理报关业务的行为,代理人代理行为的法律后果直接作用于被代理人。②间接代理报关是指报关企业接受委托人的委托,以报关企业自身的名义向海关办理报关业务的行为,报关企业应当承担与进出口货物收发货人自己报关时所应当承担的相同的法律责任。

"单一窗口"
标准版用户
手册
(电子代理报
关委托)

【提示】目前,我国报关企业大多采用直接代理报关形式,间接代理报关只适用于经营快件业务的国际货物运输代理企业。

报关企业的代理报关如表 4—1 所示。

表 4—1   报关企业的代理报关

报关企业	代理方式	行为属性	举例	法律责任
报关企业代理报关	直接代理	委托行为代理	货代公司	法律后果直接作用于被代理人(委托人),报关企业也应承担相应的责任
	间接代理	视同企业能够自己报关	快递公司	法律后果直接作用于代理人(报关企业),由报关企业承担收发货人自己报关时所应承担的法律责任

经验小谈 4—2 某公司打算从德国进口钢材,现在想找一家公司代理进口。请问:委托报关企业代理报关进口需要签订委托协议吗?

答:根据《海关进出口货物申报管理规定》第十二条的规定,报关企业接受进出口货物收发货人委托办理报关手续的,应当与进出口货物收发货人签订有明确委托事项的委托协议,进出口货物收发货人应当向报关企业提供委托报关事项的真实情况。

四、报关的形式

(1)有纸报关和无纸报关。①有纸报关,又称纸质报关,是指进出口货物收发货人、受委托的报关企业填制纸质单,备齐随附单证,向海关当面递交纸质报关单履行申报义务的方式。②无纸报关,也称电子报关,是指进出口货物的收发货人、受委托的报关企业通过计算机系统,向海关报送报关单电子数据并且备齐上传随附单证的申报方式。

（2）口岸报关和一体化报关。①口岸报关，是指在货物的实际进出境地海关办理报关手续。②一体化报关，是指可以在全国任一海关办理报关手续，全国海关如一关的新报关模式。

（3）逐票报关和集中报关。①逐票报关，是指进出口货物的收发货人按照进出口货物每次进出口时的实际状态，根据规范要求，填制"中华人民共和国海关进/出口货物报关单"，逐票逐次向海关进行申报。这是一种常规的通关方式。②集中报关，是指经过海关备案，进出口货物的收发货人在同一口岸多批次进出口规定范围内的货物，先以"中华人民共和国海关进/出口货物集中申报清单"申报货物进出口，再以报关单集中办理海关手续。这是一种特殊的通关方式。

（4）提前报关和运抵报关。①提前报关，是指进出口货物的收发货人、受委托的报关企业取得提（运）单或载货清单（舱单）数据后，在装载货物的进出境运输工具运抵海关监管场所前向海关进行进口货物申报，出口货物运抵海关监管场所前3日内向海关申报。②运抵报关，是指进出口货物的收发货人、受委托的报关企业取得提（运）单或者载货清单（舱单）数据，并且装载货物的进出境运输工具抵运海关监管场所后向海关进行货物申报。

五、报关的基本内容

报关的基本内容包括办理运输工具、货物、物品的进出境手续。

【提示】由于进出境运输工具、货物、物品的性质不同，海关对其监管要求也不一样，因此其报关的基本内容也有所区别。

（一）进出境运输工具报关的基本内容

我国《海关法》规定，所有进出我国关境的运输工具必须经由设有海关的港口、车站、机场、国界孔道、国际邮件互换局（交换站）及其他可办理海关业务的场所申报进出境。根据海关监管的要求，进出境运输工具负责人或其代理人在运输工具进入或驶离我国关境时均应如实向海关申报运输工具所载旅客人数、进出口货物数量、装卸时间等基本情况。此外，运输工具报关时还需提交运输工具从事国际合法性运输必备的相关证明文件，如船舶国籍证书、吨税证书、海关监管簿和签证簿等，必要时还需出具保证书或缴纳保证金。

（二）进出境货物报关的基本内容

进出境货物报关的基本内容包括：①填制报关单，如实申报进出口货物的商品编码、实际成交价格、原产地及相关优惠贸易协定代码，并办理提交报关单证等与申报相关的事宜；②申请办理缴纳税费、退税和补税事宜；③加工贸易合同备案、变更和核销及保税监管等事宜；④进出口货物减税、免税等事宜；⑤进出口货物的查验、结关等事宜以及应当由报关单位办理的其他事宜。

海关对不同性质的进出境货物规定了不同的报关程序和要求。一般来说，进出境货物报关时：①报关单位和报关人员应在进出口货物收发货人接到运输公司或邮递公司寄交的提货通知单，或根据合同规定备齐出口货物后，做好向海关办理货物报关的准备工作，或者签署委托代理协议，委托报关企业向海关报关；②准备好报关单证，在海关规定的报关地点和报关时限内以书面和电子数据方式向海关如实进行申报；③经海关对报关电子数据和书面报关单证进行审核后，在海关认为必要时，报关人员要配合海关进行货物的查验；④属于应纳税、应缴费范围的进出口货物，报关单位应在海关规定的期限内缴纳进出口税费；⑤海关做出放行决定后，该进出境货物报关完成，报关单位可以安排提取或装运货物。

【注意】对于保税加工货物、减免税进出口货物、暂准进出口货物，除了上述工作外，在进出境前还需办理备案申请等手续，进出境后还需在规定时间、以规定的方式向海关办理核销、结案等手续。

(三)进出境物品报关的基本内容

根据《海关法》的规定,个人携带进出境的行李物品、邮寄进出境的物品,应当以自用、合理数量为限。①自用是指进出境旅客本人自用、馈赠亲友而非出售或出租;②合理数量是指海关根据进出境旅客旅行目的和居留时间所规定的正常数量以及海关对进出境邮递物品规定的征免税限制。

"单一窗口"
标准版用户
手册(公自
用物品申报)

【注意】自用、合理数量原则是海关对进出境物品监管的基本原则,也是对进出境物品报关的基本要求。

1. 进出境行李物品的报关

我国对进出境行李物品报关采用"红绿通道"制度。我国海关规定,进出境旅客在向海关申报时,可以在分别以红色和绿色作为标记的两种通道中进行选择。①绿色通道适用于携带物品在数量和价值上均不超过免税限额,且无国家限制或禁止进出境物品的旅客;②红色通道适用于携带上述绿色通道适用物品以外的其他物品的旅客。此时,旅客必须填写"中华人民共和国海关进(出)境旅客物品申报单"或海关规定的其他申报单证,在进出境地向海关做出书面申报,如表4-2所示。

表4-2　　　　　　　　　　　　　红绿通道的规定

绿色通道(免申报)	红色通道(必须申报)
1. 携带的旅行自用物品在数量和价值上均不超过免税限额 2. 无国家限制或禁止进出境物品的旅客 3. 免验特使人员,如外交人员和16周岁以下旅客	1. 入境人员携带外币现钞入境,超过等值5 000美元的应当向海关书面申报 2. 出境人员携带不超过等值5 000美元(含5 000美元)的外币现钞出境;如超出上述等值,需凭入境时填具的海关申报单或银行或外汇管理局出具的许可证明予以放行 3. 旅客携带人民币进出境,限额为20 000元,超出的不准进出境 4. 携带文物出境必须向海关申报,海关凭文化行政管理部门盖的"火漆印"及文物外销统一发货票,或文化行政管理部门出具的许可出口证明查验放行

同步案例4-1　　　　　　　　无申报通道——现钞

进境旅客吕某于2022年5月31日从某客运口岸经"无申报通道"入境时,海关依法对其随身行李进行查验,发现行李中有人民币现钞60 000元,超过限定数额未向海关申报,且无故意藏匿行为。根据《中华人民共和国海关行政处罚实施条例》第十九条第三款的规定,海关对吕某做出警告并处以罚款。

案例评析

2. 进出境邮递物品的报关

进出境邮递物品的报关因其特殊的邮递方式而不同。我国是《万国邮政公约》的签约国,根据《万国邮政公约》的规定,进出境邮包必须由寄件人填写"报税单"(小包邮件填写"绿色标签"),列明所寄物品的名称、价值、数量,向邮包寄达国家的海关申报。进出境邮递物品的"报税单"和"绿色标签"是随同物品通过邮政企业或快递公司邮递给海关的。

知识链接

进出境邮递
物品信息化
管理系统

3. 进出境其他物品的报关

(1)暂时免税进出境物品。个人携带进出境的暂时免税进出境物品,进出境时必须向海关做出书面申报,并经海关核准登记,才能免税携带进出境,而且将来应由本人复带出、进境。

(2)享有外交特权和豁免权的外国机构或人员进出境物品。这包括外国驻中国使馆和使馆人员,以及外国驻中国领事馆、联合国及其专门机构和其他国际组织驻中国代表机构及其人员进出境的公务用品和自用物品。

【注意】外国驻华使馆和使馆人员进出境公用、自用物品应当以海关核准的直接需用数量为限。在首次进出境前,应当到主管海关办理备案手续。

有下列情形者,不准进出境:①超出海关核准的直接需用数量的;②未按照规定办理备案申报手续的;③未经批准擅自将免税进境的物品转让、出售后,再次申报进境同类物品的;④携带禁止或者限制进出境物品进出境不能提交有关许可证件的。

【提示】运进公用、自用物品时,应提交外交物品申报单、提运单、发票、装箱单、身份证件等单据。其中,运进机动车辆的,还应提交使馆照会。

【注意】随身携带自用物品应口头申报,如携带超过规定限额的限制性物品进境,应当书面申请。

任务二　海关管理

一、海关的性质和任务

(一)海关的性质

(1)海关是国家行政机关,是国务院直属机构。其从属于国家行政管理体制,代表国家依法独立行使行政管理权。

动漫视频

海关

(2)海关是国家的进出境监督管理机关。其监督管理对象是所有进出关境的运输工具、货物和物品。实施监督管理的范围是进出关境及与之有关的活动。

【提示】国境和关境的概念。国境是指一个国家国土疆域的范围;关境是指适用同一海关法或实行同一关税制度的领域。

【注意】我国国境与关境的关系。一般情况下,关境等于国境。我国的国境(关境＋单独关税区)大于关境。我国单独关境有香港、澳门和台湾、澎湖列岛、金门、马祖单独关税区。此外,对于岛国日本来说,关境等于国境;对于欧盟来说,关境大于国境。

知识链接

海关关徽

(3)海关的监督管理是保证国家有关法律、法规实施的行政执法活动。其依据如下:

①一级:《海关法》和其他法律、法规,是海关的执法依据。

②二级:行政法规。国务院根据《宪法》和相关法律,制定行政法规。海关管理方面主要的行政法规有《关税条例》《海关稽查条例》《海关行政处罚实施条例》《海关统计条例》《进出口货物原产地条例》等。

③三级:海关规章及规范性文件。海关总署根据相关法律和国务院的法规、决定和命令制定规章,作为执法依据的补充。

【注意】各级省、自治区、直辖市人大和政府不得制定海关法律、法规。地方法规、规章不是海关执法的依据。

(二)海关的任务

(1)监管。海关监管是指海关运用国家赋予的权力,通过一系列管理制度与管理程序,依法对进出境运输工具、货物和物品的进出境活动所实施的一种行政管理。海关监管与海关监督管理的关系如下:①海关监管是海关的最基本任务,是一项国家职能;②海关监管不是海关监督管理的简称,监督管理是海关全部行政执法活动的统称;③海关监管分为进出境的运输工具监管、货物监管和物品监管三大体系。

（2）征税。其基本法律依据有《海关法》《中华人民共和国进出口关税条例》（以下简称《关税条例》）。关税的征收主体是国家,海关代表国家征收关税和进口环节海关代征税。关税的课税对象为进出口货物、进出境物品。

（3）查缉走私。它是指海关为保证顺利完成监管和征税等任务而采取的保障措施。缉私体制是指国家实行联合缉私、统一处理、综合治理的体制。主管机关是指海关是打击走私的主管机关,海关缉私警察负责走私犯罪的侦查、拘留、执行逮捕和预审工作。公安、市场监管、税务等部门都有缉私权力,它们查获的案件需要行政处罚的,统一移交海关处理。

（4）海关统计。凡能引起我国境内物质资源储备增加或减少的进出口货物,超过自用、合理数量的进出境物品均列入海关统计范围。

【注意】不列入海关统计范围的货物和物品,实施单项统计。海关统计以实际进出口货物为统计对象。

经验小谈 4—3　我司是一家外贸公司,近期在做业务统计,想了解一下哪些运输方式纳入海关统计?

答:根据《海关统计工作管理规定》第二十六条的规定,运输方式按照水路运输、铁路运输、公路运输、航空运输、邮件运输和其他运输等方式进行统计。进境货物的运输方式应当按照货物运抵我国境内第一个口岸时的运输方式进行统计;出境货物的运输方式应当按照货物运离我国境内最后一个口岸时的运输方式进行统计。

二、海关权力

(一)海关权力的内容

（1）行政审批权。其包括报关企业备案、对转关运输申请的审核、对减免税的审批。

（2）税费征收权。其包括对进出口货物、物品征收关税及其他税费,对特定的进出口货物、物品减征或免征关税、补征追缴税款。

（3）行政检查权。其检查项目、地区和条件见表4—3。其他行政检查权的内容见表4—4。

表4—3　　　　　　　　　　　　　　　　行政检查权

检查项目	检查地区	检查条件
进出境运输工具	不受限制	不需要批准
有走私嫌疑的运输工具	"海关监管区域"内	不需要批准
	"海关监管区域"外	须经直属海关关长或其授权的隶属海关关长批准
有藏匿走私嫌疑货物、物品的场所	"海关监管区域"内	不需要批准
	"海关监管区域"外	调查走私案件时,须经直属海关关长或其授权的隶属海关关长批准
		不能对公民住所实施检查
走私嫌疑人的身体	"海关监管区域"内	不需要批准

注:"海关监管区域"是指海关监管区和海关附近沿海、沿边规定地区。

做中学 4—1　大连海关欲对张某的走私行为进行调查取证,经大连海关关长批准,到青岛张某个人的公司及住处进行了检查。请问:大连海关的行为是否合理? 为什么?

分析:大连海关的行为不合理。第一,在"两区"外,经直属海关关长及其授权的隶属海关关长批准,海关方可检查。张某的公司在青岛,大连海关没有得到批准。第二,在"两区"外,不能检查公民住所。

表 4—4 　　　　　　　　　　　　　　　　其他行政检查权

类　别	对象范围	备　注
查验权	进出境货物、物品	必要时,可直接提取货样
施加封志权	所有未办结海关手续、处于海关监管状态的货物、物品、运输工具	
查阅、复制权	查阅进出境人员证件,查阅、复制相关合同、发票、账册、单据、记录、文件、业务函电、录音和录像制品等	与进出境运输工具、货物、物品相关的
查问权	违法嫌疑人	对违反《海关法》及其他有关法律、行政法规的嫌疑人进行查问,并调查其违法行为
查询权	涉嫌单位、人员在金融机构、邮政企业的存、汇款	调查走私案件时,须经直属海关关长或其授权的隶属海关关长批准
稽查权	与进出口货物直接相关的人、货物、企业、单位的资料	进出口货物放行之后 3 年内,在保税货物、特定减免税货物海关监管期限内及其后 3 年内

做中学 4—2　8月,某海关对一批进口货物正常通关放行,当年 10 月,该海关发现该批货物有走私的嫌疑。企业人员以货物已正常结关海关无权调查为由将海关工作人员驱逐出企业。请问:该企业的做法是否合理?为什么?

分析:该企业的做法不合理。海关的稽查权为进出口货物放行之后 3 年内,在保税货物、特定减免税货物海关监管期限内及其后 3 年内。

(4)行政强制权。扣留权的相关内容见表 4—5,其他行政强制权的相关内容见表 4—6。

表 4—5 　　　　　　　　　　　　　　　　　扣留权

适用类别	区域	扣留条件	授权
资料	无限定	与违反《海关法》或者其他有关法律、行政法规的进出境运输工具、货物、物品有关的	不需要批准
有走私嫌疑的进出境运输工具、货物、物品	"海关监管区域"内	违反《海关法》或者其他有关法律、行政法规的	须经直属海关关长或其授权的隶属海关关长批准
	"海关监管区域"外	有证据证明有走私嫌疑的	可直接行使
走私犯罪嫌疑人	"海关监管区域"内	扣留时间不超过 24 小时,特殊情况可延长至 48 小时;对于查获案件的嫌疑人,移送海关侦查走私犯罪公安机构	须经直属海关关长或其授权的隶属海关关长批准

表 4—6 　　　　　　　　　　　　　　　　其他行政强制权

类　别	内　　容
提取货物变卖、先行变卖权	超过 3 个月未申报货物;进口货物收货人或所有人声明放弃货物;依法扣留、超期未报、溢卸或误卸而不宜长期保存货物(经批准可先行变卖)
强制扣缴,变价抵缴关税权	纳税义务人、担保人超过规定期限未缴纳税款,经批准可以:书面通知金融机构从其存款内扣缴;应税货物变卖抵缴税款;扣留并变卖与税款等值货物或其他财产

续表

类　别	内　容
抵缴、变价抵缴罚款权	逾期不履行海关处罚决定又不申请复议或起诉的
滞报、滞纳金征收权	滞报金、滞纳金
税收保全	需进出口货物纳税义务人提供纳税担保而不能提供的,经批准可以:书面通知金融机构暂停支付税款相当的存款;扣留等值货物或其他财产
处罚担保	提供等值担保;不能提供的,扣留等值财产
税收担保	暂准进出境货物、保税货物进境须提交保证金或保函

(5)行政处罚权。海关有权对尚未构成走私罪的违法当事人处以行政处罚,包括:对走私货物、物品及违法所得处以没收;对有走私行为和违反监管规定行为的当事人处以罚款;对有违法情节的报关企业和报关员处以暂停或取消报关资格的处罚。

"单一窗口"
标准版用户
手册
(担保管理
系统申报篇)

小贴士 4—1　为进一步提高海关行政执法效率、优化行政执法方式,海关行政处罚简单案件快速办理自 2019 年 12 月 1 日起实施。简单案件是指海关在快件、货管、保税监管等业务现场以及其他海关监管、统计业务中发现的违法事实清楚、违法情节轻微,经现场调查后,可以当场制发行政处罚告知单的违反海关监管规定案件。具体如下:

(1)以下简单案件适用快速办理程序:①适用《海关行政处罚实施条例》(以下简称《处罚条例》)第十五条第一项、第二项规定进行处理的;②报关企业、报关人员对委托人所提供情况的真实性未进行合理审查,或者因为工作疏忽致使发生《处罚条例》第十五条第一项、第二项规定情形的;③适用《处罚条例》第二十条至第二十三条规定进行处理的;④违反海关监管规定携带货币进出境的;⑤旅检渠道查获走私货物、物品价值在人民币 5 万元以下的;⑥其他违反海关监管规定案件货物价值在人民币 50 万元以下或物品价值在人民币 10 万元以下的;⑦法律、行政法规及部门规章规定处警告、最高罚款人民币 3 万元以下的。

(2)海关应当及时立案,开展调查取证工作。

(3)当事人在自行书写材料或者查问笔录中承认违法事实、认错认罚,并有查验、检查记录等关键证据能够相互印证的,海关可以不再开展其他调查取证工作。

(4)海关进行现场调查后,应当及时制发行政处罚告知单,并在立案后 5 个工作日内制发行政处罚决定书。

(6)其他权力。其他权力的类别和内容见表 4—7。

表 4—7　其他权力

类　别	内　容
配备武器权	海关为履行职责,可以配备武器。海关工作人员佩备和使用武器的规定,由海关总署会同公安部制定,报国务院批准
连续追缉权	不分关区,追缉保持连续状态
行政裁定权	例如,对外贸易经营者的申请、商品归类的最终裁定、进出口货物原产地的确定、禁止进口措施、许可证件适用
行政奖励权	精神、物质奖励

(二)海关权力行使原则

(1)合法原则。它主要是指主体资格合法,法律规范依据,方法、手段、步骤、时限等程序合法,一切行政违法主体都应承担相应的法律责任。

(2)适当原则。权力的行使以公平性、合理性为基础,以正义性为目标。为了自由裁量权的合理运用,监督的法律途径有两个:行政监督(行政复议程序)和司法监督(行政诉讼程序)。

(3)依法独立行使原则。海关可以自己的名义行使权力,在法律法规规定的范围内依照自己的判断和意志做出决定,发布命令,独立地采取行政行为。海关实行高度集中统一的管理体制和垂直领导方式,地方各级海关只对海关总署负责。

(4)依法受到保障原则。海关依法执行职务,有关单位和个人应当如实回答询问,并予以配合,任何单位和个人不得阻挠;海关执行职务受到暴力抗拒时,执行有关任务的公安机关和人民武装警察部队应当予以协助。

(三)海关权力的监督

海关权力的监督即海关执法监督,是内部和外部监督的结合。

(四)海关权力的特点

海关权力作为一种行政权力,除了具有一般行政权力的单方性、强制性、无偿性等基本特征外,还具有特定性、独立性、强制性、复合性和自由裁量性等特征。

三、海关管理体制与组织机构

(一)海关管理体制

(1)工作方针:依法行政、为国把关、服务经济、促进发展。

(2)管理体制:①海关事务属中央事权;②采取集中统一的垂直领导体制,海关隶属关系不受行政区划的限制;③海关独立行使职权,向海关总署负责。

(3)设关原则:对外开放口岸、海关监管业务集中的地点。

(二)海关组织机构①

(1)海关总署。它是国务院直属机构,为正部级,下设广东分署,在上海和天津设有特派员办事处,作为其派出机构。

(2)直属海关。它是直接由海关总署领导,负责管理一定区域范围内海关业务的海关。目前我国共有42个直属海关,除香港、澳门、台湾地区外,分布在全国31个省、自治区、直辖市。直属海关就本关区内的海关事务独立行使职权,向海关总署负责。

(3)隶属海关。它是由直属海关领导,负责办理具体海关业务的海关,是海关进出境监督管理职能的基本执行单位。一般都设在口岸和海关业务集中的地点。

(4)海关缉私警察机构。其设在海关总署,实行海关总署和公安部双重领导、以海关领导为主的体制;在广东分署和各直属海关设立分局,直属海关缉私局下辖隶属海关缉私分局。

2018年4月20日,出入境检验检疫局正式并入中国海关,在通关作业方面,统一通过"单一窗口"实现报关报检,对进出口货物实施一次查验,凭海关放行指令提离货物,实现一次放行。

知识链接

海关管理
体制和
机构设置

---

① 目前,海关总署共有47个直属海关单位(广东分署,天津特派办,上海特派办,42个直属海关,2所海关院校),742个隶属海关和办事处(含现场业务处)。现有关员(含海关缉私警察)近6万人,实行关衔制度,关衔设五等十三级。其中:2012年5月9日,经国务院和中央编委批准,济南海关由原青岛海关隶属海关调整为海关总署直属海关,正厅级,为中国第42个直属海关。海关院校为:上海海关学院、中国海关管理干部学院。

任务三　报关单位

一、报关单位的概念

报关单位,是指按照规定在海关备案的进出口货物收发货人、报关企业。报关单位可以在中华人民共和国关境内办理报关业务。《中华人民共和国海关报关单位备案管理规定》已于 2021 年 11 月 19 日由海关总署令第 253 号公布,自 2022 年 1 月 1 日起施行。

【注意】随着"放管服"改革深入推进,国务院已取消了"报关企业注册登记"这一行政许可事项,进出口货物收发货人、报关企业已由"注册登记管理"改为"备案管理"。

二、报关单位的类型

根据《海关法》的规定,将报关单位划分为两种类型:进出口货物收发货人和报关企业。

(一)进出口货物收发货人

它是指依法直接进口或者出口货物的中华人民共和国关境内的法人、其他组织或个人。其范围和特点如表 4-8 所示。

表 4-8　　　　　　　　　　　进出口货物收发货人的范围和特点

范围	在商务主管部门办理备案登记的对外贸易经营者(如贸易公司、外向型生产工厂、仓储型企业等)
	无备案登记按规定需要从事非贸易性进出口活动的单位(如境外企业、新闻机构、经贸机构、文化团体等,依法在中国境内设立的常设代表机构),少量货样进境的单位,国家机关、学校、科研院所等组织机构,临时接受捐赠、礼品、国际援助的单位,国际船舶代理企业等,在进出口货物时,海关也视其为进出口货物收发货人
特点	一般有进出口经营权;必须经海关备案才能自理报关;只能为本单位报关;是经济实体,要承担法律责任

(二)报关企业

它是指按照规定经海关准予备案管理,接受进出口货物收发货人的委托,以进出口货物收发货人的名义或者以自己的名义向海关办理代理报关业务,从事报关服务的境内企业法人。其范围和特点如表 4-9 所示。

表 4-9　　　　　　　　　　　报关企业的范围和特点

范围	(1)经营国际货物运输代理,兼营进出口货物代理报关业务的企业(如国际货代企业或国际船舶代理企业);(2)主营代理报关的企业(如报关行或报关公司)
特点	(1)经海关备案登记;(2)代理委托人报关,没有进出口经营权;(3)境内独立法人

三、报关单位的备案管理

(1)进出口货物收发货人、报关企业申请备案的,应当取得市场主体资格;其中进出口货物收发货人申请备案的,还应当取得对外贸易经营者备案。

【提示】进出口货物收发货人、报关企业已办理报关单位备案的,其符合条件的分支机构也可以申请报关单位备案。法律、行政法规、规章另有规定的,从其规定。

(2)报关单位申请备案时,应当向海关提交《报关单位备案信息表》(见表 4-10)。

表 4—10 报关单位备案信息表

统一社会信用代码					填表/打印日期	
申请类型	□ 备案		□ 备案信息变更		□ 注销	
申请报关单位类型	□ 进出口货物收发货人　　□ 报关企业　　□ 临时备案单位 □ 进出口货物收发货人分支机构　　□ 报关企业分支机构					
行政区划		所在地海关			统计经济区域	
中文名称						
英文名称						
住所(主要经营场所)					邮政编码	
英文地址						
组织机构类型		市场主体类型			行业种类	
联系人		固定电话			移动电话	
电子邮箱		传真			网址	
所属单位代码			所属单位名称			
经营范围						

管理人员信息					
	姓名	证件类型	证件号码	国籍	移动电话
法定代表人(负责人)					
财务负责人					
关务负责人					

出资者信息				
序号	出资者名称(姓名)	国籍	出资币制	出资金额
1				
2				
3				

所属报关人员信息					
序号	姓名	证件类型	证件号码	移动电话	申请办理类型
1					□到岗　□变更　□离岗
2					□到岗　□变更　□离岗
3					□到岗　□变更　□离岗

本单位承诺对本表所填报备案信息的真实性、有效性负责并承担相应的法律责任。 （单位印章） 年　月　日

第一,办理海关报关单位备案。

现在有 4 种方式可以办理海关报关单位备案。

①通过"多证合一"方式,申请人在市场监管部门进行市场主体登记时,根据企业经营需求可勾

选报关单位备案,并补充相关备案信息。市场监管部门按照"多证合一"流程完成登记,并与海关数据共享,企业无须再向海关提交备案申请。海关在收到电子申请后主动完成审核。

②通过"卡介质"方式登录"互联网＋海关"一体化平台(http://online.customs.gov.cn),或登录"中国国际贸易单一窗口"标准版应用(http://www.singlewindow.cn)"企业资质"子系统,向所在地海关提出申请并上传《报关单位备案信息表》(加盖公章)电子版。为本单位向海关提交电子申请的,无须上传附件,可不提交纸质《报关单位备案信息表》,海关在收到电子申请后主动完成审核。

③通过"账号登录"方式登录"互联网＋海关"或者中国国际贸易"单一窗口",向海关提交电子申请。并上传加盖单位公章的《报关单位备案信息表》扫描件或者照片的,可不再提交纸质《报关单位备案信息表》,海关在收到电子申请后主动完成审核。

④通过其他方式向海关提出申请的,应向所在地海关提交加盖单位公章的《报关单位备案信息表》,具体提交方式可咨询所在地海关。

第二,报关单位备案操作流程。

步骤一:注册并登录中国国际贸易单一窗口,进入首页的标准版应用,如图4-1所示。

图4-1

步骤二:进入企业资质模块,如图4-2所示。

图4-2

步骤三：选择备案申请，如图 4—3 所示。

图 4—3

步骤四：选择自理模式并按照要求填写备案信息，黄色部分必填，其他选填，如图 4—4 所示。

图 4—4

步骤五：按照提示打印《报关单位备案信息表》，如图 4—5 所示。

图 4—5

步骤六：上传加盖报关单位公章的《报关单位备案信息表》，然后申报，如图4—6所示。

图4—6

第三，报关单位如何查询备案状态。

报关单位可以登录"中国海关进出口企业信用信息公示平台"查询企业公示状态，也可以登录"中国国际贸易单一窗口"或"互联网＋海关"一体化平台查询企业备案结果。也可以登录"中国国际贸易单一窗口"或"互联网＋海关"一体化平台查询企业备案结果。

第四，报关单位如何获取备案证明。

报关单位可以到注册地海关窗口打印《海关进出口货物收发货人备案回执》，也可以通过"中国国际贸易单一窗口"自行打印《海关进出口货物收发货人备案回执》，相关内容如图4—7所示。

报关单位备案证明

统一社会信用代码	91430702M
名称	常德市
所在地海关	常德海关
经营类别	进出口货物收发货人
证明出具时间	2022年2月25日

说明：1、本备案证明自出具之日并加盖海关印章后7日内有效。
　　　2、可以通过"中国海关企业进出口信用信息公示平台"查询报关单位备案情况。（网址：http://credit.customs.gov.cn）

图4—7

第五，报关单位备案信息表填报指引。

①统一社会信用代码：市场主体、有统一社会信用代码的其他组织机构必须填写"统一社会信用代码"，办理临时备案的单位没有统一社会信用代码的可不填写。

②填表/打印日期：提交纸面或上传扫描件《报关单位备案信息表》的，应填写填表日期。

③申请类型：根据申请办理业务的类型勾选，每次只能选择一个选项。首次备案的勾选"备案"、办理信息变更的勾选"备案信息变更"、办理企业注销的勾选"注销"。

④申请报关单位类型：根据要申请的报关单位类型勾选，每次只能勾选一个选项。分别是进出口货物收发货人、报关企业、临时备案单位、进出口货物收发货人分支机构、报关企业分支机构。

⑤行政区划:填写住所(非法人组织、个体工商户为主要经营场所或主要办事机构所在地,下同)所在行政区划代码。

⑥所在地海关:填写住所所在地海关。

⑦统计经济区域:填写住所所在地统计经济区域代码。

⑧中文名称:市场主体填写"营业执照"上的"名称"或"企业名称",其他组织机构按实际情况填写。

⑨英文名称:填写本单位的英文名称,申请临时备案的可不填写。已经办理对外贸易经营者备案的,英文名称可以参照《对外贸易经营者备案登记表》填写。

⑩住所(主要经营场所):市场主体填写"营业执照"上的"住所""企业住所"或"主要经营场所",其他组织机构按实际情况填写。

⑪邮政编码:填写住所所在地的邮政编码。

⑫英文地址:填写住所的英文地址,申请临时备案的可不填写。已经办理对外贸易经营者备案的,英文地址可以参照《对外贸易经营者备案登记表》填写。

⑬组织机构类型:非市场主体根据《组织机构类型》(GB/T 20091—2006)填写2位组织机构类型及对应名称,市场主体可不填写。

⑭市场主体类型:市场主体填写"营业执照"上的"类型"或"市场主体类型",非市场主体可不填写。

⑮行业种类:根据《国民经济行业分类》(GB/T 4754—2017)填写4位代码及对应名称。申请临时备案的可不填写。

⑯联系人、固定电话、移动电话:填写本单位负责海关业务的联系人姓名、固定电话、移动电话。

⑰电子邮箱:填写本单位联系人的电子邮箱。无电子邮箱的可不填写。

⑱传真、网址:填写本单位的传真号码、网址。无传真、网址的可不填写。

⑲所属单位代码:申请进出口货物收发货人分支机构、报关企业分支机构备案、变更的,应填写所属报关单位统一社会信用代码,其他可不填写。

⑳所属单位名称:申请进出口货物收发货人分支机构、报关企业分支机构备案、变更的,应填写所属报关单位名称,其他可不填写。

㉑经营范围:市场主体填写"营业执照"上的"经营范围",其他可不填写。

㉒管理人员信息:申请进出口货物收发货人、报关企业、进出口货物收发货人分支机构、报关企业分支机构备案或变更的,应当填写法定代表人(负责人)、财务负责人、关务负责人信息,其他可不填写。

㉓出资者信息:外商投资企业、港澳台投资企业应当填写出资者信息,其他可不填写。出资者超过3名的,可另附页。出资者名称(姓名)中出资者为组织机构的,填写组织机构名称,出资者为自然人的,填写自然人姓名。国籍填写出资者的国籍。出资币制填写出资金额的币制。出资金额填写出资金额。

㉔所属报关人员信息:办理报关单位备案、备案信息变更、注销时同时备案所属报关人员的到岗、变更、离职备案的,应一并填写报关人员相关信息,否则可不填写。一次填写报关人员信息超过10名的,可自行扩展表格或者另附页。姓名、证件类型、证件号码、移动电话比照管理人员信息相关填写说明填写。申请办理类型:根据报关人员实际情况填写。

㉕其他事项:以上行政区划、所在地海关、统计经济区域、组织机构类型、市场主体类型、行业种类、证件类型、国籍、出资币制等信息,在通过"互联网+海关"或者中国国际贸易"单一窗口"等向海关提交电子申请时,可以通过相关系统提供的参数选择进行录入。

【提示】企业提交《报关单位备案信息表》的方式有:①通过"卡介质"方式登录"互联网+海关"

或者中国国际贸易"单一窗口",为本单位向海关提交电子申请的,无须上传附件,可不提交纸质《报关单位备案信息表》;②通过"账号登录"方式登录"互联网＋海关"或者中国国际贸易"单一窗口",向海关提交电子申请,并上传加盖单位公章的《报关单位备案信息表》扫描件或者照片的,可不再提交纸质《报关单位备案信息表》;③通过其他方式向海关提出申请的,应向所在地海关提交加盖单位公章的《报关单位备案信息表》,具体提交方式请咨询所在地海关。

(3)下列单位按照国家有关规定需要从事非贸易性进出口活动的,应当办理临时备案:①境外企业、新闻、经贸机构、文化团体等依法在中国境内设立的常驻代表机构;②少量货样进出境的单位;③国家机关、学校、科研院所、红十字会、基金会等组织机构;④接受捐赠、礼品、国际援助或者对外实施捐赠、国际援助的单位;⑤其他可以从事非贸易性进出口活动的单位。

【注意】办理临时备案的,应当向所在地海关提交《报关单位备案信息表》,并随附主体资格证明材料、非贸易性进出口活动证明材料。

【提示】关于如何获取《报关单位备案信息表》,企业可以在"国际贸易单一窗口"上传附件界面里选择打印或者在海关总署网站主页"办事指南"里下载。

(4)经审核,备案材料齐全,符合报关单位备案要求的,海关应当在 3 个工作日内予以备案。备案信息应当通过"中国海关企业进出口信用信息公示平台"进行公布。

动漫视频

单一窗口

【提示】报关单位要求提供纸质备案证明的,海关应当提供。

(5)报关单位备案长期有效。临时备案有效期为 1 年,届满后可以重新申请备案。

(6)报关单位名称、市场主体类型、住所(主要经营场所)、法定代表人(负责人)、报关人员等《报关单位备案信息表》载明的信息发生变更,报关单位应当自变更之日起 30 日内向所在地海关申请变更。

【注意】报关单位因迁址或者其他原因造成所在地海关发生变更的,应当向变更后的海关申请变更。

(7)报关单位有下列情形之一的,应当向所在地海关办理备案注销手续:①因解散、被宣告破产或者其他法定事由终止的;②被市场监督管理部门注销或者撤销登记、吊销营业执照的;③进出口货物收发货人对外贸易经营者备案失效的;④临时备案单位丧失主体资格的;⑤其他依法应当注销的情形。

【注意】报关单位已在海关备案注销的,其所属分支机构应当办理备案注销手续。报关单位未按照①和②的规定办理备案注销手续的,海关发现后应当依法注销。

(8)报关单位备案注销前,应当办结海关有关手续。

(9)报关单位在办理备案、变更和注销时,应当对所提交材料的真实性、有效性负责并且承担法律责任。

【提示】进出口货物收发货人、报关企业已办理报关单位备案的,其符合条件的分支机构也可以申请报关单位备案。法律、行政法规、规章另有规定的,从其规定。

(10)海关可以对报关单位备案情况进行监督和实地检查,依法查阅或者要求报关单位报送有关材料。报关单位应当配合,如实提供有关情况和材料。

(11)报关单位有下列情形之一的,海关责令其改正,拒不改正的,海关可以处 1 万元以下罚款:①报关单位名称、市场主体类型、住所(主要经营场所)、法定代表人(负责人)、报关人员等发生变更,未按照规定向海关办理变更的;②向海关提交的备案信息隐瞒真实情况、弄虚作假的;③拒不配合海关监督和实地检查的。

经验小谈 4—4 我公司的营业执照发生了变更。请问:应该在多长时间内去海关办理变更?

答:根据《中华人民共和国海关报关单位备案管理规定》第九条的规定,报关单位名称、市场主体类型、住所(主要经营场所)、法定代表人(负责人)、报关人员等《报关单位备案信息表》载明的信息发生变更的,报关单位应当自变更之日起 30 日内向所在地海关申请变更。报关单位因迁址或者其他原因造成所在地海关发生变更的,应当向变更后的海关申请变更。

四、报关单位"多证合一"

(一)报关单位"多证合一"改革

为进一步优化营商环境,根据《国务院关于深化"证照分离"改革进一步激发市场主体发展活力的通知》(国发〔2021〕7 号),将报关单位备案(进出口货物收发货人备案、报关企业备案)全面纳入"多证合一"改革。

申请人办理市场监管部门市场主体登记时,需要同步办理报关单位备案的,应按照要求勾选报关单位备案,并补充填写相关备案信息。市场监管部门按照"多证合一"流程完成登记,并在市场监管总局层面完成与海关总署的数据共享,企业无须再向海关提交备案申请。"多证合一"改革实施后,企业未选择"多证合一"方式提交申请的,仍可通过国际贸易"单一窗口"或"互联网+海关"提交报关单位备案申请。

报关单位办理流程依据《中华人民共和国海关报关单位备案管理规定》(海关总署令第 253 号)执行。涉及报关单位备案的具体业务问题,企业可以咨询海关 12360 热线或所在地海关,自 2022 年 1 月 1 日起施行。

(二)报关单位备案方式

1."多证合一"渠道

根据《海关总署、市场监管总局关于报关单位备案全面纳入"多证合一"改革的公告》(海关总署、市场监督管理总局 2021 年第 113 号公告)规定,"多证合一"的办理范围,已由进出口货物收发货人,扩大至报关单位(进出口货物收发货人、报关企业)。

申请人办理市场监管部门市场主体登记时,需要同步办理报关单位备案的,应按照要求勾选报关单位备案,并补充填写相关备案信息。市场监管总局与海关总署数据共享,企业无须再向海关提交备案申请。

2. 网上办理

申请人通过以下途径,填写相关信息并向海关提交申请:①中国国际贸易"单一窗口"标准版 (https://www.singlewindow.cn)"企业资质"子系统;②"互联网＋海关"(http://online.customs.gov.cn)"企业管理"子系统(见图 4—8)。

图 4—8　网上办理形式

3. 窗口办理

除上述两种方式外,也可到申请人所在地海关企管窗口办理。所在地海关的联系方式和受理范围可咨询 12360 海关热线。

所在地海关收到申请人备案申请后进行核验,符合要求的在 3 个工作日内办结,企业可通过中国国际贸易"单一窗口"或"互联网＋海关"查询办理状态、打印备案证明、修改备案信息等。

经验小谈 4—5　①我公司是一家进出口货物收发货人,新的备案管理规定允许备案双重身份,该怎么操作?

答:可以通过"单一窗口"点击"备案申请"后,选择新增"企业经营类别"。进出口货物收发货人申请报关企业、报关企业申请进出口货物收发货人,以及分支机构等,同样办理。

②我公司已经通过"单一窗口"提交了备案申请,还需要到所在地海关提交纸质材料吗?

答:已上传加盖公章的《报关单位备案信息表》的,不需要提交纸质材料,海关在线审核材料办理。

③我公司申请备案,录入信息时"海关统计区域代码"该怎么填写?

答:即"特殊贸易区域代码"。

④我公司是位于特殊监管区内的双重身份企业,想增加进出口货物收发货人身份可以吗?

答:原特殊监管区域双重身份企业可以申请变更为进出口货物收发货人或者报关企业后,再次申请报关企业或者进出口货物收发货人备案。

做中学 4—3　辽宁某高校要进口一批做实验用的设备,进口该设备时,其从事的就是非贸易性的行为。该校应该如何报关?

分析:第一种方法:该校可以办理进出口货物收发货人临时注册登记,获得临时注册登记证明以后再去报关。第二种方法:该校可以直接找报关企业为其代理报关。

小贴士 4—2

【注意】改革后,企业开展报关经营活动应持有营业执照并按要求进行备案。报关企业纳入"多证合一"范围,在企业登记环节一并办理备案手续,许可证长期有效。

【提示】登记注册在自由贸易试验区的企业,企业备案后可在全国开展报关经营活动。

五、报关单位监管措施

(1)将报关企业注册登记纳入"多证合一"的范围,及时接收市场监管部门推送的企业备案信息,各直属海关以及授权的隶属海关要加强备案信息核对力度,对企业违反规定不备案、逾期备案或备案信息不准确的情形及时依法处理。

(2)各直属海关以及授权的隶属海关要加强信用监管,多渠道完善信用信息采集,综合运用稽查、缉私等方面数据,及时调整企业信用等级,按照"诚信守法便利、失信违法惩戒"原则,对企业进行信用监管。

(3)要加强与市场监管等部门之间的信息共享,各直属海关以及授权的隶属海关要加强报关企业年报管理,深度运用"多证合一"企业数据,综合评价企业信用状况。

(4)自 2019 年 2 月 1 日起,全国海关通关一体化关检业务全面融合。

(5)关于进出口货物收发货人及其分支机构从事报关业务:进出口货物收发货人依法设立的分支机构可以办理进出口货物收发货人分支机构备案,由进出口货物收发货人凭"报关单位情况登记表"向分支机构所在地海关申请办理。进出口货物收发货人及其在海关备案的分支机构可以在全国办理进出口报关业务。进出口货物收发货人应当对其分支机构的行为承担法律责任。

(6)报关企业及其在海关备案的分支机构可以在全国办理进出口报关业务。报关企业应当对其分支机构的行为承担法律责任。

同步案例 4—2   报关企业要遵守海关管理

案例评析

顺风报关公司是一家专业的报关企业,2022 年 1 月在接受当地一家化工企业委托报关业务时没有察觉到该企业有瞒报的情况,在向海关办理报关手续时被海关发现。海关追究报关公司的经济责任,该公司以不知情为由拒绝处罚。

六、海关报关单位备案注销

1. 海关报关单位申请注销的途径

(1)通过中国国际贸易"单一窗口"(https://www.singlewindow.cn)、"互联网＋海关"(http://online.customs.gov.cn)等方式向海关提交电子注销申请。

以中国国际贸易"单一窗口"操作办法为例(见图 4—9 和图 4—10):登录网站→标准版应用→卡介质登录→企业资质→企业备案→注销申请→填写注销原因→点击申报。

(2)通过其他政府部门与海关联网的政务服务平台提交电子注销申请;

(3)直接向隶属海关提交加盖报关单位印章的书面注销申请;由委托代理人代为提出申请的,应当同时出具授权委托书。

2. 办理流程

办理流程如图 4—11 所示。

图 4—9

图 4—10

图 4—11

3. 报关单位注销前需办结海关业务手续

①无被税收风险参数、指令或模型捕中且未处置的报关单;②进出口货物通关手续已办结;③税款已缴清,税款类担保事务已办结;④进口废物原料国内收货人的相关环保不合格进口固体废物退运手续已办结;⑤快件C类货物、跨境电商货物通关手续已办结;⑥报关单位在海关备案的分支机构已全部注销;⑦稽查作业或主动披露作业已办结。

4. 海关可以主动注销报关单位的情况

(1)报关企业。①报关企业依法终止的;②注册登记许可依法被撤销、撤回,或者注册登记许可证件依法被吊销的;③由于不可抗力导致注册登记许可事项无法实施的;④法律、行政法规规定的应当注销注册登记许可的其他情形。

(2)进出口货物收发货人。①破产、解散、自行放弃报关权或者分立成两个以上新企业的;②被市场监管部门注销登记或者吊销营业执照的;⑤丧失独立承担责任能力的;④对外贸易经营者备案登记表失效的;⑤其他依法应当注销注册登记的情形。

任务四 海关企业信用管理

一、海关企业信用管理的对象

为了建立海关注册登记和备案企业信用管理制度,推进社会信用体系建设,促进贸易安全与便利,根据《海关法》《中华人民共和国海关稽查条例》《企业信息公示暂行条例》《优化营商环境条例》以及其他有关法律、行政法规的规定,于2021年9月6日以海关总署令第251号公布制定《中华人民共和国海关注册登记和备案企业信用管理办法》,自2021年11月1日起实施。

海关注册登记和备案企业(以下简称“企业”)以及企业相关人员①信用信息的采集、公示,企业信用状况的认证、认定及管理等适用《中华人民共和国海关注册登记和备案企业信用管理办法》。具体分为以下三类:

(1)海关根据企业申请,按照规定的标准和程序将企业认证为高级认证企业的,对其实施便利的管理措施。

(2)海关根据采集的信用信息,按照规定的标准和程序将违法违规企业认定为失信企业的,对其实施严格的管理措施。

(3)海关对高级认证企业和失信企业之外的其他企业实施常规的管理措施。

【提示】海关根据社会信用体系建设有关要求,与国家有关部门实施守信联合激励和失信联合惩戒,推进信息互换、监管互认、执法互助。

中国海关依据有关国际条约、协定以及《中华人民共和国海关注册登记和备案企业信用管理办法》,开展与其他国家或者地区海关的“经认证的经营者”②(AEO)互认合作,并且给予互认企业相关便利措施。

海关建立企业信用修复机制,依法对企业予以信用修复。海关建立企业信用管理系统,运用信息化手段提升海关企业信用管理水平。

【注意】海关按照“诚信守法便利、失信违法惩戒、依法依规、公正公开”原则,对企业实施信用管理。

---

① 企业相关人员,是指企业法定代表人、主要负责人、财务负责人、关务负责人等管理人员。

② 经认证的经营者(AEO),是指以任何一种方式参与货物国际流通,符合《中华人民共和国海关企业信用管理办法》规定的条件以及《海关认证企业标准》且通过海关认证的企业。

二、信用信息采集和公示

海关可以采集能够反映企业信用状况的下列信息:①企业注册登记或者备案信息以及企业相关人员基本信息;②企业进出口以及与进出口相关的经营信息;③企业行政许可信息;④企业及其相关人员受行政处罚和刑事处罚信息;⑤海关与国家有关部门实施联合激励和联合惩戒信息;⑥AEO互认信息;⑦其他反映企业信用状况的相关信息。

海关应当及时公示下列信用信息,并公布查询方式:①企业在海关注册登记或者备案信息;②海关对企业信用状况的认证或者认定结果;③海关对企业的行政许可信息;④海关对企业的行政处罚信息;⑤海关与国家有关部门实施联合激励和联合惩戒信息;⑥其他依法应当公示的信息。

【提示】公示的信用信息涉及国家秘密、国家安全、社会公共利益、商业秘密或者个人隐私的,应当依照法律、行政法规的规定办理。

自然人、法人或者非法人组织认为海关公示的信用信息不准确的,可以向海关提出异议,并且提供相关资料或者证明材料。

海关应当自收到异议申请之日起20日内进行复核。自然人、法人或者非法人组织提出异议的理由成立的,海关应当采纳。

三、高级认证企业的认证标准和程序

(1)高级认证企业的认证标准分为通用标准和单项标准。①高级认证企业的通用标准包括内部控制、财务状况、守法规范和贸易安全等内容。②高级认证企业的单项标准是海关针对不同企业类型和经营范围制定的认证标准。

【提示】高级认证企业应当同时符合通用标准和相应的单项标准。通用标准和单项标准由海关总署另行制定并公布。

(2)企业申请成为高级认证企业的,应当向海关提交书面申请,并按照海关要求提交相关资料。

(3)海关依据高级认证企业通用标准和相应的单项标准,对企业提交的申请和有关资料进行审查,并赴企业进行实地认证。

(4)海关应当自收到申请及相关资料之日起90日内进行认证并作出决定。特殊情形下,海关的认证时限可以延长30日。

(5)经认证,符合高级认证企业标准的企业,海关制发高级认证企业证书;不符合高级认证企业标准的企业,海关制发未通过认证决定书。高级认证企业证书、未通过认证决定书应当送达申请人,并且自送达之日起生效。

(6)海关对高级认证企业每5年复核一次。企业信用状况发生异常情况的,海关可以不定期开展复核。经复核,不再符合高级认证企业标准的,海关应当制发未通过复核决定书,并收回高级认证企业证书。

(7)海关可以委托社会中介机构就高级认证企业认证、复核相关问题出具专业结论。企业委托社会中介机构就高级认证企业认证、复核相关问题出具的专业结论,可以作为海关认证、复核的参考依据。

(8)企业有下列情形之一的,1年内不得提出高级认证企业认证申请:①未通过高级认证企业认证或者复核的;②放弃高级认证企业管理的;③撤回高级认证企业认证申请的;④高级认证企业被海关下调信用等级的;⑤失信企业被海关上调信用等级的。

四、失信企业的认定标准、程序和信用修复

(1)企业有下列情形之一的,海关认定为失信企业:

①被海关侦查走私犯罪公安机构立案侦查并由司法机关依法追究刑事责任的；

②构成走私行为被海关行政处罚的；

③非报关企业1年内违反海关的监管规定被海关行政处罚的次数超过上年度报关单、进出境备案清单、进出境运输工具舱单等单证（以下简称"相关单证"）总票数千分之一且被海关行政处罚金额累计超过100万元的；

报关企业1年内违反海关的监管规定被海关行政处罚的次数超过上年度相关单证总票数万分之五且被海关行政处罚金额累计超过30万元的；

上年度相关单证票数无法计算的，1年内因违反海关的监管规定被海关行政处罚，非报关企业处罚金额累计超过100万元、报关企业处罚金额累计超过30万元的；

④自缴纳期限届满之日起超过3个月仍未缴纳税款的；

⑤自缴纳期限届满之日起超过6个月仍未缴纳罚款、没收的违法所得和追缴的走私货物、物品等值价款，并且超过1万元的；

⑥抗拒、阻碍海关工作人员依法执行职务，被依法处罚的；

⑦向海关工作人员行贿，被处以罚款或者被依法追究刑事责任的；

⑧法律、行政法规、海关规章规定的其他情形。

（2）失信企业存在下列情形的，海关依照法律、行政法规等有关规定实施联合惩戒，将其列入严重失信主体名单：①违反进出口食品安全管理规定、进出口化妆品监督管理规定或者走私固体废物被依法追究刑事责任的；②非法进口固体废物被海关行政处罚金额超过250万元的。

（3）海关在作出认定失信企业决定前，应当书面告知企业拟作出决定的事由、依据和依法享有的陈述、申辩权利。

【注意】海关拟依照第3条规定将企业列入严重失信主体名单的，还应当告知企业列入的惩戒措施提示、移出条件、移出程序及救济措施。

（4）企业对海关拟认定失信企业决定或者列入严重失信主体名单决定提出陈述、申辩的，应当在收到书面告知之日起5个工作日内向海关书面提出。

海关应当在20日内进行核实，企业提出的理由成立的，海关应当采纳。

（5）未被列入严重失信主体名单的失信企业纠正失信行为，消除不良影响，并且符合下列条件的，可以向海关书面申请信用修复并提交相关证明材料：①因存在第1条第②项、第⑥项情形被认定为失信企业满1年的；②因存在第1条第③项情形被认定为失信企业满6个月的；③因存在第1条第④项、第⑤项情形被认定为失信企业满3个月的。

（6）经审核符合信用修复条件的，海关应当自收到企业信用修复申请之日起20日内作出准予信用修复决定。

（7）失信企业连续2年未发生第（2）条规定情形的，海关应当对失信企业作出信用修复决定。

【提示】失信企业已被列入严重失信主体名单的，应当将其移出严重失信主体名单并通报相关部门。

（8）法律、行政法规和党中央、国务院政策文件明确规定不可修复的，海关不予信用修复。

经验小谈4—6　半年前，我公司因违规行为被处罚人民币200万元，因处罚金额较大，海关同意了我公司的分期缴纳申请。然而由于自身经营困难，过去的6个月还是无法缴清，但我公司承诺在这1个月内就把余下的罚款缴清。请问：可否通融一下，不要降级？

答：不可以。自缴纳税款期限届满之日起超过3个月仍未缴纳应纳税款的，视为拖欠应纳税款；自海关行政处罚决定书规定的期限届满之日起超过6个月仍未缴纳罚没款项的，视为拖欠应缴罚没款项，你公司已构成拖欠情形，需立即调整为失信企业。

五、管理措施

（1）高级认证企业是中国海关 AEO，适用下列管理措施：①进出口货物平均查验率低于实施常规管理措施企业平均查验率的 20%，法律、行政法规或者海关总署有特殊规定的除外；②出口货物原产地调查平均抽查比例在企业平均抽查比例的 20% 以下，法律、行政法规或者海关总署有特殊规定的除外；③优先办理进出口货物通关手续及相关业务手续；④优先向其他国家（地区）推荐农产品、食品等出口企业的注册；⑤可以向海关申请免除担保；⑥减少对企业稽查、核查频次；⑦可以在出口货物运抵海关监管区之前向海关申报；⑧海关为企业设立协调员；⑨AEO 互认国家或者地区海关通关便利措施；⑩国家有关部门实施的守信联合激励措施；⑪因不可抗力中断国际贸易恢复后优先通关；⑫海关总署规定的其他管理措施。

（2）失信企业适用下列管理措施：①进出口货物查验率 80% 以上；②经营加工贸易业务的，全额提供担保；③提高对企业稽查、核查频次；④海关总署规定的其他管理措施。

（3）办理同一海关业务涉及的企业信用等级不一致，导致适用的管理措施相抵触的，海关按照较低信用等级企业适用的管理措施实施管理。

（4）高级认证企业、失信企业有分立合并情形的，海关按照以下原则对企业信用状况进行确定并适用相应管理措施：

①企业发生分立，存续的企业承继原企业主要权利义务的，存续的企业适用原企业信用状况的认证或者认定结果，其余新设的企业不适用原企业信用状况的认证或者认定结果；

②企业发生分立，原企业解散的，新设企业不适用原企业信用状况的认证或者认定结果；

③企业发生吸收合并的，存续企业适用原企业信用状况的认证或者认定结果；

④企业发生新设合并的，新设企业不再适用原企业信用状况的认证或者认定结果。

（5）高级认证企业涉嫌违反与海关管理职能相关的法律法规被刑事立案的，海关应当暂停适用高级认证企业管理措施。

高级认证企业涉嫌违反海关的监管规定被立案调查的，海关可以暂停适用高级认证企业管理措施。

（6）高级认证企业存在财务风险，或者有明显的转移、藏匿其应税货物以及其他财产迹象的，或者存在其他无法足额保障税款缴纳风险的，海关可以暂停适用第（1）条第⑤项规定的管理措施。

附件1-17

 应知考核

一、单项选择题

1. 进出境运输工具、货物、物品，必须通过设立（　　　）的地点进境或出境。

A. 海关　　　　　　B. 边检　　　　　　C. 商检　　　　　　D. 地方政府

2. （　　　）是海关的最基本任务，是一项国家职能。

A. 监管　　　　　　B. 征税　　　　　　C. 查缉走私　　　　D. 海关统计

3. 根据我国《海关法》的规定，报关行为又可分为自理报关和代理报关，其中通常情况下，下列主体中不得办理代理报关的是（　　　）。

A. 进出口货物代理人　　　　　　B. 专业报关行

C. 进出口货物收发货人　　　　　D. 国际贸易货物运输代理公司

4. 下述四种企业或单位中不属于报关单位的是（　　　）。

A. 经海关批准在海关临时注册登记的境内某大学

B. 在海关注册登记的经营进出境快件业务的某快递公司

C. 在海关注册登记的某外商投资企业

D. 在海关注册登记的经营转关运输货物境内运输业务的某承运人

5. 进出口货物的纳税义务人、担保人超过规定期限未缴纳税款的,经直属海关关长或者其授权的隶属海关关长批准,海关可以行使( )。

A. 提取货物变卖、先行变卖权

B. 强制扣缴和变价抵缴关税权

C. 税收保全

D. 连续追缉权

6. 经营国际货物运输代理、国际运输工具代理业务的同时兼营报关业务的企业,称为( )。

A. 专业报关企业

B. 自理报关企业

C. 代理报关企业

D. 有进口经营权的企业

7. 下列说法中,错误的是( )。

A. 专业报关企业是具有境内法人地位的经济实体

B. 专业报关企业中有的属于有限责任公司

C. 专业报关企业具有报关权

D. 专业报关企业具有进出口经营权

8. 根据报关活动的实施者不同,可分为( )。

A. 进、出境报关

B. 运输工具、货物、物品报关

C. 自理报关、代理报关

D. 物品、非物品的报关

9. 扣留走私罪嫌疑人,一般不超过( )小时,特殊情况可延长至( )小时。

A. 5;10   B. 12;20   C. 24;48   D. 12;18

10. 海关对高级认证企业每( )年复核一次。

A. 2   B. 3   C. 4   D. 5

二、多项选择题

1. 《海关法》明确规定海关的基本任务有( )。

A. 监管   B. 查缉走私   C. 海关统计   D. 征税

2. 报关单位有下列( )情形的,应当向所在地海关办理备案注销手续。

A. 因解散、被宣告破产或者其他法定事由终止的

B. 被市场监督管理部门注销或者撤销登记、吊销营业执照的

C. 进出口货物收发货人对外贸易经营者备案失效的

D. 临时备案单位丧失主体资格的

3. 按照报关对象的不同,可分为( )。

A. 运输工具报关   B. 货物报关   C. 物品报关   D. 进出境报关

4. 企业有下列( )情形的,1年内不得提出高级认证企业认证申请。

A. 未通过高级认证企业认证或者复核的

B. 放弃高级认证企业管理的

C. 撤回高级认证企业认证申请的

D. 失信企业被海关上调信用等级的

5. 企业有下列( )情形的,海关认定为失信企业。

A. 被海关侦查走私犯罪公安机构立案侦查并由司法机关依法追究刑事责任的

B. 构成走私行为被海关行政处罚的

C. 自缴纳期限届满之日起超过 3 个月仍未缴纳税款的

D. 自缴纳期限届满之日起超过 6 个月仍未缴纳罚款、没收的违法所得和追缴的走私货物、物品等值价款，并且超过 1 万元的

三、判断题

1. 个人携带进出境的行李物品、邮寄进出境的物品，应当以自用、合理数量为限。　　（　　）

2. 一般情况下，关境等于国境，如欧盟。　　（　　）

3. 直接代理报关中，报关企业应当承担与进出口货物收发货人自己报关时所应当承担的相同的法律责任。　　（　　）

4. 绿色通道适用于携带上述绿色通道适用物品以外的其他物品的旅客。　　（　　）

5. 海关是国家行政机关，是国务院隶属机构。　　（　　）

6. 海关有权对尚未构成走私罪的违法当事人处以行政处罚，包括对走私货物、物品及违法所得处以没收属于行政强制权。　　（　　）

7. 经审核，备案材料齐全，符合报关单位备案要求的，海关应当在 3 个工作日内予以备案。　　（　　）

8. 报关单位备案长期有效。临时备案有效期为 1 年，届满后可以重新申请备案。　　（　　）

9. 海关根据企业申请，按照规定的标准和程序将企业认证为高级认证企业的，对其实施严格的管理措施。　　（　　）

10. 企业对海关拟认定失信企业决定或者列入严重失信主体名单决定提出陈述、申辩的，应当在收到书面告知之日起 3 个工作日内向海关书面提出。　　（　　）

应会考核

■ 观念应用

8 月 20 日，顺发公司获得了进出口经营权，注册成一家外贸公司。8 月 22 日，签订了一份出口合同。为提高办事效率，第二天公司就派职员李华去海关办理货物进出口报关手续，结果被海关拒绝。

请问：海关拒绝是否有理？为什么？

■ 技能应用

11 月 28 日，某国际运输船舶向上海外高桥海关申报进境，该船运载的 92 台日本生产的二手挖掘机的收货人迟迟未申报。从该船向海关递交的载货清单上看，该批货物的收货人是杭州齐力进出口公司。次年 2 月 23 日，外高桥海关根据载货清单上的地址，向齐力公司发出了催报通知。3 月 1 日，收货人通过地方政府部门，以无法领取机电产品进口证明为由，向外高桥海关提出退运该批货物的申请。由于其提出退货申请的时间超过海关总署有关规定的退运提出期限，不符合退运条件，外高桥海关于 4 月 7 日给出答复，不同意退运，并告知收货人，海关决定提取拍卖该批货物。4 月 12 日，收货人向上海市中级人民法院提起行政诉讼，请求法院撤销外高桥海关做出的不准原告退运，并决定提取变卖该批货物的行政行为。

请问：(1)齐力公司能否胜诉？海关是否有权扣留并拍卖该批货物？

(2)如果齐力公司想要减少损失，该怎么做？

■ 案例分析

大连力凡进出口公司于 9 月与美国一公司签订进口 500 吨玉米的合同，并约定贸易条件为

CIF 大连。但由于运输船只途中遭遇台风偏离航线而被迫停靠在上海,待天气好转再运往大连,船长将情况及时通知了买卖双方。考虑到这样会耽搁很长时间,力凡公司与美国公司商定在厦门交货并通知运输公司卸货,同时力凡公司委托大连嘉宏报关行办理报关业务。大连嘉宏报关行的报关员赵昂到上海为这批货物报关,但上海海关对这批货物不予报关。

请问:为什么上海海关不接受大连嘉宏报关行的报关? 案件应该如何解决?

 ## 项目实训

【实训项目】

初识报关单位及其业务流程。

【实训情境】

辽宁省黑土地有限责任公司(以下简称"黑土地公司")是新成立的企业,从事缝纫线的生产,并有志于开拓国外市场。日本与我国东北地理位置相邻,故日本市场成为黑土地公司的目标市场。黑土地公司至今尚未获得报关权,但已经取得了来自日本方面的订单,10 月公司就要从中国大连出口缝纫线到日本名古屋。该如何办理相关的出口手续呢? 黑土地公司向大连嘉宏报关行进行咨询,赵昂随同公司经理办理此事。

【实训要求】

经理和赵昂指导黑土地公司完成以下任务:

任务:登录中国国际贸易"单一窗口",进行企业资质等相关信息的录入;根据实训情境进行网上无纸化信息的填写。

请对以上任务进行操作分析。

【实训结果】

撰写"初识报关单位及其业务流程"的实训报告。

《初识报关单位及其业务流程》实训报告				
项目实训班级:		项目小组:		项目组成员:
实训时间: 年 月 日		实训地点:		实训成绩:
实训目的:				
实训步骤:				
实训结果:				
实训感言:				
不足与今后改进:				

项目组长评定签字: 项目指导教师评定签字:

报关与对外贸易管制

○ **知识目标**

理解：对外贸易管制的内容、我国对外贸易管制的基本框架与法律体系。

熟知：其他对外贸易管理制度、市场采购贸易监管。

掌握：我国货物、技术进出口许可管理制度及主要管理措施。

○ **技能目标**

运用进出口许可证管理的海关规范，并能利用工具查找所需要的监管证件；能解决企业进出口业务中所涉及的外贸管制问题。

○ **素质目标**

具备报关业务人员的基本工作功底、基本知识技能、基本职业素养和职业道德操守。

○ **思政目标**

能够正确地理解"不忘初心"的核心要义和精神实质；树立正确的世界观、人生观和价值观，做到学思用贯通、知信行统一；通过"报关与对外贸易管制"知识，具备报关业务基本的职业要领、职业态度和职业能力，提升专业知识储备，获得职业认同感和职业审美，同时能够领会国内外环境变化带来的知识革新和实践要领。

○ **项目引例**

九龙站海关查获入境旅客携带二类精神药品 412 粒

11月28日，经鉴定确认，深圳海关所属西九龙站海关此前在入境旅客携带物中查获的412粒药品为二类精神药物。目前，案件已经移交海关缉私部门处理。西九龙站海关关员经图像分析，从一名入境旅客行李中查获 Zopiclone(佐匹克隆)药品(7.5毫克/粒)共110粒，重37克；Aalprazolam(阿普唑仑)药品(0.25毫克/粒)共302粒，重100.3克。

引例导学：我国对精神药品实行严格的管理，有些精神药品参照毒品管制。海关提醒，切勿随意携带或邮寄精神药品出入境，以免触犯法律。另外，根据《中华人民共和国药品管理法》等有关规定，国家对精神药品的进(出)口实行许可证管理制度，无论用于何种用途，进口精神药品必须取得管理机构核发的"精神药物进口准许证"。经济是不断变化发展的，作为新生代的大学生应遵守法律，在坚持职业道德素质的同时，去接受新知识，充满活力，激发学习兴趣，树立职业生涯，展望未来。

○ 知识支撑

任务一 对外贸易管制概述

一、对外贸易管制的内容

对外贸易管制的内容如表5-1所示。

表 5-1　　　　　　　　　　　　　对外贸易管制的内容

概念	一国从国家的宏观经济利益和对内对外政策的需要出发,在国际贸易有关规则的基础上,对本国的对外贸易活动实施有效管理而实行的各种贸易政策、制度和措施的总称
性质	各国政府为保护和促进国内生产发展、适时限制进出口而采取的鼓励或限制措施,或为政治目的采取禁止或限制的措施
分类形式	按照管理目的,分为进口贸易管制和出口贸易管制;按照管制管理手段,分为关税管制和非关税措施管制;按照管制对象,分为货物进出口贸易管制、技术进出口贸易管制和国际服务贸易管制
管制目的	保护本国经济发展;推行本国的外交政策,实现国家政治目的或军事目标;行使国家职能
管制特点	一国对外政策的体现;具有因时间、形势而变化的特性;以进口管制为重点

二、我国对外贸易管制的基本框架与法律体系

(一)法律

我国现行的与对外贸易管制有关的法律主要有《对外贸易法》《海关法》《进出口商品检验法》《进出境动植物检疫法》《固体废物污染环境防治法》《国境卫生检疫法》《野生动物保护法》《药品管理法》《文物保护法》等。

(二)行政法规

我国现行的与对外贸易管制有关的行政法规主要有《货物进出口管理条例》《技术进出口管理条例》《关税条例》《知识产权海关保护条例》《野生动植物保护条例》《外汇管理条例》《反补贴条例》《反倾销条例》《保障措施条例》等。

(三)部门规章

我国现行的与对外贸易管制有关的部门规章很多,如《货物进口许可证管理办法》《货物出口许可证管理办法》《货物自动进口许可管理办法》《进口药品管理办法》等。

(四)国际条约、协定

我国目前所缔结或者参加的各类国际条约、协定,虽然不属于我国国内法的范畴,但就其效力而言,可视为我国的法律渊源之一。其主要有加入世界贸易组织(WTO)所签订的有关双边或多边的各类贸易协定、《关于简化和协调海关业务制度的国际公约》(又称《京都公约》)、《濒危野生动植物种国际贸易公约》(又称《华盛顿公约》)、《关于消耗臭氧层物质的蒙特利尔议定书》、《关于麻醉品和精神药物的国际公约》、《关于化学品国际贸易资料交换的伦敦准则》、《关于在国际贸易中对某些危险化学品和农药采用事先知情同意程序的鹿特丹公约》、《控制危险废物越境转移及其处置的巴塞尔公约》《建立世界知识产权组织公约》等。

任务二　我国货物、技术进出口许可管理制度

我国对外贸易管制的主要内容是我国货物、技术进出口许可管理制度,主要包括禁止进出口、限制进出口和自由进出口等管理制度。

一、禁止进出口管理

商务部、海关总署、生态环境部发布 2020 年第 73 号公告,公布了《禁止进口货物目录(第七批)》和《禁止出口货物目录(第六批)》,自 2021 年 1 月 1 日起实施。

(一)禁止进口管理

1. 禁止进口货物管理规定

我国政府明令禁止进口的货物包括:列入由国务院商务主管部门或由其会同国务院有关部门制定的《禁止进口货物目录》的商品,国家有关法律、法规明令禁止进口的商品及其他因各种原因停止进口的商品。禁止进口货物管理情况如表 5—2 所示。

表 5—2　　　　　　　　　　　　　　禁止进口货物管理情况

禁止进口原因	禁止进口情况
列入《禁止进口货物目录》的商品 禁止进口货物目录 (第七批)	列入《禁止进口货物目录》的商品共 7 批: 第一批:为了保护我国的自然生态环境和生态资源以及履行我国所参加或缔结的与保护世界生态环境相关的国际公约和协定而发布的。如四氯化碳、犀牛角、麝香和虎骨等都禁止进口。 第二批:国家对涉及生产安全、人身安全和环境保护的旧机电产品所实施的。如旧电器、旧医疗设备、旧汽车等。 第三、第四、第五批:合并修订而成《禁止进口固体废物目录》,所涉及的是对环境有污染的固体废物类。如废橡胶、废玻璃、废弃机电产品和设备等。2020 年 11 月 25 日,生态环境部、商务部、国家发展和改革委员会、海关总署联合发布《关于全面禁止进口固体废物有关事项的公告》。《公告》指出,禁止以任何方式进口固体废物,自 2021 年 1 月 1 日起施行。 第六批:为了保护人的健康,维护环境安全,淘汰落后产品,履行《关于在国家贸易中对某些危险化学品和农药采用事先知情同意程序的鹿特丹公约》和《关于持久性有机污染物的斯德哥尔摩公约》而颁布的。如长纤维青石棉、二噁英等。 第七批:为履行《关于持久性有机污染物的斯德哥尔摩公约》《关于汞的水俣公约》,依据《中华人民共和国对外贸易法》《中华人民共和国货物进出口管理条例》,公布《禁止进口货物目录(第七批)》,自 2021 年 1 月 1 日起实施。如四溴二苯醚、零售包装的含有灭蚁灵或十氯酮的杀虫剂、直管型热阴极荧光灯、含汞燃料电池等 75 种货物。
国家有关法律、法规明令禁止进口的商品	(1)来自疫区或不符合我国卫生标准的动物和动物产品。 (2)动植物病源(包括菌种、毒种等)及其他有害生物、动物尸体、土壤。 (3)带有违反"一个中国"原则内容的货物及其包装。 (4)以氯氟羟物质为制冷剂、发泡剂的家用电器产品和以氯氟羟物质为制冷剂的家用电器压缩机。 (5)滴滴涕、氯丹。 (6)莱克多巴胺和盐酸莱克多巴胺。 (7)《中华人民共和国固体废物污染环境防治法》:禁止以任何方式进口固体废物。
其他	比如旧服装、氯酸钾、硝酸铵、Ⅷ因子制剂等血液制品、以 CFC—12 为制冷剂的汽车及以 CFC—12 为制冷剂的汽车空调压缩机(含汽车空调器)、100 瓦及以上普通照明白炽灯。

2. 禁止进口技术管理规定

根据《对外贸易法》《技术进出口管理条例》《禁止进口、限制进口技术管理办法》的有关规定,国务院商务主管部门会同国务院有关部门制定、调整并公布禁止进口的技术目录。属于禁止进口技术的,不得进口,涉及钢铁冶金、有色金属冶金、化工、消防、电工、石油化工、轻工、印刷、医药等技术领域。

(二)禁止出口管理

1. 禁止出口货物管理规定

我国政府明令禁止出口的货物主要有列入《禁止出口货物目录》的商品,国家有关法律、法规明令禁止出口的商品以及其他各种原因停止出口的商品。禁止出口货物管理情况如表 5—3 所示。

表 5—3   禁止出口货物管理情况

禁止出口原因	禁止出口情况
列入《禁止出口货物目录》的商品 禁止出口货物目录 (第六批)	列入《禁止出口货物目录》的商品共 6 批: 　第一批:为了保护我国的自然生态资源和生态环境以及履行我国所参加的或缔结的与保护世界生态环境相关的国际条约和协定而发布的。如四氯化碳、麝香、犀牛角和虎骨、发菜和麻黄草等都禁止出口。 　第二批:为了保护我国匮乏的森林资源,防止滥砍滥伐而发布的。如禁止出口木炭。 　第三批:为了保护人的健康,维护环境安全,淘汰落后产品,履行《关于在国际贸易中对某些危险化学品和农药采用事先知情同意程序的鹿特丹公约》和《关于持久性有机污染物的斯德哥尔摩公约》而颁布。如长纤维青石棉、二噁英等。 　第四批:包括硅砂、石英砂及其他天然砂。 　第五批:无论是否经化学处理过的森林凋落物以及泥炭(草炭)。如腐叶、腐根、树皮、树根等森林凋落物;沼泽(湿地)中,地上植物枯死、腐烂堆积而成的有机矿体。 　第六批:为履行《关于持久性有机污染物的斯德哥尔摩公约》《关于汞的水俣公约》,依据《中华人民共和国对外贸易法》《中华人民共和国货物进出口管理条例》,公布《禁止出口货物目录(第六批)》,自 2021 年 1 月 1 日起实施。如氯丹、含汞燃料电池、含汞消毒剂等 75 种货物。
国家有关法律、法规明令禁止出口的商品	(1)禁止出口未命名的或新发现并有重要价值的野生植物。 (2)原料血浆。 (3)商业性出口的野生红豆杉及其部分产品。 (4)以氯氟羟物质为制冷剂、发泡剂的家用电器产品以及氯氟羟物质为制冷剂的家用电器压缩机。 (5)禁止出口劳改产品。 (6)滴滴涕、氯丹。 (7)莱克多巴胺和盐酸莱克多巴胺。

2. 禁止出口技术管理规定

根据《对外贸易法》《技术进出口管理条例》《禁止进口、限制进口技术管理办法》的有关规定,国务院商务主管部门会同国务院有关部门制定、调整并公布禁止出口的技术目录。属于禁止出口技术的,不得出口,涉及渔、牧、有色金属矿采选、农副食品加工、饮料制造、造纸、计算机及其他电子设备制造等。

同步案例 5—1   黄埔海关在跨境电商出口渠道查获清代及民国时期文物 6 件

某快件公司在东莞市世通国际快件监管中心向海关申报出口跨境电商商品一批。现场关员在对一票申报为"画 1 件,重 4 千克"的货物查验时发现,这票货物实际为 7 件,分别是署名"黄士陵"的盆景画 5 幅、书法作品 1 幅、九张字帖 1 幅。查验关员立即

案例评析

对相关物品予以暂扣,并送广东省文物鉴定站做进一步鉴定。

8月7日,经广东省文物鉴定站实物鉴定,上述物品中共有禁止出境一般文物3件,分别为清代山水画轴1件、清代书画册1件、清代五言诗轴1件;限制出境一般文物3件,分别为民国山水画轴1件、民国仿画图2件。

二、限制进出口管理

(一)限制进口管理

1. 限制进口货物管理规定

(1)许可证件管理。许可证件管理是指在一定时期内,根据国内政治、工业、农业、商业、军事、技术、卫生、环保、资源保护等领域的需要,以及为履行我国所加入或缔结的有关国际条约的规定,以经国家各主管部门签发许可证的方式来实现各类限制进口的措施。它主要包括进口许可证、两用物项和技术进口许可证、濒危物种进口、限制类可利用固体废物进口、药品进口、音像制品进口、黄金及其制品进口等管理。国务院商务主管部门或国务院有关部门在各自的职责范围内,根据法律、行政法规的有关规定签发上述各类许可证件,海关凭相关证件验放货物。

(2)关税配额管理。关税配额是指对货物进口的绝对数额不加限制,而对在一定时期(一般为1年)内,在规定配额内的进口货物,给予低税、减税或免税待遇;对超过配额的进口货物,增收附加税或罚款。即配额内实施配额内关税率,配额外实施配额外关税率。为达到限制进口的目的,配额内税率和配额外税率往往相差很大。如粮食、棉花等农产品,配额内关税率为4%~6%,配额外关税率高达50%~70%。

对实施进口关税配额管理的货物,海关凭关税配额证明验放。

经验小谈5-1 请问:什么样的企业可以申请白糖进口关税配额?

答:根据商务部公告2017年第59号《关于2018年食糖进口关税配额申请和分配细则的公告》第二条的规定,申请企业类型:国营贸易企业;具有国家储备职能的中央企业;持有2017年食糖关税配额且有进口实绩(不包括代理进口)的企业;2016年日加工原糖600吨以上(含600吨)或食糖年销售额4.5亿元以上(含4.5亿元)的食糖生产企业;以食糖为原料从事加工贸易的企业。

2. 限制进口技术管理规定

限制进口技术实行目录管理。属于目录范围内的限制进口的技术,实行许可证管理,未经国家许可,不得进口。进口审批程序如下:向国务院商务主管部门申请→获得中华人民共和国技术进口许可意向书→对外签订技术进口合同→申请获得技术进口许可证→凭技术进口许可证通关。

目前,《中国禁止进口限制进口技术目录》中列明属限制进口的技术包括生物技术、化工技术、石油炼制技术、石油化工技术、生物化工技术和造币技术。

(二)限制出口管理

1. 限制出口货物管理规定

对于限制出口货物的管理,我国《货物进出口管理条例》规定,国家规定有数量限制的出口货物,实行配额管理;其他限制出口货物,实行许可证件管理。实行配额管理的限制出口货物,由国务院商务主管部门和国务院有关经济管理部门按照国务院规定的职责划分进行管理。我国货物限制出口按照其限制方式划分为出口配额限制、出口非配额限制。

(1)出口配额限制

①出口配额许可证管理。国家对部分商品的出口,在一定时期内(一般为1年)规定数量总额,经国家批准获得配额的允许出口,否则不准出口。

出口配额许可证管理是通过直接分配的方式,由国务院商务主管部门或国务院有关部门在各自的职责范围内根据申请者的需求并结合其进出口实绩、能力等条件,按照效益、公正、公开和公平竞争的原则进行分配。国家各配额主管部门对经申请有资格获得配额的申请者发放各类配额证明。申请者取得配额证明后,应到国务院商务主管部门及其授权发证机关,凭配额证明申请出口许可证。

②出口配额招标管理。国家对部分商品的出口,在一定时期内(一般为1年)规定数量总额,采取招标分配的原则,经招标获得配额的允许出口,否则不准出口。

国家各配额主管部门对中标者发放各类配额证明。中标者取得配额证明后,到国务院商务主管部门及其授权发证机关,凭配额证明申领出口许可证。

(2)出口非配额限制

它是国家各主管部门以签发许可证件的方式来实现的各类限制出口措施。目前,我国出口非配额限制管理主要包括出口许可证管理以及濒危物种出口、两用物项出口、黄金及其制品出口等许可管理。

2. 限制出口技术管理规定

我国限制出口技术实行目录管理和许可证管理。目前,限制出口的技术目录主要有《两用物项和技术进出口许可证管理目录》《中国禁止出口限制出口技术目录》。出口属于上述目录的技术,应当向国务院商务主管部门提出技术出口申请,经国务院商务主管部门审核批准后取得技术出口许可证件,凭此向海关办理出口通关手续。

对限制进出口管理内容的总结如表5—4所示。

表5—4　　　　　　　　　　　　　　对限制进出口管理内容的总结

限制进出口管理			
进口	货物	许可证	
		关税配额	
	技术	许可证	
出口	货物	出口配额	配额许可证
			配额招标
		出口非配额	
	技术	许可证	

 同步案例5—2　　　　　　　**锦州海关查获管制刀具**

8月1日,沈阳海关隶属锦州海关关员在进出境邮件监管过程中,从寄自比利时的进境包裹中查获申报为"个人用品"的管制刀具7把,分别为军刀4把、拐杖剑3把。

请问:刀具属于限制进出境物品吗?如何处理?

案例评析

三、自由进出口管理

基于监测进出口情况的需要,国家对部分属于自由进口的货物实行自动进口许可管理,对所有自由进出口的技术实行技术进出口合同登记管理。

(1)货物自动进口许可管理。它是在任何情况下对进口申请一律予以批准的进口许可制度。这种进口许可制度实际上是一种在进口前具有自动登记性质的许可制度,通常用于国家对这类货物的统计和监督。

【提示】进口属于自动进口许可管理的货物,经营者应当在办理海关报关手续前,向国务院商务主管部门或者国务院有关经济管理部门提交自动进口许可申请,凭相关部门发放的自动进口许可证向海关办理报关手续。

(2)技术进出口合同登记管理。进出口属于自由进出口的技术,应当向国务院商务主管部门或者其委托的机构办理合同备案登记。国务院商务主管部门应当自收到规定的文件之日起3个工作日内,对技术进出口合同进行登记,颁发技术进出口合同登记证,申请人凭技术进出口合同登记证办理外汇、银行、税务、海关等相关手续。

自动进口许可证如样例5－1所示。

样例5－1　自动进口许可证

经验小谈5－2　我司有一票货物,因含量不符合目的地国海关的进口许可标准,客户无法清货,就直接退回来了。请问:这种情况退运回国时要不要交进口关税?

答:根据《海关进出口货物征税管理办法》第五十五条的规定,因品质或者规格原因,出口货物自出口放行之日起1年内原状退货复运进境的,纳税义务人在办理进口申报手续时,应当按照规定提交有关单证和证明文件。经海关确认后,对复运进境的原出口货物不予征收进口关税和进口环节海关代征税。

任务三　其他对外贸易管理制度及市场采购贸易监管

一、对外贸易经营者管理制度

对外贸易经营者,是指依法办理工商登记或者其他执业手续,依照《对外贸易法》和其他有关法律、行政法规、部门规章的规定从事对外贸易经营活动的法人、其他组织或者个人。2019年10月15日,对外贸易经营者备案和原产地企业备案实施"两证合一"。

职场指南

对外贸易
经营者备案
登记程序

目前,我国对对外贸易经营者的管理实行备案登记制。为对关系国计民生的重要进出口商品实行有效的宏观管理,国家可以对部分货物的进出口实行国营贸易管理。实行国营贸易管理的货物的进出口业务只能由经授权的企业经营,但是,国家允许部分数量的国营贸易管理货物的进出口业务由非授权企业经营的除外。

目前,我国实行国营贸易管理的商品主要包括玉米、大米、煤炭、原油、成品油、棉花、锑及锑制品、钨及钨制品、白银等。

二、出入境检验检疫制度

我国出入境检验检疫制度实行目录管理,由海关公布并调整《出入境检验检疫机构实施检验检疫的进出境商品目录》(又称《法检目录》)。《法检目录》所列明的商品称为法定检验商品,即国家规定实施强制性检验的进出境商品。

我国出入境检验检疫制度包括进出口商品检验制度、进出境动植物检疫制度和国境卫生监督制度。

【提示】2021 年 6 月 1 日,海关总署公布了《海关总署关于调整必须实施检验的进出口商品目录的公告》(公告 2021 年第 39 号),对必须实施检验的进出口商品目录(即法检目录)做出调整,于 6 月 10 日正式实施。对 234 个 10 位海关商品编号取消监管条件"A",海关对相关商品不再实施进口商品检验。涉及固体废物编码 52 个、金属材料编码 48 个、化工品编码 5 个、专业机电设备编码 89 个、音视频设备编码 10 个、电池编码 27 个、仿真饰品编码 3 个。

【注意】2021 年实施法定检验商品以外进出口商品抽查检验的商品范围:

①进口商品:洗碗机、空气净化器、电子坐便器、食物垃圾处理器、电磁炉、打印机、文具、仿真饰品、汽车内饰件、服装、头盔、儿童安全座椅,纸或纸板制的盘、碟、盆、杯及类似品等。

②出口商品:节日灯串、LED 照明光源、儿童自行车、儿童滑板车、电动童车、玩具、塑料食品接触产品等。

三、进出口货物收、付汇管理制度

海关总署、国家外汇管理局决定,全面取消报关单收、付汇证明联和办理加工贸易核销的海关核销联。企业办理货物贸易外汇收付和加工贸易核销业务,按规定须提交纸质报关单的,可通过中国电子口岸(https://www.chinaport.gov.cn)自行以普通 A4 纸打印报关单并加盖企业公章,自 2019 年 6 月 1 日起执行。为了简化退税周期,取消纸质收汇核销单后,出口企业仍需要按规定期限及时办理出口收汇核销手续,税务机关将使用收汇核销电子信息审核出口退(免)税,企业需要登录电子口岸在出口退税子系统中报送数据。

四、对外贸易救济措施

反倾销、反补贴和保障措施都属于对外贸易救济措施(见表 5—5)。反倾销和反补贴的对象针对的是价格歧视这种不公平贸易行为,保障措施的对象针对的是在价格平等、公平贸易条件下进口激增的行为。

两证合一
(对外贸易经营者备案和原产地企业备案)

表 5—5　　　　　　　　　　　　　　　　　对外贸易救济措施

措施	适用对象	实施形式	实施期限
反倾销措施	不公平贸易或不公平竞争	现金保证金、价格承诺、保函	自临时反倾销措施决定公告规定实施之日起,不超过 4 个月,在特殊情况下可延长至 9 个月
反补贴措施	同上	同上	自临时反补贴措施决定公告规定实施之日起,不超过 4 个月
保障措施	公平条件下数量猛增的进口产品	加征关税、实行配额数量限制或最终加征关税或实行关税配额等	临时性措施的实施期限不得超过 200 天,最终保障措施一般不超过 4 年,也可相应延长,但不得超过 10 年(包括临时保障措施实施期限的 200 天)

(一)反倾销措施

反倾销措施是进口国政府为了保护国内产业而对实行倾销的进口产品所采取的措施,目的是提高进口产品价格、降低其竞争力,从而有效保护国内市场。反倾销措施包括临时反倾销措施和最终反倾销措施。

(1)临时反倾销措施。进口方主管机构经过调查,初步认定被指控产品存在倾销,并对国内同类产业造成损害,据此可以依据 WTO 所规定的程序进行调查,在全部调查结束之前,采取临时性的反倾销措施,以防止在调查期间国内产业继续受到损害。

(2)最终反倾销措施。如果终裁确定倾销成立并由此对国内产业造成损害的,可以征收反倾销税。征收反倾销税应当符合公共利益。

(二)反补贴措施

反补贴与反倾销的措施相同,反补贴措施是进口国政府为了保护国内产业而对接受补贴的进口产品所采取的措施,目的是提高进口产品价格、降低其竞争力,从而有效保护国内市场。反补贴措施包括临时反补贴措施和最终反补贴措施。

(1)临时反补贴措施。初裁确定补贴成立并由此对国内产业造成损害的,可以采取临时反补贴措施。

(2)最终反补贴措施。在为完成磋商的努力没有取得效果的情况下,终裁确定补贴成立并由此对国内产业造成损害的,可以征收反补贴税。征收反补贴税应当符合公共利益。

(三)保障措施

保障措施分为临时保障措施和最终保障措施。

(1)临时保障措施。这是指在有明确证据表明进口产品数量增加将对国内产业造成难以补救的损害的紧急情况下,进口国与成员国之间可不经磋商而做出初裁决定,并采取临时性保障措施。临时保障措施采取提高关税的形式。如果事后调查不能证实进口激增对国内有关产业已经造成损害的,已征收的临时关税应当予以退还。

(2)最终保障措施。它可以采取提高关税、数量限制和关税配额等形式。但保障措施应当限于防止、补救严重损害并便利调整国内产业所必要的范围内。

保障措施的实施期限一般不超过 4 年,在此基础上如果继续采取保障措施,则必须同时满足四个条件,即对防止或者补救严重损害仍有必要;有证据表明相关国内产业正在进行调整;已经履行有关对外通知、磋商的义务;延长后的措施不严于延长前的措施。

贸易救济
措施举例

五、市场采购贸易监管

市场采购贸易方式,是指在经认定的市场集聚区^①采购商品,由符合条件的经营者办理出口通关手续的贸易方式。市场采购贸易方式下单票报关单的货值最高限额为 15 万美元。

以下出口商品不适用市场采购贸易方式:①国家禁止或限制出口的商品;②未经市场采购商品认定体系确认的商品;③贸易管制主管部门确定的其他不适用市场采购贸易方式的商品。

从事市场采购贸易的对外贸易经营者,应当向市场集聚区所在地商务主管部门办理市场采购贸易经营者备案登记,并按照海关相关规定在海关办理进出口货物收发货人备案。

对外贸易经营者对其代理出口商品的真实性、合法性承担责任。经市场采购商品认定体系确认的商品信息应当通过市场综合管理系统与海关实现数据联网共享。对市场综合管理系统确认的商品,海关按照市场采购贸易方式实施监管。

每票报关单所对应的商品清单所列品种在 5 种以上的,可以按以下方式实行简化申报:①货值最大的前 5 种商品,按货值从高到低在出口报关单上逐项申报;②其余商品以《中华人民共和国进出口税则》中"章"为单位进行归并,每"章"按价值最大商品的税号作为归并后的税号,货值、数量等也相应归并。

有下列情形之一的商品不适用简化申报:①需征收出口关税的;②实施检验检疫的;③海关另有规定不适用简化申报的。

市场采购贸易出口商品应当在采购地海关申报,对于转关运输的市场采购贸易出口商品,由出境地海关负责转关运输的途中监管。

需在采购地实施检验检疫的市场采购贸易出口商品,其对外贸易经营者应建立合格供方、商品质量检查验收、商品溯源等管理制度,提供经营场所、仓储场所等相关信息,并在出口申报前向采购地海关(是指市场集聚区所在地的主管海关)提出检验检疫申请。

"单一窗口"
许可证件

对外贸易经营者应履行产品质量主体责任,对出口市场在生产、加工、存放过程等方面有监管或官方证书要求的农产品、食品、化妆品,应符合相关法律法规规定或双边协议要求。

【注意】"市场采购"海关监管方式代码为"1039",具体实施由直属海关负责。

任务四　我国对外贸易管制的主要管理措施

一、进出口许可证管理

进出口许可证管理是指由商务部或者由商务部会同国务院其他有关部门,依法制定并调整进出口许可证管理目录,以签发进出口许可证的方式对进出口许可证管理目录中的商品实行的行政许可管理。进出口许可证采用目录管理和分级发证制度。

(一)进出口许可证的管理机构

(1)商务部是全国进出口许可证管理的归口单位。

(2)商务部授权配额许可证事务局(以下简称"许可证局")统一管理全国进出口许可证机构的

---

① 市场集聚区是指经国家商务主管等部门认定的各类从事专业经营的商品城、专业市场和专业街。

签发工作;许可证局及商务部驻各地特派员办事处和各省、自治区、直辖市的商务主管部门以及计划单列市和经商务部授权的其他省会城市的商务主管部门为许可证的发证机构。

(二)管理范围

1. 进口许可证管理的商品范围

依据《中华人民共和国对外贸易法》《中华人民共和国货物进出口管理条例》《消耗臭氧层物质管理条例》《货物进口许可证管理办法》《机电产品进口管理办法》《重点旧机电产品进口管理办法》等法律、行政法规和规章,《进口许可证管理货物目录(2022 年)》,自 2022 年 1 月 1 日起执行。

第一,消耗臭氧层物质。商品:三氯氟甲烷(CFC-11)、二氯二氟甲烷(CFC-12)等。发证机构:各地外经贸委(厅、局),商务厅;在京中央管理的企业由许可证局签发。

第二,重点旧机电产品。商品:化工设备、金属冶炼设备、工程机械、起重运输设备、造纸设备、电力电气设备、食品加工及包装设备、农业机械、印刷机械、纺织机械、船舶、硒鼓、X 射线管。发证机构:许可证局。

【注意】进口许可证管理范围以货物种类及货物名称为准,海关商品编号供通关申报参考。

2. 出口许可证管理的商品范围

依据《中华人民共和国对外贸易法》《中华人民共和国货物进出口管理条例》《消耗臭氧层物质管理条例》《货物出口许可证管理办法》等法律、行政法规和规章,《出口许可证管理货物目录(2022 年)》(以下简称为"目录")和有关事项,自 2022 年 1 月 1 日起执行。

"单一窗口"标准版用户手册(出口许可证申请)

(1)许可证的申领

①2022 年实行许可证管理的出口货物为 43 种,详见目录。对外贸易经营者出口目录内所列货物的,应向商务部或者商务部委托的地方商务主管部门申请取得《中华人民共和国出口许可证》(以下简称"出口许可证"),凭出口许可证向海关办理通关验放手续。

②出口活牛(对港澳)、活猪(对港澳)、活鸡(对香港)、小麦、玉米、大米、小麦粉、玉米粉、大米粉、药料用人工种植麻黄草、煤炭、原油、成品油(不含润滑油、润滑脂、润滑油基础油)、锯材、棉花的,凭配额证明文件申领出口许可证;出口甘草及甘草制品、蔺草及蔺草制品的,凭配额招标中标证明文件申领出口许可证。

③以加工贸易方式出口第二款所列货物的,凭配额证明文件、货物出口合同申领出口许可证。其中,出口甘草及甘草制品、蔺草及蔺草制品的,凭配额招标中标证明文件、海关加工贸易进口报关单申领出口许可证。

④以边境小额贸易方式出口第二款所列货物的,由省级地方商务主管部门根据商务部下达的边境小额贸易配额和要求签发出口许可证。以边境小额贸易方式出口甘草及甘草制品、蔺草及蔺草制品、消耗臭氧层物质、摩托车(含全地形车)及其发动机和车架、汽车(包括成套散件)及其底盘等货物的,须按规定申领出口许可证。以边境小额贸易方式出口本款上述情形以外的货物的,免于申领出口许可证。

⑤出口活牛(对港澳以外市场)、活猪(对港澳以外市场)、活鸡(对香港以外市场)、牛肉、猪肉、鸡肉、天然砂(含标准砂)、矾土、磷矿石、镁砂、滑石块(粉)、萤石(氟石)、稀土、锡及锡制品、钨及钨制品、钼及钼制品、锑及锑制品、焦炭、成品油(润滑油、润滑脂、润滑油基础油)、石蜡、部分金属及制品、硫酸二钠、碳化硅、消耗臭氧层物质、柠檬酸、白银、铂金(以加工贸易方式出口)、铟及铟制品、摩

托车(含全地形车)及其发动机和车架、汽车(包括成套散件)及其底盘的,须按规定申领出口许可证。其中,消耗臭氧层物质货样广告品须凭出口许可证出口;以一般贸易、加工贸易、边境贸易和捐赠贸易方式出口汽车、摩托车产品的,须按规定的条件申领出口许可证;以工程承包方式出口汽车、摩托车产品的,凭对外承包工程项目备案回执或特定项目立项函、中标文件等材料申领出口许可证;以上述贸易方式出口非原产于中国的汽车、摩托车产品的,凭进口海关单据和货物出口合同申领出口许可证。

⑥以加工贸易方式出口第五款所列货物的,除另有规定以外,凭有关批准文件、海关加工贸易进口报关单和货物出口合同申领出口许可证。出口润滑油、润滑脂、润滑油基础油以外的成品油的,免于申领出口许可证。

⑦出口铈及铈合金(颗粒<500微米)、钨及钨合金(颗粒<500微米)、锆、铍的可免于申领出口许可证,但须按规定申领《中华人民共和国两用物项和技术出口许可证》。

⑧我国政府对外援助项下提供的货物免于申领出口许可证。

⑨继续暂停对一般贸易项下润滑油(海关商品编号27101991)、润滑脂(海关商品编号27101992)、润滑油基础油(海关商品编号27101993)出口的国营贸易管理。以一般贸易方式出口上述货物的,凭有效的货物出口合同申领出口许可证。以其他贸易方式出口上述货物的,按照商务部、发展改革委、海关总署公告2008年第30号的规定执行。

(2)"非一批一证"制和"一批一证"制

①对下列货物实行"非一批一证"制管理:小麦、玉米、大米、小麦粉、玉米粉、大米粉、活牛、活猪、活鸡、牛肉、猪肉、鸡肉、原油、成品油、煤炭、摩托车(含全地形车)及其发动机和车架、汽车(包括成套散件)及其底盘(限新车)、加工贸易项下出口货物、补偿贸易项下出口货物等。出口上述货物的,可在出口许可证有效期内多次通关使用出口许可证,但通关使用次数不得超过12次。

②对消耗臭氧层物质、汽车(旧)出口实行"一批一证"制管理,出口许可证在有效期内一次报关使用。

(3)货物通关口岸

继续暂停对镁砂、稀土、锑及锑制品等出口货物的指定口岸管理。

(4)出口许可机构

商务部和受商务部委托的省级地方商务主管部门及沈阳市、长春市、哈尔滨市、南京市、武汉市、广州市、成都市、西安市商务主管部门按照分工受理申请人的申请并实施出口许可,向符合条件的申请人签发出口许可证。

(三)进出口许可证的申请

1.消耗臭氧层物质和实行出口许可证管理的商品

时间:组织该类进出口应证商品前。申领形式:网上和书面两种形式。提交材料:与加盖经营者公章相对应的许可证申请表、主管机关签发的进出口批准文件、合同正本复印件和商务部规定的其他应当提交的材料。

鼓励外商投资产业目录
(2019)

年度内初次申请还应提交营业执照、加盖对外贸易经营者登记专用章的经营者备案登记表或进出口企业资格证书;经营者为外商投资企业的,还应提交外商投资企业批准证书。

进口许可证办理流程如图5-1所示,进口许可证见样例5-2。

适用商品：消耗臭氧层物质

申请单位提交的书面材料包括：① 进口许可证申请表；② 主管部门批准文件（正本）；③ 进口合同（正本复印件）；④ 领证人员身份证或单位介绍信；⑤ 属于委托代理进口的，应提交委托代理进口协议（正本复印件）；⑥ 进出口资格证书、备案登记表或外商投资企业批准证书（年内首次申领）。

图5—1 进口许可证办理流程

样例5—2 进口许可证

中华人民共和国自动许可进口类可用作原料的固体废物进口许可证

IMPORT LICENCE OF THE PEOPLE'S REPUBLIC OF CHINA FOR AUTOMATIC-LICENSING

SOLID WASTES THAT CAN BE USED AS RAW MATERIALS

1. 进口商： Importer	2. 进口许可证号： Import licence No
3. 利用商： Recycler	4. 进口许可证有效截止日期： Import licence expiry date
5. 商品名称： Description of goods	6. 商品编码： Code of goods
7. 数量： Quantity	8. 计量单位： Unit
9. 报关口岸： Place of clearance	10. 贸易方式： Terms of trade
11. 备注： Supplementary details	12. 发证机关盖章： Issuing authority's stamp 国家环境保护总局 State Environmental Protection Administration 废物进口 审批专用章
	13. 发证日期： Licence date

第三联 进口登记部门存档

国家环境保护总局监制（2005）

2. 进口重点旧机电产品

时间:组织进口列入《重点旧机电产品进口目录》的旧机电产品前。申领形式:网上和书面两种形式。提交材料:由旧机电产品最终用户提交用途说明、机电产品进口申请表、营业执照复印件、制造年限证明材料和设备状况说明。

翻新业务的,要提交资质证明文件;旧船舶进口的,还要提交旧船舶进口技术鉴定书或者旧渔业船舶进口技术评定书。

(四)报关规范

(1)进口许可证有效期为 1 年,当年有效,跨年度使用不得超过次年 3 月 31 日。

(2)出口许可证最长不得超过 6 个月,且有效期截止时间不得超过当年 12 月 31 日。

"单一窗口"标准版用户手册(进口许可证申请)

(3)许可证一经签发,不得擅自更改证面内容。如需更改,经营者应当在有效期内提出更改申请,并将许可证交回原发证机构,由原发证机构重新换发新许可证。

(4)进口许可证实行"一证一关"管理。一般情况下,为"一批一证"。如要实行"非一批一证",应当同时在备注栏内打印"非一批一证"字样,但最多不超过 12 次,由海关在许可证背面"海关验放签注栏"内逐批签注核减进出口数量。

(5)对于实行"一批一证"的大宗、散装货物,其溢装数量在货物总量 3% 以内的原油、成品油予以免证,其他货物溢装数量在货物总量 5% 以内的免证;对于实行"非一批一证"的大宗、散装货物,在每批货物出口时,按其实际出口数量进行许可证证面数量核扣,在最后一批货物出口时,应按该许可证实际剩余数量溢装上限,即在 5%(原油、成品油在溢装上限 3%)以内计算免证数额。

(6)凡列入禁止出口、出口配额许可证、出口许可证管理货物目录的商品,因添加、混合其他成分,或因简单加工导致商品编码改变的,按原商品编码的管理方式进行管理。

(7)凡申报出口的商品成分中含有禁止出口、出口配额许可证、出口许可证管理的商品(贵金属超过 2%,其他超过 5%)的,需按含有禁止出口、出口配额许可证、出口许可证管理的商品实施管理。

(8)部分货物实行出口报关口岸管理。①锑:黄埔、北海、天津海关。②轻(重)烧镁:大连、青岛、天津、长春、满洲里海关。③甘草:天津、上海、大连海关。甘草制品:天津、上海海关。④锯材:黑龙江指定大连、绥芬河为出口报关口岸;内蒙古指定满洲里、二连浩特、大连、天津、青岛为出口报关口岸;新疆指定阿拉山口、天津、上海为出口报关口岸;福建指定福州、厦门、莆田、漳州为出口报关口岸。

二、两用物项和技术进出口许可证管理

(一)管理部门

商务部指导全国各发证机构的两用物项和技术进出口许可证发证工作。商务部配额许可证事务局和受商务部委托的省级商务主管部门为两用物项和技术进出口许可证发证机构。

(二)管理范围

根据《中华人民共和国出口管制法》和商务部、海关总署 2005 年第 29 号令《两用物项和技术进出口许可证管理办法》以及 2022 年《中华人民共和国进出口税则》,商务部和海关总署对《两用物项和技术进出口许可证管理目录》进行了调整,调整后的《两用物项和技术进出口许可证管理目录》自 2022 年 1 月 1 日起正式实施。

两用物项和技术进出口许可证管理目录(2022)

进口经营者进口放射性同位素按《放射性同位素与射线装置安全和防护条例》和《两用物项和技术进出口许可证管理办法》有关规定,报生态环境部审批后,在商务部

配额许可证事务局申领两用物项和技术进口许可证,凭证向海关办理进口手续。

物项和技术是指依据《中华人民共和国出口管制法》《中华人民共和国密码法》等相关法律、行政法规和规章实施管制的物项和技术。

【提示】进出口本目录的物项和技术,不论该物项和技术是否在本目录中列明海关商品编号,均应依法办理两用物项和技术进出口许可证。

【注意】本目录所列物项和技术及其商品名称和描述与相关法律、行政法规和规章规定不一致时,以相关法律、行政法规和规章规定为准。

2022 年实施两用物项和技术进口许可证管理的商品包括监控化学品管理条例名录所列物项(74 种)、易制毒化学品(54 种)、放射性同位素(10 种)、商用密码进口许可清单(4 项)共 4 类。

【注意】《两用物项和技术进出口许可证管理目录》中商品范围以商品名称及描述为准,海关商品编号仅供通关申报参考。对于涉及调整海关商品编号的商品(＊标注)已领取两用物项和技术进出口许可证的,在许可证有效期内可使用至 2022 年 3 月 31 日。

实施两用物项和技术出口许可证管理的商品包括核出口管制清单所列物项和技术(159 种)、核两用品及相关技术出口管制清单所列物项和技术(204 种)、生物两用品及相关设备和技术管制清单所列物项和技术(144 种)、监控化学品管理条例名录所列物项(74 种)、有关化学品及相关设备和技术出口管制清单所列物项和技术(37 种)、导弹及相关物项和技术出口管制清单所列物项和技术(186 种)、易制毒化学品(一)(54 种)、易制毒化学品(二)(17 种)①、部分两用物项和技术(6 种)、特殊民用物项和技术(5 种)、商用密码出口管制清单(11 种)共 11 类。②

(三)报关规范

列入《两用物项和技术进出口许可证管理目录》内,以任何方式进出口的商品,都应提交许可证。海关有权质疑所有进出口货物,而进出口人则有责任提供商务部门的“不属于两用物项和技术证明”。

(1)两用物项和技术进口许可证实行“非一批一证”制和“一证一关”制,并在其备注栏内打印“非一批一证”字样;两用物项和技术出口许可证实行“一批一证”制和“一证一关”制。

(2)许可证有效期为 1 年,跨年度使用不得超过次年 3 月 31 日。

(3)许可证不得买卖、转让、涂改、伪造和变造。

(4)不得更改证面内容,如需更改,则要重新申请,换发新证;同时,应做到证单相符。

三、密码产品和含有密码技术的设备进口许可证管理

(一)管理范围

管理范围为列入《密码产品和含有密码技术的设备进口管理目录》(第一批)以及暂未列入目录但含有密码技术的进口商品。根据《商用密码管理条例》,将调整后的《密码产品和含有密码技术的设备进口管理目录》予以发布,自 2014 年 1 月 1 日起执行,包括 9 类商品,如表 5-6 所示。

---

① 上述 17 种易制毒化学品仅在向缅甸、老挝、阿富汗等特定国家(地区)出口时须办理《两用物项和技术出口许可证》。

② 进口放射性同位素须按《放射性同位素与射线装置安全和防护条例》《两用物项和技术进出口许可证管理办法》有关规定,报生态环境部审批后,在商务部配额许可证事务局申领两用物项和技术进口许可证。进口经营者持两用物项和技术进口许可证向海关办理进口手续。自 2018 年 1 月 1 日起正式实施。

表 5—6   密码产品和含有密码技术的设备进口管理目录
(2013 年 12 月调整)

序号	HS 编码	商品名称	计量单位
1	8443311010	静电感光式多功能一体加密传真机(可与自动数据处理设备或网络连接)	台
2	8443319020	其他多功能一体加密传真机(兼有打印、复印中一种及以上功能的机器)	台
3	8443329010	其他加密传真机(可与自动数据处理设备或网络连接)	台
4	8517110010	无绳加密电话机	台
5	8517180010	其他加密电话机	台
6	8517622910	光通信加密路由器	台
7	8517623210	非光通信加密以太网络交换机	台
8	8517623610	非光通信加密路由器	台
9	8543709950	密码机、密码卡(不包括数字电视智能卡、蓝牙模块和用于知识产权保护的加密狗)	台

(二)管理部门

国家密码管理局主管部门负责签发进口许可证。

(三)报关规范

(1)免领情形。加工贸易项下为复出口而进口的;由海关监管,暂时进口后复出口的;从境外进入保税区、出口加工区及其他海关特殊监管区域和保税监管场所的,或在海关特殊监管区域、保税监管场所之间进出的。

(2)从海关特殊监管区域、保税监管场所进入境内区外,须交验密码进口许可证。

(3)进口单位知道商品含密码技术,但未列入目录,也应当主动申请并提交进口许可证。

(4)海关在进口环节发现应交而未交许可证的应进行处理。

【注意】《商用密码管理条例》(国务院令第 273 号)第十三条:"进口密码产品以及含有密码技术的设备或者出口商用密码产品,必须报经国家密码管理机构批准。任何单位或者个人不得销售境外的密码产品。"

四、自动进口许可证管理

"自动进口许可证"是指商务部授权发证机构依法对实行自动进口许可管理的货物颁发的准予进口的许可证件。自动进口许可证(自动进口许可机电产品除外)监管证件代码为"7"。机电产品自动进口许可证监管证件代码为"0"。凡属于《自动进口许可管理货物目录》的进口货物,都需要向海关交验商务部授权发证机构签发的"自动进口许可证"。

(一)实施自动进口许可管理的商品范围

依据《中华人民共和国对外贸易法》《中华人民共和国货物进出口管理条例》《货物自动进口许可管理办法》《机电产品自动进口许可实施办法》等法律、行政法规和规章,商务部、海关总署决定对大豆自动进口许可证管理方式、《自动进口许可管理货物目录(2021 年)》(以下简称为目录)和有关事项等进行调整。

自动进口许可
管理货物目录
(2021 年)

(二)免交自动进口许可证的情形

进口列入《目录》的商品,在办理报关手续时,须向海关提交自动进口许可证,但下列情形可以免交:①加工贸易项下进口并复出口的(原油、成品油除外);②外商投资企业作为投资进口或者投资额内生产自用的(旧机电产品除外);③货样广告品、实验品进口,每批次价值不超过 5 000 元人民币的;④暂时进口的海关监管货物;⑤进入海关特殊监管区域及属自动进口许可证管理的货物;⑥加工贸易项下进口的不作价设备监管期满后留在原企业使用的;⑦国家法律法规规定其他免领自动进口许可证的。

(三)自动进口许可证的办理程序申请

收货人可以直接向发证机构书面申请自动进口许可证,也可以通过网上申请。其中,书面申请的,收货人可以到发证机构领取或者从相关网站下载自动进口许可证申请表(可复印)等有关材料,按要求如实填写,并采用送递、邮寄或者其他适当方式,与其他相关材料一并递交发证机构。采取网上申请的,收货人应当先到发证机构申领用于企业身份认证的电子钥匙。申请时,登录相关网站,进入相关申领系统,按要求在线如实填写自动进口许可证申请表等材料,同时向发证机构提交有关材料。

【提示】申请内容正确且形式完备的,发证机构收到后应当予以签发自动进口许可证,最多不超过 10 个工作日。

(四)报关规范

(1)自动进口许可证有效期为 6 个月,但仅限公历年度内有效。

(2)原则上实行"一批一证"管理,对部分货物也可实行"非一批一证"管理。实行"非一批一证"管理的,在有效期内可以分批次累计报关使用,但累计使用不得超过 6 次。同一进口合同项下,收货人可以申请并领取多份自动进口许可证。

(3)对实行"一批一证"的自动进口许可证管理的大宗、散装货物,其溢装数量在货物总量 3%以内的原油、成品油、化肥、钢材 4 种货物予以免证,其他货物溢装数量在货物总量 5%以内的予以免证;对"非一批一证"的大宗散装货物,每批货物进口时,按其实际进口数量核扣自动进口许可证额度数量,最后一批货物进口时,应按该自动进口许可证实际剩余数量的允许溢装上限,即在 5%(原油、成品油、化肥、钢材在溢装上限 3%)以内计算免证数额。

【注意】以加工贸易方式进口化肥(目录序号第 17 和 31 项)报关时须提交自动进口许可证。

(4)对一般贸易项下进口大豆实行"一批一证"或者"非一批一证"管理。其中,以"非一批一证"方式进口大豆的,须在指定进境口岸向海关办理通关验放手续。对外贸易经营者可根据生产经营需要,以"一批一证"或者"非一批一证"的方式向商务部申请《中华人民共和国自动进口许可证》(以下简称"自动进口许可证"),凭自动进口许可证向海关办理报关验放手续。"非一批一证"大豆自动进口许可证在有效期内可分次报关使用,但最多不超过 6 次。每批大豆进口时,海关按实际进口数量核扣自动进口许可证额度数量。最后一批大豆进口时,其溢装数量按该自动进口许可证实际剩余数量并在规定的允许溢装上限内计算。

【注意】进境口岸,是指黑龙江省黑河海关、黑龙江省绥芬河海关、黑龙江省抚远海关、黑龙江省同江海关、内蒙古自治区满洲里海关、新疆维吾尔自治区阿拉山口海关。

经验小谈 5—3　我司因开展业务需要,计划进口一批钢材的货样,该类钢材属自动进口许可管理货物。请问:以货样形式进口是否可以免领自动进口许可证?

答:根据《货物自动进口许可管理办法》第十二条第三项的规定,货样广告品、实验品进口,每批次价值不超过 5 000 元人民币的,可以免领自动进口许可证。

五、固体废物进口①管理

国家禁止进口不能用作原料的固体废物,限制进口可以用作原料的固体废物。

(一)废物的分类

我国《固体废物污染环境防治法》管理范围内的废物包括工业固体废物、城市生活垃圾、危险废物、液态废物以及置于容器中的气态废物。

(二)管理范围

生态环境部会同国家发展和改革委员会、商务部、海关总署、国家质检总局制定、调整并公布了《限制进口类可用作原料的废物目录》及《自动进口许可管理类可用作原料的废物目录》,未列入上述两个目录的固体废物禁止进口。

(三)办理程序

废物进口单位或者废物利用单位直接向生态环境部提出废物进口申请,由生态环境部审查批准,取得其签发的"自动许可进口类可用作原料的固体废物进口许可证"(以下统称为"废物进口许可证")后才可组织进口。

进口废物运抵口岸后,海关凭生态环境部签发的废物进口许可证及其他必要单证受理报验。经审核未发现不符合环境保护要求的,海关凭有效废物进口许可证办理通关手续;对不符合环境保护要求的,海关会同生态环境部门依法对废物进行处理。

(四)报关规范

第一,向海关申报进口列入《限制进口类可用作原料的废物目录》和《自动进口许可管理类可用作原料的废物目录》中的废物,报关单位应主动向海关提交有效的废物进口许可证。

【提示】禁止进口列入禁止进口目录的固体废物。进口列入限制进口目录的固体废物,必须取得固体废物进口相关许可证。

第二,对于未列入《限制进口类可用作原料的废物目录》《自动进口许可管理类可用作原料的废物目录》或虽列入上述目录但未取得有效废物进口许可证的废物,一律不得进口或存入保税仓库。

第三,废物进口许可证实行"非一批一证"管理。

第四,进口的废物不能转关(废纸除外),只能在口岸海关办理申报进境手续。

第五,固体废物进口相关许可证当年有效。固体废物进口相关许可证应当在有效期内使用,无论是否使用完毕逾期均自行失效。固体废物进口相关许可证只能延期一次,延期最长不超过60日。固体废物进口相关许可证实行"一证一关"管理。一般情况下,固体废物进口相关许可证为"非一批一证",如要实行"一批一证",应当同时在固体废物进口相关许可证备注栏内打印"一批一证"字样。

【注意】"一证一关"是指固体废物进口相关许可证只能在一个海关报关;"一批一证"是指固体废物进口相关许可证在有效期内一次报关使用;"非一批一证"是指固体废物进口相关许可证在有效期内可以多次报关使用,由海关逐批签注核减进口数量,最后一批进口时,允许溢装上限为固体废物进口相关许可证实际余额的3%,且不论是否仍有余额,海关将在签注后留存正本存档。

【提示】固体废物进口相关许可证因故在有效期内未使用完的,利用企业应当在有效期届满30日前向发证机关提出延期申请。发证机关扣除已使用的数量后,重新签发固体废物进口相关许可证,并在备注栏中注明"延期使用"和原证证号。

---

① 固体废物,是指在生产、生活和其他活动中产生的丧失原有利用价值或者虽未丧失利用价值但被抛弃或者放弃的固态、半固态、液态和置于容器中的气态的物品、物质以及法律、行政法规规定纳入固体废物管理的物品、物质。固体废物进口,是指将中华人民共和国境外的固体废物运入中华人民共和国境内的活动。

六、进口关税配额管理

动漫视频

关税配额

关税配额管理是一种相对数量的进口限制,对外贸易经营者经国家批准取得关税配额证后,允许按照关税配额税率征税进口,如超出限额,则按照配额外税率征税进口。

(一)实施进口关税配额管理的农产品

(1)管理部门:商务部及国家发展和改革委员会。

(2)管理范围:小麦、稻谷和大米、玉米、棉花、食糖、羊毛及毛条等。

(3)管理措施:海关凭商务部、国家发展和改革委员会各自授权机构向最终用户发放的加盖"商务部农产品进口关税配额证专用章"或"国家发展和改革委员会农产品进口关税配额证专用章"的"农产品进口关税配额证"办理验放手续。

加工贸易进口须在进口关税配额证上注明"加工贸易"。由境外进入保税仓库、保税区、出口加工区的上述农产品,不需要提交"农产品进口关税配额证",海关按现行规定验放并实施监管。从保税仓库、保税区、出口加工区出库或出区进口的关税配额农产品,海关凭进口关税配额证按规定办理进口手续。

(4)报关规范:实行"一证多批"。"农产品进口关税配额证"的有效期为每年1月1日至当年12月31日。如需要延期,应向原发证机构申请办理换证,但延期最迟不得超过下一年2月底。进口关税配额证正面内容不得更改,如需更改,应到发证部门换发新证。

(二)实施进口关税配额管理的工业品

(1)管理部门:商务部负责全国化肥的配额管理工作。商务部的化肥进口关税配额管理机构负责管辖范围内化肥进口关税配额的发证、统计、咨询和其他授权工作。

(2)管理范围:尿素、磷酸氢二铵、复合肥。

(3)管理措施:申请单位应当在每年10月15日至10月30日向商务部提出化肥关税配额的申请。

(4)报关规范:关税配额内化肥进口时,海关凭进口单位提交的"化肥进口关税配额证明"按配额内税率征税,并验放货物。

七、野生动植物种进出口管理

我国是《濒危野生动植物种国际贸易公约》的成员国。我国进出口管理的濒危物种包括该公约的成员国(地区)应履行保护义务的物种,以及为保护我国珍稀物种而自主保护的物种。

濒危物种进出口管理是依据《进出口野生动植物种商品目录》和"濒危野生动植物种国际贸易公约允许进出口证明书"(以下简称"公约证明")、"中华人民共和国濒危物种进出口管理办公室野生动植物允许进出口证明书"(以下简称"非公约证明")或"非《进出口野生动植物种商品目录》物种证明"(以下简称"物种证明")的形式,对该目录列明的依法受保护的珍贵、濒危野生动植物及其产品实施的进出口限制管理。

凡进出口列入《进出口野生动植物种商品目录》中的野生动植物或其产品,必须严格申报和审批,并在进出口报关前取得国家濒危物种进出口管理办公室或其授权的办事处签发的公约证明、非公约证明或物种证明后,向海关办理进出口手续。野生动植物种进出口管理的范围及报关规范如表5—7所示。

表5—7　　　　　　　　　　　　野生动植物种进出口管理的范围及报关规范

项目\证件	管理范围划分	报关规范
非公约证明	列入《进出口野生动植物种商品目录》中属于我国自主规定管理的野生动植物及其产品	"一批一证"制
公约证明	列入《进出口野生动植物种商品目录》中属于《濒危野生动植物种国际贸易公约》成员国（地区）应履行保护义务的物种	"一批一证"制
物种证明	对于进出口列入《进出口野生动植物种商品目录》中除适用"公约证明""非公约证明"物种以外的其他野生动植物及相关货物或物品和含野生动植物成分的纺织品，均须事先申领物种证明	（1）一次使用的"物种证明"有效期自签发之日起不得超过6个月 （2）多次使用的"物种证明"只适用于同一物种、同一货物类型、在同一报关口岸多次进出口的野生动植物；多次使用的"物种证明"有效期截至发证当年12月31日；持证者须于1月31日之前将上一年度使用多次"物种证明"进出口有关野生动植物标本的情况汇总上报给发证机关

同步案例5—3　　　　杭州海关查获檀香紫檀制品

案例评析

7月30日，经浙江省林产品质量检测站鉴定，杭州海关此前在空港渠道查获的一件重21.15千克的木质工艺品为檀香紫檀制品。这是杭州海关近年来在杭州空港口岸查获的重量最大的一件紫檀制品。

这件紫檀制品是杭州海关隶属萧山机场海关关员在一名由柬埔寨入境的旅客行李箱内发现的。

杭州海关隶属萧山机场海关旅检一科关员高某介绍："以前我们也查获了不少檀香紫檀制品，但是像这种20多千克重的近年来还是第一次查获。"

八、进出口药品管理

进出口药品管理是我国进出口许可管理制度的重要组成部分，属于国家限制进出口管理范畴，实行分类和目录管理。国家市场监督管理总局会同国务院对外贸易主管部门对相关药品依法制定并调整管理目录，以签发许可证件的形式对其进出口加以管制。

药品通关流程

药品必须经由国务院批准的允许药品进口的口岸进口。进口药品须取得国务院药品监督管理部门核发的《进口药品注册证》（或者《医药产品注册证》），或者《进口药品批件》后，方可向货物到岸地口岸药品监督管理部门办理进口备案手续。对准予进口备案的，口岸药品监督管理部门发给《进口药品通关单》；进口单位持《进口药品通关单》向海关申报，海关凭口岸药品监督管理部门出具的《进口药品通关单》，办理进口药品的报关验放手续。

视频："聪明药"不会让你更聪明！

目前，允许进口药品的口岸城市共19个，即北京、天津、上海、大连、青岛、成都、武汉、重庆、厦门、南京、杭州、宁波、福州、广州、深圳、珠海、海口、西安、南宁。

（一）精神药品进出口管理

1. 管理范围

列入《精神药品管制品种目录》的药品，包括精神药品及其标准品、对照品，如肾上腺素、咖啡因、去氧麻黄碱等的进出口。对于列入《精神药品管制品种目录》的药品可能存在的盐、脂、醚,虽未列入该目录,但仍属于精神药品管制范围。

2. 管理证件

精神药品进出口准许证。其仅限在该证注明的口岸海关使用,并实行"一批一证"制度。

(二)麻醉药品进出口管理

1. 管理范围

列入《麻醉药品管制品种目录》中的麻醉药品,包括鸦片类、可卡因类、大麻类、合成麻醉药类及其他易成瘾的药品、药用植物及其制剂。对于列入《麻醉药品管制品种目录》中的麻醉药品可能存在的盐、脂、醚,虽未列入该目录,但仍属于麻醉药品管制范围。

2. 管理证件

麻醉药品进出口准许证。其仅限在该证注明的口岸海关使用,并实行"一批一证"制度。

(三)兴奋剂进出口管理

1. 管理范围

列入《兴奋剂目录》中的药品,包括蛋白同化制剂品种、肽类激素品种、麻醉药品品种、刺激剂(含精神药品)品种、药品类易制毒化学品品种、医疗用毒性药品品种、其他品种共 7 类。

2. 管理证件

对于《兴奋剂目录》中的"其他品种",海关暂不按照兴奋剂实行管理。根据《蛋白同化制剂、肽类激素进出口管理办法(暂行)》的相关规定,国家对进出口蛋白同化制剂和肽类激素分别实行"进口准许证"和"出口准许证"管理。

(四)一般药品进出口管理

1. 管理范围

进口列入《进口药品目录》中的药品;进口列入《生物制品目录》中的商品;首次在我国境内销售的药品;进口暂未列入《进口药品目录》中的原料药的单位,必须遵守《进口药品管理办法》中的各项有关规定,主动到各口岸药品检验所报验。

"单一窗口"标准版用户手册(药品进出口准许证(蛋白同化制剂肽类激素))

2. 管理证件

申领"进口药品通关单","进口药品通关单"仅限在该单注明的口岸海关使用,并实行"一批一证"制度。

3. 报关规范

【提示】海关总署、国家药品监督管理局决定对"进口药品通关单"等 7 种监管证件实施电子数据联网核查。

(1)在全国范围内实施麻精药品进出口准许证(包括麻醉药品进口准许、麻醉药品出口准许、精神药物进口准许、精神药物出口准许),进口医疗器械备案/注册证(包括医疗器械注册证、第一类医疗器械备案凭证),以及"进口特殊用途化妆品卫生许可批件""进口非特殊用途化妆品卫生许可批件"电子数据与进出口货物报关单电子数据的联网核查。

"单一窗口"标准版用户手册(通关无纸化协议签约)

(2)2019 年 4 月 1 日起,在全国范围内推广实施"进口药品通关单""药品进口准许证""药品出口准许证"电子数据与进出口货物报关单电子数据的联网核查。药品监督管理部门根据相关法律法规的规定签发上述证件,将证件电子数据传输至海关,海关在通关环节进行比对核查,并按规定办理进出口手续。联网核查实施前已签发的证件,企业可凭纸质证件在有效期内向海关办理进出口手续。

【注意】报关企业按照海关通关作业无纸化改革的规定,可采用无纸方式向海关申报。因海关和药品监督管理部门审核需要,或计算机管理系统、网络通信故障等原因,可以转为有纸报关作业或补充提交纸质证件。企业可登录中国国际贸易"单一窗口"查询证件电子数据传输状态。

(3)药品监督管理部门根据相关法律法规的规定签发上述证件,将证件电子数据传输至海关,海关在通关环节进行比对核查,并按规定办理进出口手续。联网核查实施前已签发的证件,企业可凭纸质证件在有效期内向海关办理进出口手续。

(4)报关企业按照海关通关作业无纸化改革的规定,可采用无纸方式向海关申报。因海关和药品监督管理部门审核需要,或计算机管理系统、网络通信故障等原因,可以转为有纸报关作业或补充提交纸质证件。

九、美术品进出口管理

(一)管理范围

(1)艺术创作者以线条、色彩或者其他方式创作的具有审美意义的造型艺术作品,包括绘画、书法、雕塑、摄影等作品,以及艺术创作者许可并签名的、数量在200件以内的复制品。

(2)批量临摹的作品、工业化批量生产的美术品、手工艺品、工艺美术产品、木雕、石雕、根雕、文物等均不纳入美术品范围进行管理。

(3)我国禁止含有以下内容的美术品进出境:违反《宪法》确定的基本原则的;危害国家统一、主权和领土完整的;泄露国家秘密、危害国家安全或者损害国家荣誉和利益的;煽动民族仇恨、民族歧视,破坏民族团结或者侵害民族风俗习惯的;宣扬或者传播邪教迷信的;扰乱社会秩序,破坏社会稳定的;宣扬或者传播淫秽、色情、赌博、暴力、恐怖或者教唆犯罪的;侮辱或者诽谤他人、侵害他人合法权益的;蓄意篡改历史、严重歪曲历史的;危害社会公德或者有损民族优秀文化传统的;我国法律、行政法规和国家规定禁止的其他内容。

(二)管理部门和办理程序

经营美术品进出口的企业必须在商务部门备案登记,向进出口口岸所在地省、自治区、直辖市文化行政部门提出申请。文化行政部门应当自受理申请之日起15日内做出决定。批准的,发给批准文件;不批准的,应书面通知申请人并说明理由。

(三)报关规范

(1)批准文件不得擅自更改。

(2)批准文件不得伪造、涂改、出租、出借、出售或者以其他任何形式转让。

(3)同一批已经批准进口或者出口的美术品复出口或复进口,进出口单位可持原批准文件正本到原进口或者出口口岸海关办理相关手续。

十、其他货物进出口管理

(一)黄金及其制品进出口管理

根据《中华人民共和国中国人民银行法》《海关法》《国务院对确需保留的行政审批项目设定行政许可的决定》,中国人民银行、海关总署制定了《黄金及黄金制品进出口管理办法》,自2015年4月1日起施行,并于2020年4月16日进行了修改。

(1)使用证件:黄金及其制品进出口准许证。它是《黄金及其制品进出口管理目录》中的货物合法进出口的证明文件。法人、其他组织以下列贸易方式进出口黄金及黄金制品的,应当办理"中国人民银行黄金及黄金制品进出口准许证"(以下简称"准许证"):①一般贸易;②加工贸易转内销及境内购置黄金原料以加工贸易方式出口黄金制品的;③海关特殊监管区域、保税监管场所与境内区外之间进出口的。

"单一窗口"标准版用户手册(黄金及黄金制品进出口准许证)

【提示】个人、法人或者其他组织因公益事业捐赠进出口黄金及黄金制品的,也应当办理《黄金及黄金制品进出口准许证》。

【注意】为进一步推进"放管服"改革,减证便民,中国人民银行、海关总署决定对《黄金及黄金制品进出口管理办法》作出修改(2020 年 6 月):①"银行业金融机构还应当提供内部黄金业务风险控制制度有关材料"。②"黄金矿产的生产企业还应当提交省级环保部门出具的污染物排放许可证件和年度达标检测报告复印件、商务部门有关境外投资批复文件复印件、银行汇出汇款证明书复印件、境外国家或者地区开采黄金有关证明,企业近 3 年的纳税记录,申请出口黄金的还应当提交由国务院批准的黄金现货交易所的登记证明"。

申报流程:申请人可向受理机构货币金银部门现场提交或以邮寄方式提交上述纸质申请材料(黄金进出口申请材料由中国人民银行货币金银局接收,黄金制品进出口申请材料由中国人民银行地市级以上分支机构货币金银部门接收),也可通过中国国际贸易"单一窗口"黄金及黄金制品进出口准许证系统(以下简称"单一窗口"系统),网上提交上述纸质申请材料扫描后的 PDF 格式文件。

企业依流程取得相关证件后,在进出口申报时,按要求将相关资料上传到中国国际贸易"单一窗口"直接申报即可。"单一窗口"系统自动比对证件信息,如发现申报信息与证件填报要求不符,系统将提示比对不通过。

【注意】法人、其他组织以下列贸易方式进出口黄金及黄金制品的,应当办理《中国人民银行黄金及黄金制品进出口准许证》:①一般贸易;②加工贸易转内销及境内购置黄金原料以加工贸易方式出口黄金制品的;③海关特殊监管区域、保税监管场所与境内区外之间进出口的。

【提示】通过以下方式进出的黄金及黄金制品免予办理《中国人民银行黄金及黄金制品进出口准许证》,由海关实施监管:①通过加工贸易方式进出的;②海关特殊监管区域、保税监管场所与境外之间进出的;③海关特殊监管区域、保税监管场所之间进出的;④以维修、退运、暂时进出境方式进出境的。

《黄金及黄金制品进出口准许证》分为"一批一证"和"非一批一证":①"一批一证":自签发日起 40 个工作日内使用;正当理由需要延期的可在有效期届满 5 个工作日前持原证向发证机构申办一次延期手续。②"非一批一证":自签发日起 6 个月内有效,逾期自动失效;可以在有效期内、不超过规定数量和批次报关适用,最多不超过 12 次;未使用过或未使用完毕的,在有效期满后 10 个工作日内将证件交回核发机构。

中国人民银行、海关总署规定:黄金及黄金制品进出口业务频繁的法人可以按照《黄金及黄金制品进出口管理办法》的条件和审批流程,申请"非一批一证"准许证。

实行"非一批一证"的准许证可以在有效期内,不超过规定数量和批次报关使用。具体做法:海关在准许证正本背面"海关验放签注栏"内逐笔签注核减进(出)口的数量。

在"非一批一证"准许证允许进(出)口的数量、批次未使用完之前,海关留存每次已签注的"非一批一证"准许证复印件。"非一批一证"准许证允许进(出)口的数量、批次核扣完毕,由海关收存。"非一批一证"准许证未使用过或未使用完毕的,被许可人应在准许证有效期届满后 10 个工作日内将证件交回核发机构。

【注意】实行"非一批一证"管理的海关现有北京、上海、广州、南京、青岛、深圳、天津、成都、武汉和西安海关。

实行"非一批一证"准许证管理试点后,中国人民银行及其分支机构将对核发的准许证使用情况加强监督管理。"非一批一证"准许证的被许可人,应在"非一批一证"准许证有效期届满后 10 个工作日内将黄金及黄金制品进出口情况(包括批次、验放日期、实际进出口数量等)报送中国人民银行及其分支机构。

【提示】进出口"其他金化合物(HS 编码 2843300090)""镶嵌钻石的黄金制首饰及其零件(HS 编码 7113191100)"的,免予办理"中国人民银行黄金及黄金制品进出口准许证"。

个人、法人或者其他组织因公益事业捐赠进口黄金及黄金制品的,应当办理"中国人民银行黄金及黄金制品进出口准许证"。

个人携带黄金及黄金制品进出境的管理规定,由中国人民银行会同海关总署制定。

(2)主管及发证部门:中国人民银行是黄金及黄金制品进出口主管部门,对黄金及黄金制品进出口实行准许证制度。列入《黄金及黄金制品进出口管理目录》的黄金及黄金制品进口或出口通关时,应当向海关提交中国人民银行及其分支机构签发的"中国人民银行黄金及黄金制品进出口准许证"。中国人民银行会同海关总署制定、调整并公布《黄金及黄金制品进出口管理目录》。

(3)适用范围:《黄金及黄金制品进出口管理目录》中的黄金及其制品,主要包括氰化金、氰化金钾(含金 40%)、其他金化合物、非货币用金粉、非货币用半制成金、非货币用未锻造金、货币用未锻造金(包括镀铂的金)、金的废碎料、镶嵌钻石的黄金制首饰及其零件、镶嵌濒危物种制品的金首饰及零件、其他黄金制首饰及其零件、金制工业实验室用制品等。

(4)报关规范:提供有效的黄金及其制品进出口准许证。

【提示】根据《中华人民共和国金银管理条例》等规定,黄金及其制品属于国家限制进出境物品,旅客携带黄金及其制品进出境,超过 50 克需向海关申报。携带超出自用、合理数量的黄金及其制品进境,视同进口货物。复带黄金及其制品出境,凭原入境时的申报单登记的数量经海关查验放行,超过原入境时申报登记数量的,不许出境。

同步案例 5—4 广州海关所属车站海关曾在 4 名拟前往香港的旅客身上查获未经申报的超量黄金制品,4 名旅客身上各佩戴 1 条约 5 斤重的金项链,总重达 19.88 斤,案值约 300 万元。相关人员已受到法律制裁。

案例评析

(二)音像制品进口管理[①]

(1)使用证件:音像制品进口批准单。它是音像制品合法进口的证明文件。

(2)主管及发证部门:国务院出版行政主管部门负责全国音像制品的出版、制作、复制、进口、批发、零售和出租的监督管理工作;国务院其他有关行政部门按照国务院规定的职责分工,负责有关的音像制品经营活动的监督管理工作。

(3)适用范围:音像制品成品。

(4)报关规范:

①音像制品成品进口业务由国务院出版行政主管部门批准的音像制品成品进口经营单位经营;未经批准,任何单位或者个人不得经营音像制品成品进口业务。

②进口用于出版的音像制品,以及进口用于批发、零售、出租等的音像制品成品,应当报国务院出版行政主管部门进行内容审查。

国务院出版行政主管部门应当自收到音像制品内容审查申请书之日起 30 日内作出批准或者不批准的决定,并通知申请人。批准的,发给批准文件;不批准的,应当说明理由。

进口用于出版的音像制品的单位、音像制品成品进口经营单位应当持国务院出版行政主管部门的批准文件到海关办理进口手续。

③进口用于出版的音像制品,其著作权事项应当向国务院著作权行政管理部门登记。

---

① 2001 年 12 月 25 日中华人民共和国国务院令第 341 号公布《音像制品管理条例》,根据 2011 年 3 月 19 日《国务院关于修改〈音像制品管理条例〉的决定》第一次修订,根据 2013 年 12 月 7 日《国务院关于修改部分行政法规的决定》第二次修订、2016 年 2 月 6 日第三次修订、2020 年 11 月 29 日第四次修订。

④进口供研究、教学参考的音像制品,应当委托音像制品成品进口经营单位依照第②条的规定办理。

进口用于展览、展示的音像制品,经国务院出版行政主管部门批准后,到海关办理临时进口手续。

【注意】进口的音像制品,不得进行经营性复制、批发、零售、出租和放映。

经验小谈 5—4　委托朋友帮忙从日本邮寄过来了几十盘光盘,海关要征税,税额较大。请问:可以申请放弃或者不要光盘了吗?

"单一窗口"
标准版用户
手册(音像
制品)

答:根据《中华人民共和国海关进出境印刷品及音像制品监管办法》第二十条的规定,下列进出境印刷品及音像制品,由海关按照放弃货物、物品依法予以处理:①收货人、货物所有人、进出境印刷品及音像制品所有人声明放弃的;②在海关规定期限内未办理海关手续或者无人认领的;③无法投递又无法退回的。

(三)有毒化学品①进出口管理

(1)使用证件:有毒化学品环境管理放行通关单。它是列入《中国禁止或严格限制的有毒化学品名录》中的化学品合法进出口的证明文件。

(2)主管及发证部门:生态环境部。

(3)适用范围:列入《名录》中的化学品。生态环境部、商务部、海关总署依据《全国人民代表大会常务委员会关于批准〈关于持久性有机污染物的斯德哥尔摩公约〉的决定》等决定和国家税则税目、海关商品编号调整情况;发布《中国严格限制的有毒化学品名录》(2020 年)。凡进口或出口上述名录所列有毒化学品的,应按规定向生态环境部申请办理有毒化学品进(出)口环境管理放行通知单。进出口经营者应凭有毒化学品进(出)口环境管理放行通知单向海关办理进出口手续。

(4)报关规范:提供有毒化学品环境管理放行通知单。

(四)农药进出口管理

为贯彻落实国务院"放管服"改革精神和稳外资外贸决策部署,履行《关于在国际贸易中对某些危险化学品和农药采用事先知情同意程序的鹿特丹公约》②义务,便利农药进出口贸易、提高通关效率,农业农村部、海关总署于 2021 年 12 月 24 日发布《关于发布进出口农药管理名录(2022 年)及优化农药进出口管理服务措施的公告》,于 2022 年 1 月 1 日起施行。

(1)使用证件:农药进出口登记管理放行通知单简称"农药进出口通知单",是指农业部及其授权发证机关依法对纳入《中华人民共和国进出口农药登记证明管理名录》范围的进出口农药实施登记管理签发的证明文件。进出口农药单位应取得相应农药经营许可证,出口农药单位还应取得农药生产许可证。

(2)主管及发证部门:农业部农药检定所。农药进出口实行名录管理,《中华人民共和国进出口农药管理名录》由农业农村部和海关总署共同制定,并适时调整公布。

(3)适用范围:①进出口农药应在我国取得农药登记,②农药应在《中华人民共和国进出口农药管理名录》内。

(4)报关规范:农药进出口通知单实行一批一单管理,即进出口一批农药,办理一份农药进出口通知单,对应一份海关进出口货物报关单。农药进出口通知单有效期 3 个月。一经签发,任何单位和个人不得修改证明内容。如需变更,须由签发部门换发新证。

---

①　"有毒化学品"是指进入环境后通过环境蓄积、生物累积、生物转化或化学反应等方式损害健康和环境,或者通过接触对人体具有严重危害和具有潜在危险的化学品。

②　《鹿特丹公约》是由联合国环境规划署和联合国粮食及农业组织在 1998 年 9 月 10 日在鹿特丹制定的,于 2004 年 2 月 24 日生效。公约旨在保护包括消费者和工人健康在内的人类健康和环境免受国际贸易中某些危险化学品和农药的潜在有害影响。

【注意】进出口农药单位应在中国国际贸易单一窗口（以下简称"单一窗口"）（http://www.singlewindow.cn）办理农药进出口通知单（以下简称"通知单"）。农业农村部农药检定所在网上审核确认进出口单位提供的信息，符合条件的，出具农药进出口登记管理放行通知单。

办理途径：农药进出口通知单由申请企业在中国国际贸易"单一窗口"或金农工程系统中网上办理。相关内容投如图5－2所示。

图 5－2

申请主体：申请主体是获得农药经营许可证的进出口企业，以及具有进出口资质的农药生产企业。分以下几种情况：①向中国出口农药的企业，由其在中国设立的销售机构或委托中国代理机构办理通知单，涉及多个生产地的，还应提供相应的生产场所信息。②农药生产企业自营出口的，直接在单一窗口办理；农药生产企业委托贸易企业出口的，还应与贸易企业签订出口委托书；农药生产企业委托加工的，还应提供受托方的农药生产许可证和委托加工协议。

（5）向中国出口农药的企业，由其在中国设立的销售机构或委托中国代理机构办理通知单。涉及多个生产地的，还应提供相应的生产场所信息。农药生产企业自营出口的，直接在单一窗口办理；农药生产企业委托贸易企业出口的，还应与贸易企业签订出口委托书；农药生产企业委托加工的，还应提供受托方的农药生产许可证和委托加工协议。仅限出口登记的农药和特殊管理的农药出口，按照相关规定执行。

【提示】对列入《鹿特丹公约》监管的农药，包括《鹿特丹公约》的农药品种和农药产品，以及我国已经禁用和严格限用的农药品种，应按照《鹿特丹公约》要求履行相关手续。

（6）因农药登记试验、科学研究、检验检测等特殊情况，需要进出口农药的，应提供相关用途证明材料，经确认后在单一窗口办理。

（7）农业农村部农药检定所审核合格后出具的农药进出口通知单以电子数据形式发送至海关，企业报关时录入对应农药进出口通知单号，海关通过数据平台查询该报关单对应农药进出口通知单电子数据，审核无误后办理通关验放手续。

【注意】如企业申报农药为危险化学品或危险货物，应按照国家法律法规如实向海关申报，并在报关过程中随附提交危险化学品或危险货物有关单证材料。如企业不履行该义务，海关将按规定实施行政处罚，情节严重者将交由相关部门处置。

（8）二线进出区：海关特殊监管区域、保税监管场所与关境内的其他地区（海关特殊监管区域、保税监管场所除外）之间进出的农药，应当办理农药进出口通知单。一线进出区：海关特殊监管区域、保税监管场所与境外之间进出的农药，除列入《鹿特丹公约》的应当办理农药进出口通知单外，其余无须办理农药进出口通知单。区内企业管理：区内企业的农药生产经营活动应当符合国家相关法律法规和政策,由海关依法实施监督管理。

【注意】进出口的农药应在我国取得农药登记,进出口农药的单位应取得相应的农药经营许可证,并对农药的质量负责,出口的农药还应取得农药生产许可证。

（9）实施农药进出口通知单通关作业无纸化,海关凭农药进出口通知单电子数据办理通关验放手续,不再收取纸质文本。因海关等有关部门审核需要,或计算机管理系统、网络通信故障等原因,可提供纸质农药进出口通知单,海关验核纸质信息并进行纸面签注。

"单一窗口"
标准版用户
手册（农药
放行通知单）

【提示】因防治突发重大病虫害等紧急需要,农业农村部必要时会同国务院有关部门决定临时限制出口或者临时进口规定数量、品种的农药。

（五）兽药进口管理

（1）使用证件:兽药进口通关单。它是列入《进口兽药管理目录》中的兽药合法进出口的证明文件。

知识链接

许可证件
管理

（2）适用范围:列入《进口兽药管理目录》的兽药。

（3）报关规范:实行"一单一关",在 30 日有效期内只能一次性使用。

【注意】兽药进口单位进口兽药时,应向农业农村部或省级人民政府畜牧兽医主管部门申请《进口兽药通关单》。进口单位凭《进口兽药通关单》向海关办理进口手续。

（4）报关企业按照海关通关作业无纸化改革的规定,可采用无纸方式向海关申报。海关通过联网核查方式验凭"进口兽药通关单"电子数据并办理报关手续。以无纸方式申报的企业可以免予交验纸质"进口兽药通关单"。

监管证件

（5）为提高无纸化应用效率,适应计算机管理系统自动化处理需求,进口单位、报关单位在向农业农村部、地方兽医行政管理部门申领"进口兽药通关单"以及向海关办理报关手续时,"进口兽药通关单"与进口货物报关单的货物计量单位应当一致,"进口兽药通关单"与进口货物报关单的报关/进口口岸代码前两位应当一致。

【提示】因海关和农业农村部门审核需要、计算机管理系统故障、其他管理部门需要验凭纸质"进口兽药通关单"等原因,可以转为有纸报关作业或补充提交纸质"进口兽药通关单"。

"单一窗口"
标准版用户
手册（进口
兽药通关单
申请）

任务五 "单一窗口"许可证件

一、操作指引

为方便跨境贸易主体"一站式"办理业务,进一步提升贸易便利化水平,海关总署（国家口岸管理办公室）会同商务部推动相关服务对接,5 月 26 日起,单一窗口登录用户可通过单一窗口"许可证件"功能直接进入商务部系统在线申领《两用物项和技术进口许可证》《两用物项和技术出口许可证》《技术出口许可证》《技术出口合同登记证》4 种证件。目前,已有几十种监管证件实现通过"单一窗口"受理。

企业用户登录中国国际贸易"单一窗口"门户（https://www.singlewindow.cn）,界面如图5-3所示,点击"标准版应用—许可证件"图标,单击"两用物项和技术进出口许可证""技术出口许可证""技术出口合同登记证"等进入相应业务系统。

图5—3　中国国际贸易单一窗口

二、模块功能

"单一窗口"标准版许可证件申请系统,为申报人提供进出口环节所需监管证件的在线申请功能,实现申报人通过"单一窗口"一点接入提交满足监管部门要求的申请信息,监管部门按照确定的规则进行审核,并将审核结果通过"单一窗口"统一反馈,便于企业查询。

目前,"单一窗口"标准版许可证申请系统涵盖农业农村部、商务部、国家林业和草原局、广电总局、中宣部及工业和信息化部6个部委11种证件的线上申请,根据证件类型将其归纳为包括"农药进出口登记管理放行通知单""野生动植物进出口证书申请""有毒化学品环境管理放行通知单""机电产品自动进口许可证""非机电产品自动进口许可证""进口广播电影电视节目带(片)提取单申请""援外项目任务通知单申请""民用爆炸物品进出口审批单申请""音像制品(成品)进口批准单申请"9个申报子系统(见图5—4),申报人可根据需求进入相应的子系统申请证件,为进一步优化营商环境创造条件。

三、许可证申请功能

(1)"一点接入"。用户可实现"一点接入",登录单一窗口,申请不同的许可证件,也可在申请证件完成后进行其他相关操作。

(2)线上提交证明文件。用户可在"机电产品自动进口许可证""非机电产品自动进口许可证""野生动植物进出口证书申请""有毒化学品环境管理放行通知单""援外项目任务通知单申请"系统中按照监管部门要求上传电子版证明文件(支持PDF、JPG格式),节省成本,同时加快申请审批速度。

(3)录入便捷。单证申请界面中,多项信息为默认填写。部分信息根据用户常用习惯填写,减少录入工作。

(4)导入商品表格。"援外项目任务通知单申请"系统支持用户导入商品信息表格,避免商品信息的逐条录入,减轻用户负担。

(5)复制。用户可选择一条现有单证进行复制,直接生成新的申请信息,无须再次录入。

(6)预览。用户录入申请信息保存成功后,可以点击"预览"按钮查看单证样式。

(7)许可证状态查询。用户可进入单一窗口标准版应用—查询统计系统,在许可证状态查询菜单中,查询许可证状态。目前可查询农药进出口登记管理放行通知单、野生动植物进出口证书、有毒化学品环境管理放行通知单、机电产品自动进口许可证4种许可证件的状态。

图5—4 "单一窗口"标准版许可证申请系统

(8)许可证联网状态查询。用户可进入单一窗口标准版应用—查询统计系统,在联网状态查询菜单中,查询机电产品自动进口许可证、进口广播电影电视节目带(片)提取单、援外项目任务通知单、音像制品(成品)进口批准单、民用爆炸物品进出口审批单申请证件数据是否已成功发往海关,以便企业顺利报关。

(9)短信或微信通知。用户可进入查询统计系统,在通关状态订阅菜单内订阅农药进出口登记管理放行通知单、野生动植物进出口证书、有毒化学品环境管理放行通知单、机电产品自动进口许可证4种证件的短信或微信通知。订阅成功后,单一窗口将通过短信或微信方式第一时间将审批结果告知用户。

(10)状态和许可证联网状态微信小程序查询许可证。用户可在微信小程序中添加"掌上单一窗口",无须登录单一窗口即可查询许可证状态和许可证联网状态。

(11)证书余量查询。在"机电产品自动进口许可证申请"和"野生动植物进出口证书申请"系统中可查询机电产品进口单证和物种证明的证书余量。

(12)批量申报。"机电产品自动进口许可证""非机电产品自动进口许可证""野生动植物进出口证书"系统实现了批量申报,提高申报效率。

(13)批量打印。"机电产品自动进口许可证"和"非机电产品自动进口许可证"系统实现了批量打印,用户可选中多个单证,点击"批量打印"按钮,一次展示多个单证申请表,实现批量打印。

(14)支持导入。"机电产品自动进口许可证"和"非机电产品自动进口许可证"系统支持与企业ERP系统进行对接,企业可通过ERP系统将数据自动导入证件申请系统中,避免重复录入。同时,可接收监管部门的审批结果。

四、证件申领

(一)"两用物项和技术进口许可证"和"两用物项和技术出口许可证"申请流程

(1)点击"两用物项和技术进出口许可证"系统入口并登录成功后,进入"进出口许可证统一管理平台",点击"两用物项和技术进出口"菜单,进入"两用物项和技术进出口许可证签发系统"。

(2)用户点击"申请电子许可证——填写申请表"进行"两用物项和技术进出口许可证"申领。该界面根据用户已有批复单情况显示可录入申请表的批复单详情,用户可录入申请表,进行两用物项和技术进出口许可证申领。

(3)用户录入申请表信息并提交后,可在"待审申请表"菜单,查看提交的两用物项和技术进出口许可证的审核状态。

(4)对于审核通过的两用物项和技术进出口许可证可在查看电子许可证界面,进行下载查看电子许可证。

(二)"技术出口许可证"和"技术出口合同备案登记证"申请流程

(1)点击"技术出口许可证"/"技术出口合同登记证"系统入口并登录成功后,进入"服务贸易统计监测管理业务应用"。在业务数据填报标签页选择"技术贸易"菜单进入系统进行"技术出口许可证"/"技术出口合同登记证"申请。

(2)用户点击"技术贸易出口—自由类合同管理——自由类合同录入"进行"技术出口合同登记证"申领,技术出口合同登记证申请提交后,可在本界面查看审核状态。

(3)用户进入系统后,在进行"技术出口许可证"申领之前,需先完成限制类申请书的申领,审核人员审核通过后方可进行"技术出口许可证"申领。用户点击"限制类申请书管理——申请书录入"完成限制类申请书申请,限制类申请书申请提交后,可在本界面查看审核状态。

(4)"限制类申请书"审核通过后,限制类合同管理会关联审核通过的限制类申请书.用户可点击"限制类合同管理——限制类合同录入"进行技术出口许可证申领。技术出口许可证申请提交后,可在本界面查看审核状态。

 应知考核

一、单项选择题

1. 保障措施是对外贸易救济措施的一种方式,其实施期限最长不得超过(　　)。
　　A. 200 天　　　　　　B. 4 个月　　　　　　C. 4 年　　　　　　D. 10 天

2. 国务院商务主管部门应当自收到规定的文件之日起(　　)个工作日内,对技术进出口合同进行登记,颁发技术进出口合同登记证。
　　A. 2　　　　　　　　B. 3　　　　　　　　C. 5　　　　　　　　D. 7

3. 反补贴、反倾销是针对(　　)而采取的措施。
　　A. 进口产品激增的情况　　　　　　　　B. 价格歧视
　　C. 国别歧视　　　　　　　　　　　　　D. 数量

4. 对于限制出口货物管理,国家规定有数量限制的出口货物,实行(　　)。
　　A. 许可证件管理　　B. 配额管理　　　　C. 自动出口管理　　D. 禁止出口管理

5. 自动进口许可证有效期为(　　)。原则上实行"一批一证"管理,对"非一批一证"管理,在有效期内,可以分批次累计报关使用,但累计使用不得超过(　　)。
　　A. 1 年;12 次　　　B. 6 个月;6 次　　　C. 6 个月;12 次　　　D. 9 个月;6 次

6. 实行进口许可证管理的货物是(　　)。
　　A. 汽车及其底盘　　B. 易制毒化学品　　C. 消耗臭氧层物质　　D. 监控化学品

7. 任何单位以任何方式进出口列入《精神药品管制品种目录》的药品,均须取得(　　)核发的"精神药品进出口准许证",该证实行"一批一证"制度。

A. 国家市场监督管理总局　　　　　　　B. 商务部

C. 国家卫健委　　　　　　　　　　　　D. 生态环境部

8. 以下列入《自动进口许可管理货物目录》的货物中,可免交自动进口许可证的是(　　　)。

A. 用于在北京开展的 6G 手机研讨会使用的从国外进口仪器、设备

B. 用于加工贸易项下进口并复出口的原油

C. 外商投资企业作为投资进口的旧机电产品

D. 每批次价值超过 5 000 元人民币的进口货样广告品

9. 下列选项中,(　　　)属于我国限制进口商品。

A. 虎骨　　　　　　B. 成品油　　　　　　C. 汽车　　　　　　D. 抗生素

10. 下列进出口许可证中,实行"非一批一证"管理的是(　　　)。

A.《濒危野生动植物国际贸易公约》允许进出口证明

B. 精神药品进口准许证

C. 两用物项和技术出口许可证

D. 进口废物批准证书

二、多项选择题

1. 下列选项中,属于对外贸易管制目的的有(　　　)。

A. 实现国家政治目的或军事目标　　　　B. 推行本国的外交政策

C. 行使国家职能　　　　　　　　　　　D. 保护发展本国经济

2. 下列选项中,属于贸易管制所涉及的法律渊源的有(　　　)。

A. 宪法　　　　　　B. 行政法规　　　　　C. 地方性法规、规章　D. 相关的国际条约

3. 下列选项中,属于国家禁止出口的有(　　　)。

A. 犀牛角　　　　　B. 发菜　　　　　　　C. 麻黄草　　　　　　D. 麝香

4. 下列选项中,实行"非一批一证"的有(　　　)。

A. 两用物项和技术进口许可证　　　　　B. 两用物项和技术出口许可证

C. 非公约证明　　　　　　　　　　　　D. 废物进口许可证

5. 下列选项中,属于国家禁止进口的有(　　　)。

A. 四氯化碳　　　　B. 犀牛角、虎骨　　　C. 氯酸钾、硝酸铵　　D. 旧衣服

三、判断题

1.《货物自动进口许可管理办法》属于法律。　　　　　　　　　　　　　　(　　　)

2. 属于禁止进口技术的,领取许可证后可以进口。　　　　　　　　　　　(　　　)

3. 我国货物限制出口按照其限制方式可划分为出口配额限制、出口非配额限制。(　　　)

4. 我国限制出口技术实行目录管理和许可证管理。　　　　　　　　　　　(　　　)

5. 保障措施的对象是针对价格歧视这种不公平贸易行为。　　　　　　　　(　　　)

6. 临时反补贴措施决定公告自规定实施之日起,不超过 4 个月。　　　　　(　·　)

7. 农药进出口通知单有效期为 3 个月。　　　　　　　　　　　　　　　　(　　　)

8. 出口许可证最长不得超过 6 个月,且有效截止时间不得超过当年 12 月 31 日。(　　　)

9. 两用物项和技术进口许可证实行"一批一证"制和"一证一关"制。　　　(　　　)

10. 货样广告品、实验品进口,每批次价值不超过 5 000 元人民币的,可以免交自动进口许可证。　　　　　　　　　　　　　　　　　　　　　　　　　　　　　　　(　　　)

应会考核

■ 观念应用

9月7日,天津某薄膜有限公司(中美合资企业,投资总额1 350万美元)进口一批设备,委托天津翱翔国际货运代理有限公司办理进口报验、报关。报验时提供的单据和信息均为新设备,而天津海关检验人员检验时发现进口设备多为二手设备。

请问:

(1)天津该薄膜有限公司和天津翱翔国际货运代理有限公司是否都应当承担法律责任?

(2)根据我国对外贸易管理制度,国家对该批货物应当实行什么管理措施?

■ 技能应用

天津远洋进出口公司向美国某商行出口一批厚板材(HS编码4407999099),合同号为08-H-26-099,规格20mm×30mm×300mm,厚度大于6mm,总数量15m³,单价是每立方米USD300.00,FOB天津新港,8月份装运,采用不可撤销即期信用证付款。企业代码:1201×××××。

任务一:根据上述条件填写出口许可证。

任务二:向发证机关申领上述出口许可证时,应提交哪些材料?

任务三:发证机关在确认材料无误的前提下,需要多少个工作日才发证?

中华人民共和国出口许可证

EXPORT LICENCE OF THE PEOPLE'S REPUBLIC OF CHINA　　No. 628765

1. 出口商(Exporter)			2. 出口许可证号(Export Licence No.)		
3. 发货人(Consignor)			4. 出口许可证有效期截止日期(Export Licence Expiry Date)		
5. 贸易方式(Terms of Trade)			6. 出口最终目的国(Country/Region of Purchase)		
7. 合同号(Contract No.)			8. 付款方式(Payment)		
9. 报关口岸(Place of Clearance)			10. 运输方式(Mode of Transport)		
11. 商品名称(Description of Goods)　　　　商品编码(Code of Goods)					
12. 规格、等级(Specification)	13. 单位(Unit)	14. 数量(Quantity)	15. 单价(Unit Price)	16. 总价(Amount)	17. 总价折美元(Amount in USD)
18. 总计(Total)					
19. 备注(Supplementary Details)		20. 发证机关签章(Issuing Authority's Stamp & Signature)			
		21. 发证日期(Licence Date)			

中华人民共和国商务部监制

■ 案例分析

8月,广州同安医药进出口有限公司欲从德国进口一批去氧麻黄碱药品。通过查询得知该药品被列入《精神药品管制品种目录》。该公司在办理进口报关手续前应向哪些部门取得哪些特殊单证才能顺利报关?

项目实训

【实训项目】

初识报关与对外贸易管制。

【实训情境】

9月，大连嘉宏报关行收到辽宁省粮食进出公司出口500吨玉米（HS编码10059000）的报关委托，预计出口时间为当年年底。

【实训要求】

任务一：公司经理要求赵昂查证一下，玉米是否属于许可管理范围内的货物。如果是，要求辽宁省粮食进出口公司提供相关的许可证件。

任务二：出口许可证的管理方式和有效期。

任务三：向发证机构申请上述许可证时，应提交哪些材料？

请对上述任务做出操作分析。

【实训结果】

撰写"初识报关与对外贸易管制"的实训报告。

《初识报关与对外贸易管制》实训报告		
项目实训班级：	项目小组：	项目组成员：
实训时间：　　年　月　日	实训地点：	实训成绩：
实训目的：		
实训步骤：		
实训结果：		
实训感言：		
不足与今后改进：		

项目组长评定签字：　　　　　　　　　　　　　项目指导教师评定签字：

项目六

海关监管货物报关程序

○ **知识目标**

理解:加工贸易"放管服"改革;加工贸易内销申报纳税。

熟知:转关运输货物申报单证的法律效力、转关程序;进出境快件的概念。

掌握:海关监管货物分类、报关的基本程序;一般进出口货物的报关程序;电子账册管理下保税加工货物的报关;减免税货物报关;暂准进出境货物报关;跨境贸易电子商务通关监管、跨境贸易电子商务企业通关流程指引;综合保税区货物报关。

○ **技能目标**

能够办理一般进出口货物的报关;能够办理电子账册和电子化手册管理下保税加工货物的报关;具备办理综合保税区货物、减免税货物、暂准进出境货物、转关运输货物的报关以及跨境贸易电子商务企业通关的能力。

○ **素质目标**

能够具有在特定业务情境中分析问题与决策设计的能力;具备认真、严谨的工作作风和自主规划的创新能力。

○ **思政目标**

能够正确地理解"不忘初心"的核心要义和精神实质;树立正确的世界观、人生观和价值观,做到学思用贯通、知信行统一;通过"海关监管货物报关程序"知识,明确自身的责任使命和职业道德素养,发挥自己的业务能力,提高业务水平,同时具备报关业务中沟通交流的职业要领和职业情感。

○ **项目引例**

"两步申报"落实"放管服"

2019 年 6 月 12 日,国务院常务会议提出"继续简化一体化通关流程,实施进口概要申报、完整申报'两步申报'通关模式改革,大幅压缩通关时间"。在"两步申报"通关模式下,企业将 105 个申报项目分为两步分别申报。第一步概要申报,对于不涉及进口禁限管制、检验或检疫的货物,企业只需申报 9 个项目,确认 2 个物流项目;对于涉及进口禁限管制、检验或检疫的,分别增加申报 2 个和 5 个项目,应税的须选择符合要求的担保备案编号。如果货物无须查验,即可提离;涉税货物已经提交税款担保的,或须查验货物海关已完成查验的,也可以提离。第二步完整申报,企业在规定时间内补充申报其他项目,办理缴纳税款等通关手续。

引例导学:"两步申报"是在保留原有申报模式的基础上增加的一种高效便捷、灵活开放的通关模式。海关"两步申报"的主要目标是落实国务院"放管服"改革要求,满足企业对进口货物快速通关的需求,进一步提升口岸通关效率,持续优化营商环境。知识是人类进步的阶梯,新经济政策的不断更新,需要当代大学生要充实自身的知识储备,为自己的人生规划和职业生涯发展奠定良好基础。

○ **知识支撑**

任务一 海关监管货物概述

一、海关监管货物

海关监管货物是指应当接受海关监管的货物。包括:①进口货物:进境—办结海关手续。②出口货物:申报—装运出境。③过境、转运、通运货物:进境—出境。

海关监管货物包括一般进出口货物、保税进出口货物、综合保税区货物、减免税货物、暂准进出境货物(原状复运进出境)和其他进出境货物(继续运往境外)。

"单一窗口"
标准版用户
手册(海关
特殊监管
区域)

为了"放管服"改革优化营商环境,推进"双随机、一公开"监管与信用监管、重点监管等结合,推行"互联网+监管"。信用监管是指以信用为基础的海关新型监管模式,是将企业信用管理嵌入海关监管全过程,使信用在海关监管中发挥引领作用。通过构建大数据平台,归集信用记录,建立完善的信用管理制度和标准,实现对企业信用状况的分级分类,并据此实施差别化管理,对诚信守法企业实施通关便利措施,对违法失信企业实施严密监管。建立以进出口企业为单元、以信用管理为基础的监管模式,实现海关监管工作由"以货物为单元"管理向"以企为本,由企及物"管理的历史性变革。

二、海关监管作业场所

根据《中华人民共和国行政许可法》和《中华人民共和国海关行政许可管理办法》有关规定,制定《中华人民共和国海关监管区管理暂行办法》(以下简称《监管区管理办法》)自 2021 年 10 月 1 日起实施。

《监管区管理
办法》

(1)申请经营海关监管作业场所的企业(以下称"申请人")应当符合《监管区管理办法》第十四、十五条的规定,并提交以下材料:①《经营海关监管作业场所企业注册申请书》(附件1);②作业区域功能布局示意图(包括监管设施及其安装位置)。

【提示】由法人分支机构经营的,申请人应当提交企业法人授权文书。

海关监管作业场所(场地)监控摄像头设置要规范。

(2)申请人应当对所提交材料的真实性、合法性、有效性承担法律责任。主管海关可以通过信息化系统获取有关材料电子文本,申请人无须另行提交。

海关指定监管
场地管理规范

(3)主管海关受理行政许可申请后,应当对申请人提交的申请材料进行审查,并对其是否符合海关监管作业场所设置规范进行实地验核。

(4)经审核符合注册条件的,主管海关制发《中华人民共和国××海关经营海关监管作业场所企业注册登记证书》(以下简称《注册登记证书》,附件 2),自制发之日起生效。经审核不符合注册条件的,应当说明理由并制发《中华人民共和国××海关不予行政许可决定书》(以下简称《不予行政许可决定书》,附件 3)。

海关监管作业
场所(场地)
监控摄像头设
置规范

(5)海关监管作业场所经营企业(以下简称"经营企业")的注册资质不得转让、出租、出借。

(6)有下列情形之一的,经营企业应当向主管海关提交《经营海关监管作业场所企业变更申请书》(附件 4)以及相关材料,办理申请变更手续:①变更海关监管作业场所类型的;②变更海关监管作业场所面积的;③变更海关监管作业场所内功能作业区的;④变更海关监管作业场所名称或经营企业名称的;⑤海关监管作业场所换址

海关监管作业
场所(场地)
设置规范

海关监管作业
场所(场地)
设置规范

新建的。

(7)经审核同意经营企业变更申请的,主管海关应当制发新的《注册登记证书》,经营企业应当交回原《注册登记证书》。经审核不同意变更的,主管海关应当制发《不予行政许可决定书》。

【提示】海关监管作业场所换址新建的,海关应当重新进行实地验核。

(8)经营企业的法定代表人或相关主管部门批准的营业期限、经营范围等事项发生变化的,应当及时向主管海关报备。

(9)经营企业申请注销海关监管作业场所的,应当向主管海关提交《经营海关监管作业场所企业注销申请书》(附件5)以及相关材料,并且满足以下条件:①场所内存放的海关监管货物已经全部依法处置完毕,相关海关手续也已经全部办结;②经营企业涉及走私案件或者违反海关监管规定案件的,相关案件已经结案;③场所内海关配备的监管设施设备已经按照海关要求妥善处置。

经审核符合注销条件的,主管海关应当制发《中华人民共和国××海关准予注销行政许可决定书》(附件6),经营企业应当交回《注册登记证书》。经审核不符合注销条件的,主管海关应当制发《不予行政许可决定书》。

(10)有下列情形之一的,主管海关应当注销经营企业的注册登记,并且制发《中华人民共和国××海关经营海关监管作业场所企业注销通知书》(附件7):①经营企业依法终止的;②经营企业注册登记依法被撤回、撤销的;③《注册登记证书》依法被吊销的;④由于不可抗力导致注册事项无法实施的;⑤依据法律、行政法规规定,注册应当注销的其他情形。

经营企业注册登记被海关注销的,经营企业或者有关当事人应当按照海关要求对场所内存放的海关监管货物、海关配备的监管设施做出妥善处置。

(11)存在《监管区管理办法》第二十七条规定情形的,海关制发《中华人民共和国××海关责令整改通知书》(附件8)。

海关监管作业场所附件1~8

(12)主管海关应当每年对其主管的海关监管作业场所开展1次年度审核,对于不再符合海关监管作业场所设置规范等规定及存在违反海关监管规定情形的,按照《监管区管理办法》和有关规定办理。

三、海关监管货物报关程序

(一)报关程序的概念和程序

动漫视频

报关流程

报关程序是指进出口货物收发货人、运输工具负责人、物品所有人或其代理人按照海关规定,办理货物、运输工具、物品进出境及相关海关事务的手续和步骤。不同类别进出境货物的报关程序如表6—1所示。

表6—1　　　　　　　　　　　不同类别进出境货物的报关程序

货物类别	前期阶段	进出境阶段	后续阶段
一般进出口货物	无	进出口申报 ↓ 配合查验 ↓ 缴纳税费 ↓ 提取或装运货物	无
保税进出口货物	加工贸易备案和申领登记手册		保税货物核销申请
减免税货物	减免税货物备案登记和申领减免证明		解除海关监管申请
暂准进出境货物	暂准进出境备案申请		暂准进出境货物销案申请

(二)电子报关及电子通关系统

第一,电子报关。它是进出口货物收发货人或其代理人通过计算机系统,向海关传送报关单电子数据,并备齐随附单据的申报方式。①一般情况:采用纸质报关单和电子数据报关单形式向海关申报;先向海关计算机系统发送电子数据报关单,收到海关计算机系统返回的表示接受申报的信息后,打印纸质报关单。②特殊情况:可以先纸质申报,后电子数据补报。③特定条件:单独使用电子数据报关单向海关申报,保存纸质报关单证。

第二,电子通关系统。其包括海关 H883/EDI 通关系统、海关 H2000 通关系统和中国电子口岸系统(简称"电子口岸")。

四、金关工程二期

(一)金关工程二期简介

海关总署金关工程二期是国务院批准的"十二五"期间国家电子政务的重大信息化工程,主要包括通关管理系统、加工和保税管理系统、企业进出口信用管理系统等 20 个系统,为构建开放型国家经济新体制提供了有力支撑,为落实国家"一带一路"、跨境新政、全国一体化通关改革等重大决策提供了有力保障。2018 年 2 月 2 日起,在全国范围全面推广应用。2018 年 6 月 30 日,全国所有海关特殊监管区域、保税监管场所已全面应用。

【提示】金关二期海关特殊监管区域系统是金关二期保税管理系统的组成部分,从功能上看涵盖现有 H2010 系统中的所有特殊区域相关功能,并增加了分送集报、保税货物流转等功能。

(二)金关二期海关特殊区域管理系统的内容

(1)进出区管理。①申报模式:使用核注清单管理。②核批模式:对各类货物调拨、保税展示交易、临时进出区等业务需要通过申报表进行业务核准和总量控制。③业务功能:具备分送集报、外发加工、简单加工、保税展示交易、出区检测、出区维修、模具外发等业务,其他功能待后期开发。④担保模式:支持企业或海关手工录入,但无"银行担保账户"功能。⑤跨关区保税货物流转:支持特殊区域、保税仓库、出口监管仓库、加工贸易手(账)册等各类保税监管账册间货物的流转。

(2)账册管理。①账册模式:物流账册为记账式＋累计式;加工账册为备案式。区内免税设备使用物流账册管理,上线后将取代 H 和 HD 账册。②备案模式:账册不区分项号级和料号级,可实现料号级备案。③核销模式:加工账册可以支持单耗式核销、工单式核销、耗料式核销三种方式。其中,耗料式核销、工单式核销功能尚未启用。④核注凭证:使用核注清单核注账册。

(3)卡口及风险管理。①过卡模式:支持单式卡口和复式卡口;支持车牌识别、集装箱号识别、IC 卡识别;支持一车一单、一单多车、一车多单。②过卡货物:一线、二线进出区货物,非报关货物(主要指依靠核注清单进出区的监管货物),卡口登记货物(主要指放弃退税货物及基建物资等);空车需凭核放单过卡。③放行模式:二线入区货物可通过过卡动作触发报关单自动放行。④卡口控制:可使用总署统一版智能化卡口系统提供的插件模板控制卡口硬件设施,如抬杆等。

五、预约通关

为适应全国通关一体化改革,进一步落实企业通关便利优惠措施,营造良好的营商环境,在新的通关模式下,通过"互联网＋海关"一体化网上办事平台 http://online. customs. gov. cn 或"中国国际贸易单一窗口"https://www. singlewindow. cn 提供更加便利的预约通关服务。

"单一窗口"
标准版用户手册(预约通关)

(一)受理情形

一般信用及以上信用级别的进出口收发货人或其代理人,遇下列情形之一,需在海关正常办公时间以外办理通关业务的,可向海关提出预约通关申请:①国家紧急救灾救援物资、危险货物;②鲜活、冷冻、易变质腐烂的需紧急通关的货物;③其他确有需要紧急验放的货物。

(二)预约时限

海关在正常办公时间内受理预约通关申请,①申报地海关与货物实际进出境地海关不同的,企业应最迟在预约通关前的最后一个工作日下班前,24 小时提出预约申请,高级认证企业可放宽至 8 小时;②申报地海关与货物实际进出境地海关相同的,企业应最迟在预约通关前的最后一个工作日下班前,8 小时提出预约申请,高级认证企业可放宽至 4 小时。

(三)办理流程

(1)企业提交申请。企业登录"互联网+海关"一体化网上办事平台或"中国国际贸易单一窗口",进入预约通关功能模块,按要求填写"预约通关申请单"。

(2)申请材料系统自动校验。企业提交申请后,由预约通关信息化系统自动校验申请。

(3)申请材料审核。系统自动校验通过后,将申请材料提交海关相关部门进行审核。各部门均审核通过后,企业预约通关即申请成功。

(4)申请结果查询。预约通关信息化系统通过短信的方式将海关审核意见通知企业联系人,同时企业也可登录预约通关信息化系统查询海关相关部门的审核意见。

"单一窗口"
标准版用户
手册(预约
通关)

(5)通关结果反馈。企业预约成功并顺利完成通关后,须在预约时间结束后的 5 日内通过预约通关信息化系统反馈本次预约通关的完成情况,逾期未反馈的将暂停该企业预约通关资质。

(四)预约通关业务流程

预约通关业务流程如图 6-1 所示。

图 6-1　预约通关业务流程

任务二　一般进出口货物报关

一、一般进出口货物报关概述

(一)概念

一般进出口货物是指在进出口环节缴纳了应征的进出口税费并办结了所有必要的海关手续，海关放行后不再进行监管，可以直接进入生产和消费领域流通的进出口货物。一般贸易是国际贸易中的一种交易方式。以一般贸易方式进出口的货物可以是一般进出口货物，也可以是保税货物或减免税货物等。一般进出口货物可以一般贸易方式进口，也可以别的贸易方式进口。

(二)特征

一般进出口货物具有的基本特征：①进出境环节缴纳进出口税费；②进出口时提交相关的许可证件；③海关放行即办结海关手续。

(三)范围

实际进出口的货物(不再复出进口)，除减免税货物外，都属于一般进出口货物。其主要包括以下货物：①一般贸易进出口货物。②转为实际进口的原保税货物、转为实际出进口暂准进出境货物、转为实际出口的暂准出境货物。③易货贸易、补偿贸易进出口货物。④不批准保税的寄售代销贸易货物。⑤因承包工程项目而进出口的货物。⑥驻华商业机构进出口陈列用的样品。⑦外国旅游者小批量订货出口的商品。⑧随展览品进出境的小卖品、展卖品。⑨免费提供的进口货物。其包括外商在经贸活动中赠送的物品、免费提供的试车材料，以及我国在境外的企业、机构向国内单位赠送的进口货物。

二、申报概述

(一)申报的概念

货物申报是指进出口货物的收发货人、受委托的报关企业，依照《中华人民共和国海关法》以及有关法律、行政法规和规章的要求，在规定的期限、地点，采用电子数据报关单或者纸质报关单形式，向海关报告实际进出口货物的情况，并且接受海关审核的行为。

(二)申报的基本要求

进出口货物的收发货人、受委托的报关企业应当依法如实向海关申报，对申报内容的真实性、准确性、完整性和规范性承担相应的法律责任。具体主要有以下几方面要求：

(1)申报主体及资质。进出口货物的收发货人，可以自行向海关申报，也可以委托报关企业向海关申报。向海关办理申报手续的进出口货物的收发货人、受委托的报关企业应当预先在海关依法办理登记注册。

【注意】办理申报手续的人员，应当是在海关备案的报关人员。

(2)申报时限。进口货物：自运输工具申报进境之日起14日内向海关申报。出口货物：应当在货物运抵海关监管区后、装货的24小时以前向海关申报。

【提示】转关货物，按照《中华人民共和国海关关于转关货物监管办法》执行。

【注意】超过规定时限未向海关申报的，海关按照《中华人民共和国海关征收进口货物滞报金办法》征收滞报金。

(3)申报形式。申报采用电子数据报关单申报形式或者纸质报关单申报形式。电子数据报关单和纸质报关单均具有法律效力。①电子数据报关单申报形式：企业通过电子系统按照《中华人民共和国海关进出口货物报关单填制规范》的要求向海关传送报关单电子数据并且备齐随附单证的申报方式。②纸质报关单申报形式：企业按照海关的规定填制纸质报关单，备齐随附单证，向海关当面递交的申报方式。

【注意】企业应当以电子数据报关单形式向海关申报，与随附单证一并递交的纸质报关单的内容应当与电子数据报关单一致；特殊情况下经海关同意，允许先采用纸质报关单形式申报，电子数据事后补报，补报的电子数据应当与纸质报关单内容一致。

（4）申报随附单证。包括合同、发票、装箱清单、提（运）单、进出口许可证件、载货清单（舱单）、代理报关授权委托协议、海关总署规定的其他进出口单证。

（5）申报日期。申报日期是指申报数据被海关接受的日期。

不论是以电子数据报关单方式申报还是以纸质报关单方式申报，海关均以接受申报数据的日期为接受申报的日期。①以电子数据报关单形式申报的，申报日期为海关计算机系统接受申报数据时记录的日期；②以纸质报关单形式申报的，申报日期为海关接收纸质报关单并且对报关单进行登记处理的日期。

（三）申报后续处理

（1）海关不接受申报的情形。电子数据报关单经过海关计算机检查被退回的，视为海关不接受申报，进出口货物收发货人、受委托的报关企业应当按照要求修改后重新申报。

（2）现场交单。海关审结电子数据报关单后，进出口货物的收发货人、受委托的报关企业应当自接到海关"现场交单"或者"放行交单"通知之日起，持打印出的纸质报关单，备齐规定的随附单证，到海关递交书面单证并且办理相关海关手续。

【注意】按照目前无纸化报关的推广范围和一体化申报模式，如无人工接单和查验的报关单，企业无须去现场提交纸本报关。

（3）报关单修撤。海关接受进出口货物的申报后，报关单证及其内容不得修改或者撤销；符合规定情形的，应当按照《中华人民共和国海关进出口货物报关单修改和撤销管理办法》的相关规定办理。

（4）报关单证明联问题。目前，海关已全面取消为企业打印纸质报关单证明联（含用于外汇服务的报关单收、付汇证明联以及用于加工贸易核销的海关核销联，出口退税专用的报关单证明联）。

（四）其他申报类型

（1）提前申报。经海关批准，进出口货物的收发货人、受委托的报关企业可以在取得提（运）单或者载货清单（舱单）数据后，向海关提前申报。

（2）集中申报。经海关批准，进出口货物的收发货人、受委托的报关企业可以自装载货物的运输工具申报进境之日起1个月内向指定海关办理集中申报手续。

（3）特殊运输方式申报。经电缆、管道、输送带或者其他特殊运输方式输送进出口的货物，经海关同意，可以定期向指定海关申报。

"单一窗口"标准版用户手册（集中申报）

（4）知识产权申报。需要向海关申报知识产权状况的进出口货物，收发货人、受委托的报关企业应当按照海关要求向海关如实申报有关知识产权状况，并且提供能够证明申报内容真实的证明文件和相关单证。海关按规定实施保护措施。

（五）申报的其他规定

（1）自理报关。进出口货物的收发货人以自己的名义向海关申报的，报关单应当由进出口货物收发货人签名盖章，并且随附有关单证。

（2）委托报关。报关企业接受进出口货物的收发货人委托，以自己的名义或者以委托人的名义向海关申报的，应当向海关提交由委托人签署的授权委托书，并且按照委托书的授权范围办理有关海关手续。

报关企业接受进出口货物收发货人的委托,办理报关手续时,应当对委托人所提供情况的真实性、完整性进行合理审查,审查内容包括:①证明进出口货物的实际情况的资料,包括进出口货物的品名、规格、用途、产地、贸易方式等;②有关进出口货物的合同、发票、运输单据、装箱单等商业单据;③进出口所需的许可证件及随附单证;④海关总署规定的其他进出口单证。

报关企业未对进出口货物的收发货人提供情况的真实性、完整性履行合理审查义务或者违反海关规定申报的,应当承担相应的法律责任。

(3)申报前查看货物。进口货物的收货人,向海关申报前,因确定货物的品名、规格、型号、归类等原因,可以向海关提出查看货物或者提取货样的书面申请。海关审核同意的,派员到场实际监管并开具取样记录和取样清单。

提取货样后,到场监管的海关关员与进口货物的收货人在取样记录和取样清单上签字确认。

提取货样的货物涉及动植物及其产品以及其他须依法提供检疫证明的,应当在依法取得有关批准证明后提取。

(4)补充材料。海关审核电子数据报关单时,需要进出口货物的收发货人、受委托的报关企业解释、说明情况或者补充材料的,收发货人、受委托的报关企业应当在接到海关通知后及时进行说明或者提供完备材料。

三、滞报金

(一)滞报金的计算

第一,滞报日期。相关内容如表6—2所示。

表6—2　　　　　　　　　　　　　　　滞报日期

申报情况	起　征　日
申报成功	以运输工具申报进境日的第15天为起始日
计算机检查遭退单	经进口货物收货人申请并经海关同意,滞报金的征收以自撤销原电子数据报关单之日起第15天为起始日
超3个月未申报	海关作变卖处理,收货人申请发还余款的,要扣除相关的费用(如仓储费等),滞报金的征收以运输工具自申报进境日起第15天为起始日

若起征日遇节假日,则顺延至其后的第一个工作日。

第二,滞报金。按天0.05%(万分之五)计算到元,不足1元的部分免予征收,50元起征。其公式为:

$$滞报金 = 完税价格 \times 0.5‰ \times 滞报天数$$

动漫视频

完税价格

做中学6—1　国内某公司从法国购进瓶装葡萄酒一批,货物于3月6日(星期四)进境,该公司于3月28日向海关发送数据申报,同日,海关审核通过接受申报。已知该批货物的成交价格为CIF国内某口岸852 636.00欧元,其适用的外汇折算价为1欧元=7.660 4元人民币。计算应征滞报金。

计算过程:

(1)运用货物完税价格审定的方法,结合合同及发票内容,按照成交价格的定义及条件所述要求全面对申报价格进行审查认定,经审查未发现不符合成交价格法规确定完税价格,审定CIF价格为852 636.00欧元。

(2)根据滞报金管理规定确定滞报天数。货物进境日期为3月6日(星期四),法定申报时间14天,即3月20日(自3月7日起算含3月7日连加14天)前申报均不滞报。自3月21日(星期五)开始计算滞报期间,3月28日海关接受申报,起、止日均计算为滞报期间,共滞报8天。

(3)根据汇率适用规定,计算完税价格:

完税价格=852 636.00×7.660 4=6 531 532.814 4(元)

(4)计算应征滞报金:

应征滞报金金额=进口货物完税价格×滞报天数×0.5‰

=6 531 532.814 4×8×0.5‰=26 126.131(元)

【提示】自2020年1月17日起,海关业务现场不再打印滞报金票据,进口货物收货人缴纳进口货物滞报金后可通过国际贸易"单一窗口"标准版、"互联网+海关"自行打印版式《中央非税收入统一票据》。

案例评析

同步案例6—1　西安某公司进口了一批价值5 000美元的货物,由法国巴黎的戴高乐机场启运,某年10月3日至西安申报进境。该公司10月24日去西安海关申报,并在当日收到回执。请问:该公司是否应该缴纳滞报金?如果需要缴纳,应缴纳多少?(注:美元汇率为1美元=6.36元人民币,18日为周六。)

(二)滞报金减免

为贯彻落实党中央、国务院关于深化"放管服"改革决策部署,持续推进"减证便民"行动,进一步优化营商环境,海关总署决定实施进口货物滞报金减免证明事项告知承诺制,自2021年8月1日起实施。

(1)滞报金减免证明事项告知承诺制,是指进口货物收货人(以下称"申请人")依法提出滞报金减免申请时,海关一次告知其核批条件及所需提交的证明材料。申请人以书面形式承诺其符合申请条件,愿意承担不实承诺的法律责任,海关依据申请人承诺办理滞报金减免事项。

(2)《中华人民共和国海关征收进口货物滞报金办法》第12条中列明的以下情形适用告知承诺制:①"政府主管部门有关贸易管理规定变更,要求收货人补充办理有关手续或者政府主管部门延迟签发许可证件,导致进口货物产生滞报的"。②"产生滞报的进口货物属于政府间或者国际组织无偿援助和捐赠用于救灾、社会公益福利等方面的进口物资或者其他特殊货物的"。③"因相关司法、行政执法部门工作原因致使收货人无法在规定期限内申报,从而产生滞报的"。

(3)根据现行规定,申请人向海关申请减免滞报金应当提交下列材料:①减免滞报金申请书;②有关主管部门证明材料;③有关证明文件及相关进口许可证件复印件(如配额证明、许可证、减免税证明、担保凭据等);④进口货物报关单证;⑤滞报金缴款通知书复印件。

申请人选择告知承诺方式的,应提交《证明事项告知承诺书(进口货物滞报金减免)》(以下简称《告知承诺书》),并免于提交上述第②项有关主管部门证明材料。

(4)申请人选择告知承诺方式申请减免滞报金时,海关应当就以下事项进行告知:①滞报金减免所依据的法律、法规及相关条款;②滞报金减免申请及核批条件;③所需提交的相关材料;④告知承诺制适用范围及办理要求;⑤申请人义务,及虚假承诺、违反承诺的法律责任;⑥海关认为应当告知的其他事项。

证明事项
告知承诺格式
文书

(5)申请人选择告知承诺方式的,可从海关总署及各直属海关门户网站下载或在受理海关现场领取《告知承诺书》文本,并在《中华人民共和国海关征收进口货物滞报金办法》规定的滞报金减免申请时限内就下列事项作出确认和承诺:①无不良信用记录或曾作出虚假承诺;②已知晓海关告知的全部内容;③所提交的信息和材料真实、准确;④符合申请条件及告知承诺制适用范围;⑤能够在约定期限内提交办事所需相关材料;⑥愿意承担不实承诺、违反承诺的法律责任;⑦上述承诺意思表示真实。

(6)符合条件的申请人在办理滞报金减免申请时,按规定提交经法定代表人签章并加盖机构公章的《告知承诺书》(一式两份)及上述第(3)条所列明的第①③④⑤项申请材料。

(7)对申请人提出的滞报金减免申请,如相关资料不齐或不符合法定形式的,海关应当一次性告知需要补正的全部内容。

(8)申请人承诺内容与实际情况不符的,海关不予减免滞报金。该申请人2年内不再适用告知承诺制。

四、申报事项

(一)准备申报单证

(1)报关单(证)。包括进出口报关单、ATA单证册、保税区进出境货物核注清单等。

(2)基本单证。包括商业单据(如商业发票、装箱单等)和货运单据(如进口货物提货单、出口货物装货单等)。

(3)特殊单证。包括特定减免税证明、加工贸易登记手册、原产地证明、进出口许可证、贸易合同、进出口货物报关单等。

"单一窗口"标准版用户手册(海关原产地证)

【提示】基本单证和特殊单证合称为随附单证。

(二)申报前看货取样

进口货物的收货人向海关申报前,因确定货物品名、规格、型号、归类等原因,可以书面向海关提出查看货物或提取货样,海关开具取样记录与清单,海关关员与取样人同时签字确认。法检货物,尚须取得检验检疫许可证明。

(三)海关事务担保与放行前删、改单

进出境报关过程中海关事务担保①要包括以下两类:一是进出口货物收发货人或其代理人在办结商品归类、估价和提供有效报关单证等海关手续前,向海关提供与应纳税款相适应的担保,申请海关提前放行货物;二是进出口货物收发货人或其代理人申请办理特定海关业务的,应按照海关要求提供担保。

国家对进出境货物、物品有限定性规定,应当提供许可证件而不能提供的,以及法律、行政法规规定不得担保的其他情形,海关不予办理担保放行。

1.申请提前放行货物的担保

在货物进出境通关过程中,海关对报关人的申报提出质疑或确认报关人申报需要补充相关单证,报关人无法在短期内满足海关要求但需要海关先行放行货物时,可向海关提出担保申请。其主要包括以下情形:①进出口货物的商品归类、完税价格、原产地尚未确定的;②有效报关单证尚未提供的;③在纳税期限内税款尚未缴纳的;④滞报金尚未缴纳的;⑤其他海关手续尚未办结的。

办理此类担保的作业流程如下:

(1)担保申请。报关人按照海关的要求,填写担保申请,并提供货物报关单证,包括发票装箱单合同、许可证件及相关说明材料。所有报关单证和担保申请,需要盖有经营单位公章,以保证文件的有效性。必要时,需要向海关提交真实、合法有效的财产,或者权利凭证及海关要求的其他材料。

(2)海关审核。报关人向海关递交担保申请后,进入海关审核流程,如有不符合海关担保规定

---

① 所谓海关事务担保,是指与海关管理有关的当事人在向海关申请从事特定的经营业务或者办理特定的海关手续时,其本人或海关认可的第三人以向海关提交现金、实物或者保证函等财产、权利,保证在一定期限内履行其承诺义务的法律行为。

或需要补充提供单证或变更相关单证等情形,以及海关最终决定的担保方式及金额,海关审核将告知申请单位。

(3)办理担保验放手续。按照海关确定的担保方式及金额提供保证金或保证函后,即可办理货物放行手续。

2. 申请办理特定海关业务的担保

"单一窗口"标准版用户手册(货物申报篇)上

适用某些海关监管方式通关时,海关通关流程要求报关人先行办理担保手续。常见的情形主要包括:货物、物品暂时进出境,货物进境修理和出境加工,租赁货物进口,将海关监管货物暂时存放在海关监管区外等。

办理此类担保的作业流程基本同上。涉及行政许可的业务须先办理行政许可审批,海关核准后再进入正常的担保程序。

3. 放行前删、改单

根据规定,海关接受进出口货物申报后,报关单证及其内容不得修改或者撤销,但符合规定条件的除外,进(出)口货物报关单的修改或者撤销,应当遵循修改优先原则;确实不能修改的,予以撤销。

"单一窗口"标准版用户手册(货物申报篇)下

(1)范围。在进出口货物放行前删、改单的主要情形如表6-3所示。

表6-3　　　　　　　　进出口货物报关单修改和撤销情形及相关规定

	进出口货物报关单修改或撤销的情形	向海关提供的材料	要求
客观原因(进出口货物收发货人或其代理人申请修改或撤销)	出口货物放行后,由于装运、配载等原因造成原申报货物部分或者全部退关、变更运输工具的	进出口货物报关单修改/撤销表;退关、变更运输工具证明材料	当事人向海关提交符合规定,并且齐全有效的,海关应当及时进行修改或者撤销
	进出口货物在装载、运输、存储过程中发生溢短装,或者由于不可抗力造成灭失、短损等,导致原申报数据与实际货物不符的	进出口货物报关单修改/撤销表;海关或者相关部门出具的证明材料	
	由于办理退补税、海关事务担保等其他海关手续而需要修改或者撤销报关单数据的	进出口货物报关单修改/撤销表;签注海关意见的相关材料	
	根据贸易惯例先行采用暂时价格成交、实际结算时按商检品质认定或者国际市场实际价格付款方式需要修改申报内容的	进出口货物报关单修改/撤销表;全面反映贸易实际状况的发票、合同、提单、装箱单等单证,并如实提供与货物买卖有关的支付凭证以及证明申报价格真实、准确的其他商业单证、书面资料和电子数据	
	已申报进口货物办理直接退运手续,需要修改或者撤销原进口货物报关单的	进出口货物报关单修改/撤销表;进口货物直接退运表或者责令进口货物直接退运通知书	
	由于计算机、网络系统等技术原因导致电子数据申报错误的	进出口货物报关单修改/撤销表;计算机、网络系统运行管理方出具的说明材料	
主观原因	由于报关人员操作或者书写失误造成申报内容需要修改或者撤销的	当事人应当向海关提交进出口货物报关单修改/撤销表和下列材料:(1)可以证明进出口货物实际情况的合同、发票、装箱单、提运单或者载货清单等相关单证、证明文书;(2)详细情况说明;(3)其他证明材料	海关未发现报关人员存在逃避海关监管行为的,可以修改或者撤销报关单。不予修改或者撤销的,海关应当及时通知当事人,并且说明理由(注:进出口货物报关单修改或者撤销后,纸质报关单和电子数据报关单要保持一致)

	进出口货物报关单修改或撤销的情形	向海关提供的材料	要求
海关主动要求（海关发现并通知修改或撤销）	电子数据报关单退回，并详细说明修改的原因和要求	按照海关退单提示要求作业	报关人员应当按照海关要求进行修改后重新提交，不得对报关单其他内容进行变更
	向当事人制发"进出口货物报关单修改/撤销确认书"，通知当事人要求修改或者撤销的内容	按照海关制发确认书要求作业	报关人员应当在5日内对进出口货物报关单修改或者撤销的内容进行确认，确认后海关完成对报关单的修改或者撤销
海关直接撤销	（1）海关将电子数据报关单退回修改，当事人未在规定期限内重新发送的（2）海关审结电子数据报关单后，当事人未在规定期限内递交纸质报关单的（3）出口货物申报后未在规定期限内运抵海关监管场所的（4）海关总署规定的其他情形		

（2）管辖。

①原则是"谁审结谁修撤"。②接单现场统一负责受理报关单数据修改、撤销的申请。③对红通道审结的报关单，由审单部门进行审批和修撤，涉及跨关区的，由接单现场负责联系异地审单中心。④绿通道报关单电子数据由接单现场处理。

（3）作业手续。

①当事人申请修改或撤销报关单的作业。当事人应填写"进（出）口货物报关单修改/撤销表"（见样例6—1）向海关提出申请，同时需要根据不同的情况提交相应的资料，申请经海关批准后即可进行报关单修改或撤销操作。

样例6—1　　　　　　　　　　　　　进出口货物报关单修改/撤销表

编号：　　　　　海关〔　年〕　号

报关单编号		报关单类别	□进口　□出口
经营单位名称		具体事项	□修改　□撤销
报关单位名称			

修改/撤销内容

	报关单数据项	项号	原填报内容	应填报内容
重点项目	商品编号			
	商品名称及规格型号			
	币制			
	单价			
	总价			
	原产国（地区）/最终目的国（地区）			
	贸易方式（监管方式）			
	成交方式			
其他项目				

续表

修改或者撤销原因：
□出口货物放行后，由于装运、配载等原因造成原申报货物部分或者全部退关、变更运输工具的；
□进出口货物在装载、运输、存储过程中因溢短装、不可抗力的灭失、短损等原因造成原申报数据与实际货物不符的；
□由于办理退补税、海关事务担保等其他海关手续需要修改或者撤销的；
□根据贸易惯例先行采用暂时价格成交、实际结算时按商检品质认定或者国际市场实际价格付款方式需要修改申报内容的；
□已申报进口货物办理直接退运手续时，需要修改或者撤销原进口货物报关单的；
□由于计算机、网络系统等方面的原因导致电子数据申报错误的；
□由于报关人员操作或者书写失误造成所申报的报关单内容有误的。
其他需要说明的情况：
兹声明以上理由和内容无误，随附证明资料真实有效，如有虚假，愿承担法律责任。
<div style="text-align:right">单位印章 年　月　日</div>
海关意见：   <div style="text-align:right">海关印章 年　月　日</div>

②海关要求报关人修改或撤销报关单的作业。海关向经营单位或相关报关企业出具"进（出）口货物报关单修改/撤销确认书"（见样例6—2），通知要求修改或者撤销的内容。报关人应在5日内对进（出）口货物报关单修改或者撤销的内容进行确认，确认后由海关完成对报关单的修改或撤销。

样例6—2　　　　　　　　进出口货物报关单修改/撤销确认书

报关单编号		申报日期	
经营单位名称		报关单位名称	
修改或撤销原因			
原填报内容			
修改内容			
经营单位或报关单位确认： 　　　　同意　　海关对上述报关单内容进行修改/撤销。 报关人员卡号： 报关人员签名： <div style="text-align:right">经营单位或报关单位印章 年　月　日</div>			

经验小谈6—1　我公司准备进口一批货物，听报关行说现在进口前可以向海关申请预裁定。请问：对于申请预裁定的时间，海关有何规定？

答：根据海关总署令第236号《关于公布〈中华人民共和国海关预裁定管理暂行办法〉的令》第七条的规定，申请人应当在货物拟进出口3个月之前向其注册地直属海关提出预裁定申请。特殊情况下，申请人确有正当理由的，可以在货物拟进出口前

海关预裁定管理暂行办法

3个月内提出预裁定申请。

经验小谈 6—2　我司委托报关行申报了一批进口货物,但是我司发现申报的单价有误。请问:可以申请修改报关单吗?

答:根据《中华人民共和国海关进出口货物报关单修改和撤销管理办法》第七条的规定,由于报关人员操作或者书写失误造成申报内容需要修改或者撤销的,当事人应当向海关提交《进出口货物报关单修改/撤销表》和下列材料:①可以反映进出口货物实际情况的合同、发票、装箱单、提运单或者载货清单等相关单证;②详细情况说明以及相关证明材料。海关未发现报关人员存在逃避海关监管行为的,可以修改或者撤销报关单。不予修改或者撤销的,海关应当及时通知当事人,并且说明理由。

知识链接

海关预裁定
办理流程

五、配合查验

(一)配合查验准备

1. 海关查验作业方式

海关实施查验可以全部查验,也可以抽查。按照操作方式,查验可以分为人工查验和机检查验、开箱查验等方式。

2. 企业选择查验地点

企业根据物流实际需求,在现场作业平台自主选择在口岸或属地海关监管场所实施查验。对选择在口岸海关查验的,口岸海关会依据申报地海关布控指令对货物实施查验,录入查验结果,查验结果信息口岸海关和属地海关互通共享。

对选择转运分流,在申报地海关实施查验的,企业获知查验后,应向申报地海关提出申请。

3. 海关查验时间与具体地点

(1)海关指定查验时间、地点的情形:此时海关查验一般安排在海关监管区内的指定场地进行。报关人员在接受海关查验前,应确认待查验货物的准确位置及堆放地点。当海关通知查验时,报关人员应及时到达指定的查验作业区配合海关查验。如果超过规定时间又无合理理由的,海关将径行查验。①

(2)企业预约查验时间地点的情形:报关人员收到查验通知后,应首先到查验场地办理查验货物进场手续,在确认货物抵达查验场地后,向海关预约查验时间。因货物易受温度、静电粉尘等自然因素的影响,或者对于拆装环境有特殊要求的货物(如食品、精密仪器等),可向海关提出申请,要求海关关员到监管区外海关确认的地点实施查验。

【提示】为便利企业,关检"三个"模式下进出口货物,可请海关及检验检疫人员同时进行查验。

4. 货物及装箱明细等信息

报关人员在配合海关实施查验前应与收发货人确认货物相关信息、装箱明细等内容。例如:①了解货物的包装、重量、体积情况,拆箱或开拆包装,是否需要安排特殊机力设备或人力;②货物包装或标签,是否印刷有货物成分含量组成、原产地信息等;③机械设备上是否有铭牌标识或技术参数;④装箱清单与实际货物对应的方式等。

5. 评估查验可能产生的货损风险

因进出口货物所具有的特殊属性,容易因开启、搬运不当等原因导致货物损毁,报关人员需要与收发货人在查验实施前详细确认。

———————————

① 必须有监管场所经营人或者运输工具负责人到场,并在查验记录上签名确认。可以径行查验的情形有:涉嫌违规走私的;查验时,收发货人或其代理人未到场的。

6. 其他准备

为确保查验过程中及时回答海关提出的询问,报关人员需要详细了解申报货物的结构组成、成分含量、工作原理等,并准备相关资料,如产品说明书、品牌授权书、预归类建议书等。

为了不延误取样送检货物的通关效率,报关人员应按照海关取样送检的有关规定,准备好有关产品的成分说明书等资料,以及符合取样准备的取样瓶、袋子、相应取样工具等并及时通知收发货人。如遇有危险品或不具备条件现场取样的,应及时向海关提出申请。

(二)配合查验实施

1. 提前向海关说明待查货物情况

因进出口货物所具有的特殊属性,容易因开启、搬运不当等原因导致货物损毁,需要查验人员在查验过程中予以特别注意,进出口货物收发货人或其代理人应当在海关实施查验前声明。

2. 搬移、开拆和重封查验货物

在配合海关查验的过程中,应负责完成查验货物的搬移、开拆和重封工作。

3. 提供资料、回答询问

如海关查验需要,报关人员应提供必要的资料并如实回答海关人员的询问。因此,当海关通知货物需要查验时,报关人员须提前备齐相关资料,如装箱单、产品说明书、品牌授权书或其他有助于说明货物性质、数(重)量、产地等的资料,向海关解释说明,如实回答海关的询问。

4. 协助海关取样

海关为了确定进出口货物的属性、成分、含量、结构、品质、规格等事项,而需要采取化验手段对进出口货物进行剖析或对其某些指标进行核验时,需要提取货物送验。货样的化验一般由海关化验中心和委托化验机构负责。

海关取样时,收发货人或者其代理人应当到场协助,负责搬移货物、开拆和重封货物的包装,并在"中华人民共和国海关进出口货物化验取样记录单"上签字确认。收发货人或者其代理人拒不到场或者海关认为必要时,可以径行取样,存放货物的海关监督场所经营人、运输工具负责人应当到场协助,并在取样记录单上签字确认。样品一式两份,一份送抵海关化验中心或者委托化验机构,另一份留存海关备查。

海关对进出口货物取样化验的,收发货人或者其代理人应当按照海关要求及时提供样品的相关单证和技术资料,并对其真实性和有效性负责。因货物取样送检而提供的技术资料涉及商业机密的,报关人员应事先声明,要求海关保守其商业秘密。

(三)确认查验记录

查验结束后,海关查验人员如实填写查验记录并签名。陪同查验的进出口货物收发货人或其代理人也应在查验记录单上签名确认。进出口货物收发货人对海关查验结论有异议的,经海关同意可提出货物复验要求。

对于查验实货与申报相符的货物,查验记录经海关关员和陪同人员签字后,已缴纳税费的货物可直接由海关查验部门放行,或将查验记录及报关单证转至现场通关部门放行。

海关在查验进出口货物时造成被查验货物损坏的,由海关按照相关规定承担赔偿责任。

(四)申请凭担保先予放行货物

对于已取样待送验的货物,若急于放行货物,可视情况向海关申请先期放行货物,由海关决定是否同意办理担保放行手续。如果同意,一般应采取保证金或保证函方式验放。

(五)化验证书出具

海关对进出口货物的属性、成分、含量、结构、品质、规格等进行测试化验后做出鉴定结论,除特殊情况外,海关化验中心和委托化验机构应当自收到送验样品之日起 15 日内做出鉴定结论,并出具"中华人民共和国海关进出口货物化验鉴定书"(以下简称"化验鉴定书")。除特殊情况外,海关化验中心会在"化验鉴定书"签发次日,将"化验鉴定书"相关信息通过海关门户网站等途径对外公布。报关人员也可要求海关提供纸本"化验鉴定书"。

(六)化验复验申请

收发货人或其代理人对鉴定结论有异议的,可以自鉴定结论公布之日起 15 日内向送验海关提出复验①申请,并说明理由。送验海关将复验申请转送海关化验中心。海关化验中心应当在收到复验申请之日起 15 日内对送验样品重新化验,出具"中华人民共和国海关进出口货物鉴定书(复验)",并按规定公布鉴定结论。收发货人或其代理人、送验海关对同一样品只能提出一次复验申请。配合查验作业流程如图 6－2 所示。

图 6－2 配合查验作业流程

六、缴纳税费

目前,海关征收的税费以纳税义务人缴纳方式区分,主要有两种方式:柜台支付和电子支付。

---

① 查验和复验不得为同一关员。有下列情况之一的,海关可以对已查验货物进行复验:①经初次查验未能查明货物的真实属性,需要对已查验货物的某些性状做进一步确认的;②货物涉嫌走私违规,需要重新查验的;③进出口货物收发货人对海关查验结论有异议,提出复验要求并经海关同意的;④其他海关认为必要的情形。

（一）银行柜台缴纳作业

海关税款传统的缴纳方式为柜台支付。海关做出征税决定后，纳税义务人在指定银行通过柜台缴纳税款。流程如下：

1. 签收海关填发的税款缴款书

海关填发税款缴款书后，纳税义务人或其代理报关人员办理签收手续。

【注意】海关税款缴款书一式六联。第一联为收据联，由银行收款签章后交缴款单位或者纳税义务人；第二联为付款凭证联，由缴款单位开户银行作为付出凭证；第三联为收款凭证联，由收款国库作为收入凭证；第四联为回执联，由国库盖章后退回海关财务部门；第五联为报查联，由国库收款后，关税专用缴款书退回海关，海关代征税专用缴款书送当地税务机关；第六联为存根联，由填发单位存查。

【提示】缴纳税款前不慎遗失税款缴款书的，可以向填发海关提出补发税款缴款书的书面申请。海关自接到纳税义务人的申请之日起2个工作日内审核确认并予以补发。

2. 前往指定银行缴纳税款

相关人员盖妥已在银行备案的法人及财务负责人印鉴后，到银行柜台现场办理缴税手续。缴款期限为自海关填发税款缴款书之日起15日内。逾期缴纳税款的，海关将自缴款期限届满之日起至缴清税款之日止，按日加收滞纳税款万分之五的滞纳金。滞纳金缴款书的格式与税款缴款书相同。

3. 税款缴款书送交填发海关验核

在指定银行缴纳税款后，相关人员应当及时将盖有证明银行已收讫税款的业务印章的税款缴款书第一联原件送交填发海关验核，海关据此办理核注及货物放行等后续手续。

报关人员缴纳税款后遗失税款缴款书的，可以自缴纳税款之日起一年内向填发海关提出确认其已缴清税款的书面申请，海关经审查核实后，将予以确认，但不再补发税款缴款书。

（二）电子支付系统缴纳作业

电子支付系统是由海关业务系统、中国电子口岸系统、商业银行系统和第三方支付系统四部分组成的进出口环节税费缴纳的信息化系统。

1. 资格取得

参与电子支付业务的进出口企业，经直属海关关税部门在海关业务系统中备案后，可以参与电子支付业务。中国电子口岸的入网用户，取得企业法人卡及操作员卡，具备联网办理业务条件的报关人员，可以参与电子支付业务。

2. 支付税费种类

电子支付以税单为单位。对同份报关单所发生的税费，报关人员可全部选择电子支付，也可部分选择电子支付。通过电子支付可以缴纳进出口关税、反倾销税、反补贴税、进口环节代征税、缓税利息、滞纳金、保证金和滞报金。

3. 电子支付基本流程

（1）企业查询并发送预扣指令。进（出）口货物报关单通过电子审结后，海关业务系统自动向中国电子口岸和支付平台发送税费信息。企业可登录中国电子口岸或支付平台查询税费信息，并通过支付平台向商业银行发送税费预扣指令。

（2）海关打印税单并发送实扣通知。现场海关收到支付平台转发的银行税费预扣成功回执后，即为企业办理税单打印手续，同时海关业务系统通过支付平台自动向商业银行转发税费实扣通知。

在电子支付税单打印前，需复审重新计征税费的，海关业务系统自动向中国电子口岸和支付平台发送新的税费信息。

（3）银行实际扣款。税单打印成功后，银行接收支付平台转发的实扣通知并做实扣操作。

（4）海关核注税费。现场海关收到实扣成功回执后,海关业务系统自动核注税费,核注日期为税费实扣成功日期。

（5）海关放行。在现场海关放行环节,若电子支付的税费已预扣成功,且税单已打印,或在无纸化通关模式下,电子支付税费已预扣成功,现场海关即可办理放行手续,报关人员即可提取或装运进出口货物。

4. 电子支付下报关单修改及撤销处理

（1）报关单修改。①税单未打印的,可以修改报关单。若修改后税费产生变化的,应重新计算税费,海关业务系统自动发送新的税费信息及预扣撤销指令。②税单已打印未核注的,不能修改报关单。③税单已打印已核注的,可以修改报关单。

（2）报关单撤销。

①税单未打印的,可以撤销报关单,海关业务系统自动发送预扣撤销指令。②税单已打印的,原则上不能撤销报关单。确需撤销报关单的,直属海关应在税单核注后次日,在海关业务系统中对电子支付的税费信息进行异常数据处理,再进行报关单撤销操作。

5. 重复缴税处置

报关人员对同份税单采用了电子支付和柜台支付,造成重复支付的,在税单核注后,现场海关按退税（费）的程序进行处理。

电子支付缴纳税费作业流程如图6-3所示。

职场指南

网上支付
资格要求

图6-3　电子支付缴纳税费作业流程

七、提取货物/装运货物

(一)获取货物放行信息

1. 货物放行凭证

报关人员在向海关办理进出口货物电子数据申报、纸质单证提交、配合海关查验货物、缴纳进出口税费(或提供担保)等手续后,在海关放行窗口领取加盖海关放行章的进口货物提货凭证或出口货物装运凭证,以及(或)通过电子口岸、报关现场电子信息系统等获取电子放行信息。

2. 场站放行信息

目前,全国主要港口海关与监管场站对进出口货物放行操作已逐步改为凭电子放行指令作业形式。以往传统放行模式有:纸质放行形式(监管场站凭签盖海关放行章的提货单或装运单作业)、双轨①放行形式(监管场站凭签盖海关放行章的提货单、装运单及电子放行指令操作)。

知识产权海
关备案流程

对于无须查验的货物,由申报地海关放行。对于海关确定查验的货物,查验情况正常的,由查验地海关放行;查验发现涉嫌侵犯知识产权的,由查验地海关放行;其他查验不正常需后续处理的,由申报地海关完成后续处理并放行。

(二)提取货物/装运货物作业

1. 进口提货作业

(1)确认船舶到港信息。确认船舶到港信息后,货主或其代理人方可持提货单交场站办理相应手续。

(2)码头交费。提取货物前,需按照要求缴纳相应费用,并办妥场站所有手续。同时,按照车辆情况和码头提货计划表,预约提货时间。

(3)持出卡口证明,将进口货物运离海关卡口。纸质放行模式下,报关人员凭盖有海关放行章的提货凭证,换发场站签发出卡口证明。凭出卡口证明,将进口货物运离海关监管卡口。在一体化通关方式下,凭属地海关电子放行信息办理货物出场(库、区)手续,实现卡口自动核放。

在办理上述手续过程中,如发现海关放行信息有误,应立即与验放海关联系,妥善解决。

如仅凭电子放行指令操作,上述操作将无须出示海关纸质放行单据。

进口货物提取作业流程如图6-4所示。

图6-4 进口货物提取作业流程

---

① 双轨意为同时凭纸质及电子放行指令作业。

2. 出口装货作业

(1)获取海运出口货物运抵管理信息。根据海关规定,海关对申报出口货物实行运抵报告管理,否则不得办理货物放行手续。出口单位应向监管场所确认货物运抵报告已发送。

(2)场站实际装运货物。出口货物放行后,报关人员凭海关签发放行单(或电子放行指令)到场站,由场站安排出口货物装运。

【注意】海关放行后,因故未实际全部或部分装运,需到海关办理退关或报关单修改手续。

出口货物运抵、装货作业流程如图6—5所示。

图6—5 出口货物运抵、装货作业流程

 小贴士6—1 海关放行与结关的区别,放行≠结关

海关放行是指海关对进出口货物做出结束海关进出境现场监管的决定。它分为结关式放行和非结关式放行。结关是指办结所有的海关手续,海关不再监管。

一般进出口货物放行即为结关。保税货物、减免税货物、暂准进出境货物、部分其他进出境货物放行时并未办完所有的海关手续,海关在一定期限内还需对其进行监管,这类货物进出境现场放行不等于结关。

任务三 保税加工货物报关

一、保税加工货物报关概述

(一)概念

保税加工货物是经海关批准,未办理纳税手续进境,在境内加工、装配后复运出境的货物。保税货物不完全等同于加工贸易货物,经海关批准准予保税进口的加工贸易货物才是保税加工货物。

动漫视频

保税货物

知识链接

视频

海关加工贸易业务如何办理?这个动画告诉你

(二)形式

(1)来料加工:境外企业提供料件,经营企业无须付汇进口,按境外企业要求进行加工、装配,收取加工费,成品运出境。

(2)进料加工:经营企业付汇购买料件,成品复运出境。

来料加工与进料加工的区别如表 6—4 所示。

表 6—4　　　　　　　　　　　　　　　来料加工与进料加工的区别

项目 \ 形式	来料加工	进料加工
原料	由境外厂商提供,不需要通过外汇购买	由我方企业用外汇从国外购买原料
交易	进出口为一笔有关联的交易	两笔货,多笔交易
双方关系	双方为委托加工关系	双方为买卖关系
货物处理	货物未发生所有权的转移,由委托方决定加工品种和技术要求	货物发生了所有权的转移,企业自定加工要求
利润	企业不负责产品销售,只收取加工费	企业自行销售,自负盈亏

(三)特征

(1)料件进口。暂缓缴纳进口关税及进口环节海关代征税;除国家另有规定外,免予交验进口许可证。

(2)成品出口。如全部使用进口料件,成品出口无须缴纳关税;如使用国产料件,按国产料件比例征收关税;凡属许可证管理的,必须交验出口许可证。

(3)进出境海关现场放行并未结关。

(四)范围

(1)专为加工、装配出口产品而从国外进口且海关准予保税的原材料、零部件、元器件、包装物料、辅助材料(简称"料件")。

(2)用进口保税料件生产的成品、半成品。

(3)在保税加工生产过程中产生的副产品、残次品、边角料和剩余料件。

(五)管理

1. 基本内容

海关对保税加工进口料件实施保税管理,建立了一整套管理制度对保税加工全过程进行管理。海关保税加工管理主要包括保税加工企业管理,保税加工电子化手册、电子账册设立管理,保税加工货物进出境通关管理,保税加工中后期核查管理,保税加工核销结案管理。

(1)保税加工企业管理。保税加工企业,包括保税加工经营企业和加工企业。经营企业是指负责对外签订加工贸易进出口合同的各类进出口企业和外商投资企业,以及经批准获得来料加工经营许可的对外加工装配服务公司;加工企业是指接受经营企业委托,负责对进口料件进行加工或者装配,并且具有法人资格的生产企业,以及由经营企业设立的虽不具有法人资格,但实行相对独立核算并已经办理工商营业证(执照)的工厂。开展保税加工业务,经营企业和加工企业必须向海关办理注册登记手续。除另有规定外,经营企业应按规定办理海关事务担保。

【提示】保税加工的经营企业与加工企业,可以是同一家企业,也可以不是同一家企业。

(2)保税加工电子化手册、电子账册设立管理。目前,海关对保税加工备案分为以加工贸易合同为单元的电子化手册和以企业为单元的电子账册两种形式。

根据我国相关规定,企业开展保税加工须经商务主管部门审批,商务主管部门审批后,保税加工经营企业须通过设立电子化手册或者电子账册等形式向海关报备,报备的内容主要包括进口料件、出口成品、加工单耗等数据。

(3)保税加工货物进出境通关管理。保税加工货物是指加工贸易项下适用保税制度进行管理的进口物料、生产制成品,以及加工过程中产生的边角料、残次品、副产品等。

①料件,即专为加工、装配出口产品而从境外进口且海关准予保税的原辅材料、零部件、元器件、包装物料。

②制成品,即用进口保税料件生产的成品、半成品等。

③边角料,即保税加工企业从事加工复出口业务,在海关核定的单位耗料量(以下简称"单耗")内、加工过程中产生的、无法再用于加工该合同项下出口制成品的数量合理的废、碎料及下脚料。例如,铁棒切削加工过程中产生的铁屑,服装裁剪加工过程中产生的布条,家具制造业及其他木材加工活动中产生的刨花、锯末及碎木片等。

④残次品,即保税加工企业从事加工复出口业务,在生产过程中产生的有严重缺陷或者达不到出口合同标准,无法复出口的制品(包括完成品和未完成品)。

⑤副产品,即保税加工企业从事加工复出口业务,在加工生产出口合同规定的制成品(即主产品)过程中同时产生的,且出口合同未规定应当复出口的一个或者一个以上的其他产品。

保税加工货物在进出境通关时,须向海关申报保税加工手册编号等备案信息。料件进境时无须办理缴纳税费手续,除国家另有规定外,属于国家对进口有限制性规定的,免予向海关提交进口许可证件,货物经海关放行可以提取。出口制成品属于应当征收出口关税的,应按照有关规定缴纳出口关税,属于国家对出口有限制性规定的,应当向海关提交出口许可证件。

(4)保税加工中后期核查管理。在保税加工货物生产过程中或生产完成后,海关按照相关规定到加工企业对保税加工货物的进、出、转、存及生产的全过程进行核查。

(5)保税加工核销结案管理。保税加工经营活动完成后,经营企业须在规定的时间内向海关申请报核,经海关核销,办结全部海关手续后,海关结束对保税加工货物的监管。

职场指南

容易混淆的
加工贸易业
务

 小贴士 6—2　　　　　　　**加工贸易单耗申报**

加工贸易单耗申报是指加工贸易企业进行备案时,在货物出口、深加工结转、内销及报核前填写"中华人民共和国海关加工贸易单耗申报单"向海关如实申报加工贸易单耗的行为。

单耗是指加工贸易企业在正常加工条件下加工单位成品所耗用的料件量。单耗包括净耗和工艺损耗。

净耗是指在加工后,料件通过物理变化或者化学反应存在或者转化到单位成品中的量。

工艺损耗是指因加工工艺原因,料件在正常加工过程中除净耗外所必需的耗用,但不能存在或者转化到成品中的量,包括有形损耗和无形损耗。

工艺损耗率是指工艺损耗占所耗用料件的百分比。

上述几个概念之间的关系可用公式表示如下:

$$单耗 = 净耗 \div (1 - 工艺损耗率)$$

经验小谈 6—3　我司是加工贸易企业,由于企业内部整改,无法按时向海关申报单耗。请问:可以延后申报单耗吗?

答: 根据《中华人民共和国海关加工贸易单耗管理办法》第十四条的规定,加工贸易企业应当在成品出口、深加工结转或者内销前如实向海关申报单耗。加工贸易企业确有正当理由无法按期申报单耗的,应当留存成品样品以及相关单证,并在成品出口、深加工结转或者内销前提出书面申请,经主管海关批准的,加工贸易企业可以在报核前申报单耗。

经验小谈 6—4　我司从事加工贸易,其中一部分材料在生产过程中由于破损而增加了损耗。请问:可以计入工艺损耗吗?

答:根据《中华人民共和国海关加工贸易单耗管理办法》第十六条的规定,下列情况不列入工艺损耗范围:

(1)因突发停电、停水、停气或者其他人为原因造成保税料件、半成品、成品的损耗;

(2)因丢失、破损等原因造成保税料件、半成品、成品的损耗;

(3)因不可抗力造成保税料件、半成品、成品灭失、损毁或者短少的损耗;

(4)因进口保税料件和出口成品的品质、规格不符合合同要求,造成用料量增加的损耗;

(5)因工艺性配料所用的非保税料件所产生的损耗;

(6)加工过程中消耗性材料的损耗。

经验小谈 6—5　我司是加工贸易企业,最近我司在整改过程中发现之前申报的一批货物单耗有问题,但是该批货物已经内销。请问:我司是否还可以申请单耗变更?

答:根据《中华人民共和国海关加工贸易单耗管理办法》第十七条的规定,变更或者撤销手续,但下列情形除外:①保税成品已经申报出口的;②保税成品已经办理深加工结转的;③保税成品已经申请内销的;④海关已经对单耗进行核定的;⑤海关已经对加工贸易企业立案调查的。

经验小谈 6—6　我司是加工贸易企业,我司加工的一批货物,海关给出了单耗核定,但是我司有不同意见。请问:可以向海关申请复核吗?

答:根据《中华人民共和国海关加工贸易单耗管理办法》第二十六条的规定,加工贸易企业对单耗核定结果有异议的,可以向作出单耗核定海关的上一级海关提出书面复核申请,上一级海关应当自收到复核申请后 45 日内作出复核决定。

经验小谈 6—7　我司是加工贸易企业,由于仓库发生火灾导致我司的部分边角料被烧毁。请问:如何向海关核销?

答:根据《中华人民共和国海关关于加工贸易边角料、剩余料件、残次品、副产品和受灾保税货物的管理办法》第九条的规定,加工贸易受灾保税货物(包括边角料、剩余料件、残次品、副产品)在运输、仓储、加工期间发生灭失、短少、损毁等情事的,加工贸易企业应当及时向主管海关报告,海关可以视情派员核查取证。除不可抗力因素外,加工贸易企业因其他经海关审核认可的正当理由导致加工贸易保税货物在运输、仓储、加工期间发生灭失、短少、损毁等情事的,海关凭有关主管部门出具的证明文件和保险公司出具的保险赔款通知书,按照规定予以计征税款和缓税利息后办理核销手续。本款所规定的受灾保税货物对应的原进口料件,属于进口许可证件管理范围的,企业应当按照规定取得有关进口许可证件。海关对有关进口许可证件电子数据进行系统自动比对验核。本办法第四条、第六条、第七条规定免于提交进口许可证件的除外。

2. 监管模式

海关对保税加工的监管实施"物理围网"和"非物理围网"两种监管模式。

(1)物理围网模式。物理围网是指由海关对专门划定区域内开展保税加工业务实施封闭式管理。目前,主要适用于综合保税区等海关监管的特殊区域企业开展加工贸易。在该模式下,海关对保税加工企业实行联网监管,以企业为海关监管单元,以核查企业电子底账作为海关监管的主要手段,不实行银行保证金台账管理等海关事务担保措施。

(2)非物理围网模式。非物理围网是指海关针对经营企业的不同情况分别以电子化手册和电子账册作为海关监管手段的管理模式。非物理围网相对于物理围网而言,也称为信息围网模式,该模式针对经营企业的不同情况分别实行"电子账册＋联网核查"管理或者电子化手册管理。

海关对符合联网监管条件的企业实施电子账册管理,以"电子底账＋联网核查"的模式进行管理,该模式以企业作为监管单元,按照生产能力备案。

海关对以电子化手册作为海关监管手段的保税加工企业,以"电子化手册＋自动核算"的模式进行管理,以保税加工手册作为监管单元,实行银行保证金台账管理等海关事务担保措施。

(3)电子化手册。电子化手册以合同管理为基础,实行电子身份认证,在加工贸易手册备案、通关、核销、结案等环节采用"电子手册＋自动核算"的模式取代纸质手册,并通过与其他相关管理部门的联网逐步取消其他的纸质单证作业,实现纸质手册电子化,最终实现"电子申报、网上备案、无纸通关、无纸报核"。

"单一窗口"标准版用户手册(加工贸易手册)

【提示】电子化手册备案的前提是海关建立以企业为单元的备案资料库,企业以备案资料库内的数据为基础进行电子化手册备案,这是电子化手册备案模式与传统纸质手册备案模式的主要区别。

(4)电子账册。电子账册是海关以企业为管理单元,为联网企业建立电子底账的一种新型监管模式。联网企业只设立一个电子账册。海关根据联网企业的生产情况和海关的监管需要确定核销周期,并按照该核销周期对实行电子账册管理的联网企业进行核销。当前,电子账册联网监管模式已成为加工贸易监管方式改革和创新的方向。

职场指南

以企业为单元加工贸易监管改革试点

【提示】传统的电子化手册和电子账册管理方式均采用BOM①核销方式。近几年来,"工单核销"成为替代传统BOM核销的一个创新模式。目前,工单核销模式正由上海自贸区向全国海关进行复制推广,预计在不久的将来,电子化手册、电子账册企业都将采用该核销方式。同时,在国务院简政放权与"放、管、服"改革的推动下,我国海关自2014年开始简化了加工贸易审批手续,特别是加工贸易手册的行政审批被备案报备所取代。

经验小谈6—8　我司想申请成为新监管模式的加工贸易企业。请问:针对外发加工有没有新的要求?

答:海关总署公告2018年第59号《关于全面推广以企业为单元加工贸易监管改革》第二条第(一)项第3款关于外发加工的规定:企业开展外发加工业务时,不再报送收发货清单,同时应保存相关资料、记录备查。

二、电子账册管理下的保税加工货物报关

(一)电子账册管理概述

1.电子账册管理的概念

电子账册管理是加工贸易联网监管中海关以加工贸易企业整体加工贸易业务为单元对保税加工货物进行监管的一种模式。

【提示】海关为联网企业建立电子底账,联网企业只设立一个电子账册。根据联网企业的生产情况和海关的监管需要确定核销周期,并按照该核销周期对实行电子账册管理的联网企业进行核销。

2.电子账册管理的特点

电子账册管理的特点:①一次审批,不对加工贸易合同逐票审批;②分段备案,先备案进口料件,生产成品出口前(包括深加工结转)再备案成品及申报实际损耗;③滚动核销,180天报核一次;

---

① 物料清单(Bill of Material,BOM),是指产品所需零部件明细表及其结构。具体而言,物料清单是构成父项装配件的所有子装配件、零件和原材料的清单,也是制造一个装配件所需要每种零部件的数量的清单。物料清单表明了产品→部件→组件→零件→原材料之间的结构关系,以及每个组装件包含的下属部件(或零件)的数量和提前期(Lead Time)。

④控制周转,根据企业能力控制总额;⑤联网核查,通过计算机网络办理审批、备案、变更等手续;⑥实行保证金台账制①;⑦全额保税;⑧凭电子身份认证卡实现全国口岸的通关。

3. 电子账册的建立

(1)联网监管的申请和审批。加工贸易经营企业申请联网监管须具备的条件有:①在中国境内具有独立法人资格,并具备加工贸易经营资格,在海关注册的生产型企业;②守法经营,资信可靠,内部管理规范,对采购、生产、库存、销售等实施全程计算机管理;③能按照海关监管要求提供真实、准确、完整并具有被核查功能的数据。联网监管的申请和审批步骤如图6-6所示。

图6-6　联网监管的申请和审批步骤

第一步:审批经营范围。企业在向海关申请联网监管前,应当先向企业所在地商务主管部门办理前置审批手续,由商务主管部门对申请联网监管企业的加工贸易经营范围依法进行审批。

第二步:书面申请。商务主管部门审批同意后,加工贸易企业向所在地直属海关提出书面申请,并提供联网监管申请表、企业进出口经营权批准文件、企业上一年度经审计的会计报表、工商营业执照复印件、经营范围清单(含进口料件和出口制成品的品名及4位数的HS编码)以及海关认为需要的其他单证。

第三步:制发联网监管通知书。主管海关在接到加工贸易企业电子账册管理模式的联网监管申请后,对申请实施联网监管企业的进口料件、出口成品的归类和商品归并关系进行预先审核和确认。经审核符合联网监管条件的,主管海关制发"海关实施加工贸易联网监管通知书"。

(2)加工贸易业务的申请和审批。联网企业的加工贸易业务由商务主管部门审批。商务主管部门总体审定联网企业的加工贸易资格、业务范围和加工生产能力。

商务主管部门收到联网企业的申请后,对非国家禁止开展的加工贸易业务予以批准,并签发"联网监管企业加工贸易业务批准证"。加工贸易业务的申请和审批步骤如图6-7所示。

图6-7　加工贸易业务的申请和审批步骤

第一步:申请。加工贸易经营企业向商务部门提出申请。

第二步:商务部审定。商务部门审定加工贸易资格、业务范围和加工生产能力。

第三步:制发批准证。商务部门签发联网监管批准证。

(3)建立商品归并关系和电子账册。联网企业以商务主管部门批准的加工贸易经营范围、年生产能力等为依据,建立电子账册取代纸质手册。电子账册包括加工贸易"经营范围电子账册"和"便捷通关电子账册"。"经营范围电子账册"用于检查控制"便捷通关电子账册"进出口商品的范围,不能直接报关。"便捷通关电子账册"用于加工贸易货物的备案、通关和核销。电子账册编码为12位。"经营范围电子账册"第一、二位标记代码为"IT",因此"经营范围电子账册"也称"IT账册";

---

① 保证金台账是加工贸易保证金制度中的一部分,取消保证金台账后,加工贸易企业在大多数情况下无须到指定银行开设专门的保证金台账。保证金是法律规定的加工贸易担保形式之一,此次改革只是取消了保证金制度中的一个环节——设立保证金台账,并不是取消了保证金制度。法律规定,"海关按照国家规定对加工贸易货物实行担保制度",海关接受的担保包括"保证金或者银行、非银行金融机构保函"两种形式,简称"保证金"和"保函"。

"便捷通关电子账册"第一位标记代码为"E",因此"便捷通关电子账册"也称"E 账册"。

电子账册是在商品归并关系确定的基础上建立起来的,没有商品归并关系就不能建立电子账册,所以联网监管的实现依靠商品归并关系的确立。

建立商品归并关系是指海关与联网企业根据监管的需要按照中文品名、HS 编码、价格、贸易管制等条件,将联网企业内部管理的"料号级"商品与电子账册备案的"项号级"商品归并或拆分,建立一对多或多对一的对应关系(见表 6—5)。

表 6—5　　　　　　　　　　　　　　　　　　商品归并关系

	归并前料件				归并后料件		
货号	料件名称	HS 编码	计量单位	序号	料件名称	HS 编码	计量单位
screw1	1mm 螺丝	76161000	个	1	螺丝	76161000	个
screw2	5mm 螺丝	76161000	个				
screw3	7mm 螺丝	76161000	个				
screw4	8mm 螺丝	76161000	个				
screw5	8mm 铝螺丝	76161000	个	2	铝螺丝	76161000	个

资料来源:中国电子口岸数据中心。

(二)报关程序

1. 备案

备案内容如表 6—6 所示,备案变更如表 6—7 所示。

表 6—6　　　　　　　　　　　　　　　　　　备案内容

备案账册	备案内容	备案方法
经营范围电子账册(IT)	(1)经营单位名称及代码;(2)加工单位名称及代码;(3)批准证件编号;(4)加工生产能力;(5)加工贸易进口料件和成品范围(商品编码前 4 位)	企业凭主管部门的批准件通过网络向海关办理手续
便捷通关电子账册(E)	(1)企业基本情况表,包括经营单位及代码、加工企业及代码、批准证编号、经营范围账册号、加工生产能力等 (2)料件、成品部分,包括归并后的料件、成品的名称、规格、商品编码、备案计量单位、币制、征免方式等 (3)单耗关系,包括成品版本号,对应料件的净耗、损耗等	企业通过网络向海关办理手续 备注:其他部分可同时申请备案,也可分阶段申请备案,但料件必须在进口前备案,成品和单耗关系最迟在相关成品出口前备案;电子账册进口料件加上剩余料件的金额、数量,不得超过最大周转金额和最大周转数量。一般每个企业只能申请建立一份

表 6—7　　　　　　　　　　　　　　　　　　备案变更

备案账册	备案变更	备案方法
经营范围电子账册	经营范围、加工能力等变更	经商务主管部门批准后,企业可通过网络向海关申请,海关予以审核通过,并收取商务主管部门出具的"联网监管企业加工贸易业务批准证变更证明"等材料
便捷通关电子账册	最大周转金额、核销期限等变更	企业向海关提交申请,海关批准后直接变更;账册的基本情况表内容、料件成品等发生变化,未超出经营范围和加工能力的,可通过网络由海关直接审批

2. 进出口报关

(1)进出境货物报关。

①报关清单的生成。使用"便捷通关电子账册"办理报关手续,企业应先根据实际进出口情况,从企业管理系统导出料号级数据生成归并前的报关清单,通过网络发送到电子口岸。报关清单应按照加工贸易合同填报监管方式,进口报关清单填制的总金额不得超过电子账册最大周转金额的剩余值,其余项目的填制参照报关单填制规范。

②报关单的生成。联网企业进出口保税加工货物,应使用企业内部的计算机,采用计算机原始数据形成报关清单,报送中国电子口岸。电子口岸将企业报送的报关清单根据归并原则进行归并,并分拆成报关单后发送回企业,由企业填报完整的报关单内容后,通过网络向海关正式申报。

③报关单的修改、撤销。不涉及报关清单的报关单内容可直接进行修改,涉及报关清单的报关单内容修改必须先修改报关清单,再重新进行归并。

报关单经海关审核通过后,一律不得修改,必须进行撤销重报。带报关清单的报关单撤销后,报关清单一并撤销,不得重复使用。报关单放行前进行修改,不涉及报关单表体内容的,经海关同意可直接修改报关单;涉及报关单表体内容的,企业必须撤销报关单重新申报。

经验小谈 6—9　我司申报了一批出口货物,申报后发现币值有错误,但是海关要布控。请问:我司还可以申请修改报关单吗?

答:根据《中华人民共和国海关进出口货物报关单修改和撤销管理办法》第十条的规定,海关已经决定布控、查验以及涉嫌走私或者违反海关监管规定的进出口货物,在办结相关手续前不得修改或者撤销报关单及其电子数据。

④填制报关单的要求。其包括:实际申报内容与备案底账一致;进口报关单总金额不得超过电子账册最大周转金额的剩余值;备案号为"便捷通关电子账册"号 E×××××;其他按保税加工货物来填。

⑤申报方式的选择。联网企业可以根据需要和海关规定分别选择有纸、无纸两种方式申报。

(2)深加工结转与纸质手册管理下的深加工结转一样。

(3)其他保税加工货物报关基本上同纸质手册。经主管海关批准,联网监管企业可按月度集中办理内销手续。缓税利息计息日为上次核销之日。

3. 报核和核销

实施滚动核销,以 180 天为一个报核周期。

(1)企业报核。其包括:①预报核。自电子账册本次核销周期到期之日起 30 天内,将本核销期内申报的所有电子账册进出口报关数据按海关要求的内容,包括报关单号、进出口岸、扣减方式、进出标志等以电子报文形式向海关申请报核。②正式报核。企业预报核通过海关审核后,以预报核海关核准的报关数据为基础,准确、详细地填报本期保税进口料件的应当留存数量、实际留存数量等内容,以电子数据形式向海关正式申请报核。

(2)海关核销。其目的是掌握企业在某个时段所进口的各项保税加工料件的使用、流转、损耗情况,确认是否符合以下平衡关系:

进口保税料件(含深加工结转)=出口成品折料(含深加工结转出口)+内销料件
+内销成品折料+剩余料件+损耗-退运成品折料

经验小谈 6—10　我司正在做申请出境加工账册的准备工作。请问:材料齐全递交给海关后,多长时间可以有审核结果?

答:根据海关总署公告 2016 年第 69 号《关于出境加工业务有关问题的公告》第

"单一窗口"
标准版用户
手册(出境
加工账册)

六条第二款的规定,企业提交单证齐全有效的,主管海关应自接受企业账册设立申请之日起5个工作日内完成出境加工账册设立手续。账册核销期为1年。

三、电子化手册管理下保税加工货物的报关程序

(一)电子化手册管理

电子化手册管理是以企业的单个加工贸易合同为单元实施联网监管的保税货物监管模式。

1. 特点

其包括:①以合同(订单)为单元进行管理;②企业通过计算机网络向商务主管部门和海关申请办理合同审批和备案、变更手续等;③实施银行保证金台账制度①;④加工贸易货物进口时全额保税;⑤凭身份认证卡实现全国口岸报关。

2. 电子化手册的建立

其与电子账册建立的程序相同,同样要经过加工贸易经营企业的联网监管申请和审批、加工贸易业务的申请和审批、建立商品归并关系和电子化手册三个步骤。

(二)报关程序

1. 备案

电子化手册的备案分为按合同常规备案和分段式备案两种。按合同常规备案除不申领纸质手册以外,其他要求同纸质手册管理基本一样。分段式备案是指将电子化手册的相关内容分为合同备案和通关备案两部分分别备案,通关备案的数据建立在合同备案数据的基础上。合同备案的内容包括三部分:表头数据、料件表、成品表。

2. 进出口报关

(1)进出境报关。①报关清单的生成;②报关单的生成;③报关单的修改、撤销。异地报关的报关单被退单,且涉及修改表体商品信息的,应由本地企业从清单开始修改,并重新上传报关单,异地下载后重新申报;如仅需修改表头数据,则可在异地直接修改报关单表头信息后,直接向海关申报。

(2)深加工结转报关。深加工结转是指加工贸易企业将用保税进口料件加工的产品转至另一加工贸易企业进一步加工后复出口的经营活动。属于进口许可证件管理的,企业还应当按照规定取得有关进口许可证件。海关对有关进口许可证件电子数据进行系统自动比对验核。其程序包括计划备案、收发货登记、结转报关三个环节。

第一,计划备案——先出后入。其包括:①转出企业在申请表中填写本企业的转出计划并签章,向转出地海关备案;②转出地海关备案后,留存申请表第一联,其他三联退转出企业交转入企业;③转入企业自转出地海关备案之日起20日内,持其他三联填制本企业的内容,向转入地海关办理报备手续;④转入地海关审核后,将第二联留存,第三、四联交转入、转出企业凭以办理结转收发

---

① 海关总署公告2018年第18号《关于保证金台账"实转"管理事项转为海关事务担保事项有关手续的公告》。为落实国务院取消加工贸银行保证金台账制度(以下简称"保证金台账")有关要求,现就保证金台账"实转"管理事项转为海关事务担保事项的有关办理要求公告如下,自2018年2月13日起实施:

(1)保证金台账"实转"管理事项转为海关事务担保事项后,企业缴纳保证金的情形、金额等仍按照商务部、海关总署2015年63号公告执行。

(2)企业办理担保业务可采用保证金或保函等形式。对于同一笔业务应采用同一种形式提供担保。

(3)以保函形式办理担保业务时,企业应向海关提交银行或者非银行金融机构的保函正本,海关向企业制发收据。保函担保期限应为手册有效期届满后80天。

(4)以保证金形式办理担保业务时,企业应按海关开具的"海关交(付)款通知书",以人民币缴纳保证金,将应征保证金款项交至海关指定的代保管款账户。资金到账后海关向企业开具"海关保证金专用收据"。

(5)因手册变更导致担保金额增加或担保期限延长的,由海关依法为企业办理担保内容变更手续。

(6)手册核销结束后,企业可向海关办理担保退还手续。担保形式为保函的,企业应凭保函收据到海关办理保函退还手续。担保形式为保证金的,企业应凭"海关交(付)款通知书"编号、"海关保证金专用收据"(退款联)以及加盖企业财务专用章的合法收据,到海关财务部门办理保证金退还手续。

货登记及报关手续。

做中学 6-2　北京加工贸易企业 A 进口料件生产半成品后转给南京加工贸易企业 B 继续深加工,最终产品由 B 企业出口。A、B 企业都需要向海关提交加工贸易保税货物深加工结转申请表,办理计划备案。请问:该如何办理?

分析:第一步:应由 A 企业填写申请表向转出地海关办理备案。

第二步:A 企业所在地海关备案后,留存申请表第一联,其他三联退给 A 企业,由其交 B 企业。

第三步:B 企业自 A 企业所在地海关备案之日起 20 日内,持其他三联填制本企业的内容,向 B 企业所在地海关办理报备手续。

第四步:B 企业所在地海关审核后,将第二联留存,第三、四联交转入、转出企业凭以办理结转收发货登记及报关手续。

第二,收发货登记。其包括:①转入、转出企业办理结转计划申报后,按照双方海关核准后的申请表进行实际收发货;②转入、转出企业每批次收发货记录应当在保税货物实际结转登记表上如实登记,并加盖企业结转专用名章;③结转货物退货的,转出、转入企业按实际退货情况在登记表中登记,同时注明"退货"字样,并各自加盖企业结转专用名章。

第三,结转报关——先入后出。转入、转出企业实际收发货后,应当按照规定办理结转报关手续:①转出、转入企业分别在转出地、转入地海关办理结转报关手续(实际收发货后的 90 天内),可分批或集中报关;②转入企业凭申请表、登记表等单证向转入地海关办理结转进口报关手续,在结转报关后的第二个工作日内通知转出企业;③转出企业自接到通知之日起 10 日内,凭申请表、登记表等单证向转出地海关办理结转出口报关手续;④结转进口、出口报关的申报价格为结转货物的实际成交价格;⑤一份结转进口报关单对应一份结转出口报关单,两份报关单的申报序号、商品编号、数量、价格和手册号应当一致;⑥结转货物分批报关的,企业应同时提供申请表和登记表的原件和复印件。

(3)其他保税货物报关。其他保税货物是指履行加工贸易合同过程中产生的剩余料件、边角料、残次品、副产品、受灾保税货物。其处理方式包括内销、结转、退运、放弃、销毁等。除销毁处理外,其他处理方式都必须填制报关单报关。有关报关单是企业报核的必要单证。

第一,内销报关。海关特殊监管区域外加工贸易保税进口料件或者制成品如需转内销的,海关依法征收税款和缓税利息。进口料件涉及许可证件管理的,企业还应当向海关提交相关许可证件。

加工贸易项下关税配额农产品办理内销手续时,海关验核贸易方式为"一般贸易"的关税配额证原件或关税配额外优惠关税税率配额证原件(以下简称"一般贸易配额证"),按关税配额税率或关税配额外暂定优惠关税税率计征税款和缓税利息。无一般贸易配额证的,按关税配额外税率计征税款和缓税利息。

知识链接

加工贸易企业经营状况及生产能力证明

【提示】为支持加工贸易发展,纾解企业困难,自 2022 年 1 月 1 日起至 2022 年 12 月 31 日(以企业内销申报时间为准),对企业内销加工贸易货物的,暂免征收内销缓税利息。

开展加工贸易业务的企业,凭商务主管部门或海关特殊监管区域管委会出具的有效期内的"加工贸易企业经营状况和生产能力证明"①到海关办理加工贸易手(账)册设立(变更)手续,海关不再验核相关许可证件,并按"加工贸易企业经营状况和生产能力证明"中列明的税目范围(即商品编码

---

①　商务主管部门不再为加工贸易企业出具《生产能力证明》,但并不代表企业不用再向商务部门申报任何内容。现在企业开展加工贸易业务,须登录"加工贸易企业经营状况及生产能力信息系统"(ttps://ecomp.mofcom.gov.cn),自主填报《加工贸易企业经营状况及生产能力信息表》(以下简称《信息表》),并对信息真实性作出承诺。

前 4 位)进行手册设立(变更)。涉及禁止或限制开展加工贸易商品的,企业应在取得商务部批准文件后到海关办理有关业务。

为进一步优化营商环境,便利优惠贸易协定项下自海关特殊监管区域和保税监管场所[以下统称"区域(场所)"]内销货物享受优惠关税待遇,自 2020 年 1 月 1 日起,海关总署决定调整优惠贸易协定项下进出区域(场所)货物申报要求:

①对于出区域(场所)内销时申请适用协定税率或者特惠税率的进口货物,除公告第三条规定的情形外,在货物从境外入区域(场所)时,其收货人或者代理人(以下统称"进口人")不再需要按照《中华人民共和国海关进出口货物报关单填制规范》中有关优惠贸易协定项下进口货物填制要求(以下简称"优惠贸易协定项下报关单填制要求")填报进口报关单或者进境备案清单。

②上述货物出区域(场所)内销时,进口人应按照优惠贸易协定项下报关单填制要求填报进口报关单,并可自行选择"通关无纸化"或"有纸报关"方式申报原产地单证。选择"通关无纸化"方式申报的,进口人应当按照海关总署公告 2017 年第 67 号附件规定办理;选择"有纸报关"方式申报的,进口人应按现行规定提交纸质原产地证据文件。

③《中华人民共和国政府和新西兰政府自由贸易协定》《中华人民共和国政府和澳大利亚政府自由贸易协定》项下实施特殊保障措施的农产品出区域(场所)内销申请适用协定税率的,进口人仍应当在有关货物从境外首次入区域(场所)时按照优惠贸易协定项下报关单填制要求填报进口报关单或者进境备案清单,并以"通关无纸化"方式申报原产地单证。

"单一窗口"标准版用户手册(通关无纸化协议签约)

④预录入客户端的"海关特殊监管区域原产地"功能模块自 2019 年 12 月 31 日 18:00 起停止使用。对于 2019 年 12 月 31 日 18:00 前通过该功能模块录入并已部分使用的原产地证据文件电子数据在原产地证据文件有效期内仍可以继续使用;尚未使用的,数据将被删除,进口人按照规定在内销时重新申报。

⑤内销时货物实际报验状态与其从境外入区域(场所)时的状态相比,超出了相关优惠贸易协定所规定的微小加工或处理范围的,不得享受协定税率或者特惠税率。

原产地单证是指原产地证据文件、商业发票、运输单证和未再加工证明等单证。原产地证据文件是指相关优惠贸易协定原产地管理办法所规定的原产地证书和原产地声明。

小贴士 6—3 经批准允许转内销的保税加工货物属进口许可证管理的,企业还应按规定向海关补交进口许可证件;对于剩余料件,金额占实际进口料件总额 3% 以下及总值在 1 万元人民币以下(含 1 万元)的,免审批、免许可证。

内销报关注意事项如表 6—8 所示。

表 6—8   内销报关注意事项

货物类型	征税数量	完税价格		缓税利息
剩余料件	按申报数量计征	进料加工:以原进口成交价格为基础,原进口成交价不能确定的,以接受内销申报的同时或大约同时进口的、与料件相同或类似的货物的进口成交价格为参考 来料加工:以接受内销申报的同时或大约同时进口的、与料件相同或类似的货物的进口成交价格为基础		要征税的,需加征缓税利息 计息期限为:起始日为内销料件或制成品所对应的加工贸易合同项下首批料件进口之日,终止日为海关填发税款缴款书之日
制成品	根据单耗关系折算耗用掉的保税进口料件数量计征			
残次品				
副产品	申报时实际状态的数量计征		内销价	
边角料	按申报数量计征	内销价		免缓税利息

　　经批准正常的转内销征税,适用海关接受申报办理纳税手续之日实施的税率。内销商品属关税配额管理而在办理纳税手续时又没有配额证的,应当按该商品配额外适用的税率缴纳进口税。

　　第二,结转。加工贸易企业向海关申请将剩余料件结转到另一个加工贸易合同使用。结转的条件:同一经营单位、同样进口料件、同一加工形式。申请结转提交的单证:企业申请剩余料件结转书面材料、企业拟结转的剩余料件清单、海关按规定须收取的其他单证和材料。

　　符合规定的,海关会做出准予结转的决定,并向企业签发加工贸易剩余料件结转联系单,由企业在转出手册的主管海关办理出口报关手续,在转入手册的主管海关办理进口报关手续。

　　第三,退运。加工贸易企业因故申请将剩余料件、边角料、残次品、副产品等保税加工货物退运出境的,应持登记手册等有关单证向口岸海关报关,办理出口手续,留存有关报关单证,准备报核。

　　第四,放弃。企业放弃剩余料件、边角料、残次品、副产品等交由海关处理,须提交书面申请。对符合规定的,海关将做出准予放弃的决定,开具加工贸易企业放弃加工贸易货物交接单,企业凭以在规定的时间内将放弃的货物运至指定仓库,并办理报关手续,留存有关报关单证以备报核。下列情形不准放弃:①申请放弃的货物属于国家禁止或限制进口的货物;②申请放弃的货物属于对环境造成污染的;③法律、行政法规、规章规定不予放弃的其他情形。

　　第五,销毁。被海关做出不予结转决定或不予放弃决定的加工贸易货物或因知识产权等原因企业要求销毁的加工贸易货物,企业可以向海关提出销毁申请,海关经核实同意销毁的,由企业按规定销毁,必要时海关可以派员监督销毁。货物销毁后,企业应当收取有关部门出具的销毁证明材料,以备报核。

　　第六,受灾保税加工货物的报关。加工贸易企业应在灾后 7 日内向海关书面报告,企业在规定的核销期内报核时,应当提供下列证明材料:①商务主管部门的签注意见;②有关检验检疫证明文件或者保险公司出具的保险赔款通知书;③企业在规定的核销期内报核时,应当提供保险公司出具的保险赔款通知书和海关认可的其他有效证明文件。

"单一窗口"标准版用户手册(信用保险)

　　受灾保税货物的处理如表 6—9 所示。

表 6—9　　　　　　　　　　　　　　受灾保税货物的处理

情　况		处　理　方　法
不可抗力	①货物灭失,无价值的	由海关审定,予以免税
	②货物失去原有价值,但可再利用的	按审定的货物价格纳税并交缓税利息,对应的进口料件属于关税配额管理的,按关税配额税率征收
	③受灾保税货物内销	如属进口许可证件管理的,免予交验许可证件
非不可抗力		按原进口货物成交价格审定完税价征税
		属于关税配额管理但无配额证的,按配额外税率征税
		原进口料件内销,属于许可证管理的,应交验进口许可证件

　　(4)报核和核销。电子化手册采用的是以合同为单元的管理方式,一个企业可以有多本电子化手册。海关根据加工贸易合同的有效期限确定核销日期,对实行电子手册管理的联网企业进行定期核销管理。

四、加工贸易"放管服"改革

　　为全面落实党中央、国务院关于扩大高水平开放、深化"放管服"改革的决策部署,海关总署研究决定对部分加工贸易业务办理手续进行精简和规范:

　　1. 手册设立(变更)一次申报,取消备案资料库申报企业通过金关二期加工贸易管理系统办理加工贸易手册设立(变更)时,不再向海关申报设立备案资料库,直接发送手册设立(变更)数据,海关按规定对企业申报的手册设立(变更)数据进行审核并反馈。

2.账册设立(变更)一次申报,取消商品归并关系申报

企业通过金关二期加工贸易管理系统办理加工贸易账册设立(变更)时,不再向海关申报归并关系,由企业根据自身管理实际,在满足海关规范申报和有关监管要求的前提下,自主向海关申报有关商品信息。企业内部管理商品与电子底账之间不是一一对应的,归并关系由企业自行留存备查。

3.外发加工一次申报,取消外发加工收发货记录

简化外发加工业务申报手续,企业通过金关二期加工贸易管理系统办理加工贸易外发加工业务时,应在规定的时间内向海关申报"外发加工申报表",不再向海关申报外发加工收发货登记,实现企业外发加工一次申报、收发货记录自行留存备查。企业应如实填写并向海关申报"外发加工申报表",对全工序外发的,应在申报表中勾选"全工序外发"标志,并按规定提供担保后开展外发加工业务。

"单一窗口"标准版用户手册(加工贸易账册)

4.深加工结转一次申报,取消事前申请和收发货记录

简化深加工结转业务申报手续,海关对加工贸易深加工结转业务不再进行事前审核。企业通过金关二期加工贸易管理系统办理加工贸易深加工结转业务时,不再向海关申报"深加工结转申报表"和收发货记录,应在规定的时间内直接向海关申报保税核注清单及报关单办理结转手续,实现企业深加工结转一次申报、收发货记录自行留存备查。企业应于每月15日前对上月深加工结转情况进行保税核注清单及报关单的集中申报,但集中申报不得超过手(账)册有效期或核销截止日期,且不得跨年申报。

5.余料结转一次申报,不再征收风险担保金

简化余料结转业务申报手续,海关对加工贸易余料结转业务不再进行事前审核。企业通过金关二期加工贸易管理系统办理加工贸易余料结转业务时,不再向海关申报"余料结转申报表",企业应在规定的时间内向海关申报保税核注清单办理余料结转手续,实现企业余料结转一次申报。取消企业办理余料结转手续须征收担保的相关规定,对同一经营企业申报将剩余料件结转到另一加工企业的、剩余料件转出金额达到该加工贸易合同项下实际进口料件总额50%及以上的、剩余料件所属加工贸易合同办理两次及两次以上延期手续的等情形,企业不再提供担保。

6.内销征税一次申报,统一内销征税申报时限

优化加工贸易货物内销征税手续,企业通过金关二期加工贸易管理系统办理加工贸易货物内销业务时,直接通过保税核注清单生成内销征税报关单,并办理内销征税手续,不再向海关申报"内销征税联系单"。统一区外加工贸易企业集中办理内销征税手续申报时限,符合条件集中办理内销征税手续的加工贸易企业,应于每月15日前对上月内销情况进行保税核注清单及报关单的集中申报,但集中申报不得超过手(账)册有效期或核销截止日期,且不得跨年申报。

7.优化不作价设备监管,简化解除监管流程

企业通过金关二期加工贸易管理系统办理不作价设备手册设立等各项手续,根据规范申报要求上传随附单证进行在线申报。简化不作价设备解除监管流程,对于监管期限已满的不作价设备,企业不再向海关提交书面申请等纸质单证,通过申报监管方式为"BBBB"的设备解除监管专用保税核注清单,向主管海关办理设备解除监管手续。保税核注清单审核通过后,企业如有需要,可自行打印解除监管证明。不作价设备监管期限未满,企业申请提前解除监管的,由企业根据现有规定办理复运出境或内销手续。

8. 创新低值辅料监管,纳入保税料件统一管理

将低值辅料纳入加工贸易手(账)册统一管理。企业使用金关二期加工贸易管理系统,将低值辅料纳入进口保税料件申报和使用,适用加工贸易禁止类、限制类商品目录等相关管理政策,实现低值辅料无纸化、规范化管理。海关停止签发"低值辅料登记表",之前已经签发的企业可正常执行完毕。

五、加工贸易内销申报纳税

(1)对符合条件按月办理内销申报纳税手续的海关特殊监管区域外加工贸易企业,在不超过手册有效期或账册核销截止日期的前提下,最迟可在季度结束后15天内完成申报纳税手续。

(2)海关特殊监管区域内加工贸易企业,采用"分送集报"方式办理出区进入中华人民共和国关境内(海关特殊监管区域外)手续的,在不超过账册核销截止日期的前提下,最迟可在季度结束后15天内完成申报纳税手续,或按照现行规定进行申报纳税。

(3)按季度申报纳税不得跨年操作,企业须在每年4月15日、7月15日、10月15日、12月31日前进行申报。

任务四　综合保税区货物报关

一、综合保税区的概念

动漫视频

综合保税区

综合保税区(Integrated Free Trade Zone,简称"综保区")是设立在内陆地区的具有保税港区功能的海关特殊监管区域,由海关参照有关规定对综合保税区进行管理,执行保税港区的税收和外汇政策,集保税区、出口加工区、保税物流区、港口的功能于一身,可以发展国际中转、配送、采购、转口贸易和出口加工等业务①。

【提示】目前,全国31个省、市、自治区共有海关特殊监管区域167个。其中,综合保税区155个,保税港区2个,保税区9个,出口加工区1个,珠澳跨境工业区(珠海园区)1个。

2019年海关总署在综保区实施"四自一简"监管改革:①在综保区内实施"四自一简"监管制度,综保区内企业(以下简称"企业")可自主备案、合理自定核销周期、自主核报、自主补缴税款,海关简化业务核准手续。②海关认定的企业信用状况为一般信用及以上的企业可适用"四自一简"模式。③企业设立电子账册时,可自主备案商品信息。除系统判别转由人工审核的,系统自动备案。④企业可根据实际经营情况,自主确定核销周期。核销周期原则上不超过一年,企业核销盘点前应当告知海关。⑤企业可自主核定保税货物耗用情况,并向海关如实申报,自主办理核销手续。企业对自主核报数据负责并承担相应法律责任。⑥企业可按照"自主申报、自行缴税(自报自缴)"方式对需要缴税的保税货物自主补缴税款。⑦简化业务核准手续,企业可一次性办理分送集报、设备检测、设备维修、模具外发等备案手续。须办理海关事务担保的业务,企业按照有关规定办理。⑧企业有下列情形之一的,海关可暂停其适用"四自一简"模式:不再符合②所述业务开展条件的;涉嫌走私被立案调查、侦查的。

---

① 《中华人民共和国海关综合保税区管理办法》,自2022年4月1日起施行;《中华人民共和国海关保税港区管理暂行办法》《中华人民共和国海关对保税物流园区的管理办法》废止。

二、综合保税区内业务及企业管理

(一)综合保税区内业务

为了规范海关对综合保税区的管理,促进综合保税区高水平开放、高质量发展,根据《中华人民共和国海关法》《中华人民共和国进出口商品检验法》《中华人民共和国进出境动植物检疫法》《中华人民共和国国境卫生检疫法》《中华人民共和国食品安全法》及有关法律、行政法规和国家相关规定,制定《中华人民共和国海关综合保税区管理办法》(2022年1月1日海关总署令第256号公布,自2022年4月1日起施行),依法对进出综合保税区的交通运输工具、货物及其外包装、集装箱、物品以及综合保税区内(以下简称"区内")企业实施监督管理。

【提示】综合保税区实行封闭式管理。除安全保卫人员外,区内不得居住人员。综合保税区的基础和监管设施应当符合综合保税区基础和监管设施设置规范,并经海关会同有关部门验收合格。

区内企业可以依法开展以下业务:①研发、加工、制造、再制造;②检测、维修;③货物存储;④物流分拨;⑤融资租赁;⑥跨境电商;⑦商品展示;⑧国际转口贸易;⑨国际中转;⑩港口作业;⑪期货保税交割;⑫国家规定可以在区内开展的其他业务。

(二)综合保税区内企业管理

(1)区内企业及其分支机构应当取得市场主体资格,并依法向海关办理注册或者备案手续。

(2)区内从事食品生产的企业应当依法取得国内生产许可。

(3)区内企业应当依照法律法规的规定规范财务管理,并按照海关规定设立海关电子账册,电子账册的备案、变更、核销应当按照海关相关规定执行。

(4)海关对区内企业实行稽查、核查制度。

(5)区内企业应当配合海关的稽查、核查,如实提供相关账簿、单证等有关资料及电子数据。

(6)区内企业开展涉及海关事务担保业务的,按照海关事务担保相关规定执行。

【注意】海关对区内企业实行计算机联网管理,提升综合保税区信息化、智能化管理水平。

三、综合保税区内货物的管理

(1)区内企业转让、转移货物的,双方企业应当及时向海关报送转让、转移货物的品名、数量、金额等电子数据信息。

【注意】综合保税区内货物可以自由流转。

(2)区内企业可以利用监管期限内的免税设备接受区外企业委托开展加工业务。

(3)区内企业开展委托加工业务,应当设立专用的委托加工电子账册。委托加工用料件需使用保税料件的,区内企业应当向海关报备。

区内企业按照海关规定将自用机器、设备及其零部件、模具或者办公用品运往区外进行检测、维修的,检测、维修期间不得在区外用于加工生产和使用,并且应当自运出之日起60日内运回综合保税区。因故不能如期运回的,区内企业应当在期限届满前7日内书面向海关申请延期,延长期限不得超过30日。

【注意】货物因特殊情况无法在上述规定时间内完成检测、维修并运回综合保税区的,经海关同意,可以在检测、维修合同期限内运回综合保税区。

更换零配件的,原零配件应当一并运回综合保税区;确需在区外处置的,海关应当按照原零配件的实际状态征税;在区外更换的国产零配件,需要退税的,企业应当按照有关规定办理手续。

(4)区内企业按照海关规定将模具、原材料、半成品等运往区外进行外发加工的,外发加工期限不得超过合同有效期,加工完毕的货物应当按期运回综合保税区。

(5)外发加工产生的边角料、残次品、副产品不运回综合保税区的,海关应当按照货物实际状态征税;残次品、副产品属于关税配额、许可证件管理的,区内企业或者区外收发货人应当取得关税配额、许可证件;海关应当对有关关税配额进行验核、对许可证件电子数据进行系统自动比对验核。

(6)因不可抗力造成综合保税区内货物损毁、灭失的,区内企业应当及时报告海关。经海关核实后,区内企业可以按照下列规定办理:

①货物灭失,或者虽未灭失但完全失去使用价值的,办理核销和免税手续;

②境外进入综合保税区或者区外进入综合保税区且已办理出口退税手续的货物损毁,失去部分使用价值的,办理出区内销或者退运手续;

③区外进入综合保税区且未办理出口退税手续的货物损毁,失去部分使用价值,需要向出口企业进行退换的,办理退运手续。

(7)因保管不善等非不可抗力因素造成区内货物损毁、灭失的,区内企业应当及时报告海关并说明情况。经海关核实后,区内企业可以按照下列规定办理:

①区外进入综合保税区的货物,按照一般贸易进口货物的规定办理相关手续,并按照海关审定的货物损毁或灭失前的完税价格,以货物损毁或灭失之日适用的税率、汇率缴纳关税、进口环节税;

②区外进入综合保税区的货物,重新缴纳因出口而退还的国内环节有关税收,已缴纳出口关税的,不予退还。

(8)区内企业申请放弃的货物,经海关及有关主管部门核准后,由海关依法提取变卖,变卖收入按照国家有关规定处理,但法律法规规定不得放弃的除外。

【提示】除法律法规另有规定外,区内货物不设存储期限。

【注意】对境内入区的不涉及出口关税、不涉及许可证件、不要求退税且不纳入海关统计的货物,海关对其实施便捷进出区管理。

四、综合保税区开展保税研发业务

为贯彻落实加快综保区创新升级,促进综保区保税研发业态发展,综保区内企业(以下简称"区内企业")以有形料件、试剂、耗材及样品(以下统称"研发料件")等开展研发业务。

(1)区内企业具备以下条件的,可开展保税研发业务:①经国家有关部门或综保区行政管理机构批准开展保税研发业务;②海关认定的企业信用状况为一般信用及以上;③具备开展保税研发业务所需的场所和设备,能够对研发料件和研发成品实行专门管理。

(2)除法律、行政法规、国务院的规定或国务院有关部门依据法律、行政法规授权作出的规定准许外,不得开展国家禁止进出口货物的保税研发业务。

【注意】区内企业开展保税研发业务不按照加工贸易禁止类目录执行。

(3)区内企业开展保税研发业务,应当设立专门的保税研发电子账册,建立包含研发料件和研发成品等信息的电子底账。

(4)研发料件、研发成品及研发料件产生的边角料、坏件、废品等保税研发货物(以下简称"保税研发货物"),区内企业按照以下方式申报:

①研发料件从境外入区,按照监管方式"特殊区域研发货物"(代码5010)申报,运输方式按照实际进出境运输方式申报;研发料件从境内(区外)入区,按照监管方式"料件进出区"(代码5000)申报,运输方式按照"其他"(代码9)申报。

②研发成品出境,按照监管方式"特殊区域研发货物"(代码5010)申报,运输方式按照实际进出境运输方式申报;研发成品进入境内(区外),按照监管方式"成品进出区"(代码5100)申报,运输方式按照"其他"(代码9)申报。

③研发料件进入境内(区外),按照监管方式"料件进出区"(代码 5000)申报,运输方式按照"其他"(代码 9)申报。

④研发料件产生的边角料、坏件、废品等,退运出境按照监管方式"进料边角料复出"(代码 0864)或"来料边角料复出"(代码 0865)申报,运输方式按照实际进出境运输方式申报;内销按照监管方式"进料边角料内销"(代码 0844)或"来料边角料内销"(代码 0845)申报,运输方式按照"其他"(代码 9)申报。

(5)保税研发货物销往境内(区外)的,区外企业按照实际监管方式申报,运输方式按照"综合保税区"(代码 Y)申报。企业应当按照实际报验状态申报纳税,完税价格按照《中华人民共和国海关审定内销保税货物完税价格办法》(海关总署令第 211 号)第九条、第十条的规定确定。

(6)研发料件产生的边角料、坏件、废品运往境内(区外)的,区内企业按照综保区关于边角料、废品、残次品的有关规定办理出区手续。属于固体废物的,区内企业应当按照《固体废物进口管理办法》(生态环境部、商务部、国家发改委、海关总署、质检总局联合令第 12 号)有关规定办理出区手续。

(7)区内企业可将研发成品运往境内(区外)进行检测。研发成品出区检测期间不得挪作他用,不得改变物理、化学形态,并应当自运出之日起 60 日内运回综保区。因特殊情况不能如期运回的,区内企业应当在期限届满前 7 日内向海关申请延期,延长期限不得超过 30 日。

(8)保税研发电子账册核销周期最长不超过一年,区内企业应当如实申报库存、研发耗用等海关需要的监管数据,并根据实际研发情况办理报核手续。

(9)区内企业有下列情形之一的,海关可暂停其保税研发业务:①不再符合②③所述业务开展条件的;②未能将出区检测的研发成品按期运回综保区的;③未能在规定期限内将保税研发货物按照有关规定处置的;④涉嫌走私被立案调查、侦查的。

五、综合保税区内企业承接境内(区外)企业委托加工业务

为贯彻落实综保区创新升级,支持在综保区内的企业(以下简称"区内企业")承接境内(区外)企业(以下简称"区外企业")委托加工业务,统筹利用国际国内两个市场、两种资源。

(1)"委托加工",是指区内企业利用监管期限内的免税设备接受区外企业委托,对区外企业提供的入区货物进行加工,加工后的产品全部运往境内(区外),收取加工费,并向海关缴纳税款的行为。

委托加工货物包括委托加工的料件(包括来自境内区外的非保税料件和区内企业保税料件)、成品、残次品、废品、副产品和边角料。

(2)除法律、行政法规、国务院的规定或国务院有关部门依据法律、行政法规授权作出的规定准许外,区内企业不得开展国家禁止进出口货物的委托加工业务。

(3)区内企业开展委托加工业务,应当具备以下条件:①海关认定的企业信用状况为一般信用及以上;②具备开展该项业务所需的场所和设备,对委托加工货物与其他保税货物分开管理、分别存放。

(4)区内企业开展委托加工业务,应当设立专用的委托加工电子账册。

(5)委托加工用料件原则上由区外企业提供,对需使用区内企业保税料件的,区内企业应当事先如实向海关报备。

(6)委托加工用非保税料件由境内(区外)入区时,区外企业申报监管方式为"出料加工"(代码 1427),运输方式为"综合保税区"(代码 Y);区内企业申报监管方式为"料件进出区"(代码 5000),运输方式为"其他"(代码 9)。

(7)境内(区外)入区的委托加工用料件属于征收出口关税商品的,区外企业应当按照海关规定办理税款担保事宜。

(8)委托加工成品运往境内(区外)时,区外企业申报监管方式为"出料加工"(代码1427),运输方式为"综合保税区"(代码Y)。委托加工成品和加工增值费用分列商品项,并按照以下要求填报:①商品名称与商品编号栏目均按照委托加工成品的实际名称与编码填报;②委托加工成品商品项数量为实际出区数量,征减免税方式为"全免";③加工增值费用商品项商品名称包含"加工增值费用",法定数量为0.1,征减免税方式为"照章征税"。

区内企业申报监管方式为"成品进出区"(代码5100),运输方式为"其他"(代码9),商品名称按照委托加工成品的实际名称填报。

加工增值费用完税价格应当以区内发生的加工费和保税料件费为基础确定。其中,保税料件费是指委托加工过程中所耗用全部保税料件的金额,包括成品、残次品、废品、副产品、边角料等。

(9)由境内(区外)入区的委托加工剩余料件运回境内(区外)时,区外企业申报监管方式为"出料加工"(代码1427),运输方式为"综合保税区"(代码Y),区内企业申报监管方式为"料件进出区"(代码5000),运输方式为"其他"(代码9)。

(10)委托加工产生的边角料、残次品、废品、副产品等应当运回境内(区外)。保税料件产生的边角料、残次品、废品、副产品属于固体废物的,应当按照《固体废物进口管理办法》(生态环境部、商务部、国家发改委、海关总署、质检总局联合令第12号)办理出区手续。

(11)委托加工电子账册核销周期最长不超过一年,区内企业应当按照海关监管要求,如实申报企业库存、加工耗用等数据,并根据实际加工情况办理报核手续。

(12)区内企业有下列情形之一的,海关可暂停其委托加工业务:①不再符合②③所述业务开展条件的;②未能在规定期限内将委托加工产生的边角料、残次品、废品、副产品等按照有关规定处置的;③涉嫌走私被立案调查、侦查的。

【注意】综合保税区与区外之间进出的交通运输工具、人员应当通过指定通道进出,海关根据需要实施检查。综合保税区与境外之间进出的交通运输工具服务人员携带个人物品进出综合保税区的,海关按照进出境旅客行李物品的有关规定进行监管。

六、综合保税区与境外之间进出货物的管理

(1)除法律法规另有规定外,国家禁止进口、出口的货物、物品不得在综合保税区与境外之间进、出。

(2)综合保税区与境外之间进出的货物不实行关税配额、许可证件管理,但法律法规和我国缔结或者参加的国际条约、协定另有规定的除外。

(3)综合保税区与境外之间进出的货物,其收发货人或者代理人应当如实向海关申报,按照海关规定填写进出境货物备案清单并办理相关手续。

(4)境外进入综合保税区的货物及其外包装、集装箱,应当由海关依法在进境口岸实施检疫。因口岸条件限制等原因,海关可以在区内符合条件的场所(场地)实施检疫。

综合保税区运往境外的货物及其外包装、集装箱,应当由海关依法实施检疫。

综合保税区与境外之间进出的交通运输工具,由海关按照进出境交通运输工具有关规定实施检疫。

(5)境外进入综合保税区的货物予以保税,但(6)(8)规定的情形除外。

(6)除法律法规另有规定外,下列货物从境外进入综合保税区,海关免征进口关税和进口环节税:①区内生产性的基础设施建设项目所需的机器、设备和建设生产厂房、仓储设施所需的基建物

资;②区内企业开展本办法第五条所列业务所需的机器、设备、模具及其维修用零配件;③综合保税区行政管理机构和区内企业自用合理数量的办公用品。

自国务院批准设立综合保税区之日起,从境外进入综合保税区的区内企业自用机器、设备按照前款规定执行。

(7)在(6)条所列货物的监管年限,参照进口减免税货物的监管年限管理,监管年限届满的自动解除监管;监管年限未满企业申请提前解除监管的,参照进口减免税货物补缴税款的有关规定办理,属于许可证件管理的应当取得有关许可证件。

(8)境外进入综合保税区,供区内企业和行政管理机构自用的交通运输工具、生活消费用品,海关依法征收进口关税和进口环节税。

【注意】除法律法规另有规定外,综合保税区运往境外的货物免征出口关税。

【提示】除法律法规另有规定外,海关对境外与综合保税区之间进出的货物实施进出口货物贸易统计;对区外与综合保税区之间进出的货物,根据管理需要实施海关单项统计和海关业务统计;对与综合保税区相关的海关监督管理活动和内部管理事务实施海关业务统计。

七、综合保税区与区外之间进出货物的管理

综合保税区与中华人民共和国境内的其他地区(以下简称"区外")之间进出的货物,区内企业或者区外收发货人应当按照规定向海关办理相关手续。

(1)货物属于关税配额、许可证件管理的,区内企业或者区外收发货人应当取得关税配额、许可证件;海关应当对关税配额进行验核,对许可证件电子数据进行系统自动比对验核。

【注意】除法律法规另有规定外,海关对综合保税区与区外之间进出的货物及其外包装、集装箱不实施检疫。

(2)综合保税区与区外之间进出的货物,区内企业或者区外收发货人应当按照货物进出区时的实际状态依法缴纳关税和进口环节税。

(3)区内企业加工生产的货物出区内销时,区内企业或者区外收发货人可以选择按照其对应进口料件缴纳关税,并补缴关税税款缓税利息;进口环节税应当按照出区时货物实际状态照章缴纳。

(4)经综合保税区运往区外的优惠贸易协定项下的货物,符合相关原产地管理规定的,可以适用协定税率或者特惠税率。

(5)以出口报关方式进入综合保税区的货物予以保税;其中,区内企业从区外采购的机器、设备参照进口减免税货物的监管年限管理,监管年限届满的自动解除监管,免于提交许可证件;监管年限未满企业申请提前解除监管的,参照进口减免税货物补缴税款的有关规定办理相关手续,免于提交许可证件。

(6)区内企业在加工生产过程中使用保税料件产生的边角料、残次品、副产品以及加工生产、储存、运输等过程中产生的包装物料,运往区外销售时,区内企业应当按照货物出区时的实际状态缴纳税款;残次品、副产品属于关税配额、许可证件管理的,区内企业或者区外收发货人应当取得关税配额、许可证件;海关应当对关税配额进行验核,对许可证件电子数据进行系统自动比对验核。

(7)区内企业产生的未复运出境的固体废物,按照国内固体废物相关规定进行管理。需运往区外进行贮存、利用或者处置的,应按规定向海关办理出区手续。

(8)区内企业依法对区内货物采取销毁处置的,应当办理相关手续,销毁处置费用由区内企业承担。

(9)区内企业可以按照海关规定办理集中申报手续。

(10)除海关总署另有规定外,区内企业应当在每季度结束的次月15日前办理该季度货物集中

申报手续,但不得晚于账册核销截止日期,且不得跨年度办理。

(11)集中申报适用海关接受集中申报之日实施的税率、汇率。

综合保税区与其他综合保税区等海关特殊监管区域、保税监管场所之间往来的货物予以保税。

【提示】综合保税区与其他综合保税区等海关特殊监管区域或者保税监管场所之间流转的货物,不征收关税和进口环节税。

八、境外进入综合保税区食品检验放行

对境外进入综合保税区的食品实施"抽样后即放行"监管。

(1)综合保税区内进口的食品,需要进入境内的,可在综合保税区进行合格评定,分批放行。凡需要进行实验室检测的,可在满足以下条件的基础上抽样后即予以放行:①进口商承诺进口食品符合我国食品安全国家标准和相关检验要求(包括包装要求和储存、运输温度要求等);②进口商已建立完善的食品进口记录和销售记录制度并严格执行。

(2)经实验室检测发现安全卫生项目不合格的,进口商应按照《食品安全法》的规定采取主动召回措施,并承担相应的法律责任。

九、境外进入综合保税区动植物产品

动植物产品是指从境外进入综合保税区后再运往境内区外,及加工后再运往境内区外或出境,依据我国法律法规规定应当实施检验检疫的动植物产品(不包括食品)。境外进入综合保税区动植物产品检验项目实行"先入区、后检测"。

检验项目包括动植物产品涉及的农(兽)药残留、环境污染物、生物毒素、重金属等安全卫生项目。

经验小谈 6—11　我司从事牛肉进出口业务,听同行说综合保税区动植物产品实行"先入区、后检测"。请问:是进入综保区后再进行检验检疫吗?

答:"先入区、后检测"监管模式按以下规则执行:动植物产品在进境口岸完成动植物检疫程序后,对需要实施检验的项目,可先行进入综合保税区内的监管仓库,海关再进行有关检验项目的抽样检测和综合评定,并根据检测结果进行后续处置。

十、简化综合保税区进出区管理

简化综合保税区进出区管理是指允许对境内入区的不涉出口关税、不涉贸易管制证件、不要求退税且不纳入海关统计的货物、物品,实施便捷进出区管理模式。

(1)适用便捷进区管理模式的货物、物品具体范围如下:①区内的基础设施、生产厂房、仓储设施建设过程中所需的机器、设备、基建物资;②区内企业和行政管理机构自用的办公用品;③区内企业所需的劳保用品;④区内企业用于生产加工及设备维护的少量、急用物料;⑤区内企业使用的包装物料;⑥区内企业使用的样品;⑦区内企业生产经营使用的仪器、工具、机器、设备;⑧区内人员所需的生活消费品。

上述货物、物品可不采用报关单、核注清单方式办理进区手续;如需出区,实行与进区相同的便捷管理模式。区内企业做好便捷进出区的日常记录,相关情况可追溯。

(2)区内企业有下列情形之一的,海关可暂停办理上述货物、物品简化进出区手续:①超出规定范围、擅自通过便捷管理模式进出区的;②未如实办理货物、物品便捷进出区的;③涉嫌走私被立案调查、侦查的。

(3)区内增值税一般纳税人资格试点业务、区内企业承接境内(区外)企业委托加工业务、仓储

货物按状态分类监管等业务,按照有关规定执行。

十一、综合保税区艺术品进出口审批及监管手续

艺术品是指《艺术品经营管理办法》(文化部令第56号)所规定的艺术品。所称艺术品展览、展示,是指以艺术品销售、商业宣传为目的的各类展示活动。所称艺术品进出口经营活动,是指艺术品从境内区外进出综合保税区的实质性进出口行为。

开展艺术品保税存储的,在综合保税区与境外之间进出货物的申报环节,文化和旅游行政部门不再核发批准文件,海关不再验核相关批准文件。

在区内外开展艺术品展览、展示及艺术品进出口等经营活动的,凭文化和旅游行政部门核发的批准文件办理海关监管手续。对同一批艺术品,文化和旅游行政部门核发的批准文件可以多次使用。

十二、综合保税区内开展保税货物租赁和期货保税交割业务

(一)保税货物租赁

租赁企业是指在综合保税区内设立的开展租赁业务的企业或者其设立的项目子公司。

承租企业是指与租赁企业签订租赁合同,并按照合同约定向租赁企业支付租金的境内区外企业。

【提示】租赁企业应当设立电子账册,如实申报租赁货物进、出、转、存等情况。

租赁货物进出综合保税区时,租赁企业和承租企业应当按照现行规定向海关申报。承租企业对租赁货物的进口、租金申报纳税、续租、留购、租赁合同变更等相关手续应当在同一海关办理。

租赁货物自进入境内(区外)之日起至租赁结束办结海关手续之日止,应当接受海关监管。

租赁进口货物需要退回租赁企业的,承租企业应当将租赁货物复运至综合保税区内,并按照下列要求申报:

①原申报监管方式为"租赁贸易"(代码"1523")的租赁进口货物,期满复运至综合保税区时,监管方式申报为"退运货物"(代码"4561");

②原申报监管方式为"租赁不满一年"(代码"1500")的租赁进口货物,期满复运至综合保税区时,监管方式申报为"租赁不满一年"(代码"1500");

③运输方式按照现行规定申报。

租赁进口货物需要办理留购的,承租企业应当申报进口货物报关单。对同一企业提交的同一许可证件项下的租赁进口货物,企业可不再重新出具许可证件。

租赁企业发生租赁资产交易且承租企业不发生变化的,承租企业应当凭租赁变更合同等相关资料向海关办理合同备案变更、担保变更等相关手续。

企业可以根据需要,向综合保税区海关按照以下方式办理申报手续:

①综合保税区内租赁企业间发生资产交易的情况:承租企业及变更前的租赁企业向海关申报办理退运回区相关手续;租赁企业按照相关管理规定办理保税货物流转手续;承租企业及变更后的租赁企业向海关申报租赁进口货物出区手续。

②租赁企业与境外企业发生资产交易的情况:承租企业或租赁企业可以采取形式申报、租赁货物不实际进出境的通关方式办理进出境申报手续,运输方式填报"其他"(代码"9")。

③对同一许可证件项下的租赁进口货物,企业可不再重新出具许可证件。

保税货物由综合保税区租赁至境外时,租赁企业应当向海关申报出境备案清单,

"单一窗口"
标准版用户
手册(保税
货物流转)

监管方式为"租赁贸易"(代码"1523")或者"租赁不满一年"(代码"1500"),运输方式按实际运输方式填报。

租赁货物由境外退运至综合保税区时,租赁企业应当向海关申报进境备案清单,监管方式为"退运货物"(代码"4561")或者"租赁不满一年"(代码"1500"),运输方式按实际运输方式填报。

租赁企业开展进出口租赁业务时,租赁货物应当实际进出综合保税区。对注册在综合保税区内的租赁企业进出口飞机、船舶和海洋工程结构物等不具备实际入区条件的大型设备,可予以保税,由海关实施异地委托监管。

租赁货物进入境内(区外)时,海关认为必要的,承租企业应当提供税款担保。经海关核准,承租企业可以使用"海关租赁货物保证书"(参考模板详见附件1)办理租赁进口货物海关担保手续。

有关租赁进口货物其他规定,按照《中华人民共和国海关进出口货物征税管理办法》(海关总署令第124号,根据海关总署令第198号、218号、235号修改)执行。

(二)期货保税交割

期货保税交割是指指定交割仓库内处于保税监管状态的货物作为交割标的物的一种销售方式。

综合保税区内的期货保税交割业务应当在国务院或国务院期货相关管理机构批准设立的交易场所(以下简称"期交所")开展。期交所开展期货保税交割业务应当与海关实现计算机联网,并实时向海关提供保税交割结算单、保税标准仓单、保税标准仓单质押等电子信息。

【提示】开展期货保税交割业务的货物品种应当为经国务院期货相关管理机构批准开展期货保税交割业务的期交所上市品种。

综合保税区内仓储企业开展期货保税交割业务,应当具备以下条件:①具备期交所认可的交割仓库资质;②海关认定的企业信用状况为一般信用及以上;③建立符合海关监管要求的管理制度和计算机管理系统,能够对期货保税交割有关的采购、存储、使用、损耗和进出口等信息实现全程跟踪,并如实向海关联网报送物流、仓储、损耗及满足海关监管要求的其他数据;④具备开展该项业务所需的场所和设备,能够对期货保税交割货物实施专门管理。

期交所应当将开展期货保税交割业务的货物品种及指定交割仓库向海关总署备案。

交割仓库应当通过设立电子账册开展期货保税交割业务。

综合保税区内货物参与期货保税交割的,应当按照规定向海关申报,并在进出口货物报关单、进出境货物备案清单、保税核注清单的备注栏注明"期货保税交割货物"。

期货保税交割完成后,应当按照以下要求进行申报:

①需提货出境的,交割仓库应当凭期交所出具或授权出具的"保税交割结算单"(参考模板详见附件2)和"保税标准仓单清单"(参考模板详见附件3)等交割单证(以下简称"交割单证")作为随附单证向海关办理货物出境申报手续。

②需提货至境内(区外)的,进口货物的收货人或者其代理人应当凭期交所出具或授权出具的交割单证等作为随附单证向海关办理货物进口申报手续,并按照规定缴纳进口环节税款。

③需提货至其他海关特殊监管区域或保税监管场所的,按照保税间货物流转向海关办理申报手续。

申报时应当在进出口货物报关单、进出境货物备案清单、保税核注清单的备注栏注明"期货保税交割货物"及保税交割结算单号。

保税标准仓单持有人(以下简称"仓单持有人")需要开展保税标准仓单质押业务的,仓单持有人应当委托交割仓库向主管海关办理仓单质押备案手续,并提供"保税标准仓单质押业务备案表"(详见附件4)。

交割仓库应当对货物做好质押标记。

　　仓单持有人需要解除质押的,应当委托交割仓库向主管海关申请办理仓单质押解除手续,并提交解除质押协议和"保税标准仓单质押业务解除备案表"(详见附件5)。解除质押时,同一质押合同项下的仓单不得分批解除。

| 附件1　海关租赁货物保证书 | 附件2　保税交割结算单 | 附件3　保税标准仓单清单 | 附件4　保税标准仓单质押业务备案表 | 附件5　保税标准仓单质押业务解除备案表 |

十三、综合保税区维修产品

　　综合保税区内企业(以下简称"区内企业")可开展航空器内燃引擎、飞机用起落架、无人机、B型超声波诊断仪等产品的维修业务。目录中B型超声波诊断仪、彩色超声波诊断仪、无创呼吸机等产品暂限于综合保税区开展集团自产产品的保税维修,数码相机、飞行眼镜、AR眼镜、VR眼镜、智能机器人、无人机、电脑娱乐机、掌上游戏机、遥控手柄等产品暂限于综合保税区开展保税维修。

　　根据《机电产品进口管理办法》,在符合环境保护、安全生产的条件下,区内企业可开展列入维修产品目录的禁止进口旧机电产品的保税维修业务。

　　综合保税区内企业自用设备和维修目录内货物可参照保税维修方式发至本区域或其他综合保税区维修企业进行维修,维修后按原路径返回。维修产品在进出境或进出区环节涉及许可证件管理的,企业应当向海关如实申报并交验许可证件。

　　【注意】允许自贸试验区内的综合保税区企业开展本集团国内自产产品的维修,不受维修产品目录限制。

任务五　减免税货物报关

一、减免税货物概述

(一)概念
　　减免税货物是指海关根据国家的政策规定准予减免税进境,使用于特定地区、特定企业、特定用途的货物。

(二)范围
　　减免税货物的范围如表6—10所示。

表6—10　　　　　　　　　　　　　　减免税货物的范围

货物类型	概　念	举　例
特定地区	我国关境内由行政法规规定的某一特别限定区域,享受减免税优惠的进口货物只能在这一特别限定的区域内使用	保税区、出口加工区等特定区域进口生产性的基础设施建设项目所需的机器、设备和其他基建物资等予以免税
特定企业	由国务院制定的行政法规专门规定的企业,享受减免税优惠的进口货物只能由这些专门规定的企业使用	外商投资企业进口减免税货物

续表

货物类型	概　　念	举　　例
特定用途	国家规定可以享受减免税优惠的进口货物只能用于行政法规专门规定的用途	外商投资项目投资额度内进口的自用设备;国内属国家重点鼓励发展产业的投资项目进口的自用设备;科研机构及学校进口的专用科研用品;残疾人专用品及残疾人组织和单位进口的货物

(三)基本特征

(1)特定条件下减免关税。

(2)进口申报应当提交进口许可证件。外资企业和香港、澳门、台湾地区同胞及华侨的投资企业,进口本企业自用的机器设备,免交许可证;外商投资企业在投资总额内进口,涉及机电产品自动进口许可管理的,免交许可证。

(3)进口后在特定的海关监管期限内接受海关监管。[①] 其包括:①船舶、飞机为 8 年;②机动车辆为 6 年;③其他货物为 3 年。减免税货物在海关监管年限内为海关监管货物。除自用外,未经海关允许,不得以任何形式转让、出售、出租或移作他用。

【注意】监管年限自货物进口放行之日起计算。除海关总署另有规定外,在海关监管年限内,减免税申请人应当按照海关规定保管、使用进口减免税货物,并依法接受海关监管。

经验小谈 6—12　我司有一批减免税设备已经过了海关监管期限。请问:我司需不需要到海关申请解除监管的证明?

答:根据《海关进出口货物减免税管理办法》第四十二条的规定,减免税货物海关监管年限届满的,自动解除监管。减免税申请人需要海关出具解除监管证明的,可以自办结补缴税款和解除监管等相关手续之日或者自海关监管年限届满之日起 1 年内,向主管海关申请领取解除监管证明。海关审核同意后出具"中华人民共和国海关进口减免税货物解除监管证明"。

二、减免税管理

为了规范海关进出口货物减免税管理工作,保障行政相对人合法权益,优化营商环境,根据《海关法》《关税条例》及有关法律和行政法规的规定,制定《中华人民共和国海关进出口货物减免税管理办法》,自 2021 年 3 月 1 日起施行。

(一)减免税审核确认

(1)减免税申请人按照有关进出口税收优惠政策的规定申请减免税进出口相关货物,应当在货物申报进出口前,取得相关政策规定的享受进出口税收优惠政策资格的证明材料,并凭以下材料向主管海关申请办理减免税审核、确认手续:①《进出口货物征免税申请表》;②事业单位法人证书或者国家机关设立文件、社会团体法人登记证书、民办非企业单位法人登记证书、基金会法人登记证书等证明材料;③进出口合同、发票以及相关货物的产品情况资料。

(2)主管海关应当自受理减免税审核确认申请之日起 10 个工作日内,对减免税申请人主体资格、投资项目和进出口货物相关情况是否符合有关进出口税收优惠政策规定等情况进行审核,并出具进出口货物征税、减税或者免税的确认意见,制发《中华人民共和国海关进出口货物征免税确认通知书》(以下简称《征免税确认通知书》)。

有下列情形之一,主管海关不能在规定期限内出具确认意见的,应当向减免税申请人说明理由:①有关进出口税收优惠政策规定不明确或者涉及其他部门管理职责,需要与相关部门进一步协

---

① 海关总署公告 2017 年第 51 号《关于调整进口减免税货物监管年限的公告》规定,监管年限自货物进口放行之日起计算。

商、核实有关情况的;②需要对货物进行化验、鉴定等,以确定其是否符合有关进出口税收优惠政策规定的。

【注意】有②规定情形的,主管海关应当自情形消除之日起 10 个工作日内,出具进出口货物征税、减税或者免税的确认意见,并制发《征免税确认通知书》。

(3)减免税申请人需要变更或者撤销已出具的《征免税确认通知书》的,应当在《征免税确认通知书》有效期内向主管海关提出申请,并随附相关材料。

经审核符合规定的,主管海关应当予以变更或者撤销。予以变更的,主管海关应当重新制发《征免税确认通知书》。

(4)《征免税确认通知书》有效期限不超过 6 个月,减免税申请人应当在有效期内向申报地海关办理有关进出口货物申报手续;不能在有效期内办理,需要延期的,应当在有效期内向主管海关申请办理延期手续。《征免税确认通知书》可以延期一次,延长期限不得超过 6 个月。

《征免税确认通知书》有效期限届满仍未使用的,其效力终止。减免税申请人需要减免税进出口该《征免税确认通知书》所列货物的,应当重新向主管海关申请办理减免税审核确认手续。

(5)除有关进出口税收优惠政策或者其实施措施另有规定外,进出口货物征税放行后,减免税申请人申请补办减免税审核确认手续的,海关不予受理。

(二)减免税货物税款担保

(1)有下列情形之一的,减免税申请人可以向海关申请办理有关货物凭税款担保先予放行手续:①有关进出口税收优惠政策或者其实施措施明确规定的;②主管海关已经受理减免税审核确认申请,尚未办理完毕的;③有关进出口税收优惠政策已经国务院批准,具体实施措施尚未明确,主管海关能够确认减免税申请人属于享受该政策范围的;④其他经海关总署核准的情形。

(2)减免税申请人需要办理有关货物凭税款担保先予放行手续的,应当在货物申报进出口前向主管海关提出申请,并随附相关材料。

主管海关应当自受理申请之日起 5 个工作日内出具是否准予办理担保的意见。符合本办法第九条规定情形的,主管海关应当制发《中华人民共和国海关准予办理减免税货物税款担保通知书》(以下简称《准予办理担保通知书》),并通知申报地海关;不符合有关规定情形的,制发《中华人民共和国海关不准予办理减免税货物税款担保通知书》。

(3)申报地海关凭主管海关制发的《准予办理担保通知书》,以及减免税申请人提供的海关依法认可的财产、权利,按照规定办理减免税货物的税款担保手续。

(4)《准予办理担保通知书》确定的减免税货物税款担保期限不超过 6 个月,主管海关可以延期1 次,延长期限不得超过 6 个月。特殊情况仍需要延期的,应当经直属海关审核同意。

【提示】减免税货物税款担保期限届满,仍然延续的,主管海关可以根据有关情形可能延续的时间等情况,相应延长税款担保期限,并向减免税申请人告知有关情况,同时通知申报地海关为减免税申请人办理税款担保延期手续。

(5)减免税申请人在减免税货物税款担保期限届满前取得《征免税确认通知书》,并已向海关办理征税、减税或者免税相关手续的,申报地海关应当解除税款担保。

(三)减免税货物的管理

(1)在海关监管年限内,减免税申请人应当于每年 6 月 30 日(含当日)以前向主管海关提交《减免税货物使用状况报告书》,报告减免税货物使用状况。超过规定期限未提交的,海关按照有关规定将其列入信用信息异常名录。

【提示】减免税申请人未按照前款规定报告其减免税货物使用状况,向海关申请办理减免税审核确认、减免税货物税款担保、减免税货物后续管理等相关业务的,海关不予受理。减免税申请人补报后,海关可以受理。

(2)在海关监管年限内,减免税货物应当在主管海关审核同意的地点使用。除有关进口税收优惠政策实施措施另有规定外,减免税货物需要变更使用地点的,减免税申请人应当向主管海关提出申请,并说明理由;经主管海关审核同意的,可以变更使用地点。

【提示】减免税货物需要移出主管海关管辖地使用的,减免税申请人应当向主管海关申请办理异地监管手续,并随附相关材料。经主管海关审核同意并通知转入地海关后,减免税申请人可以将减免税货物运至转入地海关管辖地,并接受转入地海关监管。

【注意】减免税货物在异地使用结束后,减免税申请人应当及时向转入地海关申请办结异地监管手续。经转入地海关审核同意并通知主管海关后,减免税申请人应当将减免税货物运回主管海关管辖地。

(3)在海关监管年限内,减免税申请人发生分立、合并、股东变更、改制等主体变更情形的,权利义务承受人应当自变更登记之日起30日内,向原减免税申请人的主管海关报告主体变更情况以及有关减免税货物的情况。

经原减免税申请人主管海关审核,需要补征税款的,权利义务承受人应当向原减免税申请人主管海关办理补税手续;可以继续享受减免税待遇的,权利义务承受人应当按照规定申请办理减免税货物结转等相关手续。

(4)在海关监管年限内,因破产、撤销、解散、改制或者其他情形导致减免税申请人终止,有权利义务承受人的,按规定办理有关手续;没有权利义务承受人的,原减免税申请人或者其他依法应当承担关税及进口环节税缴纳义务的当事人,应当自资产清算之日起30日内,向原减免税申请人主管海关申请办理减免税货物的补缴税款手续。进口时免予提交许可证件的减免税货物,按照国家有关规定需要补办许可证件的,减免税申请人在办理补缴税款手续时还应当补交有关许可证件。有关减免税货物自办结上述手续之日起,解除海关监管。

(5)在海关监管年限内,减免税申请人要求将减免税货物退运出境或者出口的,应当经主管海关审核同意,并办理相关手续。

减免税货物自退运出境或者出口之日起,解除海关监管,海关不再对退运出境或者出口的减免税货物补征相关税款。

(6)减免税货物海关监管年限届满的,自动解除监管。

对海关监管年限内的减免税货物,减免税申请人要求提前解除监管的,应当向主管海关提出申请,并办理补缴税款手续。进口时免予提交许可证件的减免税货物,按照国家有关规定需要补办许可证件的,减免税申请人在办理补缴税款手续时还应当补交有关许可证件。有关减免税货物自办结上述手续之日起,解除海关监管。

【提示】减免税申请人可以自减免税货物解除监管之日起1年内,向主管海关申领《中华人民共和国海关进口减免税货物解除监管证明》。

(7)在海关监管年限内及其后3年内,海关依照《海关法》《中华人民共和国海关稽查条例》等有关规定,对有关企业、单位进口和使用减免税货物情况实施稽查。

(四)减免税货物的抵押、转让、移作他用

(1)在减免税货物的海关监管年限内,经主管海关审核同意,并办理有关手续,减免税申请人可以将减免税货物抵押、转让、移作他用或者进行其他处置。

(2)在海关监管年限内,进口时免予提交许可证件的减免税货物,减免税申请人向主管海关申请办理抵押、转让、移作他用或者其他处置手续时,按照国家有关规定需要补办许可证件的,应当补办相关手续。

(3)在海关监管年限内,减免税申请人要求以减免税货物向银行或者非银行金融机构办理贷款抵押的,应当向主管海关提出申请,随附相关材料,并以海关依法认可的财产、权利提供税款担保。

主管海关应当对减免税申请人提交的申请材料是否齐全、有效,填报是否规范等进行审核,必要时可以实地了解减免税申请人经营状况、减免税货物使用状况等相关情况。经审核符合规定的,主管海关应当制发《中华人民共和国海关准予办理减免税货物贷款抵押通知书》;不符合规定的,应当制发《中华人民共和国海关不准予办理减免税货物贷款抵押通知书》。

【注意】减免税申请人不得以减免税货物向银行或者非银行金融机构以外的自然人、法人或者非法人组织办理贷款抵押。

(4)主管海关同意以减免税货物办理贷款抵押的,减免税申请人应当自签订抵押合同、贷款合同之日起 30 日内,将抵押合同、贷款合同提交主管海关备案。

抵押合同、贷款合同的签订日期不是同一日的,按照后签订的日期计算前款规定的备案时限。

(5)减免税货物贷款抵押需要延期的,减免税申请人应当在贷款抵押期限届满前,向主管海关申请办理贷款抵押的延期手续。

经审核符合规定的,主管海关应当制发《中华人民共和国海关准予办理减免税货物贷款抵押延期通知书》;不符合规定的,应当制发《中华人民共和国海关不准予办理减免税货物贷款抵押延期通知书》。

(6)在海关监管年限内,减免税申请人需要将减免税货物转让给进口同一货物享受同等减免税优惠待遇的其他单位的,应当按照下列规定办理减免税货物结转手续:

①减免税货物的转出申请人向转出地主管海关提出申请,并随附相关材料。转出地主管海关审核同意后,通知转入地主管海关。

②减免税货物的转入申请人向转入地主管海关申请办理减免税审核确认手续。转入地主管海关审核同意后,制发《征免税确认通知书》。

③结转减免税货物的监管年限应当连续计算,转入地主管海关在剩余监管年限内对结转减免税货物继续实施后续监管。

(7)在海关监管年限内,减免税申请人需要将减免税货物转让给不享受进口税收优惠政策或者进口同一货物不享受同等减免税优惠待遇的其他单位的,应当事先向主管海关申请办理减免税货物补缴税款手续。进口时免予提交许可证件的减免税货物,按照国家有关规定需要补办许可证件的,减免税申请人在办理补缴税款手续时还应当补交有关许可证件。有关减免税货物自办结上述手续之日起,解除海关监管。

(8)减免税货物因转让、提前解除监管以及减免税申请人发生主体变更、依法终止情形或者其他原因需要补征税款的,补税的完税价格以货物原进口时的完税价格为基础,按照减免税货物已进口时间与监管年限的比率进行折旧,其计算公式如下:

$$补税的完税价格 = 减免税货物原进口时的完税价格 \times \left(1 - \frac{减免税货物已进口时间}{监管年限 \times 12}\right)$$

【注意】减免税货物已进口时间自货物放行之日起按月计算。不足 1 个月但超过 15 日的,按 1 个月计算;不超过 15 日的,不予计算。

(9)按照规定计算减免税货物补税的完税价格的,应当按以下情形确定货物已进口时间的截止日期:

①转让减免税货物的,应当以主管海关接受减免税申请人申请办理补税手续之日作为截止之日。

②减免税申请人未经海关批准,擅自转让减免税货物的,应当以货物实际转让之日作为截止之日;实际转让之日不能确定的,应当以海关发现之日作为截止之日。

③在海关监管年限内,减免税申请人发生主体变更情形的,应当以变更登记之日作为截止之日。

④在海关监管年限内,减免税申请人发生破产、撤销、解散或者其他依法终止经营情形的,应当以人民法院宣告减免税申请人破产之日或者减免税申请人被依法认定终止生产经营活动之日作为截止之日。

⑤减免税货物提前解除监管的,应当以主管海关接受减免税申请人申请办理补缴税款手续之日作为截止之日。

(10)在海关监管年限内,减免税申请人需要将减免税货物移作他用的,应当事先向主管海关提出申请。经主管海关审核同意,减免税申请人可以按照海关批准的使用单位、用途、地区将减免税货物移作他用。

【提示】所称移作他用包括以下情形:①将减免税货物交给减免税申请人以外的其他单位使用;②未按照原定用途使用减免税货物;③未按照原定地区使用减免税货物。

除海关总署另有规定外,按照规定将减免税货物移作他用的,减免税申请人应当事先按照移作他用的时间补缴相应税款;移作他用时间不能确定的,应当提供税款担保,税款担保金额不得超过减免税货物剩余监管年限可能需要补缴的最高税款总额。

(11)减免税申请人将减免税货物移作他用,需要补缴税款的,补税的完税价格以货物原进口时的完税价格为基础,按照需要补缴税款的时间与监管年限的比例进行折旧,其计算公式如下:

$$补税的完税价格=海免税货物原进口时的完税价格\times\frac{需要补缴税款的时间}{监管年限\times365}$$

上述计算公式中需要补缴税款的时间为减免税货物移作他用的实际时间,按日计算,每日实际使用不满8小时或者超过8小时的均按1日计算。

(12)海关在办理减免税货物贷款抵押、结转、移作他用、异地监管、主体变更、退运出境或者出口、提前解除监管等后续管理业务时,应当自受理减免税申请人的申请之日起10个工作日内作出是否同意的决定。

【提示】因特殊情形不能在前款规定期限内作出决定的,海关应当向申请人说明理由,并自特殊情形消除之日起10个工作日内作出是否同意的决定。

三、减免税货物的报关程序

第一步:登录系统

1. 登录"单一窗口"标准版(见图6—8)

网址:https://www.singlewindow.cn。

图6—8

（1）建议使用谷歌浏览器或 IE11,win7 及以上操作系统。

（2）客户端控件下载。

【注意】首次使用"卡介质"方式登录"单一窗口"，需下载安装客户端控件；安装过程中，需关闭 360 安全管家、防火墙、杀毒软件等，安装完成后重启计算机，开机时注意计算机屏幕右下角是否有"服务启动成功"的提示。

（3）选择"卡介质"登录/账号登录。

①在减免税模块中，如用户需上传随附单据或进行申报，则须使用操作员 IC 卡；仅查询或录入暂存可不插卡。

②在减免税后续模块中，仅查询或录入暂存可不插卡，但为了保证正常操作减免税后续业务数据，登录的用户账号必须已经成功绑定电子口岸 IC 卡，否则系统可能给出"您无权限操作该数据"等提示；连接的电子口岸 IC 卡或 Ukey 必须与当前登录使用的用户账号所绑定 IC 卡一致，否则系统可能给出"当前卡号××××与用户注册信息卡号××××不一致，无法进行申报"等提示。

2. 选择功能模块

选择"标准版应用"功能中可以看到"货物申报"模块。点击下面的"减免税"（见图 6—9）。

图 6—9

第二步：减免税业务的办理

1. 减免税申请（见图 6—10、图 6—11）

图 6—10

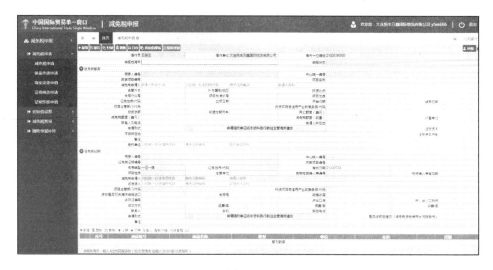

图 6—11

该菜单下可进行项目和免表①的录入,申报完毕后点击"申报",等待海关审核。

【注意】申报方式为无纸时,需要上传随附单据。点击减免税申报界面上方"随附单据"按钮,系统将会提示上传随附单据。只允许上传后缀名为 PDF 的文件,单个文件大小不能超过 4MB,每页不能超过 200KB。

用户可以对当前暂存状态的减免税申请进行打印操作。

打印之前用户可以对填写的信息进行预览,点击"打印预览"按钮,将会跳转至预览界面。

【注意】记录所填的预录入编号,可在减免税查询模块查询使用。

2. 减免税查询

实现减免税申请、征免税备案变更申请、征免税备案作废申请、征免税证明修改申请、征免税证明作废申请、数据的状态查询、查看明细、打印功能及补传政策项目和征免税证明附件功能(见图 6—12 至图 6—16)。

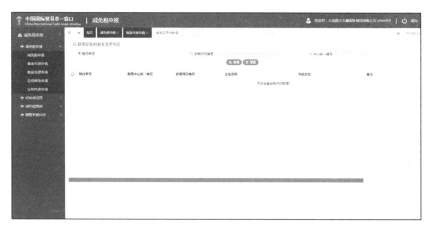

图 6—12   备案变更申请

---

① 减免税申请:一次录入的征免税备案和免表的申请数据。征免税备案申请(项目):减免税申请中的征免税备案数据。征免税备案申请(备案):减免税申请中的征免税备案数据。征免税证明申请(免表):减免税申请中的征免税证明申请。

图 6—13 备案作废申请

图 6—14 证明修改申请

图 6—15 证明作废申请

图 6—16　备案数据查询

3. 随附单据补传

实现企业政策项目补传随附单据的功能(见图 6—17),在客户端提供政策项目补传界面,由用户查询到待补传的政策项目后,补传随附单据向海关申报。

图 6—17　补传随附单据

第三步:减免税后续业务办理

1. 减免税后续申请

它包括减免税后续管理工作中的贷款抵押、异地监管、解除监管、货物结转、货物退运、年报管理、主体变更、货物补税和税款担保等功能模块的录入、申报、打印等功能。

2. 减免税后续查询

可查询减免税后续管理的贷款抵押、贷款抵押延期、异地监管、解除监管、货物结转、货物退运、年报管理、主体变更、货物补税和税款担保等功能模块的数据。注意开始日期和结束日期期间范围不能超过 30 天。

3. 减免税后续下载

可将减免税后续管理的抵押贷款、贷款抵押延期、异地监管、解除监管、货物结转、货物退运、年报管理、主体变更、货物补税和税款担保等数据下载到"单一窗口"系统内。

功能亮点:可下载"单一窗口"与原预录入系统①(QP)内申报过的减免税后续管理数据。录入上述条件后,直接点击"开始下载"按钮,系统查找并下载数据后弹出成功的提示。下载完毕,用户可进入减免税后续查询菜单进行查询等操作。

减免税货物的报关程序包括三个阶段:减免税备案和审批(货物进口之前的前期阶段);进出口报关;后续处理和解除监管(后续阶段)。

减免税申报
功能流程

(一)减免税备案和审批

1. 减免税申请无纸化

"单一窗口"标准版减免税申报功能于 2019 年 6 月 10 日上线。

(1)除海关总署有明确规定外,减免税申请人或者其代理人(以下简称"申请人")可通过"单一窗口"客户端减免税申报系统向海关提交减免税申请表及随附单证资料电子数据,无须以纸质形式提交。①海关根据审核需要要求提供纸质单证资料的,申请人应予提供。②随附单证资料的电子扫描或转换文件要符合格式标准。③办理减免税申请无纸化操作的规范见相应的文件说明。

(2)申请人可在首次办理进口货物减免税手续时一并向海关提交涉及主体资格、项目资质、免税进口额度(数量)等信息(以下简称"政策项目信息")相关材料,无须提前单独向海关办理政策项目备案。

①申请人登录"单一窗口"向海关提交申请材料时,应通过"减免税申请"功能模块提交。

②申请人首次填报政策项目信息时,对征免性质为 789 的,应将"国家鼓励发展的内外资项目确认书"(以下简称"项目确认书")中编号填入申请表;无项目确认书的,将海关提供的项目编号填入。

其他征免性质的政策项目编号由系统自动生成。

③申请人为同一政策或项目进口货物办理减免税手续时,应将该政策项目信息编号填入所有申请表中。

2. 办理减免税申请无纸化操作的规范

(1)在满足海关减免税确认的前提下,申请人可简化上传随附单证:

"单一窗口"
标准版用户
手册
(减免税)

①随附单证中涉及申请人主体资格、免税额度(数量)以及进口商业发票等,应全文上传。

②进口合同页数较多的,含有买卖双方及进口代理人的基本信息,进口货物的名称、规格型号、技术参数、单价及总价、生产国别,合同随附的供货清单,运输方式及付款条件,价格组成条款,双方签字等内容的页面应当上传。

进口合同有电子文本的,可上传合同的 PDF 格式文件,同时上传纸质合同的第一页和所有签章页。

进口合同为外文的,应将以下条款翻译成中文,并将翻译文本签章扫描上传:合同或协议标题;买卖双方、进口代理人的名称及相互之间关系;买卖双方的权利及义务;货物的名称、规格型号及技术参数、数量、单价、总价、生产国别或制造商、包装等;与货物价格及运输相关的条款(如采购条款、定价及支付条款、运输交付条款、保险条款等);合同或协议授权事项(如经销协议的授权经销区域及授权范围、合同或协议授予的权利及义务);合同或协议的终止条款;与商品数量及其价格有关的合同附件(如各型号零部件等的数量及价格清单等);买卖双方、代理人的签字人及签字日期;其他与减免税审核确认有关的条款。

③进口货物相关技术资料和说明文件中,属于判定该货物能否享受优惠政策的内容应当上传。

---

① 2021 年 11 月 30 日全面停止 QP 预录入系统服务,请登录中国国际贸易单一窗口(https://www.singlewindow.cn)或互联网+海关一体化平台(http://online.customs.gov.cn)进行业务办理。

(2)通过"无纸申报"方式办理减免税手续的,申请人应按以下要求妥善保管纸质单证资料备海关核查:①有专用库房或者独立区域;②有专门的档案管理人员;③按照征免税证明编号单独成档,分年度保存;④建立索引,便于查找。

有关纸质单证资料的保管期限,为自向海关申请之日起,至进口货物海关监管年限结束再延长3年;与政策项目信息有关纸质单证资料的保管期限,为自向海关申请之日起,至该政策或项目最后一批进口货物海关监管年限结束再延长3年。

申请人以"无纸申报"方式办理减免税手续,有遗失、伪造、变造相关单证档案等情形的,暂停申请人"无纸申报"。

(二)进出口报关

其包括进出口货物征免税证明和许可证件(特殊情况除外)。

"单一窗口"
标准版用户
手册
(减免税后续)

做中学6—3 中日合资某北方纺织品公司委托大连某贸易公司进口清纱器20台,总值1 000万元。其中,投资建厂用10台,转售给国内某国有企业10台。清纱器运至进口口岸后,大连该贸易公司按外商投资企业进口物资进行减免税申报,但遭到海关的拒绝。请问:海关拒绝是否合理,为什么?

分析:海关的拒绝是合理的。只有提交征免税证明才可以按减免税货物申报。

(三)后续处理和解除监管

1. 后续处理

(1)变更使用地点。在海关监管期限内,减免税货物应当在主管海关核准的地点使用。变更需申请办理异地监管手续,海关批准后才可以移出主管海关管辖地。

(2)结转。在海关监管期限内,减免税申请人将进口减免税货物转让给进口同一货物享受同等减免税优惠待遇的其他单位的,应当按照规定办理减免税货物结转手续(见图6—18)。

图6—18 减免税货物结转手续办理步骤

第一步:提出申请。转出申请人向转出地海关提出申请。

第二步:海关审核。转出地海关审核同意后,通知转入地主管海关。

第三步:减免税审批。转入申请人向转入地海关申请办理减免税审批手续。

第四步:签发证明。转入地海关审核无误后,签发征免税证明。

第五步:报关手续。转出、转入申请人分别在主管海关办理出口、进口报关手续。

第六步:解除监管。转出地海关办理转出减免税货物的解除监管手续;转入地主管海关在剩余监管年限内对结转减免税货物继续实施后续监管,监管期满后申请解除监管,签发"减免税进口货物解除监管证明"。

(3)转让。在海关监管年限内,减免税申请人将进口减免税货物转让给不享受进口税收优惠政策或者进口同一货物不享受同等减免税优惠待遇的其他单位的,应当事先向减免税申请人主管海关申请办理减免税货物补缴税款和解除监管手续。

(4)移作他用。在海关监管年限内,减免税申请人需要将减免税货物移作他用的,应当事先向主管海关提出申请。经海关批准,减免税申请人可以按照海关批准的使用地区、用途、企业将减免税货物移作他用。其包括以下情形:①将减免税货物交给减免税申请人以外的其他单位使用的;②未按照原定用途、地区使用减免税货物的;③未按照特定地区、特定企业或者特定用途使用减免税货物的其他情形。

除海关总署另有规定外,按照上述第一款规定将减免税货物移作他用的,减免税申请人还应当按照移作他用的时间补缴相应税款。移作他用时间不能确定的,应当提交相应的税款担保,税款担保不得低于剩余监管年限应补缴税款总额。

(5)变更、终止。在海关监管年限内,减免税申请人发生分立、合并、股东变更、改制等情形的,权利、义务承受人应当自营业执照颁发之日起30日内,向原减免税申请人的主管海关报告主体变更情况及原减免税申请人进口减免税货物的情况。经海关审核,需要补征税款的,承受人应当向原减免税申请人主管海关办理补税手续;可以继续享受减免税待遇的,承受人应当按照规定申请办理减免税备案变更或者减免税货物结转手续。

在海关监管年限内,因破产、改制或者其他情形导致减免税申请人终止,没有承受人的,原减免税申请人或者其他依法应当承担关税及进口环节海关代征税缴纳义务的主体应当自资产清算之日起30日内向海关申请办理补税和解除监管手续。

(6)退运、出口。减免税申请人持出口货物报关单向主管海关办理原减免税货物的解除监管手续。办理步骤如图6—19所示。

图6—19 减免税货物解除监管手续的办理步骤

(7)贷款抵押。在海关监管年限内,减免税申请人要求以减免税货物向金融机构办理贷款抵押的,应当向主管海关提出书面申请,不得以减免税货物向金融机构以外的公民、法人或其他组织办理贷款抵押。减免税申请人以减免税货物向境内金融机构办理贷款抵押的,应当向海关提供下列形式的担保:①与货物应缴纳税款等值的担保金;②境内金融机构提供的相当于货物应缴税款的保函;③减免税申请人、境内金融机构共同向海关提交的"进口减免税货物贷款抵押承诺保证书"。

减免税申请人以减免税货物向境外金融机构抵押的,应提交与货物应缴纳税款等值的保证金或者境内金融机构提供的相当于货物应缴税款的保函。

减免税申请人以减免税货物向金融机构办理贷款抵押的步骤如图6—20所示。

图6—20 以减免税货物向金融机构办理贷款抵押的步骤

2. 解除监管

(1)自动解除监管。特定减免税进口货物监管期届满时,减免税申请人不必向海关申领"减免税进口货物解除监管证明",有关减免税货物自动解除监管,可以自行处理。

(2)申请解除监管。

①期满申请解除监管。监管期届满,减免税申请人需要"减免税进口货物解除监管证明"的,可以自监管年限届满之日起1年内,持有关单证向海关申请领取。海关应当自接到特定减免税申请人的申请之日起20日内核实情况,并填发"减免税进口货物解除监管证明"。办理步骤如图6—21所示。

$$ \boxed{\text{提交申请}} \longrightarrow \boxed{\text{海关审批}} \longrightarrow \boxed{\text{海关出具解除监管证明}} $$

图 6—21　期满申请解除监管的办理步骤

②监管期限内申请解除监管。减免税货物在海关监管期限内,因特殊原因出售、转让、放弃或者企业破产清算的,原"进出口货物征免税证明"的申请人办理有关进口货物的结关手续后,应当向原签发征免税证明的海关提出解除监管申请,主管海关经审核批准后,签发"减免税进口货物解除监管证明"。

经验小谈 6—13　我司是纺织类生产型企业,有一批减免税设备还在海关监管年限内,想将这批设备抵押给银行贷款。请问:是否需经海关同意?

答:根据《海关进出口货物减免税管理办法》第三十一条的规定,在海关监管年限内,减免税申请人要求以减免税货物向金融机构办理贷款抵押的,应当向主管海关提出书面申请。经审核符合有关规定的,主管海关可以批准其办理贷款抵押手续。减免税申请人不得以减免税货物向金融机构以外的公民、法人或者其他组织办理贷款抵押。

经验小谈 6—14　请问:减免税货物因品质或者规格原因原状退运出境,减免税申请人进口同一类型货物的,减免税额度是否恢复?

答:根据海关总署公告 2021 年第 16 号(关于《中华人民共和国海关进出口货物减免税管理办法》实施有关事项的公告),减免税货物因品质或者规格原因原状退运出境,减免税申请人以无代价抵偿方式进口同一类型货物的,减免税额度不予恢复;未以无代价抵偿方式进口同一类型货物的,减免税申请人在原减免税货物退运出境之日起 3 个月内向海关提出申请,经海关审核同意,减免税额度可以恢复。

【注意】

《海关法》第五十七条:特定地区、特定企业或者有特定用途的进出口货物,可以减征或者免征关税;依照前款规定减征或者免征关税进口的货物,只能用于特定地区、特定企业或者特定用途,未经海关核准并补缴关税,不得移作他用。

《进出口货物减免税管理办法》第二十六条:在进口减免税货物的海关监管年限内,未经海关许可,减免税申请人不得擅自将减免税货物转让、抵押、质押、移作他用或者进行其他处置。

《中华人民共和国海关行政处罚实施条例》第十八条第一款:未经海关许可,擅自将海关监管货物开拆、提取、交付、发运、调换、改装、抵押、质押、留置、转让、更换标记、移作他用或者进行其他处置的,处货物价值 5% 以上 30% 以下罚款,有违法所得的,没收违法所得。

由于《海关法》和《进出口货物减免税管理办法》等相关法律法规中并没有针对何谓"移作他用"或者"进行其他处置"行为作具体的阐述,导致实践中许多企业对此问题产生了不同的认识和误解,以致在使用特定减免税设备时,经常发生被海关认定为构成"移作他用"或者"进行其他处置"行为。这些行为多表现为未经海关批准,擅自将特定减免税设备进行对外出租、出借,或在集团公司内部企业之间调拨、挪用,或将减免税设备由总公司调入分公司使用等。

　小贴士 6—4　　　　　　**擅自改变特定减免税设备的用途**

某外商投资饮料生产企业拟定了以生产果汁饮料、茶饮料和饮用水为主要产品的《可行性研究报告》,报主管商务部门审批后,取得《国家鼓励发展的内外资项目确认书》中的"项目产业政策审批条目"核定为"果蔬饮料的开发、加工"。此后,该企业以特定减免税方式进口了价值近 400 万美元的灌装生产设备。上述设备投产后,由于果蔬类饮料国内市场销路不畅,该企业在未经海关批准的情况下,将灌装设备用于生产瓶装纯净水。随后,海关稽查部门在对该企业特定减免税设备使用情况核查过程中发现上述问题,遂对其立案调查,并认定该企业的转产行为已构成将特定减免税设备"移作他用"的违规行为,依照《海关行政处罚实施条例》作出了罚款的处罚决定,同时责令其补缴设备"移作他用"期间的应缴税款。

企业在使用特定减免税货物进行生产经营时,一定要严格遵守《国家鼓励发展的内外资项目确认书》中核定的"项目产业政策审批条目"相关内容,否则很可能会因违反"特定用途"原则,而被海关认定为将特定减免税货物"移作他用"。

 小贴士 6—5　　　　擅自改变使用主体和使用地区

某境外企业先后在上海、宁波等地设立 10 家外商投资企业。2018 年 7 月至 2020 年 8 月间,其中的 4 家外商投资企业根据国外母公司的统一部署,在未经海关许可的情况下,将合计 79 台特定减免税食品加工设备调拨给其他 6 家子公司使用。最终,上述行为被海关认定为构成将特定减免税设备移作他用的违规行为,对上述 4 家公司处以罚款并责令其补办结转手续。

类似的案例还经常发生于企业及分支机构之间,例如企业因各种原因,未经海关许可,将特定减免税货物交由其设立的分公司使用。在海关执法实践中,企业的上述擅自调拨、挪用特定减免税货物的行为,通常会涉嫌违反"特定地区"或者"特定企业"的原则,进而被海关认定为构成将特定减免税货物"移作他用"而加以处罚。

 小贴士 6—6　　　　涉嫌"进行其他处置"的情形

从海关的执法实践来看,未经海关批准,擅自将特定减免税货物进行改装、报废、毁损等行为,都可能会被海关认定为构成"进行其他处置"。此外,在实践中还有一些较为特殊的问题,也存在被认定为构成"进行其他处置"的风险。

例如,某中外合资企业在投资总额内进口了一批免税设备,该批设备处于海关监管期限内。随后,该企业申请减少投资总额和注册资本并获得审批机关批准,并随之办理了变更登记手续。但在后来的海关稽查中,认定该企业减少投资总额的行为导致其之前免税进口的设备价值超出了现有的投资总额,超出部分不符合享受减免税政策的有关规定,从而要求企业针对超出部分,按照审批部门批复其减少投资总额的日期确定折旧年限补缴税款,并办理解除监管手续。

**减免税货物
相关附件**

任务六　暂准进出境货物报关

一、暂准进出境货物概述

(一)概念

暂准进境货物是指为了特定的目的,经海关批准暂时进境,按规定的期限原状复运出境的货物。暂准出境货物是指为了特定的目的,经海关批准暂时出境,按规定的期限原状复运进境的货物。

(二)特征

(1)有条件暂时免予缴纳税费。暂准进出境货物在向海关申报进出境时,不必缴纳进出口税费,但收发货人需要向海关提供担保。

(2)免予提交进出口许可证件。但是,涉及公共道德、公共安全、公共卫生所实施的进出境管理制度的暂准进出境货物应当凭许可证件进出境。

(3)规定期限内按原状复运进出境。暂准进出境货物应自进境或者出境之日起6个月内复运出境或者复运进境;经收发货人申请,海关可以延长期限。

(4)按货物实际使用情况办结海关手续。在规定期限内,由货物的收发货人根据货物的不同情况向海关办理核销结关手续。

(三)范围

第一类:经海关批准暂时进出境时,纳税义务人应缴纳税款的保证金或提供其他担保暂不纳税,并按规定期限复运进境(出境)的暂准进出境货物。其范围如下:①在展览会、交易会、会议及类似活动中展示或者使用的货物;②文化、体育交流活动中使用的表演、比赛用品;③进行新闻报道或者摄制电影、电视节目使用的仪器、设备及用品;④开展科研、教学、医疗活动使用的仪器、设备及用品;⑤上述四项所列活动中使用的交通工具及特种车辆;⑥货样;⑦慈善活动使用的仪器、设备及用品;⑧供安装、调试、检测设备时使用的仪器及工具;⑨盛装货物的容器;旅游用自驾交通工具及用品;工程施工中使用的设备、仪器及用品;海关批准的其他暂时进出境货物。

第二类:指除第一类以外的暂准进出境货物。本项目对此类暂准进出境货物不作介绍。

二、暂准进出境货物报关程序

(一)使用暂准进口(ATA)单证册的暂准进出境货物

1. 暂准进口(ATA)单证册概述(见表6—11)

ATA单证册

表6—11　　　　　　　　　　　　　ATA单证册概述

项目	内　　　容
概念	暂准进口单证册,简称ATA单证册,是指世界海关组织通过的《货物暂准进口公约》及其附约A和《ATA公约》中规定使用的、用于替代各缔约方海关暂准进出口货物报关单和税费担保的国际性通关文件
格式	一份ATA单证册一般由8页ATA单证组成:一页绿色封面单证、一页黄色出口单证、一页白色进口单证、一页白色复出口单证、两页蓝色过境单证、一页黄色复进口单证、一页绿色封底
适用	按照进口目的划分,适用ATA单证册的货物有以下几类:①在各类国际博览会、交易会、展览会、国际会议及类似活动上陈列或使用的物品;②以寻求境外供货订单为目的向客户展示或演示的商业样品;③各类专业人员使用的专业设备,例如赴境外报道、录制节目、摄制影片所需的出版、音像广播、摄影设备,赴境外安装、调试机器所需的各种测量仪器,医务人员所需的医疗器械,演员、乐团、剧团所需的演出服装、道具等;④用于货物内外包裹,或用于货物卷绕、系缚及其他目的已经使用或准备使用的包装物品;⑤海员在履行海上任务时使用的物品,包括文化、体育、休养、宗教或体育活动的用品;⑥用于科学研究和教育的仪器装置、设备及其配件等;⑦用于教学或职业培训的各种设置、仪器、设备及其零配件等;⑧各类私人车辆;⑨私用航空器和游艇;⑩各种促进旅游的宣传物品、小礼品、音像制品等;⑪货运集装箱;⑫各类商用车辆。 不适用ATA单证册的货物一般有:①易腐烂或易消耗的物品;②以销售为进口目的的货物;③打算赠送的货物;④以加工或维修为进口目的的货物。 为支持我国举办北京2022年冬奥会和冬残奥会等体育活动,依据有关货物暂准进口的国际公约规定,海关自2020年1月1日起,接受"体育用品"用途的暂时进境ATA单证册。对用于体育比赛、体育表演和训练等所必需的体育用品,可以使用ATA单证册办理暂时进境海关手续。
语言	我国海关只接受中文或者英文填写的ATA单证册
出证担保	中国国际商会是我国ATA单证册的担保协会和出证协会

续表

项目	内　　　　容
管理机构	海关总署在北京设立 ATA 单证册核销中心,负责对 ATA 单证册的进出境凭证进行核销、统计和追索
有效期限	ATA 单证册有效期是指 ATA 单证册本身持续有效的期限。该期限由出证机构打印在 ATA 单证册封面和各式凭证的 G 栏 c)项内。 一般情况下,ATA 单证册自签发之日起 1 年内有效,但这并不是单证册项下货物可以在境外停留的时间。 ATA 单证册项下暂时进境货物申请延长期限超过 ATA 单证册有效期的,ATA 单证册持证人应当向原出证机构申请续签 ATA 单证册。
追索	未能按照规定复运出境或过境的,ATA 单证册核销中心向中国国际商会提出追索

2. 报关程序

暂准进出境货物收发货人可以在申报前向主管地海关提交《暂时进出境货物确认申请书》,申请对有关货物是否属于暂时进出境货物进行审核确认,并且办理相关手续,也可以在申报环节直接向主管地海关办理暂时进出境货物的有关手续。

申报时按照海关申报管理规定提交有关单证。其中,暂时进境货物如属于我国加入的货物暂准进口国际公约中的货物,可使用货物暂准进口单证册(以下称"ATA 单证册"),申报进口时应当向海关提交有效的 ATA 单证册,根据相关规定海关只接受用中文或者英文填写的 ATA 单证册。

(1)进出口申报。持 ATA 单证册向海关申报进出境货物(展览品),不需要向海关提交进出口许可证件,也不需要另外提供担保。但进出境货物受公共道德、公共安全、公共卫生、动植物检疫、濒危野生动植物保护、知识产权保护等限制的,收发货人或其代理人应当向海关提交相关的进出口许可证件。申报步骤如图 6—22 所示。

图 6—22　持 ATA 单证册向海关申报进出境货物的步骤

第一步:进境申报。中国国际商会出证,收货人或其代理人向展会主管海关提交 ATA 单证册、提货单等资料。海关签注白色进口单证,留存白色正联,其余退还。

第二步:出境申报。发货人或其代理人向出境地海关提交国家主管部门的批准文件、ATA 单证册、装货单等单证。海关签注绿色封面单证和黄色出口单证,留存黄色单证正联,其余退还。

第三步:异地复运进出境申报。持证人持主管地海关签章的海关单证向复运出境、进境地海关办理手续。货物复运出境、进境后,主管地海关凭复运出境、进境地海关签章的单证办理核销结案。

【注意】从境外暂时进境的货物转入海关特殊监管区域和保税监管场所的,不属于复运出境。暂时进出境货物未在规定期限内复运出境或者复运进境,且纳税义务人未在规定期限届满前向海关申报办理进出口及纳税手续的,海关除按照规定征收应缴纳的税款外,并自规定期限届满之日起至纳税义务人申报纳税之日止按日加收应缴纳税款万分之五的滞纳金。

第四步:过境申报。过境货物承运人或其代理人持 ATA 单证册向海关申报将货物通过我国转运至第三国参展的,不填报关单。海关签注两份蓝色过境单证,留存蓝色单证正联,其余退还。

(2)税款担保和税款征收

根据《中华人民共和国进出口关税条例》(以下简称《关税条例》)第四十二条规定,符合条件的暂时进出境货物在进境或者出境时可以向海关缴纳相当于应纳税款的保证金或者提供其他担保,暂不缴纳税款。

除《关税条例》第四十二条规定以外其他暂时进出境货物。海关按照货物申报进出境之日适用的汇率、税率,审核确定其完税价格、按月征收税款,或者在规定期限内货物复运出境或者复运进境时征收税款。

(3)结关。其包括:①正常结关。持证人在规定期限内将进境展览品、出境展览品复运出境、进境,海关在白色复出口单证和黄色复进口单证上分别签注,留存单证正联,退还其存根联和 ATA 单证册其他各联给持证人,正式核销结关。②非正常结关。其管理办法如表 6—12 所示。

表 6—12 非正常结关管理办法

情 况	管 理 办 法
复运出境时,未核销、签注的	ATA 单证册核销中心凭另一缔约国海关在 ATA 单证上签注的该批货物从该国进境或复运进境的证明,或者我国海关认可的能够证明该批货物已经实际离开我国境内的其他文件,作为货物已经从我国复运出境的证明,对 ATA 单证册予以核销
	持证人向海关缴纳调整费。但在我国海关发出"ATA 单证册追索通知书"前,持证人凭其他国海关出具的货物已运离我国关境的证明,要求予以核销单证册的,海关免收调整费
因不可抗力受损	无法原状复运出境、进境的,持证人应及时向主管海关报告,凭有关部门出具的材料办理复运出境、进境手续
	灭失或失去使用价值,经海关核实后可以视为货物已经复运出境、进境
因非不可抗力受损	灭失或受损,持证人应当按照货物进出口地有关规定办理海关手续

(4)后续监管。暂时进出境货物除因正常使用而产生的折旧或者损耗外,应当按照原状复运出境、复运进境。并应当自进口或者出境之日起 6 个月内向主管地海关办理复运出境、复运进境手续,也可以异地办理,并在货物复运出境、复运进境后,向主管地海关办理结案手续。

(二)其他暂准进出境货物

1. 范围

上述的 12 项暂准进出境货物,除使用 ATA 单证册报关的货物、不使用 ATA 单证册报关的展览品、集装箱箱体外,其余均按照其他暂准进出境货物监管。

2. 期限

有效期为 6 个月,经主管海关批准可延期,延期最多不超过 3 次,每次不超过 6 个月。国家重点工程、国家科研项目使用的暂准进出境货物,在 18 个月延长期届满后仍需要延期的,由主管地直属海关报海关总署审批。

3. 管理

第一,暂准进出境申请和审批(由货物收发货人提出,如图 6—23 所示)。"货物暂时进/出境申请批准决定书"见样例 6—3。

图 6—23 暂准进出境申请和审批

样例6—3

中华人民共和国海关
货物暂时进/出境申请批准决定书

(1)_____

　　经审核,你单位"货物暂时进/出境申请书"(2)_____的申请,符合《中华人民共和国海关法》及《中华人民共和国海关暂时进出境货物管理办法》的有关规定,决定予以批准。

_____(3)海关(盖章)
____年___月___日

填写规范说明:

(1)被告知单位名称;

(2)单位暂时进出境申请书编号;

(3)海关名称。

　　第二,延期申请和审批(见图6—24)。

图6—24　暂准进出境延期申请和审批

　　4.进出境申报

　　第一,进境申报。单证:主管部门签发的暂时进境的批准文件、进口货物报关单、商业及货运单据。许可证:除特殊情况外,一般可以豁免进口许可证件。税款:免缴纳进口税,但要提供担保。

　　第二,出境申报。单证:主管部门签发的暂时出境的批准文件、出口货物报关单、货运及商业单据等。许可证:除了易制毒化学品、监控化学品、消耗臭氧层物质、有关核出口等属出口管制条例管制的商品或国际公约管制商品外,不需交验许可证件。

　　第三,异地复运出境、进境申报。货物复运出境、进境后,主管地海关凭复运出境、进境地海关签章的海关单证办理核销结案手续。

　　第四,结关。不同情况下的结关管理如表6—13所示。

表6—13　　　　　　　　　　　　**不同情况下的结关管理**

情　况	管　　　　理
复运进出境	收发货人或其代理人留存由海关签章的复运进出境的报关单准备报核
转为正式进出口	收发货人在货物复运出境、进境期限届满30个工作日前向主管地海关申请,经主管地直属海关批准,按规定办理正式进口或出口报关纳税手续
放弃	货物所有人向海关声明放弃的,由海关按规定处理
不可抗力	无法原状复运出境、进境的,收发货人应及时向主管海关报告,凭证明文件办理复运出境、进境手续
	灭失或者失去使用价值的,经海关核实后可以视为货物已经复运出境、进境

续表

情　况	管　理
非不可抗力	展品收发货人按货物进出口有关规定办理海关手续
丢失、被窃	海关按照进口同类货物征收进口税

　　收发货人向海关提交经海关签章的进出口货物报关单，或者处理放弃货物的有关单据，以及有关其他单证，申请报核。海关经审核，情况正常的，退还保证金或办理其他担保销案手续，予以结关。

　　【提示】海关总署公告 2018 年第 12 号《关于发布〈中华人民共和国海关暂时进出境货物管理办法〉格式文书及有关报关单填制规范的公告》。

　　1. 收发货人或其代理人申报货物暂时进出境的报关单填制规范

　　(1)"监管方式"栏

　　应当填报"暂时进出货物(2600)"或者"展览品(2700)"。

　　(2)"标记唛码及备注"栏

　　①根据《管理办法》第三条第一款所列项目，应当填报暂时进出境货物类别，如：暂进六，暂出九。

　　②根据《管理办法》第十条的规定，应当填报复运出境或者复运进境日期，期限应当在货物进出境之日起 6 个月内，如：20180815 前复运进境，20181020 前复运出境。

　　③根据《管理办法》第七条的规定，向海关申请对有关货物是否属于暂时进出境货物进行审核确认的，应当填报"中华人民共和国××海关暂时进出境货物审核确认书"编号，如：<ZS 海关审核确认书编号>，其中英文为大写字母，<>为英文半角；无此项目的，无须填写。

　　上述内容在"标记唛码及备注"栏内依次填报，项目间用"/"分隔，前后均不加空格。

　　2. 收发货人或其代理人申报货物复运进境或者复运出境的报关单填制规范

　　货物办理过延期的，应当在报关单"标记唛码及备注"栏填报"货物暂时进/出境延期办理单"的海关回执编号，如：<ZS 海关回执编号>，其中英文为大写字母，<>为英文半角；无此项目的，无须填写。

"单一窗口"标准版用户手册(暂时进出境货物管理系统)

任务七　其他进出境货物报关

一、过境、转运、通运货物

(一)过境货物

1. 概念

它是指从境外启运，在我国不论是否换装运输工具，通过陆路运输，继续运往境外的货物。

2. 范围

它包括：①准予过境的货物：与我国签有过境货物协议、铁路联运协议的国家的过境货物；与我国签有过境货物协定的国家收、发货的过境货物；未与我国签有过境货物协定但经国家商务、运输主管部门批准，并向入境地海关备案后准予过境的货物。②禁止过境的货物：来自或运往我国停止或禁止贸易的国家和地区的货物；各种武器、弹药、爆炸物及军需品；各种烈性毒药、麻醉品和毒品；我国法律、行政法规禁止过境的货物、物品。

3. 海关对过境货物的监管要求

第一,海关对过境货物监管的目的:防止过境货物滞留境内,或将境内货物混装出境,以及防止禁止过境货物从我国过境。

第二,海关对过境货物经营人的要求:①过境货物经营人应当持主管部门的批准文件和市场监管部门颁发的营业执照向海关主管部门申请办理注册登记手续;②运输工具具有海关认可的加封条件或装置;③应当保护海关封志完整,不得开启或损毁。

第三,海关对过境货物监管的其他规定:①民用爆炸品、医用麻醉品应取得海关总署的批准;②伪报货名、国名,运输我国禁止货物的,依法扣留;③海关可以实施检查,相关人员应到场;④如果在境内发生毁损或灭失(不可抗力除外),必须向出境地海关补交进口关税。

4. 过境货物报关程序

(1)进出境报关。过境货物经营人或报关企业的报关步骤如图 6—25 所示。

图 6—25 过境货物经营人或报关企业的报关步骤

第一步:过境手续。向海关提交过境货物报关单、运单、转载清单、载货清单、发票和装箱单等。

第二步:进境关封。进境地海关审核无误后,在提运单上加盖"海关监管货物"戳记,将报关单和过境清单制作关封后加盖"海关监管货物"专用章,并把上述单证退还给企业。

第三步:出境申报。货物出境需要向出境地海关申报,递交关封和其他单证。

第四步:出境放行。出境地海关审核单证、关封和货物,确认无误后,加盖放行章,监管货物出境。

(2)过境期限。过境货物的过境期限为 6 个月,因特殊原因,可以向海关申请延期,经海关同意后,最长可延长 3 个月,超过规定期限 3 个月不过境的,海关可提取变卖。

(3)境内暂存和运输。①过境货物进境后因换装运输工具等原因需卸下储存时,应经海关批准并在监管下入海关指定或同意的仓库或场所。②过境货物应当按照运输主管部门规定的线路运输;没有规定的,由海关指定。③海关可根据情况派员押运过境。

(二)转运货物

1. 概念

它是指由境外启运,通过我国境内设立海关的地点换装运输工具,直接继续运往境外,不通过境内陆路运输的货物。①由进境地入境,向海关申请转关、运往另一设关地点办理进口海关手续的货物。②在启运地已办理出口海关手续运往出境地,由出境地海关监管放行的货物。

2. 条件

进口货物经收货人或其代理人向海关提出申请,并具备下列条件者,才可办理转关运输:

(1)多式联运货物,以及具有全程提(运)单需要在境内换装运输工具的进出口货物,其收发货人可以向海关申请办理多式联运手续,有关手续按照联程转关模式办理。

(2)进口固体废物满足以下条件的,经海关批准后,其收发货人方可申请办理转关手续,开展转关运输:①按照水水联运模式进境的废纸、废金属。②货物进境地为指定进口固体废物口岸。③转关运输指运地已安装大型集装箱检查设备。④进口废金属的联运指运地为经国家环保部门批准设立、通过国家环保等部门验收合格、已实现海关驻点监管的进口固体废物"圈区管理"园区。⑤联运至进口固体废物"圈区管理"园区的进口废金属仅限园区内企业加工利用。

(3)易受温度、静电、粉尘等自然因素影响或者因其他特殊原因,不宜在口岸海关监管区实施查验的进出口货物,满足以下条件的,经主管地海关(进口为指运地海关,出口为启运地海关)批准后,其收发货人方可按照提前报关方式办理转关手续:①收发货人为高级认证企业。②转关运输企业最近一年内没有因走私违法行为被海关处罚。③转关启运地或指运地与货物实际进出境地,不在同一直属关区内。④货物实际进境地已安装非侵入式查验设备。进口转关货物应当直接运输至收货人所在地,出口转关货物应当直接在发货人所在地启运。

(4)邮件、快件、暂时进出口货物(含 ATA 单证册项下货物)、过境货物、中欧班列载运货物、市场采购方式出口货物、跨境电子商务零售进出口商品、免税品以及外交、常驻机构和人员公用物品,其收发货人可按照现行相关规定向海关申请办理转关手续,开展转关运输。

(5)除上述情况外,海关不接受转关申报。

3. 海关对转运货物的监管要点

它包括:①目的:防止混卸进口和混装出口。②处理:存放期间不得开拆、改换包装或进行加工。③期限:3 个月,超过规定期限的,海关可提取变卖。④海关有权进行查验。

4. 转关手续

转关货物的收发货人或者代理人,可以采取以下三种方式办理转关手续:①在指运地或者启运地海关以提前报关方式办理;②在进境地或者启运地海关以直接填报转关货物申报单的直转方式办理;③以由境内承运人或者其代理人统一向进境地或者启运地海关申报的中转方式办理。

【提示】海关总署现已全面推行转关作业无纸化,转关货物申报的电子数据与书面单证具有同等的法律效力。企业无须再以纸质提交转关申报单或者汽车载货清单,交验《汽车载货登记簿》《中国籍国际航行船舶进出境(港)海关监管簿》《司机签证簿》,海关会运用信息化技术,对企业所申报的转关申报单或者汽车载货清单电子数据进行审核、放行、核销。

(三)通运货物

1. 概念

它是指从境外启运,不通过我国境内陆路运输,运进境后由原运输工具载运出境的货物。

2. 通运货物的报关程序

它包括:①运输工具的负责人持"船舶进口报告书"或"进口载货舱单"申报;②在运输工具抵、离境时对申报的货物予以核查,需倒装货物时,应向海关申请并在其监管下进行。

过境、转运、通运货物的区别如表 6—14 所示。

表 6—14   过境、转运、通运货物的区别

项目\货物	过境货物	转运货物	通运货物
运输形式	通过我国境内陆路运输	不通过我国境内陆路运输	原装载运输工具进出境
是否换装运输工具	不论是否换装	换装	不换装
期限	6 个月,可延长 3 个月	3 个月	无表述

经验小谈 6—15 我司网络出现故障,导致无法向海关报送电子舱单信息。请问:可以向海关申请提交纸质材料吗?

答:根据《中华人民共和国海关进出境运输工具舱单管理办法》第四条的规定,进出境运输工具负责人、无船承运业务经营人、货运代理企业、船舶代理企业、邮政企业以及快件经营人等舱单电子数据传输义务人(以下统称"舱单传输人")应当按照海关备案的范围在规定时限向海关传输舱单电子数据。海关监管作业场所经营人、理货部门、出口货物发货人等舱单相关电子数据传输义务人应

当在规定时限向海关传输舱单相关电子数据。对未按照本办法规定传输舱单及相关电子数据的，海关可以暂不予以办理运输工具进出境申报手续。因计算机故障等特殊情况无法向海关传输舱单及相关电子数据的，经海关同意，可以采用纸质形式在规定时限向海关递交有关单证。

二、货样、广告品

(一)概述

1. 概念

货样是指专供订货参考的进出口货物样品；广告品是指进出口用以宣传有关商品内容的广告宣传品。

2. 分类

货样、广告品 A：有进出口经营权的企业价购或售出的货样、广告品。货样、广告品 B：没有进出口经营权的企业(单位)进出口及免费提供进出口的货样、广告品。

(二)报关程序

1. 货样、广告品报关的证件管理(见表 6-15)

表 6-15   货样、广告品报关的证件管理

货物项目	管　理	条　　件
进口	非许可证	货样、广告品 A 凭经营权申报
		1 000 元人民币以下的货样、广告品 B，凭其主管司局级以上单位证明申报；1 000 元人民币以上的，凭省级商务主管部门审批证件申报
	许可证	进口属于许可证管理的货样、广告品，凭许可证申报
	自动进口许可证	属于自动进口许可证管理的机电产品和一般商品，每批次价值 5 000 元人民币以下的，免领自动进口许可证
		旧机电产品按旧机电产品进口规定办理
	入境货物通关单	列入《法检目录》的货物需要处理
	出口许可证	免交：货样每批次 3 万元人民币以下 交：货样每批次 3 万元人民币以上；两用物项和技术的货样或试验用样品
	出境货物通关单	列入《法检目录》的货物需要处理

2. 货样、广告品报关的税收管理

每次总值在 400 元人民币及以下的，免征；400 元人民币以上的，超出部分征收超出部分关税和进口环节代征税。

三、租赁货物

(一)概述

1. 概念

租赁是指所有权与使用权之间的一种借贷关系，即由资产所有者(出租人)按合同规定，将租赁物件租给使用人(承租人)，使用人在规定期限内支付租金并享有租赁物件使用权的一种经济行为。跨越国境(地区)的租赁就是国际租赁，而以国际租赁方式进出境的货物，即为租赁进出口货物。

2. 范围

租赁分为金融租赁和经营租赁。这两种租赁货物的区别如表 6-16 所示。

表 6-16　　　　　　　　　　　　　　　两种租赁货物的区别

方 式	性 质	最终流向	期满处置方式	租金和总价关系
金融租赁	融资性质	不复运出境	届满转让给承租人	大于货价
经营租赁	服务性质	复运出境	归原所有人	小于货价

(二)报关程序

《进出口关税条例》规定,对于租赁货物,以海关审定的租金作为完税价格缴税。纳税人可选择分期按租金缴税,也可选择一次性缴税。一次性缴税可以海关审定的租金总额作为完税价格,也可以把审定的货价作为完税价格。也就是说,计税方式有三种:分期租金、货价、租金总额。

1. 金融租赁进口货物的报关程序

金融租赁进口货物由于租金大于货价,所以纳税义务人会选择一次性按货价缴纳税款或者按租金分期缴纳税款,不可能选择按租金总额缴纳税款。

第一,按货物的完税价格缴纳税款。进口时,收货人或其代理人按进口货物的实际价格向海关申报。①单证:租赁合同、相关的进口许可证和其他单证。②税款:按海关审查确定的货物完税价格计算税款数额,缴纳进口关税和进口环节海关代征税。③监管:海关现场放行后,不再对货物进行监管。

第二,按租金分期交税。收货人或其代理人在租赁货物进口时按照第一期应当支付的租金和货物的实际价格分别填制报关单向海关报关。①单证:租赁合同、相关的进口许可证和其他单证。②税款:按海关审查确定的第一期租金的完税价格计算税款数额,缴纳进口关税和进口环节海关代征税。每期付租金后 15 日内按支付的租金提交各种单证申报缴税,直到最后一期租金支付完毕。③监管:海关现场放行后,对货物继续监管。届满前 30 日,办理结关手续,将租赁进口货物退运出境;如不退运出境,以残值转让,则应当按照转让价格审查确定完税价格计征进口关税和进口环节海关代征税。

2. 经营租赁进口货物的报关程序

经营租赁进口货物由于租金小于货价,货物在租赁期期满后应当返还出境,纳税义务人往往会选择按租金缴纳税款,不会选择按货物的实际价格缴纳税款。管理方法同上。

四、加工贸易不作价设备

(一)概述

1. 概念

加工贸易不作价设备是指与加工贸易经营企业开展加工贸易(包括来料加工、进料加工及外商投资企业履行产品出口合同)的境外厂商,免费(无须境内加工贸易经营企业付汇,也无须用加工费或差价偿还)向经营单位提供的加工生产所需设备。

加工贸易不作价设备既包括来料加工项下进口的不作价设备,也包括进料加工项下进口的不作价设备。

【注意】加工贸易进口设备必须是不作价的,可以由境外厂商免费提供,也可以向境外厂商免费借用(临时进口不超过半年的单件的模具、机器除外)。进口设备的一方不能以任何方式、任何途径,包括用加工费扣付、出口产品减价等来偿付提供设备的一方设备价款或租金。

2. 范围

加工贸易境外厂商免费提供的不作价设备,如果属于国家禁止进口商品和《外商投资项目不予免税的进口商品目录》所列商品,海关不能受理加工贸易不作价设备申请。除此以外的其他商品,加工贸易企业可以向海关提出加工贸易不作价设备免税进口的申请。

3. 特征

加工贸易不作价设备与保税加工货物进境后虽然都用于加工贸易生产,但有明显的区别:前者是加工贸易生产设备,进境后使用时一般不改变形态,国家政策不强调复运出境;后者是加工贸易生产料件,进境后使用时一般会改变形态,国家政策强调加工后复运出境。

【注意】加工贸易不作价设备与特定减免税设备虽然都是免税进境的生产设备,但在海关管理上有明显的区别:前者按保税货物管理,后者按减免税货物管理。加工贸易不作价设备与保税加工货物、减免税货物一样,在进口放行后需要继续监管。

(二)程序

加工贸易不作价设备的报关程序,与保税货物、减免税货物的报关程序一样,包括备案、进口、核销三个阶段。

1. 备案

加工贸易不作价设备的备案合同应当是订有加工贸易不作价设备条款的加工贸易合同或者加工贸易协议,单独的进口设备合同不能办理加工贸易不作价设备的合同备案。为加工贸易不作价设备备案的加工贸易经营企业应当符合下列条件之一:①设立独立、专门从事加工贸易(不从事内销产品加工生产)的工厂或车间,并且不作价设备仅限在该工厂或车间使用;②对于未设立独立专门从事加工贸易的工厂或车间、以现有加工生产能力为基础开展加工贸易的项目,使用不作价设备的加工生产企业,在加工贸易合同(协议)期限内,其每年加工的产品必须是70%以上属出口产品。

加工贸易不作价设备的备案手续如下:①凭商务主管部门批准的加工贸易合同(协议)和批准件及"加工贸易不作价设备申请核注清单"到加工贸易合同备案地主管海关办理合同备案申请手续;②主管海关根据加工贸易合同(协议)、批准件和"加工贸易不作价设备申请核注清单"及其他有关单证,对照《外商投资项目不予免税的进口商品目录》,审核准予备案后,核发登记手册。

海关核发的加工贸易登记手册的有效期一般为1年,到期前,加工贸易经营企业可以向海关提出延期申请,延长期一般为1年,可以申请延长4次。加工贸易不作价设备不纳入加工贸易银行保证金台账管理的范围,因此不需要设立台账。海关可以根据情况对加工贸易不作价设备收取相当于进口设备应纳进口关税和进口环节海关代征税税款金额的保证金或者银行或非银行金融机构的保证函。不在加工贸易合同或者协议中订明的单独进口的不作价设备及其零配件、零部件,海关不予备案。

2. 进口

企业凭登记手册向口岸海关办理进口报关手续,口岸海关凭登记手册验放。除国家另有规定外,加工贸易不作价设备进境时免进口关税,不免进口环节增值税,如有涉及进口许可证件管理的,可免交进口许可证件。

加工贸易不作价设备进口申报时,报关单的"贸易方式"栏填"不作价设备"(代码0320);对于临时进口(期限在6个月以内)的加工贸易生产所需的不作价模具、单台设备,按暂准进境货物办理进口手续。

3. 核销

加工贸易不作价设备自进口之日起至退运出口并按海关规定解除监管止,属海关监管货物,企业应按海关的规定保管、使用。加工贸易不作价设备的海关监管期限是根据减免税货物的海关监管期限来规定的。加工贸易不作价设备海关监管期限一般是5年。申请解除海关监管有以下两种情况:

(1)监管期内。监管期限未满,企业申请提前解除监管,主要有以下五种情况:

①结转。加工贸易不作价设备在享受同等待遇的不同企业之间结转,以及转为减免税设备的,转入和转出企业分别填制进、出口货物报关单。报关单"贸易方式"栏根据报关企业所持加工贸易登记手册或征免税证明,分别选择填报"加工贸易设备结转""减免税设备结转";报关单"备案号"栏分别填报加工贸易登记手册编号、征免税证明编号或为空;报关单其他栏目按现行《报关单填制规范》关于结转货物的要求填报。

②转让。加工贸易不作价设备转让给不能享受减免税优惠或者不能进口加工贸易不作价设备的企业,必须由原备案加工贸易合同或者协议的商务主管部门审批,并按照规定办理进口海关手续,填制进口货物报关单,提供相关的许可证件,按照以下计算公式确定完税价格,缴纳进口关税:

完税价格＝转让设备进口完税价格(CIF)×[按加工贸易不作价设备规定条件使用月数÷(5×12)]

【提示】不足15天的,不计月数;超过或者等于15天的,按1个月计算。

③留用。监管期未满企业将加工贸易不作价设备移作他用或者虽未满监管期但加工贸易合同已经履约本企业留用的,必须由原备案加工贸易合同或者协议的商务主管部门审批,并按照规定办理进口海关手续,填制进口货物报关单,提供相关的许可证件,按照上述计算公式确定完税价格,缴纳进口关税。

④修理、替换。进境的加工贸易不作价设备需要出境修理或者由于质量或规格不符需要出境替换的,既可以使用加工贸易不作价设备登记手册申报出境和进境,也可以按照出境修理货物或者无代价抵偿货物办理海关进出境手续。

⑤退运。监管期内退运应当由原备案加工贸易合同或者协议的商务主管部门审批,凭批准件和加工贸易不作价设备登记手册到海关办理退运出境手续。

(2)监管期满。加工贸易不作价设备5年监管期满,如不退运出境,可以留用,也可以向海关申请放弃。

①留用。监管期限已满的不作价设备,要求留在境内继续使用的,企业既可以向海关申请解除监管,也可以自动解除海关监管。

②放弃。监管期满既不退运也不留用的加工贸易不作价设备,可以向海关申请放弃,海关比照放弃货物办理有关手续。放弃货物要填制进口货物报关单。

五、出料加工货物

(一)概念
出料加工货物是指我国境内企业运到境外进行技术加工后复运进境的货物。

(二)原则
只有在国内现有的技术手段无法或难以达到产品质量要求而必须运到境外进行某项工序加工的情况下,才可以开展出料加工业务;出料加工原则上不能改变原出口货物的物理形态。完全改变原出口货物物理形态的出口加工,属于一般出口。

(三)管理
出料加工货物6个月内应当复运进境;经海关批准可以延期,延长的期限最长不得超过3个月。

(四)报关程序
第一,备案。开展出料加工的经营企业应当到主管海关办理出料加工合同的备案申请手续。海关根据出料加工的有关规定审核决定是否受理备案,受理备案的应当核发"出料加工登记手册"。

第二,进出口。①出境申报。单证:手册、出口货物报关单、货运单据及其他单证。属许可证管理的,免交许可证件。缴税:应征出口税,应提供担保。监管:海关可以对出料加工货物附加标志、标记或留取货样。②进境申报。单证:手册、进口货物报关单、货运单据及其他单证。缴税:以境外加工费、材料费、复运进境的运输及相关费用和保险费审查确定完税价格,征收进口关税和进口环节海关代征税。③核销。出料加工货物全部复运进境后,经营人应当向海关报核,海关进行核销,提供担保的,应当退还保证金或者撤销担保。

【提示】出料加工未在海关允许期限内复运进境的,海关按照一般进出口货物办理,将货物出境时收取的税款保证金转为税款,货物进境时按一般进出口货物征收进口关税和进口环节海关代征税。

六、无代价抵偿货物

(一)概念

无代价抵偿货物是指进出口货物在海关放行后,因残损、短少、品质不良、规格不符等原因,由进出口货物的收发货人、承运人或者保险公司免费补偿或者更换的与原货物相同或者与合同规定相符的货物。收发货人申报进出口的无代价抵偿货物,与退运出境或者退运进境的原货物不完全相符或者与合同规定不完全相符的,经收发货人说明理由,海关审核认为理由正当且税则号列未发生改变的,仍属于无代价抵偿货物的范围。

收发货人申报进出口的免税补偿或者更换的货物,其税则号列与原进出口货物的税则号列不一致的,不属于无代价抵偿货物的范围,属于一般进出口货物。也就是说,前后更换的货物税则号列必须相同。

(二)特征

许可证:免证。税费:进出口不征收关税;进出口与原货物或合同规定不完全相符的无代价抵偿货物,应按规定计算与原进出口货物的税款差额,多退少补。其中,低于原征收税款,且原进出口货物的发货人、承运人或者保险公司同时补偿货款的,海关应当退还补偿货款部分的相应税款;未补偿货款的,不予退还。

(三)报关程序

1. 因残损、品质不良或规格不符引起的无代价抵偿货物的进出口报关手续

第一,原进口货物退运出境。税费:不征收出口关税。

第二,原进口货物不退运出境,放弃交由海关处理。原进口货物的收货人愿意放弃,交由海关处理的,海关应当依法处理并向收货人提供依据,凭以申报进口无代价抵偿货物。

第三,原进口货物不退运出境也不放弃,交由海关处理的,原进口货物的收货人应当按照海关接受无代价抵偿货物申报进口之日适用的有关规定申报进口,并按照海关对原进口货物重新估定的价格计算的税额缴纳进口关税和进口环节海关代征税,属于许可证管理的商品应提交许可证。

第四,原出口货物退运进境。原出口货物的发货人或其代理人应当办理被更换的原出口货物中残损、品质不良或规格不符货物退运进境的报关手续。被更换的原出口货物退运进境时不征收进口关税和进口环节海关代征税。

第五,原出口货物不退运进境。原出口货物的发货人应当按照海关接受无代价抵偿货物申报出口之日适用的有关规定申报出口,并按照海关对原出口货物重新估定的价格计算的税额缴纳出口关税,属于许可证管理的商品应提交许可证。

做中学 6—4　大连某船运公司完税进口一批驳船,使用不久后发现大部分驳船油漆剥落,于是向境外供应商提出索赔。供应商同意减价 50 万美元,并应进口方的要求以等值的驳船用润滑油

补偿。该批润滑油进口时应当办理的海关手续有哪些?

分析:按一般进口货物报关,缴纳进口税。

2. 申报期限

向海关申报进口无代价抵偿货物应在原进出口合同规定的索赔期内,且不超过自原货物进口之日起 3 年。

3. 无代价抵偿货物报关应提供的单证

除提交报关单和基本单证外,还需提供其他特殊单证。具体包括:(1)进口特殊单证,包括原进口货物报关单、原退运报关单或放弃证明或缴税证明(补偿的货物)、原进口货物缴税证明或征免税证明、索赔协议;(2)出口特殊单证,包括原出口货物报关单、原退运报关单或缴税证明(补偿的货物)、原出口货物税款缴款书、索赔协议。同时,也需要提供商品检验机构出具的原出口货物残损、短少、品质不良或规格不符的检验证明书或者其他有关证明文件。

七、进出境修理货物

(一)概念

进境修理货物是指运进境进行维护修理后复运出境的机械器具、运输工具或其他货物,以及维修这些货物需要进口的原材料、零部件。出境修理货物是指运出境进行维护修理后复运进境的机械器具、运输工具或其他货物,以及维修这些货物需要出口的原材料、零部件。原进口货物出境维修包括原进口货物在保修期内运出境修理和在保修期外运出境修理。

(二)特征

1. 进境修理货物

税费:免予缴纳进口关税和进口环节海关代征税。担保:提供担保。监管:接受海关后续监管。许可证:免予交验许可证。受理部门:海关通关管理部门。其办理步骤如图 6-26 所示。

图 6-26　进境修理货物报关办理步骤

第一步:三级审批。递交以下单证:运单、发票、箱单、与供货商签订的合同、关于暂时进出口原因的详细说明、关于暂时进出口货物的技术资料与详细解释。

第二步:电子申报。

第三步:现场交单。如果审核通过,海关将制发"暂时进/出境申请批准决定书";如果审核不通过,海关将制发"暂时进/出境申请不予批准决定书"。

第四步:查验货物。

第五步:提交担保。在货物收发货人向海关缴纳相当于税款的保证金或海关依法认可的其他担保后,准予暂时免缴关税。对于不涉税的货物,可凭收发货人或其代理人的保证函放行。

第六步:放行货物。对于保证金担保的,足额保证金到账后,海关制发海关保证金、风险担保金、抵押金专用收据,并放行货物。

2. 出境修理货物

税费:在保修期内且免费维修的,免征税;在保修期外、收费维修的,按修理费和所需材料费审定完税价格后征税。许可证:免予交验许可证。

(三)报关程序

1. 进境修理货物

（1）进境时。单证：维修合同或原出口合同、税款担保及其他单证。期限：自进口之日起 6 个月内，可以申请延长，最长不超过 6 个月。海关全程监管。

（2）复出境时。单证：原修理货物进口报关单（留存联或复印件）。

（3）销案时。正常销案，退还保证金或撤销担保；未复运出境的，正常进口。

2. 出境修复货物

（1）出境时。单证：维修合同或原出口合同及其他单证。期限：在境外维修期限为自出境之日起 6 个月，可以申请延长，延长期限最长不超过 6 个月。

（2）复进境时。税费：申报境外实际支付的修理费和材料费，按此征收税费；超过规定期限复运进境的，按一般进口货物办理征税。

八、集装箱箱体

（一）概念

集装箱既是一种运输设备，又是一种货物。当货物用集装箱装载进出口时，集装箱箱体就作为一种运输设备；当一个企业购买进口或销售出口集装箱时，集装箱箱体就是普通的进出口货物。集装箱作为货物的进口是一次性的，作为运输设备是暂时进出境的。这里介绍的是通常作为运输设备暂时进出境的情况。

（二）报关

境内生产的集装箱及我国营运人购买进口的集装箱在投入国际运输前，营运人应当向其所在地海关办理登记手续。海关准予登记并符合规定的集装箱箱体，无论是否装载货物，海关都准予暂时进境和异地出境，营运人或其代理人无须对箱体单独向海关办理报关手续，进出境时也不受规定的期限限制。

境外集装箱箱体暂准进境的，无论是否装载货物，承运人或其代理人都应当对箱体单独向海关申报，并应当于入境之日起 6 个月内复运出境。如因特殊情况不能按期复运出境的，营运人应当向"暂准进境地"海关提出延期申请，经海关核准后可以延期，但不得超过 3 个月，逾期应向海关办理进口报关纳税手续。

九、溢卸和误卸货物

（一）概念

溢卸货物是指未列入进口载货清单、运单的货物，或者多于进口载货清单、提单或运单所列数量的货物。误卸货物是指将运往境外港口、车站或境内其他港口、车站而在本港（站）卸下的货物。

【注意】对于溢卸、误卸货物，应自运输工具卸货之日起 3 个月内办理海关手续，经申请可延期 3 个月办理。超出上述期限，海关可以依法提取作变卖处理。

（二）溢卸、误卸货物的处理方法

处理方法如表 6—17 所示。

表 6—17　　　　　　　　　　　　　　　溢卸、误卸货物的处理方法

方　式	办理人	处理方法
退运境外	当事人	能够提供发货人或承运人书面证明的，可以向海关申请办理直接退运。当事人免予填报报关单，凭决定书或通知书向海关办理直接退运手续

续表

方　式	办理人	处理方法
溢短相补	原收货人或其代理人	运输工具负责人或其代理人要求溢短相补的,应与短卸货物原收货人协商同意,并限于同一运输公司、同一发货人、同一品种的进口货物;非同一运输工具或非同一航次之间抵补的,限于同一运输公司、同一发货人、同一品种。其适用于无代价抵偿货物
物归"原主"	运输工具负责人或其代理人	指运境外港口、车站的误卸货物,运输工具负责人或其代理人要求运往境外的,经海关核实后按照转运货物的报关程序办理海关手续,转运境外
	原收货人或其代理人	指运境内其他港口、车站的误卸货物,既可以由原收货人或其代理人向进境地海关办理申报进境手续,也可以经进境地海关同意办理转关运输手续
就地进口	原收货人或其代理人	原收货人接受的,按一般进口货物申报,提供溢卸货物证明(属于许可证件管理的,应交验许可证件)征税放行
境内销售	购货单位	原收货人不接受、运输工具负责人或其代理人要求国内销售的,办理进口申报手续

十、退运货物

退运货物是指原进出口货物因各种原因造成退运进口或退运出口的货物。它包括一般退运货物和直接退运货物。

(一)一般退运货物

一般退运货物是指已办理进出口申报手续且海关已放行出口或进口,因各种原因造成退运进口或退运出口的货物。

1. 一般退运进口货物的海关手续

第一,报关。①原出口货物已收汇。原出口货物退运进境时,已收汇,已核销:原发货人或其代理人应填写进口货物报关单向进境地海关申报,并提供原出口货物报关单、"外汇核销单出口退税专用联"(加盖已核销专用章)或"出口商品退运已补税证明"(税务部门出具)、保险公司证明,或承运人溢装、漏卸的证明等。②原出口货物未收汇。原出口货物退运进境时,若未收汇,原发货人或其代理人在办理退运手续时,应提交原出口货物报关单、外汇核销单、报关单退税证明联,同时填写进口货物报关单;若部分退运进口,海关则须在原出口货物报关单上批注退运的实际数量、金额后退回企业并留存复印件,海关核实无误后,验放有关货物进境。

第二,税收。出口货物自出口之日起1年内原状退货复运进境的,海关核实后,不予征收进口税。原出口时,已征收出口税,重新缴纳因出口而退还的国内环节税的,自缴纳出口税款之日起1年内准予退还。

2. 一般退运出口货物的海关手续

因故退运出口的进口货物,原收货人或其代理人应填写出口货物报关单,并提供原进口货物报关单、保险公司证明或承运人的证明。因品质或规格原因1年内退运出境的,免征出口关税,已收取的进口关税,1年内予以退还。

(二)直接退运货物

直接退运货物是指在进境后、办结海关放行手续前,进口货物收发货人、原运输工具负责人或其代理人(以下称"当事人")申请退运境外,或者海关根据国家有关规定责令直接退运境外的全部或者部分货物。

1. 当事人申请直接退运

(1)可以退运的范围。包括:①合同执行期间国家贸易政策调整,收货人无法提供相关证件的;②属于错发、误卸货物,并且能够提供相关证明的;③收发货人一致同意退运,并能够提供双方同意退运的书面证明的;④发生贸易纠纷,能够提供法院判决书、仲裁机构仲裁决定书或者无争议的有效货物所有权凭证的;⑤货物残损或者国家检验检疫不合格,能够提供有关证明文件的。

在当事人申请直接退运前,海关已经确定查验或者认为有走私违规嫌疑的货物,不予办理退运。

(2)报关程序。

①单证:"进口货物直接退运申请书"(见样例6—4)及申请表(见样例6—5)、合同、发票、装箱清单、原报关单、提运单或载货清单。海关按照行政许可程序受理或者不予受理,受理并批准直接退运的,制发"准予直接退运决定书"(见样例6—6)。

样例 6—4

进口货物直接退运申请书

海关退申(　　)号

_____海关:

　　我(单位)拟对进口的_____货物(详见附表)办理直接退运手续,特向贵关提出申请,请予批准。

　　附:进口货物直接退运申请表

(印)

年 月 日

样例 6—5

进口货物直接退运申请表

申请单位:	联系人及电话:	
申请日期:	货物进口日期:	
货物品名:	需何种许可证件:	
数(重)量:	申请退运数(重)量:	
货物查验情况:	货物存放地点:	
运单号:	是否已申报(报关单号):	
申请直接退运原因:		
现场通关部门关员审核意见: 签名: 年 月 日	现场通关部门科长审核意见: 签名: 年 月 日	
物流监控/查验部门意见: 签名: 年 月 日	缉私部门意见: 签名: 年 月 日	
关长(或其授权人)审批意见: 签名: 年 月 日		

样例 6—6

中华人民共和国_____海关

进口货物直接退运申请受理决定书

海关许可(　　)直退　号

　　你(单位)关于_____的行政许可申请,我关于___年___月___日收悉。经审查,根据《中华人民共和国海关法》和《中华人民共和国海关进口货物直接退运管理办法》的规定,我关予以受理。

　　注:行政许可申请受理序号为_____号。

(印)

年 月 日

②报关单填制：当事人办理进口货物直接退运的申报手续时，应当先填写出口货物报关单向海关申报，再填写进口货物报关单。因进口货物收发货人或承运人责任造成的错发、误卸或者溢卸，经海关批准的，免填报关单，凭决定书直接办理退运手续。许可证：经海关批准直接退运的货物，不需要交验进出口许可证或者其他监管证件。

③税费：免征各种税费及滞报金。进口货物直接退运的，应当从原进境地口岸退运出境，因运输原因需要改变运输方式或者由另一口岸退运出境的，应当经由原进境地海关批准后，以转关运输的方式出境。

2. 海关责令直接退运的货物

(1)范围。①进口国家禁止进口的货物，经海关依法处理后的；②违反国家检验检疫政策法规，经国家检验检疫部门处理并出具"检验检疫处理通知书"的；③未经许可擅自进口属于限制进口的固体废物原料，经海关依法处理后的；④违反国家法律法规，应当责令直接退运的其他情形。海关责令进口货物直接退运通知书如样例6-7所示。

样例6-7

中华人民共和国海关
责令进口货物直接退运通知书
关退〔 〕号

_____：

你(单位)进口的_____存在以下第_____项情形，根据《中华人民共和国海关进出口货物直接退运管理办法》的有关规定，应当将上述货物直接退运至境外。

(一)货物属于国家禁止进口的货物，已经海关依法处理的；

(二)违反国家检验检疫政策法规，已经国家检验检疫部门处理并且出具"检验检疫处理通知书"或者其他证明文书的；

(三)未经许可擅自进口属于限制进口的固体废物，已经海关依法处理的；

(四)违反国家有关法律、行政法规，应当责令直接退运的其他情形。

当事人陈述、申辩情况：_____

当事人签章：

海关审查意见：_____

经审查，你(单位)陈述、申辩意见、理由_____，根据《中华人民共和国海关进口货物直接退运管理办法》的有关规定，现责令你(单位)在收到该通知书之日起30日内持有关材料到海关办理该货物的直接退运手续。

当事人不服本通知的，依照《中华人民共和国行政复议法》第九条、第十二条，《中华人民共和国行政诉讼法》第四十六条的规定，可自本通知送达之日起60日内向_____申请行政复议，或自本通知送达之日起6个月内，向_____人民法院起诉。

特此通知。

(印)
年 月 日

(2)报关手续。

①报关单填制：因进口货物收发货人或承运人责任造成的错发、误卸或者溢卸，经海关责令退运的，免填报关单，凭通知书直接办理退运手续。

②税费：免税、免滞报金，不列入海关统计。

经验小谈6-16 我司从国外进口了一批铁粉，货物到港后海关说要查验，并且已经取样了。我司觉得很麻烦，想申请直接退运。请问：可以申请直接退运吗？

答：根据《海关进口货物直接退运管理办法》第五条第三款的规定，对海关已经确定布控、查验或者认为有走私违规嫌疑的货物，不予办理直接退运。布控、查验或者案件处理完毕后，按照海关有关规定处理。

十一、退关货物

(一)概念

退关货物又称出口退关货物，是指出口货物在向海关申报出口后被海关放行，因故未能装上运输工具，发货单位请求将货物退运出海关监管区域不再出口的行为。

(二)报关程序

退关货物的报关程序为：①出口货物的发货人及其代理人应当在得知出口货物未装上运输工具，并决定不再出口之日起3天内，向海关申请退关；②经海关核准且撤销出口申报后方能将货物运出海关监管场所；③已缴纳出口税的退关货物，可以自缴纳税款之日起1年内，提出书面申请，向海关申请退税；④出口货物的发货人及其代理人办理出口货物退关手续后，海关应对所有单证予以注销，并删除有关报关电子数据。

十二、放弃货物

(一)概念

放弃货物是指进口货物收货人或其代理人声明放弃，由海关提取依法变卖处理的货物。

(二)范围

放弃货物的范围包括：①没有办结海关手续的一般进口货物；②保税货物；③在监管期内的特定减免税货物；④暂准进境货物；⑤其他没有办结海关手续的进境货物。国家禁止或限制进口的废物、对环境造成污染的货物不得声明放弃。

(三)处理

由海关提取依法变卖处理的放弃进口货物的所得价款，在优先拨付变卖处理实际支出的费用后，再扣除运输、装卸、储存等费用。所得价款不足以支付运输、装卸、储存等费用的，按比例支付。

十三、超期未报关货物

(一)概念

超期未报关货物是指在规定期限内未办结海关手续的海关监管货物。

(二)范围

超期未报关货物的范围包括：①自运输工具申报进境之日起，超过3个月未向海关申报的进口货物；②在海关批准的延长期满仍未办结海关手续的溢装、误卸货物；③超过规定期限3个月未向海关办理复运出境或者其他海关手续的保税货物；④超过规定期限3个月未向海关办理复运出境或者其他海关手续的暂准进境货物；⑤超过规定期限3个月未运输出境的过境、转运和通运货物。

经验小谈 6—17　进口的货物被误卸了，我司跟外商还没有达成一致意见。该批货物在境内已经被搁置了两个多月。请问：我司可以向海关申请延期申报吗？

答：根据《中华人民共和国海关关于超期未报关进口货物、误卸或者溢卸的进境货物和放弃进口货物的处理办法》第三条的规定，由进境运输工具载运进境并且因故至海关监管区或者其他经海关批准的场所，未列入进口载货清单、运单向海关申报进境的误卸或者溢卸的进境货物，经海关审定确实的，由载运该货物的原运输工具负责人，自该运输工具卸货之日起三个月内,向海关办理直接退运出境手续;或者由该货物的收发货人,自该运输工具卸货之日起三个月内,向海关办理退运或者申报进口手续。前款所列货物,经载运该货物的原运输工具负责人,或者该货物的收发货人申请,海关批准,可以延期三个月办理退运出境或者申报进口手续。本条第一款所列货物,超过前两款规定的期限,未向海关办理退运出境或申报进口手续的,由海关提取依法变卖处理。

(三)处理

超期未报关进口货物由海关提取依法变卖处理。

第一,超期未报关进口货物、误卸或者溢卸的进境货物和放弃进口货物属于海关实施检验检疫的进出境商品目录范围的,海关应当在变卖前进行检验、检疫,检验、检疫的费用与其他变卖处理实际支出的费用从变卖款中支付。

第二,变卖所得价款,在优先拨付变卖处理实际支出的费用后,按照运输、装卸、储存等费用,进口关税,进口环节海关代征税,滞报金的顺序扣除相关费用和税款。所得价款并不足以支付同一顺序的相关费用的,按照比例支付。

第三,申请发还余款的,申请人应当提供证明其为该进口货物收货人的相关资料。经海关审核同意后,申请人应当按照海关对进口货物的申报规定,取得有关进口许可证件,凭有关单证补办进口申报手续。海关对有关进口许可证件电子数据进行系统自动比对验核。申报时没有有效进口许可证件的,由海关按照《中华人民共和国海关行政处罚实施条例》的规定处理。

经验小谈 6—18 我司进口的一批货物,外商发错货。由于物流原因,外商想放弃该批货物。请问:我司可否申请放弃该货物?

答:根据《中华人民共和国海关关于超期未报关进口货物、误卸或者溢卸的进境货物和放弃进口货物的处理办法》第四条的规定,进口货物的收货人或者其所有人声明放弃的进口货物,由海关提取依法变卖处理。国家禁止或者限制进口的废物、对环境造成污染的货物不得声明放弃。除符合国家规定,并且办理申报进口手续,准予进口的外,由海关责令货物的收货人或者其所有人、载运该货物进境的运输工具负责人退运出境;无法退运的,由海关责令其在海关和有关主管部门监督下予以销毁或者进行其他妥善处理,销毁和处理的费用由收货人承担,收货人无法确认的,由相关运输工具负责人及承运人承担;违反国家有关法律法规的,由海关依法予以处罚,构成犯罪的,依法追究刑事责任。

任务八　海关监管货物特殊申报

一、进出境快件申报程序

(一)概述

进出境快件是指进出境快件运营人以向客户承诺的快速商业运作方式承揽、承运的进出境货物、物品。进出境快件运营人,是指依法注册并在海关登记备案的从事进出境快件运营业务的国际货物运输代理企业。

(二)分类

进出境快件包括:①文件类,包括免税且无商业价值的文件、单证、单据等;②个人物品类,包括自用、合理数量范围内的进出境旅客分离运输的行李和个人物品;③货物类,即除文件和个人物品以外的其他进出境快件。

(三)申报程序

1. 申报方式

按照海关的要求,采用纸质文件方式或电子数据交换方式向海关办理报关手续。

2. 申报时效

进境的快件,应该自运输工具申报进境之日起 14 日内向海关办理报关手续;出境的快件,应该在运输工具离境 3 小时之前向海关申报。

3. 单证

(1)文件类。运营人需要提供"进出境快件 KJ1 报关单"(见样例 6—8)、总运单副本和其他单证等。

样例 6—8　　　　　　　　**中华人民共和国海关进出境快件 KJ1 报关单**

运营人名称:		进/出口岸:		运输工具航次:		
进/出口日期:		总运单号码:				
序号	分运单号码	名称	件数	重量(KG)	收/发件人名称	验放代码

本运营人保证:　　年　　月　　日向　　海关申报的上述货物为《中华人民共和国海关对进出境快件监管办法》中的文件类范围内的货物,并就申报的真实性和合法性向你关负法律责任。
(运营人报关专用章)　　　　报关员:　　　　申报日期:

以下由海关填写				
海关签章:　　经办关员:　　　日期:　　　查验关员:　　　日期:				

(2)个人物品类。运营人需要提供"进出境快件个人物品申报单"(见样例 6—9)、每一进出境快件的分运单、进境快件收件人或出境快件发件人身份证复印件和其他单证等。

样例 6—9　　　　　　　　**中华人民共和国海关进出境快件个人物品申报单**

报关单编号:

运营人名称:		进/出口岸:		运输工具航次:		进/出口日期:		总运单号码:		
序号	分运单号码	物品名称	价值(RMB)	件数	税率	税额	收/发件人姓名	国别/地区	证件号码	验放代码

本运营人保证:　　年　　月　　日向　　海关申报的上述物品为《中华人民共和国海关对进出境快件监管办法》中的个人物品类范围内的物品,并就申报的真实性和合法性向你关负法律责任。
(运营人报关专用章)　　　　报关员:　　　　申报日期:

以下由海关填写				
海关签章:　　经办关员:　　　日期:　　　查验关员:　　　日期:				

(3)货物类。运营人需要提交的单证如表 6—18、样例 6—10 和样例 6—11 所示。

表 6—18 货物类快件申报需要提交的单证

条 件	单 证
关税税额 50 元以下及海关准予免税的货样、广告品	提交"进出境快件 KJ2 报关单"（见样例 6—11）
征税进境的货样、广告品	提交"进出境快件 KJ3 报关单"（见样例 6—12）
其他进境的货物类快件	按进口货物的报关程序报关
出境的货样、广告品（法律、行政法规规定实行许可证管理的、应征出口关税的、需出口收汇的、需出口退税的除外）	提交 KJ2 报关单、每一出境快件的分运单、发票和海关需要的其他单证
其他出境的货物类快件	按出口货物相应的报关程序提交申报单证

样例 6—10 中华人民共和国海关进出境快件 KJ2 报关单

报关单编号：

运营人名称：		进/出口岸：		运输工具航次：		进/出境日期：		总运单号码：		
序号	分运单号码	经营单位编码	经营单位名称	货物名称	价值（RMB）	重量（KG）	件数	商品编码（HS）	收/发件人名称	验放代码

本运营人保证： 年 月 日向 海关申报的上述货物为《中华人民共和国海关对进出境快件监管办法》中的关税税额在关税起征数额以下的进境货物和海关规定准予免税的进境货样、广告品或出境货样、广告品，并就申报的真实性和合法性向你关负法律责任。

（运营人报关专用章） 报关员： 申报日期：

以下由海关填写

海关签章：	经办关员：	日期：	查验关员：	日期：

样例 6—11 中华人民共和国海关进出境快件 KJ3 报关单

报关单编号：

运营人名称：		进/出口岸：		运输工具航次：		进/出境日期：		总运单号码：						
序号	分运单号码	经营单位编码	经营单位名称	货物名称	价值（RMB）	重量（KG）	件数	商品编码（HS）	关税税率	关税税额	增值税税率	增值税税额	消费税税率	消费税税额	收/发件人名称	验放代码

本运营人保证： 年 月 日向 海关申报的上述货物为《中华人民共和国海关对进出境快件监管办法》中的应予征税的进境货样、广告品，并就申报的真实性和合法性向你关负法律责任。

（运营人报关专用章） 报关员： 申报日期：

以下由海关填写

海关签章：	经办关员：	日期：	查验关员：	日期：

4. 查验

海关查验进出境快件时，运营人应派员到场，并负责进出境快件的搬移、开拆、封装。海关对进出境快件中的个人物品实施开拆查验时,运营人应通知进境快件的收件人或出境快件的发件人到场。收件人或发件人不能到场的,运营人应向海关提交其委托书,代理其履行义务,并承担相应的法律责任。海关认为必要时,可对进出境快件径行开验、复验或提取货样。

二、进出境货物集中申报程序

(一)概述

1. 概念

"单一窗口"标准版用户手册(快件通关)

进出境货物集中申报是指经海关备案,进出口货物收发货人在同一口岸多批次进出口规定范围内的货物,可以先以进出口货物集中申报清单申报货物进出口,再以报关单集中办理海关手续的特殊通关方式。

2. 范围(见表6-19)

表6-19　　　　　　　　　　　　　　集中申报的货物范围

适用集中申报的货物	不适用集中申报的收发货人	停止适用集中申报的情形
1. 图书、报纸、期刊类出版物等时效性较强的货物 2. 危险品或者鲜活、易腐、易失效等不宜长期保存的货物 3. 公路口岸进出境的保税货物	1. 涉嫌走私或者违规,正在被海关立案调查的收发货人 2. 因进出口侵犯知识产权货物被海关依法给予行政处罚的收发货人 3. 适用C类或者D类管理类别的收发货人	1. 担保情况发生变更,不能继续提供有效担保的 2. 涉嫌走私或者违规,正在被海关立案调查的 3. 进出口侵犯知识产权的货物,被海关依法给予行政处罚的 4. 海关分类管理类别被降为C类或者D类的

3. 管理

其包括:①备案地点。收发货人:货物所在地海关。加工贸易企业:主管地海关。②备案单证。"适用集中申报通关方式备案表"。③备案担保。收发货人申请办理集中申报备案手续的,应同时提供符合海关要求的担保,担保有效期最短不得少于3个月。④备案有效期。按照收发货人提交的担保有效期核定。⑤备案的变更、延期和终止。申请适用集中申报通关方式的货物、担保情况等发生变更时,收发货人应当向原备案地海关书面申请变更。

备案有效期届满可以延续。收发货人需要继续适用集中申报方式办理通关手续的,应当在备案有效期届满10日前向原备案地海关书面申请延期。收发货人在备案有效期届满前未向原备案地海关申请延期的,备案表效力终止。收发货人需要继续按照集中申报方式办理通关手续的,应当重新申请备案。

(二)申报程序

1. 电子申报(见表6-20)

表6-20　　　　　　　　　　　　　　集中申报货物电子申报

流向	申报时间	申报单证	退单
进口	自载运进口货物的运输工具申报进境之日起14日内	中华人民共和国海关进口货物集中申报清单	海关审核集中申报清单电子数据时,对保税货物核扣加工贸易手册(账册)或电子账册数据;对一般贸易货物核对集中申报备案数据。经审核,海关发现集中申报清单电子数据与集中申报备案数据不一致的,应当予以退单
出口	在运抵海关监管区后、装货的24小时前	中华人民共和国海关出口货物集中申报清单	

2. 纸质单证申报

(1)提交集中申报清单及随附单证。

①提交纸质单证的期限。收发货人应当自海关审结集中申报清单电子数据之日起 3 日内,持"集中申报清单"及随附单证到货物所在地海关办理交单验放手续。属于许可证件管理的,收发货人还应当提交相应的许可证件,海关应当在相关证件上批注并留存复印件。

【注意】收发货人未在规定期限办理相关海关手续的,海关删除集中申报清单电子数据,收发货人应当重新向海关申报。重新申报日期超过自运输工具申报进境之日起 14 日的,应当以报关单申报。

②修改或撤销集中申报清单。收发货人在以清单申报后申请修改或者撤销"集中申报清单"的,比照报关单修改和撤销的相关规定办理。

(2)报关单集中申报。

①集中申报的期限。收发货人应当对一个月内以"集中申报清单"申报的数据进行归并,填制进出口货物报关单,一般贸易货物在次月 10 日之前、保税货物在次月底之前到海关办理集中申报手续。一般贸易货物集中申报手续不得跨年度办理。

"单一窗口"标准版用户手册(集中申报)

②报关单填制要求。集中申报清单归并为同一份报关单的,各清单中的进出境口岸、经营单位、境内收发货人、贸易方式(监管方式)、启运国(地区)、装货港、运抵国(地区)、运输方式栏目以及适用的税率、汇率必须一致。

【提示】①各清单中规定项目不一致的,收发货人应当分别归并为不同的报关单进行申报。②对确实不能归并的,应当填写单独的报关单进行申报。③各清单归并为同一份报关单时,各清单中载明的商品项在商品编号、商品名称、规格型号、单位、原产国(地区)、单价和币制均一致的情况下可以进行数量和总价的合并。

③办理相应的手续。收发货人对集中申报清单申报的货物以报关单方式办理海关手续时,应当按照海关规定对涉税的货物办理税款缴纳手续。涉及许可证件管理的,应当提交海关批注过的相应许可证件。对于适用集中申报通关方式的货物,海关按照接受清单申报之日实施的税率、汇率计征税费。

④申领报关单证明联。收发货人办结集中申报海关手续后,海关按集中申报进出口货物报关单签发报关单证明联。"进出口日期"以海关接受报关单申报的日期为准。

三、海关监管货物转关申报程序

(一)转关概念

进口转关:从进境地入境,向海关申请转关,运往另一个设关地点进口报关。出口转关:货物在启运地出口报关运往出境地,由出境地海关监管出境。

(二)海关不再接受办理转关运输的情形

2018 年 1 月 1 日起,除以下 4 种情况外,海关不再接受办理转关运输:①多式联运货物,以及具有全程提(运)单需要在境内换装运输工具的进出口货物;②满足相关条件的进口固体废物;③易受温度、静电、粉尘等自然因素影响或者其他特殊原因,不宜在口岸海关监管区实施查验,且满足相关条件的进出口货物;④邮件、快件、暂时进出口货物(含 ATA 单证册项下货物)、过境货物、中欧班列载运货物、市场采购方式出口货物、跨境电子商务零售进出口商品、免税品,以及外交、常驻机构和人员公自用物品。

(三)转关运输的方式

转关运输的方式,包括提前报关转关、直转、中转(见表 6—21)。

表 6-21   转关运输的方式

转关方式	流向	申报地	办报关手续地
提前报关转关	进口	指运地先申报	再到进境地办理转关
	出口	货未到启运地先申报	货到监管场所后再办理转关
直转	进口	进境地办理转关	指运地办理报关
	出口	启运地报关	启运地办理转关
中转	进口	指运地办理报关	进境地办理转关
	出口	启运地办理报关	启运地办理转关

(四)转关管理

1. 转关运输的期限

第一,直转方式转关的期限。以直转方式转关的进口货物应当自运输工具申报进境之日起14日内向进境地海关办理转关手续,在海关限定期限内自运抵指运地之日起14日内,向指运地海关办理报关手续,逾期按规定征收滞报金。

第二,提前报关方式转关的期限。其包括:①提前报关的进口转关货物应自电子数据申报之日起5日内,向进境地海关办理转关手续;超过期限仍未到进境地海关办理转关手续的,指运地海关撤销提前报关的电子数据。②出口转关货物应于电子数据申报之日起5日内,运抵启运地海关监管场所,办理转关和验放等手续;超过期限的,启运地海关撤销提前报关的电子数据。

2. 转关申报单证的法律效力

转关货物申报的电子数据与书面单证具有同等的法律效力,对确实因为填报或传输错误的数据,有正当的理由并经海关同意,可做适当的修改或者撤销。对海关已决定查验的转关货物,则不再允许修改或撤销申报内容。

(五)报关程序

1. 进出口口岸

进口口岸:填货物实际进入我国关境的口岸海关的名称及代码。出口口岸:填货物实际运出我国关境的口岸海关的名称及代码。

2. 运输方式

进口转关运输货物,按载运货物抵达进境地的运输工具填报;出口转关运输货物,按载运货物驶离出境地的运输工具填报。

3. 运输工具名称

(1)进口转关货物运输工具名称(见表6-22)。

表 6-22   进口转关货物运输工具名称填报方法

	运输方式	运输工具名称	航次号
水路运输	①直转、提前报关	"@"+16位转关申报单预录入号(或13位载货清单号)	免予填报
	②中转	进境英文船名	"@"+进境干线船舶航次
航空运输	①直转、提前报关	同水路运输①	免予填报
	②中转	"@"	免予填报

运输方式		运输工具名称	航次号
铁路运输	①直转、提前报关	"@"＋16位转关申报单预录入号	"@"＋进出境日期[8位数字：顺序为年(4位)、月(2位)、日(2位)]
	②中转	车厢编号	同上
公路及其他运输		同水路运输①	免予填报
以上各种运输方式		如使用广东地区载货清单转关的提前报关货物，填报"@"＋13位载货清单号	免予填报
		其他地区提前报关货物免予填报	免予填报

（2）出口转关货物运输工具名称（见表6—23）。

表6—23 　　　　　　　　　　　　　　出口转关货物运输工具名称填报方法

运输方式			运输工具名称	航次号
水路运输	①非中转的		"@"＋16位转关申报单预录入号（或13位载货清单号） 注：多张报关单需要通过一张转关单转关的，运输工具名称字段填报"@"	免予填报
	②中转	境内水路运输	填报驳船船名	填报驳船航次号
		境内铁路运输	填报车名（主管海关4位关别代码＋"TRAIN"）	填报6位启运日期，顺序为年（2位）、月（2位）、日（2位）
		境内公路运输	填报车名（主管海关4位关别代码＋"TRUCK"）	
铁路运输			同水路运输①的填报情况	铁路拼车拼箱捆绑出口：免予填报
航空运输			同水路运输①的填报情况	免予填报
其他			"@"＋16位转关申报单预录入号（或13位载货清单号）	免予填报

上述规定以外无实际进出境的，免予填报。

4. 提运单号

（1）进口报关单"提运单号"栏应填报为：①水路运输：直转、中转填报提单号，提前报关免予填报。②铁路运输：直转、中转填报铁路运单号，提前报关免予填报。③航空运输：直转、中转填报总运单号＋"＿"（下划线）＋分运单号，提前报关免予填报。④其他运输方式，本栏为空。

【注意】以上各种运输方式进境货物，在广东省内用公路运输转关的，填报车牌号。

（2）出口报关单"提运单号"栏应填报为：①水路运输：中转货物填报运单号；非中转免予填报；广东省内提前报关的转关货物填报车牌号。②其他运输方式：广东省内提前报关的转关货物填报车牌号；其他地区免予填报。

（六）进口货物的转关

1. 提前报关的转关（先在指运地报关后在进境地转关）

其包括：①进口货物收货人或其代理人（货主）在进境地海关办理进口货物转关手续前，向指运地海关传送进口货物报关单电子数据；②指运地海关提前受理电子申报，接受申报后，计算机自动生成进口转关货物申报单，传输至进境地海关；③收货人或其代理人在进行电子数据申报后，5日内向进境地海关申请办理转关手续,提交进口转关货物申报单编号。

提交单证:进口转关货物核放单(在广东省内公路运输的,提交"进境汽车载货清单",见样例6－12)、汽车载货登记簿或船舶监管簿、提货单。

样例 6－12   **中华人民共和国海关进境汽车载货清单**

(编号条形码)进境日期: 清单编号:×××××××××××××

发货人:(盖章)			贸易性质:		
收货人:			贸易国别(地区):		
合同(协议)号:			原产国别(地区):		
货名及规格	件数	重量	成交价格 单价	价值	进境地/指运地
车辆牌号 境内: 境外:		海关关锁号(条形码)No.:			
货柜箱体号 No.:					
上列货物总计_____件_____千克,由_____公司委托我公司承运,保证无误。 此致_____海关 驾驶员: 运输公司(盖章) 海关编号_____		海关批注: 关员签名: 海关签章: 年 月 日			

(左侧竖排:第一联 指运地海关存)

2. 直转方式转关(先在进境地办转关后在指运地办报关)

其包括:①货物的收货人或其代理人自运输工具申报进境之日起14日内在进境地海关录入转关申报数据,持有关单证直接办理转关手续。提交的单证有:进口转关运输货物申报单(在广东省内公路运输的,提交"进境汽车载货清单")和汽车载货登记簿或船舶监管簿。②在海关指定的时间内运抵指运地,自货物到达指运地之日起14日内,进口货物的收货人或代理人向指运地海关办理申报。

3. 中转转关

其包括:①具有全程提运单、需换装境内运输工具的中转转关货物,其收货人或其代理人向指运地海关办理进口报关手续;②5日内由承运人向进境地海关提交进口转关货物申报单、"进口货物中转通知书"、按指运地目的港分列的纸质舱单(空运方式提交联程运单)等单证办理货物转关手续。

(七)出口货物的转关

1. 提前报关

其包括:①发货人或其代理人在货物运抵启运地海关监管场所前,先向启运地海关传送出口货物报关单电子数据,由启运地海关提前受理电子申报,生成出口转关货物申报单数据,传输至出境地海关。②货物自电子申报之日起5日内,运抵启运地海关的监管场所并办理转关手续。提交的单证包括出口货物报关单、汽车载货登记簿或船舶监管簿;在广东省内公路运输的,提交"出境汽车载货清单"。③货物运抵出境地,办理出境手续。提交的单证包括启运地海关签发的出口货物报关单、出口转关货物申报单、汽车载货登记簿或船舶监管簿。

知识链接

转关作业
无纸化

2. 直转方式转关

其包括:①发货人或其代理人在货物运抵启运地海关监管场所后,向启运地海关申报录入出口货物报关单电子数据,由启运地海关提前受理电子申报,生成出口转关货物申报单数据,传送到出境地海关。②在启运地办理转关手续。提交的单证包括出口货物报关单、汽车载货登记簿或船舶监管簿;在广东省内公路运输的,还应提交"出境汽车载货清单"。③货物到达出境地时,办理出境手续。提交的单证包括出口货物报关单、出口转关货物申报单、汽车载货登记簿或船舶监管簿。

3. 中转方式转关

其包括:①具有全程提运单、需换装境内运输工具的出口中转转关货物,其发货人或代理人向启运地海关办理出口报关手续;②由承运人或其代理人向启运地海关传送并提交出口转关货物申报单及其他单证,办理货物出口转关手续;③启运地海关核准后,签发"出口货物中转通知书",承运人或其代理人凭以办理出境手续。

(八)境内监管货物的转关

1. 提前申报转关

其包括:①由转入地货物收货人向转入地海关提前传送进口货物报关单电子数据报关;②转入地海关提前接受电子申报,并生成"进口转关货物申报单",向转出地海关传输;③收货人向转出地海关办理转关手续,提交进口转关货物核放单、汽车载货登记簿或船舶监管簿,并提供进口转关货物申报单编号。

"单一窗口"
标准版用户
手册(转关
单)

2. 直接转关

其包括:①转入地货物收货人在转出地海关录入转关申报数据,直接向转出地海关办理转关手续,并提交进口转关货物申报单、汽车载货登记簿或船舶监管簿;②货物运抵转入地后,转入地货物收货人向转入地海关办理货物的报关手续。

任务九　跨境贸易货物电子报关

一、跨境贸易电子通关监管要求

电子商务企业或个人通过经海关认可并且与海关联网的电子商务交易平台实现跨境交易进出境货物、物品的,接受海关监管。

电子商务企业是指通过自建或者利用第三方电子商务交易平台开展跨境贸易电子商务业务的境内企业,以及提供交易服务的跨境贸易电子商务第三方平台提供企业。

电子商务企业应提交"中华人民共和国海关跨境贸易电子商务进出境货物申报清单"(以下简称"货物清单",见样例6-13),采取"清单核放、汇总申报"的方式办理电子商务进出境货物报关手续;个人应提交"中华人民共和国海关跨境贸易电子商务进出境物品申报清单"(以下简称"物品清单",见样例6-14),采取"清单核放"的方式办理电子商务进出境物品报关手续。"货物清单""物品清单"与"进出口货物报关单"等具有同等法律效力。

样例6-13　　　中华人民共和国海关跨境贸易电子商务进出境货物申报清单

清单编号:××××-××××-I-××××××××

订单编号:	进/出口口岸代码:	进/出口日期:	申报日期:
报关企业名称:	报关企业代码:	启运国/运抵国(地区):	指运港代码:
收发货人名称:	收发货人代码:	运费:	保费:

续表

经营单位名称：		经营单位代码：		监管场所代码：			航班、航次号：				
提(运)单号：		运输方式：		运输工具名称：			包装种类代码：				
许可证号：		件数：		毛重(千克)：			净重(千克)：				
备注：											

项号	海关商品备案编号	商品编码(税号)	商品名称/规格型号	条形码	申报数量/法定数量	申报计量单位/法定计量单位	原产国(地区)/最终目的国(地区)代码	单价	总价	币制

录入员： 录入单位： 报关员： 单位地址： 电话： 邮编：	兹声明以上申报无误并承担法律责任 申报单位(签章) 填制日期	海关审单批注及放行日期 (签章) 审单
		查验
		放行

样例 6—14　　　**中华人民共和国海关跨境贸易电子商务进出境物品申报清单**

清单编号：××××－××××－Ｉ－××××××××××

订单编号：				进/出境日期：		申报日期：		
进/出境口岸	申报口岸：		运输方式：	运输工具名称		包装种类：		
发件人：	发件人国别：			启运国/运抵国(地区)：				
收件人：	发件人城市：			件数：		重量(千克)：		
收件人国别：	收件人城市：			收件人身份证信息：		收件人电话：		
备注：								

项号	税号	商品名称	规格型号	数量及单位	原产国(地区)	单价	总价	币制

录入员： 录入单位： 报关员： 单位地址： 电话： 邮编：	兹声明以上申报无误并承担法律责任 申报单位(签章) 填制日期	海关审单批注及放行日期 (签章) 审单
		查验
		放行

备注：个人自行向海关申报时，"录入员""录入单位""报关员""单位地址""邮编""电话"无须填写。

　　存放电子商务进出境货物、物品的海关监管场所的经营人，应向海关办理开展电子商务业务的备案手续，并接受海关监管。未办理备案手续的，不得开展电子商务业务。

　　电子商务企业或个人、支付企业、海关监管场所经营人、物流企业等，应按照规定通过电子商务通关服务平台适时向电子商务通关管理平台传送交易、支付、仓储和物流等数据。

二、跨境贸易电子通关企业注册登记及备案管理

开展电子商务业务的企业,如需向海关办理报关业务,应按照海关对报关单位注册登记管理的相关规定,在海关办理注册登记。企业需要变更注册登记信息、注销的,应按照注册登记管理的规定办理。

开展电子商务业务的海关监管场所经营人应建立完善的电子仓储管理系统,将电子仓储管理系统的底账数据通过电子商务通关服务平台与海关联网对接;电子商务交易平台应将平台交易电子底账数据通过电子商务通关服务平台与海关联网对接;电子商务企业、支付企业、物流企业应将电子商务进出境货物、物品交易原始数据通过电子商务通关服务平台与海关联网对接。

【提示】电子商务企业应将电子商务进出境货物、物品信息提前向海关备案,货物、物品信息应包括海关认可的货物 10 位海关商品编码及物品 8 位税号。

三、跨境贸易电子商务进出境货物、物品通关管理

(1)电子商务企业或个人、支付企业、物流企业应在电子商务进出境货物、物品申报前,分别向海关提交订单、支付、物流等信息。

(2)电子商务企业或其代理人应在运载电子商务进境货物的运输工具申报进境之日起 14 日内,电子商务出境货物运抵海关监管场所后,装货 24 小时前,按照已向海关发送的订单、支付、物流等信息,如实填报"货物清单",逐票办理货物通关手续。个人进出境物品,应由本人或其代理人如实填报"物品清单",逐票办理物品通关手续。

【注意】除特殊情况外,"货物清单""物品清单""进出口货物报关单"应采取通关无纸化作业方式进行申报。

(3)电子商务企业或其代理人应于每月 10 日前(当月 10 日是法定节假日或者法定休息日的,顺延至其后的第一个工作日,第 12 个月的清单汇总应于当月最后一个工作日前完成),将上月结关的"货物清单"依据清单表头同一经营单位、同一运输方式、同一启运国/运抵国、同一进出境口岸,以及清单表体同一 10 位海关商品编码、同一申报计量单位、同一法定计量单位、同一币制规则进行归并,按照进、出境分别汇总形成"进出口货物报关单"向海关申报。

(4)电子商务企业或其代理人未能按规定将"货物清单"汇总形成"进出口货物报关单"向海关申报的,海关将不再接受相关企业以"清单核放、汇总申报"方式办理电子商务进出境货物报关手续,直至其完成相应汇总申报工作。

(5)电子商务企业在以"货物清单"方式办理申报手续时,应按照一般进出口货物有关规定办理征免税手续,并提交相关许可证件;在汇总形成"进出口货物报关单"向海关申报时,无须再次办理相关征免税手续及提交许可证件。

(6)个人在以"物品清单"方式办理申报手续时,应按照进出境个人邮递物品有关规定办理征免税手续,属于进出境管制的物品,须提交相关部门的批准文件。

(7)电子商务企业或个人修改或者撤销"货物清单""物品清单",应参照现行海关进出口货物报关单修改或者撤销等有关规定办理,其中"货物清单"修改或者撤销后,对应的"进出口货物报关单"也应作相应修改或者撤销。

【提示】"进出口货物报关单"上的进出口日期以海关接受"进出口货物报关单"申报的日期为准。

【注意】电子商务进出境货物、物品放行后,电子商务企业应按有关规定接受海关开展后续监管。

四、跨境贸易电子商务进出境货物、物品物流监控

(1)电子商务进出境货物、物品的查验、放行均应在海关监管场所内完成。

(2)海关监管场所经营人应通过已建立的电子仓储管理系统,对电子商务进出境货物、物品进行管理,并于每月 10 日前(当月 10 日是法定节假日或者法定休息日的,顺延至其后的第一个工作日)向海关传送上月进出海关监管场所的电子商务货物、物品总单和明细单等数据。

(3)海关按规定对电子商务进出境货物、物品进行风险布控和查验。海关实施查验时,电子商务企业、个人、海关监管场所经营人应按照现行海关进出口货物查验等有关规定提供便利,电子商务企业或个人应到场或委托他人到场配合海关查验。

(4)电子商务企业、物流企业、海关监管场所经营人发现涉嫌违规或走私行为的,应主动报告海关。

【提示】电子商务进出境货物、物品需转至其他海关监管场所验放的,应按照现行海关关于转关货物有关管理规定办理手续。

五、跨境贸易电子商务进口业务通关模式

(一)快件清关

确认订单后,国外供应商通过国际快递将商品直接从境外邮寄至消费者手中。无海关单据。

优点:灵活,有业务时才发货,不需要提前备货。

缺点:与其他邮快件混在一起,物流通关效率较低,量大时成本会迅速上升。

适用范围:业务量较少,偶尔有零星订单的阶段。

(二)集货清关(先有订单,再发货)

商家将多个已售出商品统一打包,通过国际物流运至国内的保税仓库,电商企业为每件商品办理海关通关手续,经海关查验放行后,由电商企业委托国内快递派送至消费者手中。每笔订单均附有海关单据。

优点:灵活,不需要提前备货,相对邮快件清关而言,物流通关效率较高,整体物流成本有所降低(对于郑州来说,集货模式不需要商检)。

缺点:需在海外完成打包操作,海外操作成本高,且从海外发货,物流时间稍长。

适用范围:业务量迅速增长的阶段,每周都有多笔订单。

(三)备货清关(先备货,后有订单)

商家将境外商品批量备货至海关监管下的保税仓库。消费者下单后,电商企业根据订单为每件商品办理海关通关手续,在保税仓库完成贴面单和打包。经海关查验放行后,由电商企业委托国内快递派送至消费者手中。每笔订单均附有海关单据。

优点:提前批量备货至保税仓库,国际物流成本最低,有订单后,可立即从保税仓库发货,通关效率最高,可及时响应售后服务要求,用户体验最佳。可通过大批量订货或提前订货降低采购成本,可逐步从空运过渡到海运以降低国际物流成本,或采用质押监管融资来解决备货引起的资金占用问题。

缺点:使用保税仓库有仓储成本,备货会占用资金。

适用范围:业务规模较大、业务量稳定的阶段。

六、跨境电子商务零售进口税收政策

跨境电子商务零售进口商品按照货物征收关税和进口环节增值税、消费税,购买跨境电子商务

零售进口商品的个人作为纳税义务人,实际交易价格(包括货物零售价格、运费和保险费)作为完税价格,电子商务企业、电子商务交易平台企业或物流企业可作为代收代缴义务人。

跨境电子商务零售进口税收政策适用于从其他国家或地区进口的、属于"跨境电子商务零售进口商品清单"范围内的以下商品:①所有通过与海关联网的电子商务交易平台交易,能够实现交易、支付、物流电子信息"三单"比对的跨境电子商务零售进口商品;②未通过与海关联网的电子商务交易平台交易,但快递、邮政企业能够统一提供交易、支付、物流等电子信息,并承诺承担相应法律责任进境的跨境电子商务零售进口商品。

增值税税率下调利好跨境电商零售进口
视频

【注意】不属于跨境电子商务零售进口的个人物品以及无法提供交易、支付、物流等电子信息的跨境电子商务零售进口商品,按现行有关规定执行。

跨境电子商务零售进口商品的单次交易限值为人民币 2 000 元,个人年度交易限值为人民币 20 000 元。在限值以内进口的跨境电子商务零售进口商品,关税税率暂设为 0%;进口环节增值税、消费税取消免征税额,暂按法定应纳税额的 70% 征收。超过单次限值、累加后超过个人年度限值的单次交易,以及完税价格超过 2 000 元限值的单个不可分割商品,均按照一般贸易方式全额征税。

跨境电商保税进口

跨境电子商务零售进口商品自海关放行之日起 30 日内退货的,可申请退税,并相应调整个人年度交易总额。

跨境电子商务零售进口商品购买人(订购人)的身份信息应进行认证;未进行认证的,购买人(订购人)身份信息应与付款人一致。

七、跨境贸易电子商务出口业务通关模式

跨境电商零售出口是人们常说的 B2C(Business to Customer)出口,监管代码 9610,是指企业直接面向境外消费者开展在线销售产品和服务。

符合条件的电子商务企业或平台与海关联网,境外个人跨境网购后,电子商务企业或平台将电子订单、支付凭证、电子运单等传输给海关,电子商务企业或其代理人向海关提交申报清单,商品出境(通过海关特殊监管区域或保税监管场所一线的电子商务零售进出口商品除外)。

"单一窗口"标准版用户手册(跨境电商出口篇)

(一)企业管理

跨境电子商务企业、物流企业等参与跨境电子商务零售出口业务的企业,应当向所在地海关办理信息登记;如需办理报关业务,向所在地海关办理注册登记。

(二)通关管理

(1)数据传输。跨境电子商务零售出口商品申报前,跨境电子商务企业或其代理人、物流企业应当分别通过国际贸易"单一窗口"或跨境电子商务通关服务平台向海关传输交易、收款、物流等电子信息,并对数据真实性承担相应法律责任。

(2)报关手续。跨境电子商务零售商品出口时,跨境电子商务企业或其代理人应提交"申报清单",采取"清单核放,汇总申报"方式办理报关手续;跨境电子商务综合试验区内符合条件的跨境电子商务零售商品出口,可采取"清单核放,汇总统计"方式办理报关手续。

(3)清单核放,汇总申报。跨境电子商务零售商品出口后,跨境电子商务企业或其代理人应当于每月 15 日前(当月 15 日是法定节假日或者法定休息日的,顺延至其后的第一个工作日),将上月结关的"申报清单"依据清单表头"八个同一"规则进行归并,汇总形成"中华人民共和国海关出口货物报关单"向海关申报。

（4）八个同一。按同一收发货人、同一运输方式、同一生产销售单位、同一运抵国、同一出境关别，以及清单表体同一最终目的国、同一10位海关商品编码、同一币制的规则进行归并。

（5）清单核放，汇总统计。允许以"清单核放，汇总统计"方式办理报关手续的，不再汇总形成"中华人民共和国海关出口货物报关单"。

（6）适用汇总统计的商品。不涉及出口征税、出口退税、许可证件管理，且单票价值在人民币5 000元以内的跨境电子商务B2C出口商品。

（三）企业主体责任

（1）从事跨境电子商务零售进出口业务的企业应向海关实时传输真实的业务相关电子数据和电子信息，并开放物流实时跟踪等信息共享接口，加强对海关风险防控方面的信息和数据支持，配合海关进行有效管理。

（2）跨境电子商务企业及其代理人、跨境电子商务平台企业应建立商品质量安全等风险防控机制，加强对商品质量安全以及虚假交易、二次销售等非正常交易行为的监控，并采取相应处置措施。

（3）跨境电子商务企业不得进出口涉及危害口岸公共卫生安全、生物安全、进出口食品和商品安全、侵犯知识产权的商品以及其他禁限商品，同时应当建立健全商品溯源机制并承担质量安全主体责任。

（4）跨境电子商务平台企业、跨境电子商务企业或其代理人、物流企业、跨境电子商务监管作业场所经营人、仓储企业发现涉嫌违规或走私行为的，应当及时主动告知海关。

【提示】为认真落实全国深化"放管服"改革，进一步促进跨境电子商务（以下简称"跨境电商"）健康有序发展，助力企业更好开拓国际市场，在全国海关复制推广跨境电商B2B出口监管试点。跨境电商企业、跨境电商平台企业、物流企业等参与跨境电商B2B出口业务的境内企业，应当依据海关报关单位备案有关规定，向所在地海关办理备案。自2021年7月1日起施行。

八、跨境电子商务零售进出口商品监管

（一）适用范围

跨境电子商务企业[①]、消费者（订购人）[②]通过跨境电子商务交易平台实现零售进出口商品交易，并根据海关要求传输相关交易电子数据的，接受海关监管。跨境电商零售进口，单次交易限值从人民币2 000元提高至5 000元，年度交易限值从人民币20 000元提高至26 000元。

【注意】已经购买的电商进口商品属于消费者个人使用的最终商品，不得进入国内市场再次销售。

（1）禁止进境物品：①各种武器、仿真武器、弹药及爆炸物品；②伪造的货币及伪造的有价证券；③有害印刷品、数字存储内容等，如涉政治刊物、问题地图、赌博筹码等；④各种烈性毒药；⑤毒品以及其他能使人成瘾的麻醉品、精神药物；⑥带有危险性病菌、害虫及其他有害生物的动物、植物及其产品，如燕窝（罐头装燕窝除外）；⑦有碍人畜健康的、来自疫区的以及其他能传播疾病的食品、药品或其他物品，如动物源性猫粮、狗粮。

（2）禁止出境物品：①列入禁止进境范围的所有物品；②内容涉及国家秘密的各种物品；③珍贵文物及其他禁止出境的文物；④濒危的和珍贵的动植物及其种子和繁殖材料。

---

①　"跨境电子商务企业"是指自境外向境内消费者销售跨境电子商务零售进口商品的境外注册企业（不包括在海关特殊监管区域或保税物流中心内注册的企业），或者境内向境外消费者销售跨境电子商务零售出口商品的企业，为商品的货权所有人。
②　"消费者（订购人）"是指跨境电子商务零售进口商品的境内购买人。

(二)企业管理

(1)跨境电子商务平台企业①、物流企业②、支付企业③等参与跨境电子商务零售进口业务的企业,应当依据海关报关单位注册登记管理相关规定,向所在地海关办理注册登记;境外跨境电子商务企业应委托境内代理人(以下称"跨境电子商务企业境内代理人")向该代理人所在地海关办理注册登记。

"单一窗口"
标准版用户
手册(跨境电
商进口篇)

【提示】企业申请流程:通过"单一窗口"申请,并向所在地海关提交"报关单位情况登记表"或"跨境电商信息登记表",注册登记为报关企业或进出口货物收发货人。

跨境电子商务企业、物流企业等参与跨境电子商务零售出口业务的企业,应当向所在地海关办理信息登记;如需办理报关业务,向所在地海关办理注册登记。

【注意】物流企业应获得国家邮政管理部门颁发的"快递业务经营许可证"。直购进口模式下,物流企业应为邮政企业或者已向海关办理代理报关登记手续的进出境快件运营人。

支付企业为银行机构的,应具备银保监会或者原银监会颁发的"金融许可证";支付企业为非银行支付机构的,应具备中国人民银行颁发的"支付业务许可证",支付业务范围应当包括"互联网支付"。

(2)参与跨境电子商务零售进出口业务并在海关注册登记的企业,纳入海关信用管理,海关根据信用等级实施差异化的通关管理措施。

(三)通关管理

(1)对跨境电子商务直购进口商品及适用"网购保税进口"(监管方式代码1210)进口政策的商品,按照个人自用进境物品监管,不执行有关商品首次进口许可批件、注册或备案要求。但对相关部门明令暂停进口的疫区商品和对出现重大质量安全风险的商品启动风险应急处置时除外。

【提示】适用"网购保税进口 A"(监管方式代码1239)进口政策的商品,按《跨境电子商务零售进口商品清单》(2018版)尾注中的监管要求执行。

(2)海关对跨境电子商务零售进出口商品及其装载容器、包装物按照相关法律法规实施检疫,并根据相关规定实施必要的监管措施。

(3)跨境电子商务零售进口商品申报前,跨境电子商务平台企业或跨境电子商务企业境内代理人、支付企业、物流企业应当分别通过国际贸易"单一窗口"或跨境电子商务通关服务平台向海关传输交易、支付、物流等电子信息,并对数据真实性承担相应责任。

直购进口模式下,邮政企业、进出境快件运营人可以接受跨境电子商务平台企业或跨境电子商务企业境内代理人、支付企业的委托,在承诺承担相应法律责任的前提下,向海关传输交易、支付等电子信息。

(4)跨境电子商务零售出口商品申报前,跨境电子商务企业或其代理人、物流企业应当分别通过国际贸易"单一窗口"④或跨境电子商务通关服务平台⑤向海关传输交易、收款、物流等电子信息,并对数据真实性承担相应法律责任。

---

① "跨境电子商务平台企业"是指在境内办理工商登记,为交易双方(消费者和跨境电子商务企业)提供网页空间、虚拟经营场所、交易规则、信息发布等服务,设立供交易双方独立开展交易活动的信息网络系统的经营者。

② "物流企业"是指在境内办理工商登记,接受跨境电子商务平台企业、跨境电子商务企业或其代理人委托为其提供跨境电子商务零售进出口物流服务的企业。

③ "支付企业"是指在境内办理工商登记,接受跨境电子商务平台企业或跨境电子商务企业境内代理人委托为其提供跨境电子商务零售进口支付服务的银行、非银行支付机构以及银联等。

④ "国际贸易'单一窗口'"是指由国务院口岸工作部际联席会议统筹推进,依托电子口岸公共平台建设的一站式贸易服务平台。申报人(包括参与跨境电子商务的企业)通过"单一窗口"向海关等口岸管理相关部门一次性申报,口岸管理相关部门通过电子口岸平台共享信息数据,实施职能管理,将执法结果通过"单一窗口"反馈给申报人。

⑤ "跨境电子商务通关服务平台"是指由电子口岸搭建,实现企业、海关以及相关管理部门之间数据交换与信息共享的平台。

按照上述第(3)至(4)条要求传输、提交的电子信息应施加电子签名。

(5)跨境电子商务零售商品进口时,跨境电子商务企业境内代理人或其委托的报关企业应提交"中华人民共和国海关跨境电子商务零售进出口商品申报清单"(以下简称"申报清单"),采取"清单核放"方式办理报关手续。

跨境电子商务零售商品出口时,跨境电子商务企业或其代理人应提交"申报清单",采取"清单核放、汇总申报"方式办理报关手续;跨境电子商务综合试验区内符合条件的跨境电子商务零售商品出口,可采取"清单核放、汇总统计"方式办理报关手续。

【注意】"申报清单"与"中华人民共和国海关进(出)口货物报关单"具有同等法律效力。

(6)开展跨境电子商务零售进口业务的跨境电子商务平台企业、跨境电子商务企业境内代理人应对交易真实性和消费者(订购人)身份信息真实性进行审核,并承担相应责任;身份信息未经国家主管部门或其授权的机构认证的,订购人与支付人应当为同一人。

(7)跨境电子商务零售商品出口后,跨境电子商务企业或其代理人应当于每月 15 日前(当月 15 日是法定节假日或者法定休息日的,顺延至其后的第一个工作日),将上月结关的"申报清单"依据清单表头同一收发货人、同一运输方式、同一生产销售单位、同一运抵国、同一出境关别,以及清单表体同一最终目的国、同一 10 位海关商品编码、同一币制的规则进行归并,汇总形成"中华人民共和国海关出口货物报关单"向海关申报。

【提示】允许以"清单核放、汇总统计"方式办理报关手续的,不再汇总形成"中华人民共和国海关出口货物报关单"。

(8)"申报清单"的修改或者撤销,参照海关"中华人民共和国海关进(出)口货物报关单"修改或者撤销有关规定办理。

除特殊情况外,"申报清单""中华人民共和国海关进(出)口货物报关单"应当采取通关无纸化作业方式进行申报。

(四)税收征管

(1)对跨境电子商务零售进口商品,海关按照国家关于跨境电子商务零售进口税收政策征收关税和进口环节增值税、消费税,完税价格为实际交易价格,包括商品零售价格、运费和保险费。

(2)跨境电子商务零售进口商品消费者(订购人)为纳税义务人。在海关注册登记的跨境电子商务平台企业、物流企业或申报企业作为税款的代收代缴义务人,代为履行纳税义务,并承担相应的补税义务及相关法律责任。

(3)代收代缴义务人应当如实、准确向海关申报跨境电子商务零售进口商品的商品名称、规格型号、税则号列、实际交易价格及相关费用等税收征管要素。

跨境电子商务零售进口商品的申报币制为人民币。

(4)为审核确定跨境电子商务零售进口商品的归类、完税价格等,海关可以要求代收代缴义务人按照有关规定进行补充申报。

(5)海关对符合监管规定的跨境电子商务零售进口商品按时段汇总计征税款,代收代缴义务人应当依法向海关提交足额有效的税款担保。

海关放行后 30 日内未发生退货或修撤单的,代收代缴义务人在放行后第 31 日至第 45 日内向海关办理纳税手续。

(五)场所管理

(1)跨境电子商务零售进出口商品监管作业场所必须符合海关相关规定。跨境电子商务监管作业场所经营人、仓储企业应当建立符合海关监管要求的计算机管理系统,并按照海关要求交换电子数据。其中,开展跨境电子商务直购进口或一般出口业务的监管作业场所应按照快递类或者邮递类海关监管作业场所规范设置。

(2)跨境电子商务网购保税进口业务应当在海关特殊监管区域或保税物流中心(B型)内开展。除另有规定外,参照本规定监管。

(六)检疫、查验和物流管理

(1)对需在进境口岸实施的检疫及检疫处理工作,应在完成后方可运至跨境电子商务监管作业场所。

(2)网购保税进口业务:一线入区时以报关单方式进行申报,海关可以采取视频监控、联网核查、实地巡查、库存核对等方式加强对网购保税进口商品的实货监管。

(3)海关实施查验时,跨境电子商务企业或其代理人、跨境电子商务监管作业场所经营人、仓储企业应当按照有关规定提供便利,配合海关查验。

(4)跨境电子商务零售进出口商品可采用"跨境电商"模式进行转关。其中,跨境电子商务综合试验区所在地海关可将转关商品品名以总运单形式录入"跨境电子商务商品一批",并随附转关商品详细电子清单。

(5)网购保税进口商品可在海关特殊监管区域或保税物流中心(B型)间流转,按有关规定办理流转手续。以"网购保税进口"(监管方式代码 1210)①海关监管方式进境的商品,不得转入适用"网购保税进口 A"(监管方式代码 1239)的城市继续开展跨境电子商务零售进口业务。网购保税进口商品可在同一区域(中心)内的企业间进行流转。

(七)跨境电子商务零售进口退货中心仓模式

(1)退货中心仓模式是指在跨境电商零售进口模式下,跨境电商企业境内代理人或其委托的海关特殊监管区域内仓储企业(以下简称"退货中心仓企业")可在海关特殊监管区域内设置跨境电商零售进口商品退货专用存储地点,将退货商品的接收、分拣等流程在原海关特殊监管区域内开展的海关监管制度。

(2)海关特殊监管区域内开展的跨境电子商务网购保税零售进口(监管方式代码 1210)商品的退货。

(3)申请设置退货中心仓并据此开展退货管理业务的退货中心仓企业,其海关信用等级不得为失信企业。

(4)退货中心仓企业开展退货业务时,应划定专门区位,配备与海关联网的视频监控系统,使用计算机仓储管理系统(WMS)对退货中心仓内商品的分拣、理货等作业进行信息化管理,并按照海关规定的方式与海关信息化监管系统联网,向海关报送能够满足监管要求的相关数据,接受海关监管。

(5)退货中心仓企业应当建立退货流程监控体系、商品溯源体系和相关管理制度,保证退货商品为原出区域商品,向海关如实申报,接受海关监管,并承担相应法律责任。

(6)退货中心仓企业在退货中心仓内完成退货商品分拣后:对于符合退货监管要求的商品,按现行规定向海关信息化监管系统正式申报退货;对于不符合退货监管要求的商品,由退货中心仓企业复运出区域进行相应处置。

(7)退货中心仓企业应注重安全生产,做好退货风险防控,从退货揽收、卡口入区域、消费者管理等方面完善管理制度,规范操作,遵守区域管理制度并配合海关强化对退货中心仓内商品的实货监管。

---

① 适用"网购保税进口"(监管方式代码 1210)进口政策的城市:天津、上海、重庆、大连、杭州、宁波、青岛、广州、深圳、成都、苏州、合肥、福州、郑州、平潭、北京、呼和浩特、沈阳、长春、哈尔滨、南京、南昌、武汉、长沙、南宁、海口、贵阳、昆明、西安、兰州、厦门、唐山、无锡、威海、珠海、东莞、义乌 37 个城市(地区)。

(8)在跨境电子商务零售进口模式下,允许跨境电子商务企业境内代理人或其委托的报关企业申请退货,退回的商品应当符合二次销售要求并在海关放行之日起30日内以原状运抵原监管作业场所,相应税款不予征收,并调整个人年度交易累计金额。

在跨境电子商务零售出口模式下,退回的商品按照有关规定办理有关手续。

(9)对超过保质期或有效期、商品或包装损毁、不符合我国有关监管政策等不适合境内销售的跨境电子商务零售进口商品,以及海关责令退运的跨境电子商务零售进口商品,按照有关规定退运出境或销毁。

(八)其他事项

(1)从事跨境电子商务零售进出口业务的企业应向海关实时传输真实的业务相关电子数据和电子信息,并开放物流实时跟踪等信息共享接口,加强对海关风险防控方面的信息和数据支持,配合海关进行有效管理。

跨境电子商务企业及其代理人、跨境电子商务平台企业应建立商品质量安全等风险防控机制,加强对商品质量安全以及虚假交易、二次销售等非正常交易行为的监控,并采取相应处置措施。

跨境电子商务企业不得进出口涉及危害口岸公共卫生安全、生物安全、进出口食品和商品安全、侵犯知识产权的商品以及其他禁限商品,同时应当建立健全商品溯源机制并承担质量安全主体责任。鼓励跨境电子商务平台企业建立并完善进出口商品安全自律监管体系。

消费者(订购人)对于已购买的跨境电子商务零售进口商品不得再次销售。

(2)海关对跨境电子商务零售进口商品实施质量安全风险监测,责令相关企业对不合格或存在质量安全问题的商品采取风险削减措施,对尚未销售的按货物实施监管,并依法追究相关经营主体责任;对监测发现的质量安全高风险商品发布风险警示并采取相应管控措施。海关对跨境电子商务零售进口商品在商品销售前按照法律法规实施必要的检疫,并视情发布风险警示。

(3)跨境电子商务平台企业、跨境电子商务企业或其代理人、物流企业、跨境电子商务监管作业场所经营人、仓储企业发现涉嫌违规或走私行为的,应当及时主动告知海关。

(4)涉嫌走私或违反海关监管规定的参与跨境电子商务业务的企业,应配合海关调查,开放交易生产数据或原始记录数据。

海关对违反规定,参与制造或传输虚假交易、支付、物流"三单"信息、为二次销售提供便利、未尽责审核消费者(订购人)身份信息真实性等,导致出现个人身份信息或年度购买额度被盗用、进行二次销售及其他违反海关监管规定情况的企业依法进行处罚。对涉嫌走私或违规的,由海关依法处理;构成犯罪的,依法追究刑事责任。对利用其他公民身份信息非法从事跨境电子商务零售进口业务的,海关按走私违规处理,并按违法利用公民信息的有关法律规定移交相关部门处理。对不涉嫌走私违规、首次发现的,进行约谈或暂停业务责令整改;再次发现的,一定时期内不允许其从事跨境电子商务零售进口业务,并交由其他行业主管部门按规定实施查处。

(5)在海关注册登记的跨境电子商务企业及其境内代理人、跨境电子商务平台企业、支付企业、物流企业等应当接受海关稽核检查。

经验小谈6—19　我司是一家跨境电子商务企业,已接入跨境电子商务零售统一版信息化系统。请问:该系统中清单录入功能应如何操作?

答:根据海关总署公告2018年第56号《关于跨境电子商务统一版信息化系统企业接入事宜的公告》第一条的规定,支持提供跨境统一版系统清单录入功能。电子商务企业或其代理人可登录"互联网+海关"一体化网上办事服务平台,使用"跨境电子商务"功能进行清单录入、修改、申报、查询等操作。

经验小谈 6—20　现在"网购保税进口"很流行。请问："网购保税进口"比传统进口后再销售的模式有什么优势吗？

答：根据海关总署公告 2018 年第 194 号《关于跨境电子商务零售进出口商品有关监管事宜的公告》的规定,对跨境电子商务直购进口商品及适用"网购保税进口"（监管方式代码 1210 ）进口政策的商品,按照个人自用进境物品监管,不执行有关商品首次进口许可批件、注册或备案要求。但对相关部门明令暂停进口的疫区商品和对出现重大质量安全风险的商品启动风险应急处置时除外。适用"网购保税进口 A"（ 监管方式代码 1239 ）进口政策的商品,按《跨境电子商务零售进口商品清单》(2018 版)尾注中的监管要求执行。

跨境电商零售案例分析

应知考核

一、单项选择题

1. 在以下进出口货物中,不属于一般进出口货物的是（　　）。

A. 不批准保税的寄售供销贸易货物

B. 救灾捐赠物资

C. 外国驻华商业机构进出口陈列用的样品

D. 随展览品进境的小卖品

2. 出口货物的申报期限为货物运抵海关监管后（　　）。

A. 装货前的 24 小时　　　　　　　　　　B. 装货的 24 小时前

C. 装货前的 48 小时　　　　　　　　　　D. 装货的 48 小时前

3. 进口货物的收货人超过规定期限向海关申报的,滞报金的征收,以运输工具申报进境之日起（　　）为起始日,以（　　）为截止日。起始日和截止日均计入滞报期间。

A. 第 14 日;收货人申报之日　　　　　　B. 第 15 日;收货人申报之日

C. 第 14 日;海关接受申报之日　　　　　D. 第 15 日;海关接受申报之日

4. 某公司生产 A 型号的显示器外壳,每个显示器外壳中所含 ABS 塑料粒子的重量为 1 千克,在生产过程中的工艺损耗率为 20%,该公司据此向海关进行单耗申报,则单耗值应报为（　　）。

A. 0.80 千克/个　　B. 1.00 千克/个　　C. 1.20 千克/个　　D. 1.25 千克/个

5. 海关对加工贸易联网企业(电子账册模式)进行盘库核对后,发现该企业实际库存量少于电子底账核算结果,但企业提供了短缺的正当理由。对短缺部分,海关应当（　　）。

A. 通过正式报核审核

B. 按照实际库存量调整电子底账的当期结余数量

C. 按照内销处理

D. 移交缉私部门处理

6. 下列货物中,不存入保税仓库的是（　　）。

A. 加工贸易出口货物　　　　　　　　　　B. 进境转口货物

C. 供应国际航行船舶的进口油料　　　　　D. 外商进境暂存货物

7. 从境内运入物流中心的原进口货物,应当（　　）。

A. 办理出口报关手续,退还原进口税　　　B. 办理出口报关手续,不退还原进口税

C. 办理进口报关手续,退还原进口税　　　D. 办理进口报关手续,不退还原进口税

8. 东部地区 A 企业特定减免税进口飞机设备一套,2 年后经批准按折旧价格将其转让给同样享

受特定减免税待遇的西部地区 B 企业。海关对 B 企业的这套飞机制造设备的监管期限是(　　)。

  A. 8 年   B. 6 年   C. 5 年   D. 3 年

  9. 使用 ATA 单证册报关的展览品,暂准进出境期限为自进口之日起(　　),超过期限,ATA 单证册持证人可以向海关申请延期,参加展期 24 个月以上展览会的展览品,在 18 个月延长期后仍需要延期的,由(　　)审批。

  A. 6 个月;主管地直属海关   B. 6 个月;海关总署

  C. 12 个月;主管地直属海关   D. 12 个月;海关总署

  10. 从境外启运,在我国境内设立海关的地点换装运输工具,不通过境内陆路运输,继续运往境外的货物是(　　)。

  A. 通运货物   B. 转口货物   C. 过境货物   D. 转运货物

二、多项选择题

  1. 货物报关的进口阶段是指进口货物收货人或其代理人根据海关对进境货物的监管要求,在货物进境时,向海关办理相关手续的过程,包括(　　)环节。

  A. 进口申报   B. 配合查验   C. 缴纳税费   D. 提取货物

  2. 目前,我国已经公布的《加工贸易禁止类商品目录》中包括的商品有(　　)。

  A. 国家明令禁止进出口的商品   B. 为种植、养殖而进口的商品

  C. 引起高能耗、高污染的商品   D. 高附加值、高技术含量的商品

  3. 保税区进境的(　　)使用进出境货物核注清单报关。

  A. 加工贸易料件   B. 加工贸易设备

  C. 转口贸易货物   D. 仓储货物

  4. 保税港区可以开展(　　)业务。

  A. 对外贸易、国际采购、分销和配送   B. 商品加工、制造

  C. 商品展示与商业零售   D. 港口作业

  5. 因品质或者规格原因,出口货物自出口之日起 1 年内原状退货复运进境,纳税义务人在办理进口申报手续时,应当按照规定提交有关单证和证明文件。经海关确认后,对退运进境的原出口货物(　　)。

  A. 不予征收进口关税   B. 不予征收进口环节增值税

  C. 不予征收进口环节消费税   D. 不予退还原征收的出口关税

三、判断题

  1. 减免税货物以外的实际进出口货物都属于一般进出口货物的范围。   (　　)

  2. 涉及动植物及其产品以及其他需依法提供检疫证明的货物,如需在申报前提取货样,应当按照国家的有关法律规定,向主管海关书面申请,并提供事先由检验检疫部门签发的书面批准证明。   (　　)

  3. 外发加工的成品必须运回本企业。   (　.　)

  4. 电子化手册管理是海关以企业为单元对加工贸易进行联网监管的方式。   (　　)

  5. 对已存入出口监管仓库因质量等原因要求更换的货物,经仓库所在地海关批准,可以更换,更换货物入仓前,被更换货物应当先行出仓。   (　　)

  6. 出口货物的发货人及其代理人应当在得知出口货物未装上运输工具,并决定不再出口之日起 6 天内,向海关申请退关。   (　　)

7. 自运输工具申报进境之日起,超过 1 个月未向海关申报的进口货物属于超期未报的范围。

（　　）

8. 个人进出境物品,应由本人或其代理人如实填报"物品清单",逐票办理物品通关手续。

（　　）

9. 跨境贸易电子商务出口适用汇总统计的商品不涉及出口征税、出口退税、许可证件管理,且单票价值在人民币 5 000 元以内的跨境电子商务 B2C 出口商品。 （　　）

10. 网购保税进口业务中一线入区时以报关单方式进行申报,海关可以采取视频监控、联网核查、实地巡查、库存核对等方式加强对网购保税进口商品的实货监管。 （　　）

 应会考核

■ 观念应用

个人通过跨境电子商务平台购买商品,如果买的东西超过限值了,怎么办?

■ 技能应用

1. 某家纺织品加工贸易企业,从境外进口纺织用棉花,储存于本企业的保税仓库中。2022 年 3 月,因棉花自燃引起火灾烧毁库房的保税货物一批,且火灾原因已经公安部门认定。

问题:

(1)加工贸易企业应当如何办理该批货物的海关手续? 该批棉花的加工贸易手册是否可以办理免税核销手续?

(2)棉花自燃能否构成不可抗力? 如果不构成不可抗力,什么条件可免税核销?

2.2022 年 4 月,大连经济技术开发区某外商投资企业终止合同或宣告破产,清算企业对仍在监管年限内的减免税进口物资决定留给合营中方继续使用。该外商投资企业的处理是否符合海关规定? 为什么?

■ 案例分析

某中外合资经营企业为生产内销产品,从德国购进生产设备一批,在海关依法查验该批进口设备时,陪同查验人员开拆包装不慎,将其中一台设备的某一部件损坏。该损坏部件海关是否予以赔偿? 为什么?

项目实训

【实训项目】

保税物流货物报关。

【实训情境】

大连保税区某企业进料加工,生产激光光盘出口,其中部分料件为进区国产料件。因外商要求变更合同,减少光盘出口数量,部分产品未能如约出口而出区进入国内市场或出区移作他用,在加工过程中产生的残次品、边角料也运往区外。

【实训要求】

(1)国内料件进区应如何办理?

(2)部分产品出境应如何办理?

(3)部分产品、残次品、边角料出区内销应如何办理?

【实训结果】

根据上述实训项目,撰写"保税物流货物报关"的实训报告。

《保税物流货物报关》实训报告		
项目实训班级:	项目小组:	项目组成员:
实训时间:　　年　月　日	实训地点:	实训成绩:
实训目的:		
实训步骤:		
实训结果:		
实训感言:		
不足与今后改进:		

项目组长评定签字:　　　　　　　　　　　　　项目指导教师评定签字:

进出口货物商品归类

○ **知识目标**

理解:商品名称及编码协调制度。

熟知:《协调制度》归类总规则。

掌握:进出口货物商品归类方法技巧,海关进出口货物商品归类管理。

○ **技能目标**

能运用进出口商品归类规则,根据《海关进出口货物商品归类管理规定》对进出口商品进行正确归类;能运用我国海关商品归类的有关依据和申报要求办理相关报关业务。

○ **素质目标**

具有在特定业务情境中分析问题与决策设计的能力;具备认真、严谨的工作作风和自主规划的创新能力。

○ **思政目标**

能够正确地理解"不忘初心"的核心要义和精神实质;树立正确的世界观、人生观和价值观,做到学思用贯通、知信行统一;通过进出口货物商品归类知识,树立对职业的主观体验,具有职业认同感,提升自己的业务能力素质和素养。

○ **项目引例**

出口"新手"更应关注 HS 编码

宁波一家企业在办理出口手续时因改变商品的 HS 编码,造成出口产品未依法申领出口产品许可证、依法接受出口检验而遭到海关的处罚。

该企业开发了一种货物提升功能的产品,共有四种规格,其中一种正在申请专利。由于产品得到欧盟客户的认可,该企业迫不及待想打入欧盟市场,没想到欲速则不达。因该产品是首次出口,企业人员缺乏相关的报检与报关知识,也没有意识到要向监管部门进行咨询,擅自将这种产品归类为不需出口监管的提升机(HS 编码 8425499000)直接向海关报关。经海关开箱查验,认定该类商品应该是属于千斤顶类别,HS 编码为 8425491000,属于国家实行出口商品注册登记管理的法定出口检验商品。而该企业既未向海关申领许可证,又未向海关申请出口检验,试图闯关,于是被查扣,同时也因涉嫌违反《进出口商品检验法》及其实施条例而遭到海关的立案查处。

引例导学:初涉出口领域的企业,在产品首次出口时,一定要先了解国家的政策,清楚监管部门的办事程序,将自己产品的性质作正确的定位,合理、正确地查找该商品的 HS 编码,诚信守法地办理出口手续,以避免不必要的损失。诚实守信是做人之本分,是当代大学生对优秀传统的继承与发扬。

○ 知识支撑

任务一　商品名称及编码协调制度

一、《商品名称及编码协调制度》概述

动漫视频

HS编码

《商品名称及编码协调制度》(The Harmonized Commodity Description and Coding System)简称"协调制度",又称"HS"。它是在《海关合作理事会商品分类目录》(CCCN)和联合国《国际贸易标准分类目录》(SITC)的基础上,协调国际上多种商品分类目录而制定的一部多用途的国际贸易商品分类目录。它是一个完整、系统、通用、准确的国际贸易商品分类体系,具有严密的逻辑性和科学性。它广泛应用于海关征税、国际贸易统计、原产地规则、国际贸易谈判(如 WTO 关税减让表)、运输税费及统计、贸易管制(如对废物、麻醉药物、化学武器等的管制)、风险管理等领域。

协调制度作为"国际贸易语言",其目录被大多数国家和地区采用作为本国和本地区的海关税则与贸易统计目录。

二、《协调制度》的基本结构

《协调制度》将国际贸易涉及的各种商品按照生产类别、自然属性和不同用途(功能)等分为 21 类 97 章(其中第 77 章为保留章)。其中,第 1～24 章为农业品,第 25～97 章为工业品;有的章,如第 28、29、36、63、72 章内设有分章。

HS 的总体结构由三部分组成:

一是归类总规则,共六条。它规定了分类原则和方法,以保证对 HS 使用和解释的一致性,使某一具体商品能够始终归入一个唯一编码。

二是类注释、章注释及子目注释。协调制度将商品根据不同的生产部门(行业)分成不同的类,类下又根据商品的自然属性或用途(功能)分成不同的章。章的序号是用阿拉伯数字表示,如第一章写成"01"、第二章写成"02"、第二十五章写成"25"。各章分为不同的品目,同样用两位阿拉伯数字表示所在章的位置,如第一章的第 1 个品目写成"0101",表示马、驴、骡;第八章的第 5 个品目写成"0805",表示鲜或干的柑橘属水果。品目下分为不同的一杠子目(又称一级子目),用一位阿拉伯数字表示所在品目下的位置,子目的最重要的结构特点是分级,如品目 0805 下的第一个一杠子目写成"08051",表示橙;第四个一杠子目写成"08054",表示柚。

至于那些兜底的一杠子目("其他")则尽量以数字"9"表示,如品目 0805 兜底的一杠子目(其他)写成"08059"。

采用以上编排方式的好处是可以在不改变现行子目编码(结构)的情况下加入新的子目。同理,一杠子目下分为不同的二杠子目,二杠子目的编码方式同一杠子目。品目下或子目下若没有再细分,则用数字"0"表示。

【注意】协调制度最多分为二杠子目,加上前面的品目号,商品编码共有六位。我国税则根据本国的实际情况在二杠子目的基础上又细分为三杠子目和四杠子目,最后的商品编码由八位组成。

三是按系统顺序排列的商品编码表。该表有商品名称和商品编码两部分,一般商品编码排列在左侧,商品名称排列在右侧。

三、《商品名称及编码协调制度》在我国的应用

我国海关自 1983 年开始研究协调制度,并参与了对协调制度的制定工作。1987 年,我国海关将协调制度译成中文,并着手进行将原海关税则目录和海关统计商品目录向 HS 编码转换的工作,在转换过程中广泛征求了贸易管理部门和产业部门的意见。

1992 年 1 月 1 日,我国海关正式开始采用《协调制度》,进出口商品归类工作成为我国海关最早实现与国际接轨的执法项目之一,并于 1996 年 1 月 1 日按时实施了 1996 年版的 HS 编码。

根据海关征税和海关统计工作的需要,我国在《协调制度》的基础上增设本国子目(三级子目和四级子目),形成了我国海关进出口商品分类目录,然后分别编制出《进出口税则》和《统计商品目录》。

我国海关采用的 HS 分类目录,前 6 位数是 HS 国际标准编码,第 7、8 两位是根据我国关税、统计和贸易管理的需要加列的本国子目。为满足中央及国务院各主管部门对海关监管工作的要求,提高海关监管的计算机管理水平,在 8 位数分类编码的基础上,根据实际工作需要对部分税号又进一步分出了第 9、10 位数编码的 HS 编码制度。

目前,我国海关通关系统使用的《商品综合分类表》中使用的商品编码为 10 位数码编号,前 8 位代码与《进出口税则》中的税则列号和《统计目录》中的商品编号一致。第 9、10 位代码是根据进口环节税、进口暂定税和贸易管制的需要而增设的。

例如:鲜、冷小虾

编码:	0	3	0	6	2	3	9	9	0	1
位数:	1	2	3	4	5	6	7	8	9	10
含义:	章号		顺序号		一级子目	二级子目	三级子目	四级子目		

第 5 位数码代表一级子目,表示它所在税目下所含商品一级子目的顺序号;第 6 位数码代表二级子目,表示在一级子目下所含商品的顺序号;我国本国子目的 7、8 位数码代表三级子目和四级子目,其含义与前面 5、6 位数码含义相同。

【注意】在 6 位或 8 位数码编号中,若在第 5 位至第 8 位数码中出现数字"9",一般情况下代表未具体列明的商品,而不一定是表示在该子目下的实际顺序号。

同步案例 7—1   合理准确地用好海关 HS 编码

马来西亚一客户订购了 2 个 20 英尺集装箱豆奶粉,业务员小王在填写海关 HS 编码时,填写 1208.1000(大豆粉。注:需办理商检和动植物检疫,增值税为 3%),而没有填写 2106.1000(其他,税号未列名食品……浓缩蛋白质及人造蛋白物质。注:增值税为 13%,只需办理商检产品)。同样,在对方按样订货,未要求办理动植物检疫的情况下,业务员小王办理了动植物检疫。当时 HS 编码为 1208.1000 下的产品退税税率为 3%,而 HS 编码为 2106.1000 下的产品退税税率为 13%。这样因没有填写正确的 HS 编码,在出口退税的环节上遭受了很大损失。

案例评析

任务二 《协调制度》归类总规则

一、规则一

(一)条文内容

类、章及分章的标题,仅为查找方便而设。具有法律效力的归类,应按品目条文和有关类注或

章注确定。如果品目、类注或章注无其他规定,按以下规则确定。

(二)条文解释

1. 类、章及分章的标题,仅为查找方便而设

类、章及分章的标题不具有法律效力,仅提供一种方便,但仍有一定的法律意义。例如,第 15 类的标题为"贱金属及其制品",但许多贱金属制品,如铜纽扣(归入品目 9606)、铝制的拉链(归入品目 9607)均不归入第 15 类;有些针织制品如针织的紧身胸衣、束腰带等不按针织制品归入第 61 章(针织的服装及衣着附件),而要归入第 62 章的品目 6212;贱金属制的机械设备归入第 84 章"核反应堆、锅炉、机器、机械器具及其零件";第 1 章的标题为"活动物",但并不是所有的活动物都归入第 1 章,如活鱼归入第 3 章、流动马戏团的活动物则应归入第 95 章。

2. 具有法律效力的归类,应按品目条文和有关类注或章注确定

这里有两层含义:第一,具有法律效力的商品归类,是按品目名称和有关类注或章注确定商品编码的;第二,许多商品可直接按目录规定进行归类。注释的作用在于限定品目、类、章商品的准确范围。其常用的方法有:①以定义形式来界定类、章或品目的商品范围及对某些商品的定义作出解释;②列举典型例子的方法;③用详列具体商品名称来定义品目的商品范围;④用排他条款列举若干不能归入某一类、章或品目的商品。

3. 如品目、类注或章注无其他规定

品目条文及与其相关的类、章注释是非常重要的。换言之,它们是在确定归类时应首先考虑的规定。例如,第 31 章的注释规定该章某些品目仅包括特定的货品,因此这些品目就不能够根据规则二(二)扩大为包括该章注释规定不包括的商品。这里需注意的是,不能因为品目条文不明确,不论类注、章注有无规定,就按规则二归类,而必须是在品目条文、类注、章注都无其他规定的条件下才能按规则二归类。

二、规则二

(一)条文内容

(1)品目所列货品,应视为包括该项货品的不完整品或未制成品,只要在进口或出口时该项不完整品或未制成品具有完整品或制成品的基本特征;同时,还应视为包括该项货品的完整品或制成品(或按本款可作为完整品或制成品归类的货品)在进口或出口时的未组装件或拆散件。

(2)品目中所列材料或物质,应视为包括该种材料或物质与其他材料或物质混合或组合的物品;品目所列某种材料或物质构成的货品,应视为包括全部或部分由该种材料或物质构成的货品;由一种以上材料或物质构成的货品,应按规则三归类。

(二)条文解释

这一规则主要是为扩大商品范围而设的。

(1)规则二(一)的主要含义:品目所列商品包括不完整品或未制成品,但必须具有完整品或制成品的基本特征;同时,还包括该项货品的完整品或制成品在进出口时的未组装件或拆散件。

"不完整品"是指具有货品的形状、特征,但缺少一些非关键性零配件的货品,如没有车座的自行车、缺少车门的汽车、缺少轮胎或倒车镜的汽车按整车归类。

"未制成品"是指具有货品的形状、特征,但还缺少几道工序才能制成的货品,如已剪成形还未缝制的手套、未上油漆的桌椅等按制成品归类。

"未组装件或拆散件"是指其零件经简单加工(简单的紧固、焊接)便可装配起来的货品,如一套散装收音机零件按整机归类。这一规则只适用于第 6 类以后的商品。

(2)规则二(二)的主要含义:品目中所列的某种材料包括了该种材料的混合物或组合物,但加

进去的材料或组合起来的东西不能失去原来商品的特征(即不存在看起来可归入两个以上品目的问题),如加入少量糖或掺加维生素、矿泉水的牛奶仍按牛奶归入 0401,皮衣在袖口上装饰点人造毛仍不影响归入皮衣类。

对于混合或组合后的材料或物质,以及由一种以上的材料或物质构成的货品,若看起来可归入两个或两个以上品目时,必须按规则三进行归类。

 做中学 7—1   **应该怎样归类**

赵昂是大连保税区某服装公司的报关员,在一次对"饰有兔毛皮(做袖口)的男士呢大衣"与"衬里为兔毛皮的男士呢大衣"两种商品进行归类时,将两种商品都归入第 11 类纺织品。小王的归类正确吗?

分析:不正确。"饰有兔毛皮(做袖口)的男士呢大衣"的"兔毛皮"只用于大衣袖口起装饰作用,未构成呢大衣的基本特征,所以按纺织品归入第 11 类;"衬里为兔毛皮的男士呢大衣"的"兔毛皮"用作大衣的衬里已起到毛皮衣服的基本特征,符合第 43 章章注 4 的说明,应按毛皮制品归入第 43 章。

三、规则三

(一)条文内容

当货品按规则二(二)或由于其他任何原因看起来可归入两个或两个以上品目时,应按以下规则归类:

(1)列名比较具体的品目,优先于列名一般的品目。但是,如果两个或两个以上品目都仅述及混合或组合货品所含的某部分材料或物质,或零售的成套货品中的某些货品,即使其中某个品目对该货品描述得更为全面、详细,这些货品在有关品目的列名应视为同样具体。

(2)混合物、不同材料构成或不同部件组成的组合物及零售的成套货品,如果不能按照规则三(一)归类时,在本款可适用的条件下,应按构成货品基本特征的材料或部件归类。

(3)货品不能按照规则三(一)或(二)归类时,应按号列顺序归入其可归入的最末一个品目。

(二)条文解释

此规则适用于似乎可以归入两个或两个以上编码的商品,有三个归类标准:

规则三(一):具体列名的归类原则。

规则三(二):基本特征的归类原则。

规则三(三):从后归类的归类原则。

这三个标准的归类原则必须依次使用,即运用规则三时,必须首先考虑规则三(一),其次是规则三(二),最后才是规则三(三)。

1. 规则三(一)

规则三(一)是指当一种商品似乎在两个或更多的品目涉及的情况下,比较这些品目,哪个品目的描述更为详细、更为接近要归类的商品,将更具体或比较具体的品目视为优先于列名一般的品目。有时候,商品的具体名称比商品的类别名称更具体,如汽车用电动雨刮器既可按汽车零件归入品目 8708(类别名称),又可按电气设备中的风挡刮水器归入品目 8512(具体名称),比较这两个品目,品目 8512 比 8708 更为具体;钟表玻璃可按玻璃制品中的钟表用玻璃归入品目 7015(具体名称)或钟表零件归入品目 9114(类别名称),比较这两个品目,前者更具体;紧身胸衣是一种女式内衣,有两个编码可归,一个是 6208 女内衣(类别名称),另一个是 6212 妇女紧身胸衣(具体名称),故应归入 6212.3000。

2. 规则三(二)

规则三(二)适用于不能按以上规则归类的混合物、组合物和零售成套货品的归类情况。对于这些货品如能确定构成其主要特征的材料或部件,应按这种材料或部件归类。但是,要确定商品的主要特征,不应只有一个标准,要根据其各种构成材料或部件的价值、重量、体积、商品的用途等来确定,如方便面由一块速食面(归入品目1902)和一小包调味料(归入品目2103)组成,其主要特征是速食面,所以仍要按面食归入品目1902。

零售成套货品是指为了某种需要将可归入不同品目的两种或以上货品包装在一起无须重新包装就可直接零售的成套货品。它必须同时符合以下三个条件:①至少由两种看起来可归入不同品目的货品组成;②为了适应某一项活动的特别需要而将几件产品或物品包装在一起,在用途上互相补足配合使用的;③其包装形式适用于直接销售给用户而无须重新包装的。例如,含有电动理发推子(品目8510)、剪子(品目8213)、梳子(品目9615)、刷子(品目9603)及毛巾(品目6302)的成套理发用具的主要特征是电动理发推子,故要将成套的理发用具按电动理发推子归入品目8510。

但是,不符合以上条件而包装在一起的混合货品不能应用规则三(二)的原则来归类,如一只塑料盒内装有一支圆珠笔(编码9608.1000)、一只电子表(编码9102.1200)、一条贱金属制的项链(编码7117.1900)组成的成套货品,只是以销售为目的而不能在功能上互补或是为某种目的,此时应将它们分别归类。

3. 规则三(三)

规则三(三)采用的是从后归类的原则。如果按规则三(一)或规则三(二)都不能解决归类问题,即在三(一)和三(二)不适用的情况下,则应按规则三(三)进行。具体过程是将某个商品似乎可归入的编码加以比较,然后按排列在最后的品目进行归类,但相互比较的编码或品目只能同级比较,如①25%的牛肉(0201)、25%的猪肉(0203)、25%的羊肉(0204)和25%的鸡肉(0207)组成的肉馅归入0207;②30%的牛肉(0202)、30%的猪肉(0203)、30%的羊肉(0204)和10%的鸡肉(0207)组成的肉馅归入0204。

四、规则四

(一)条文内容

根据上述规则无法归类的货品,应归入与其最相类似的品目。

(二)条文解释

在无法预见的情况下,按以上规则一至规则三仍无法归类的货品,只能用最相类似的货品的品目来替代,即将报验货品与类似货品加以比较确定其与哪些货品最相类似,然后将所报验的货品归入与其最相类似的货品的同一品目。这里的"最相类似"是指名称、特征、功能、用途、结构等因素,需要综合考虑才能确定。

五、规则五

(一)条文内容

除上述规则外,本规则适用于下列货品的归类。

(1)制成特殊形状仅适用于盛装某个或某套物品并适合长期使用的,如照相机套、乐器盒、枪套、绘图仪器盒、项链盒及类似容器,如果与所装物品同时进口或出口,并通常与所装物品一同出售的,应与所装物品一并归类。但本款不适用于本身构成整个货品基本特征的容器。

(2)除规则五(一)规定的以外,与所装货品同时进口或出口的包装材料或包装容器,如果通常是用来包装这类货品的,应与所装货品一并归类,但明显可重复使用的包装材料和包装容器不受本款限制。

(二)条文解释

此规则是关于包装物归类的专门条款。

(1)规则五(一)主要适用于供长期使用的包装容器,只要它们同时符合规则五(一)所提的条件(制成特殊形状,适合长期使用,与所装物品一同报验,与所装物品一同出售,不构成整个物品的基本特征)就可与所装物品一并归类,如装有茶叶的铁制茶叶罐与茶叶一并归入品目0902;装有望远镜的望远镜盒一并与望远镜归入品目9005;内装镶嵌钻石铂金戒指的首饰盒应按铂金戒指归入品目7113。但有时若包装物已超出了所包装物品的基本特征,此时要分别归类,如装有茶叶的银制茶叶罐,因银制茶叶罐的价格已远远超出茶叶的价格,已构成整个容器的基本特征,不能与茶叶一并归类,要分别归类。

(2)规则五(二)适用于明显不能重复使用的包装材料和容器的归类。在这种情况下,往往是货物的一次性包装物,当货物开拆后,包装材料和容器一般不能够再作原用途使用。对于这种包装容器,应与货品一起归类,如包装大型机器的木箱,由于明显不能重复使用,就把它与货品一起归类;内装电视机的纸箱,应按电视机归入品目8528,而不是按纸箱归入品目4819.0。但明显能重复使用的,就不把它与货品一并归类,而应分别归类,如装液化气体的钢瓶要与液化气体分别归类。

六、规则六

(一)条文内容

货品在某一品目项下各子目的法定归类,应按子目条文或有关的子目注释及以上各条规则确定,但子目的比较只能在同一数级上进行。除《协调制度》条文另有规定的以外,有关的类注、章注也适用于本规则。

(二)条文解释

此规则是关于子目如何确定的一条原则,子目归类首先按子目条文和子目注释确定;若按子目条文和子目注释无法确定归类,则上述各规则的原则同样适用于子目的确定;除条文另有规定的外,有关的类注、章注也适用于子目的确定。

在具体确定子目时,应注意以下两点:

(1)确定子目时,一定要按先确定一级子目,再确定二级子目,然后确定三级子目,最后确定四级子目的顺序进行。

(2)确定子目时,应遵循"同级比较"的原则,即一级子目与一级子目比较、二级与二级子目比较,以此类推。

例如,"中华绒螯蟹"在归入子目0306下子目时,应按以下步骤进行:

①先确定一级子目,即将两个一级子目"冻的"与"未冻的"进行比较后归入"未冻的"。

②再确定二级子目,即将二级子目"龙虾""大螯虾""小虾及对虾""蟹""其他"进行比较后归入"蟹"。

③然后确定三级子目,即将两个三级子目"种苗"与"其他"进行比较后归入"种苗"。最后,"中华绒螯蟹"归入子目0306.2410。

任务三   进出口货物商品归类方法和技巧

一、商品归类的步骤

第一步:确定所给出的商品名称的中心词,判断所归入的类、章(共21类97章)。

第二步:查阅类注、章注。

第三步:查阅相应章中品目条文和注释。

第四步:查找相应的子目。如果有二级子目则继续往下查,那么依次确定二、三、四级子目。

 做中学 7-2　重量为 150 克的活火鸡,供改良种用。

分析: (1)找到所在的类、章。火鸡是活动物,归入第一类第 1 章。

(2)查阅第一类的类注和第 1 章的章注,不属于本章不包括的情形,因此可归入第 1 章。

(3)查阅第 1 章四位数品目号列及其黑体字。活火鸡属于家禽类,在 0105 就可以找到家禽。

(4)再进一步确定它的 8 位数编码,0105.1290。

二、进出口商品归类的要点

(一)第一、二类(第 1~14 章)

要注意加工方式,依据"加工方式"确定商品是归入第一类、第二类还是第四类。

(1)动物产品。活动物(第 1 章和第 3 章)经过简单加工后分别归入可食用动物产品(第 2、3、4 章)和非食用动物产品(第 5 章),可食用动物产品经过进一步加工后归入动物油脂及其产品(第 15 章)和食品类(第 16 章)。

(2)植物产品。活植物(第 6 章)经过简单加工归入植物产品(第 7~14 章),可食用植物产品中的蔬菜、水果、坚果经过进一步加工则归入蔬菜、水果、坚果制食品(第 20 章)。

(3)谷物(第 10 章)。经过简单加工归入制粉工业产品(第 11 章),谷物和制粉工业产品经过进一步加工则归入谷物、粉类食品(第 19 章)。

(4)干蔬菜归类(第 7 章章注三);混合调味香料归类(第 9 章章注一);种植用种子归类(第 12 章章注三)。

超过了本类加工程度允许范围的非食用植物产品主要归入第四类和第二十类。例如,豆饼应归入第 23 章,已切割成圆形的供雕刻用象牙果归入第 96 章等。其中,最容易与本类的非食用植物产品发生归类混淆的是第 96 章的商品。

 做中学 7-3

1. 水煮小虾虾仁

分析: 该商品经过水煮加工,经查并不符合 0306 的税(品)目条文及章注、类注规定,因此视为其加工程度已超过第 3 章的范围,应归入第 16 章的 1605.2000。

2. 浸泡在亚硫酸水中的黄瓜

分析: 该商品经过亚硫酸浸泡加工,经查符合 0711 的税(品)目条文与章注、类注规定,所以应视为是一种简单加工,可归入 0711.4000。

(二)第三类(第 15 章)

(1)未炼制的猪脂肪及家禽脂肪。其应归入品目 02.09。

(2)从乳中提取的黄油及其他油、脂。其应归入品目 04.05(与 1517 人造黄油区别开)。

(3)可可油、可可脂。其应归入品目 18.04。

(4)粗甘油。纯度在 95% 以下,归入 1520;若纯度在 95% 以上,则归入 2905.4500 丙三醇(甘油)。

(三)第四类(第 16~24 章)

(1)均化食品、均化混合食品、混合食品。均化食品的满足条件:精细均化、零售包装食品(每件净重不超过 250 克);为了调味、保藏或其他目的,可以加入少量其他配料,还可以含少量的粒或食用杂碎粒。均化肉类归入 1602.1000(全部由肉类组成);均化蔬菜归入 2005.1000(全部由蔬菜组成);均化果实归入 2007.1000(全部由植物果实组成);均化混合食品归入 2104.2000(由肉和蔬菜、肉和果实、蔬菜和果实等混合组成)。

(2)各种酒。应注意区别是发酵酒还是蒸馏酒。普通红葡萄酒是发酵酒,应归入 2204,而威士忌酒属于蒸馏酒,应归入 2208。

(3)水果汁、蔬菜汁。纯的(不加任何其他物质)归入 2009;加入了其他物质,则成了饮料,归入 2202。

 做中学 7—4 一种用微波炉加热的方便快餐食品,净含量 250 克,其中面条 150 克、鸡腿块 50 克、卷心菜 30 克、鱿鱼丝 20 克,食品已预先烧制过,装于一次性塑料泡沫盒内。

分析:本题商品属于混合食品,根据第 16 章章注二的规定,由于本题商品中鸡和鱿鱼的含量超过了 20%,因此,本题商品应归入第 16 章,又由于鸡块的重量超过了鱿鱼丝的重量,故应按制作的鸡块归入品目 16.02,则本题商品应归入商品编码 1602.3290。

(四)第五类(第 25～27 章)

(1)只能经过有限的简单加工。简单加工是指洗涤、磨碎、研粉、淘洗、筛选和其他机械物理方法精选。如果超出这个限度而进行了进一步的深加工,则应该归入后面的章节。

(2)第 26 章归类要注意的地方。包括:①第 26 章的加工程度与第 25 章相似,只能进行有限的简单加工。除煅烧、焙烧或燃烧引起的变化外,这些加工不得改变所要提炼金属的基本化合物的化学成分。改变了矿物的基本化学成分的产品则不能归入本章,一般归入第 28 章。②矿砂应归入第 26 章,放射性矿砂仍归入第 26 章。

 做中学 7—5 煤油。

分析:本题未说明煤油的用途,可按一般列名归入其他煤油馏分,商品编码为 2710.1919。

(五)第六类(第 28～38 章)

(1)第一部分(第 28、29 章)与第二部分(第 30～38 章)归类时的区别。其包括:①一般情况下,如果一种化工品是单独的化学元素及单独的已有化学定义的化合物(包括有机化合物和无机化合物),应归入第一部分(第 28、29 章);②如果不符合,而是由几种不同化学成分混合配置而成的,按照其用途归入第二部分(第 30～38 章)。

(2)归类时的步骤。其包括:①判断商品是否符合类注一(一)的规定。如果一种化工品属于放射性化学元素、放射性同位素及它们的无机或有机化合物,应优先归入 2844、2845。放射性矿砂除外,其仍按矿砂来归类。②判断商品是否属于类注一(二)的情形。除放射性化学物质(28.44)及非放射性同位素(28.45)外,凡符合品目 28.43、28.46、28.52 所述货品,应优先归入此品目。③判断商品是否属于类注二的情形。如果一种化工品被制成一定剂量或制成零售包装而且同时符合 3004、3005、3006、3212、3303、3304、3305、3306、3307、3506、3707、3808 税目的,应优先归入上述品目。

做中学 7—6 500 毫升瓶装化学纯级乙酸乙酯。

分析:纯级乙酸乙酯是纯净的有机化学品,归类时应按有机化学品归入第 29 章。乙酸乙酯是由第 29 章的乙酸和第 22 章的乙醇经反应所生成的酯,根据第 29 章章注五(二)的规定,应按有关酸基化合物(即应按乙酸基化合物)归入第七分章,并按饱和无环一元羧酸归入第 29 章的品目

29.15。本题商品应按具体列名归入商品编码 2915.3100。

(六)第七类(第 39～40 章)

(1)共聚物的归类方法。其包括:①确定品目。首先,根据其形状确定是否属于 3901～3914 范围;其次,将属于同一品目(4 位数)下的单体单元的含量相加;再次,按含量高的品目归类,如果含量相等,则"从后归类";最后,在归入子目时注意第 39 章子目注释一的规定。②确定子目。重点解析子目注释一。

(2)化学改性聚合物应按相应的未改性聚合物的子目归类。聚合物混合体应按单体单元比例相等、种类相同的聚合物归入相应子目。

(3)塑料在加工过程和使用过程中产生的废碎料和下脚料一般情况下可按品目条文的列名归入 3915,但是根据第 39 章章注七的规定,如果其同时符合初级形状、单一种类、热塑性这三个条件,则不能归入 3915,而要比照正常的塑料原料归入 3901～3914 的相应品目。例如,"粒状聚乙烯(密度 0.93)下脚料"应归入 3901.1000。

 做中学 7—7　　　　　　　　　　　**正确归入商品编码**

1. 由 20％氯乙烯、20％醋酸乙烯、30％丙烯、30％异丁烯的单体单元组成的共聚物(粉末状)

分析:本题商品为粉末状,属于初级形态的聚合物,归类时应按聚合物归入第 39 章。在该商品的单体单元中,氯乙烯单体单元属于品目 39.04 的商品范围,醋酸乙烯单体单元属于品目 39.05 的商品范围,丙烯和异丁烯单体单元属于品目 39.02 的商品范围。根据第 39 章子目注释一(四)的规定,归入同一子目的聚合物单体单元应作为一种单体单元对待。由于归入同一子目的丙烯和异丁烯含量最高,所以应归入品目 39.02。同时,根据归类总规则三(三)的从后归类原则,本题商品应归入商品编码 3902.9000。

2. 聚乙烯(比重 0.92)与聚乙酸乙烯酯组成的聚合物混合体(颗粒状),按占聚合物混合体总重量计算:乙烯单体单元为 50％、乙酸乙烯酯单体单元为 50％

分析:本题商品是由聚乙烯与聚乙酸乙烯酯组成的聚合物,归类时应按塑料归入第 39 章,在本章中,本题商品似可按乙烯聚合物归入品目 39.01,又可按乙酸乙烯酯聚合物归入品目 39.05。根据第 39 章章注四的规定,共聚物及聚合物混合体如果没有任何一种共聚单体单元重量为最大,则应按号列顺序归入其可归入的最后一个品目。因此,本题商品应从后归入品目 39.05,并归入商品编码 3905.2900。

(七)第八、九、十类(第 41～49 章)

(1)第 41 章结构按其加工程度由低到高排列。生皮归入 4101～4103;经鞣制但未经进一步加工的皮及其坯革归入 4104～4106;经鞣制或半硝处理后进一步加工的皮革归入 4107、4112、4113;特种皮革(油鞣皮革、漆皮及层压漆皮和镀金属皮革)归入 4114;再生皮革及皮革边角废料归入 4115。

(2)容易混淆的含有皮、革制品的归类。以皮革或再生皮革制成的服装归入 4203;以毛皮制成的服装归入 4303;以毛皮做面或毛皮作里衬的服装归入 4303;人造毛皮服装归入 4304;毛皮或人造毛皮仅作为装饰用的服装按服装面料归类。

(3)第 44 章结构按加工程度由低到高排列。木制原料(不包括竹的原料)归入 4401～4406;经简单锯、削、刨平、端接及制成连接形状的木材归入 4407～4409;木质碎料板、纤维板、胶合板及强化木等归入 4410～4413;木制品归入 4414～4421。

(4)纸张的归类。未涂布的机器或手工纸归入 4801～4805;经进一步加工但未涂布的纸归入 4806～4808;经涂布的纸归入 4809～4811;特定用途的纸及其制品归入 4812～4823。

(5)木制品的归类。其大部分归入第 44 章,部分归入其他章。木制的家具和活动房屋归入第 94 章;木制的衣箱归入第 42 章;木制的刷子归入第 96 章;木制的积木归入第 95 章;木制的手杖归入第 66 章。

(6)木地板的归类。天然木地板(又称实木地板)归入 4409;碎料板制木地板归入 4410;纤维板制木地板归入 4411;胶合板制木地板归入 4412;拼花木地板归入 4418。

(八)第十一类(第 50～63 章)

第十一类分为四种商品,归类时首先判断商品的具体归属:

(1)纺织纤维(纺织品的原料,如毛、丝、棉花、化纤)。其包括:①单一纤维的归类。纤维是纺织原料,除 56.01 的纤维外,其他纺织纤维归入第一部分(第 50～55 章),直接根据纤维的属性就可以来判断其可归入具体的章节和品目。②混纺纤维的归类。先确定混纺纤维中的各个纤维属于哪一章的纤维,将属于同一章的不同纺织材料的重量相加后进行比较,归入重量大的那一章。如果重量相等,则根据归类总规则三,按从后归类的原则归类。

(2)纱线(用纺织纤维制成的线)。由于第一部分(第 50～55 章)包括纱线的品目,第二部分的第 56 章也包括纱线的品目,因此对纱线进行归类的时候,要先确定纱线是特种纱线还是普通纱线。如果是特种纱线,则归入第 56 章的相应品目;如果是普通纱线,要先判断纱线是由一种纤维制成的还是由多种纤维制成的。由一种纤维制成,按纱线原料的性质归入相应章(第 50～55 章)的品目;由多种纤维制成的混纺纱线,则根据混纺纺织品的归类步骤来归类。

(3)织物(属于半制成品)。织物的归类与纱线的归类一样,先确定品目是特种织物还是普通织物。特种织物归入第 58 章,普通织物按纤维的种类归入第 50～55 章,针织物归入第 60 章。普通织物为平纹、染色、色织、漂白、印花;特种织物为起绒织物、绳绒织物、毛巾织物、纱罗织物、网眼织物、金属线织物等。

(4)服装(制成品)。

第一,制成品中重点掌握的是服装和衣着附件的归类。

第一步:判断应归入第 61 章还是归入第 62 章。针织服装归入第 61 章(6212 商品除外),非针织(即机织)服装归入第 62 章。

第二步:判断是不是婴儿服装。婴儿服装应优先归入品目 6111(针织)或者 6209(非针织)。

第三步:判断是否为特殊材料制成的服装。比如,用塑料、橡胶或其他材料处理过的织物制成的服装,优先归入 6113(针织)或 6210(机织)。

第四步:根据性别、服装款式(大衣、西服、衬衣、内衣等)、纤维的种类归入相应的编码。

第二,地毯、工业用纺织制品、成套物品等按照标题查找,再根据章注和类注是否有规定,按照查找商品的步骤来归类就可以确定其品目。

 做中学 7—8 涤纶制针织紧身胸衣。

分析:本题商品是以针织布做面料制成的紧身胸衣,属于衣着附件,归类时似应按针织衣着附件归入第 61 章。但根据第 61 章章注二(一)的规定,第 61 章不包括品目 62.12 的货品,因此,本题商品不能归入第 61 章,只能归入第 62 章,即本题商品应归入品目 62.12,并归入商品编码 6212.3010。

(九)第十二、十三、十四类(第 64～71 章)

(1)鞋靴归类。鞋靴应按其外底和鞋面的材料归入不同的品目。确定鞋面和外底材料的原则如下:①鞋面的材料应以占表面面积最大的那种材料为准;外底的主要材料应以与地面接触最广的那种材料为准。②在其他类已列名的鞋则不应归入第 64 章,如明显已穿用的旧鞋要归入品目

6309,玩具鞋及装有冰刀或轮子的滑冰鞋要归入第95章。

(2)第68章。其货品大多是第25章的货品经过进一步加工所得的。第68章货品的加工范围已经超出了第25章所允许的范围。在第68章中,注意6812.9100这个品目,即用石棉制成的服装、衣着附件、帽类及鞋靴。以石棉为原料的制成品,应归入第68章。

(3)贵金属合金的归类原则。只要其中一种贵金属含量达到合金重量的2%,便视为贵金属合金;不适用于后面贱金属合金归类时按含量较高的金属进行归类的原则。应用第71章注时应注意先后顺序,即首先是章注五(一),其次是章注五(二),最后是章注五(三)。

做中学7—9 按重量计含铁80%、含铜15%、含银3%、含金2%的金属合金(未经锻造,非货币用)。

分析:根据第71章章注五(二),只要金含量达到2%(铂含量未达到2%),便满足金合金的定义,就应该按金合金归类,而不管其他金属的含量多少,本例应归入7108.1200。

(十)第十六类(第90章)

1. 第十六类归类方法

(1)机械、电气设备的零部件归类的步骤(参见第十六类类注二)。

(2)家用电动器具的归类。品目85.09的家用器具通常是指任何重量的真空吸尘器、地板打蜡机、食品研磨机及食品搅拌器、水果或蔬菜榨汁器。但有部分品目是受重量限制的(这个标准是重量不超过20千克)。另外,还要注意,虽然称为家用电器,但是归类的时候,其他的品目有具体列名的,不按家用电器归类。

(3)干燥机、干衣机的归类。其包括:①只有明显用于干燥纺织品的干燥机才能归入84.51;②用于干燥非纺织品的干燥机应归入84.19;③离心式的干燥机应归入84.21;④干洗机不论其洗衣容量大小,均归入8451.10。

(4)液体泵、气泵和压缩机的归类。其包括:①液体泵归入品目8413,这个液体泵可以是带有计量装置或计价装置的,不要将计量泵按仪器归入第90章;②气泵和压缩机归入品目8414,除了真空泵以及各种压缩机外,还包括手动或动力驱动的用以压缩空气或其他气体的设备,如风扇、吊扇、排风扇和手动的打气筒。

(5)自动数据处理设备及其零件的归类。其包括:①一起报验的中央处理部件(含CPU、主板、硬盘等)、输入部件(键盘或扫描仪)和一个输出部件(显示器或打印机),进口时按"系统"归入8471.49;②单独报验的电脑主机,归入8471.50;③单独报验的键盘,归入8471.6071;④单独报验的内存条,归入8473.3090;⑤单独报验的显示器,归入8528。

2. 第90章归类方法

(1)仪器装置的零件、附件归类。其详见第90章章注二,首先看是否属于"通用类",其次考虑是否属于"具体列名",再次看是否为"专用零件",最后看是否为"未列名的零件"。

(2)光学元件的归类。未加工的光学元件(玻璃材料)见第70章;已加工但未装配的光学元件归入9001;已装配(即带有镜筒或框架)的光学元件归入9002。

(3)医疗器械及器具的归类。其一般归入9018~9022。要准确归类,必须了解它的工作原理、特性及用途:①用于诊断的医疗器械归入9018;②用于X射线或其他射线进行扫描成像的归入9022(冶金工业中的X射线);③机械疗法、氧疗法、臭氧疗法、吸入疗法、人工呼吸及按摩等用的设备及装置归入9019;④矫形及弥补人体生理缺陷的器具归入9021;⑤X射线和其他放射线的应用设备(不仅包括用于医疗上的,而且包括用于其他行业上的)归入9022;⑥用于探测X射线等放射性射线的设备归入9030。

任务四　海关进出口货物商品归类管理

为了规范进出口货物的商品归类,保证商品归类的准确性和统一性,根据《海关法》《关税条例》以及其他有关法律、行政法规的规定,制定了《中华人民共和国海关进出口货物商品归类管理规定》,自 2021 年 11 月 1 日起施行。

一、商品归类的当事人及原则

商品归类是指在《商品名称及编码协调制度公约》商品分类目录体系下,以《中华人民共和国进出口税则》为基础,按照《进出口税则商品及品目注释》《中华人民共和国进出口税则本国子目注释》以及海关总署发布的关于商品归类的行政裁定、商品归类决定的规定,确定进出口货物商品编码的行为[①]。

【提示】进出口货物相关的国家标准、行业标准等可以作为商品归类的参考。

进出口货物收发货人或者其代理人(以下简称"收发货人或者其代理人")对进出口货物进行商品归类,以及海关依法审核确定商品归类。

进出口货物的商品归类应当遵循客观、准确、统一的原则。

进出口货物的商品归类应当按照收发货人或者其代理人向海关申报时货物的实际状态确定。以提前申报方式进出口的货物,商品归类应当按照货物运抵海关监管区时的实际状态确定。

二、海关进出口货物商品归类管理规定

(1)由同一运输工具同时运抵同一口岸并且属于同一收货人、使用同一提单的多种进口货物,按照商品归类规则应当归入同一商品编码的,该收货人或者其代理人应当将有关商品一并归入该商品编码向海关申报。法律、行政法规和海关总署规章另有规定的,依照有关规定办理。

(2)收发货人或者其代理人应当依照法律、行政法规以及其他相关规定,如实、准确申报其进出口货物的商品名称、规格型号等事项,并且对其申报的进出口货物进行商品归类,确定相应的商品编码。

(3)海关在审核确定收发货人或者其代理人申报的商品归类事项时,可以依照《海关法》和《关税条例》的规定行使下列权力,收发货人或者其代理人应当予以配合:①查阅、复制有关单证、资料;②要求收发货人或者其代理人提供必要的样品及相关商品资料,包括外文资料的中文译文并且对译文内容负责;③组织对进出口货物实施化验、检验。

【注意】收发货人或者其代理人隐瞒有关情况,或者拖延、拒绝提供有关单证、资料的,海关可以依法审核确定进出口货物的商品归类。

【提示】必要时,海关可以要求收发货人或者其代理人补充申报。

(4)收发货人或者其代理人向海关提供的资料涉及商业秘密、未披露信息或者保密商务信息,要求海关予以保密的,应当以书面方式向海关提出保密要求,并且具体列明需要保密的内容。收发货人或者其代理人不得以商业秘密为理由拒绝向海关提供有关资料。

【提示】海关按照国家有关规定承担保密义务。

(5)必要时,海关可以依据《中华人民共和国进出口税则》《进出口税则商品及品目注释》《中华

---

① 商品编码是指《中华人民共和国进出口税则》商品分类目录中的编码。同一商品编码项下其他商品编号的确定,按照相关规定办理。

人民共和国进出口税则本国子目注释》和国家标准、行业标准,以及海关化验方法等,对进出口货物的属性、成分、含量、结构、品质、规格等进行化验、检验,并将化验、检验结果作为商品归类的依据。

(6)海关对进出口货物实施取样化验、检验的,收发货人或者其代理人应当到场协助,负责搬移货物,开拆和重封货物的包装,并按照海关要求签字确认。

收发货人或者其代理人拒不到场,或者海关认为必要时,海关可以径行取样,并通知货物存放场所的经营人或者运输工具负责人签字确认。

(7)收发货人或者其代理人应当及时提供化验、检验样品的相关单证和技术资料,并对其真实性和有效性负责。

(8)除特殊情况外,海关技术机构应当自收到送检样品之日起15日内作出化验、检验结果。

(9)除特殊情况外,海关应当在化验、检验结果作出后的1个工作日内,将相关信息通知收发货人或者其代理人。收发货人或者其代理人要求提供化验、检验结果纸本的,海关应当提供。

(10)其他化验、检验机构作出的化验、检验结果与海关技术机构或者海关委托的化验、检验机构作出的化验、检验结果不一致的,以海关认定的化验、检验结果为准。

(11)收发货人或者其代理人对化验、检验结果有异议的,可以在收到化验、检验结果之日起15日内向海关提出书面复验申请,海关应当组织复验。

【注意】已经复验的,收发货人或者其代理人不得对同一样品再次申请复验。

(12)海关发现收发货人或者其代理人申报的商品归类不准确的,按照商品归类的有关规定予以重新确定,并且按照报关单修改和撤销有关规定予以办理。

收发货人或者其代理人发现其申报的商品归类需要修改的,应当按照报关单修改和撤销有关规定向海关提出申请。

(13)海关对货物的商品归类审核确定前,收发货人或者其代理人要求放行货物的,应当按照海关事务担保的有关规定提供担保。

【注意】国家对进出境货物有限制性规定,应当提供许可证件而不能提供的,以及法律、行政法规规定不得担保的其他情形,海关不得办理担保放行。

(14)收发货人或者其代理人就其进出口货物的商品归类提出行政裁定、预裁定申请的,应当按照行政裁定、预裁定管理的有关规定办理。

(15)海关总署可以依据有关法律、行政法规规定,对进出口货物作出具有普遍约束力的商品归类决定,并对外公布。

【提示】进出口相同货物,应当适用相同的商品归类决定。

(15)作出商品归类决定所依据的法律、行政法规以及其他相关规定发生变化的,商品归类决定同时失效。商品归类决定失效的,应当由海关总署对外公布。

(16)海关总署发现商品归类决定需要修改的,应当及时予以修改并对外公布。

(17)海关总署发现商品归类决定存在错误的,应当及时予以撤销并对外公布。

(18)因商品归类引起退税或者补征、追征税款以及征收滞纳金的,依照有关法律、行政法规以及海关总署规章的规定办理。

(19)违反规定,构成走私行为、违反海关监管规定行为或者其他违反《海关法》行为的,由海关依照《海关法》《中华人民共和国海关行政处罚实施条例》等有关规定予以处理;构成犯罪的,依法追究刑事责任。

● 应知考核

一、单项选择题

1. 0103　　　猪：
01031000　　　——改良种用
　　　　　　　——其他
　　　　　　　——重量在 50 千克以下
01039110　　　——重量在 10 千克以下

关于上面的商品编码"0103 9110"说法中不正确的是（　　　）。

A. 该商品在第 1 章

B. 它表示重量在 10 千克以下的活猪

C. 商品编码中的第 5 位"9"代表除改良种用以外的其他活猪

D. 商品编码中的第 8 位"0"表示在 3 级子目下未设 4 级子目

2. 由 30％的牛肉（0202）、30％的猪肉（0203）、30％的羊肉（0204）和 10％的鸡肉（0207）组成的肉馅应归入（　　　）。

A. 0201　　　　　　B. 0202　　　　　　C. 0203　　　　　　D. 0204

3. 下列关于 HS 编码书写正确的是（　　　）。

A. 0306 2399.09　　B. 0306.2399 09　　C. 0306.2399.09　　D. 0306 2399 09

4. 塑料盥洗盆的 HS 编码是（　　　）。

A. 3922　　　　　　B. 3924　　　　　　C. 6901　　　　　　D. 6911

5. 下列不属于 HS 编码设立品目依据的是（　　　）。

A. 产品的用途　　　B. 产品生产类别　　C. 产品的自然属性　　D. 产品的加工工艺

6. 进口一辆缺少轮子的汽车，在进行该商品的海关税则归类时，应按（　　　）归类。

A. 汽车的零部件　　B. 汽车底盘　　　　C. 汽车车身　　　　D. 汽车整车

7. 按照商品归类总规则，下列叙述中正确的是（　　　）。

A. 在进行商品归类时，商品的包装容器应单独进行税则归类

B. 在进行商品归类时，混合物可以按照其中一种成分进行税则归类

C. 在进行商品归类时，列明比较具体的税目优先于一般的税目

D. 从后归类的原则是商品税则归类的普遍适用原则

8. 冷冻香菇的商品编码和检验检疫类别分别是（　　　）。

A. 0710809020 和 A/　　　　　　　　B. B0710809020 和 PR/QS

C. 0712391000 和 A/　　　　　　　　D. D0712391000 和 PR/QS

9. 下列商品编码对应的检验检疫类别与其他三个不同的是（　　　）。

A. 0709591000　　B. 1504300010　　C. 2003901020　　D. 2005200000

10. 以下商品编码所对应的检验检疫类别相同的是（　　　）。

A. 0713311000 和 0713319000　　　　B. 4403492000 和 4407291010

C. 0408110000 和 2009110000　　　　D. 6103430093 和 6108990010

二、多项选择题

1. HS 中的税（品）目中所列货品，除完整品和制成品外，还应包括（　　　）。

A. 在进出口时具有完整品基本特征的不完整品

B. 在进出口中具有制成品基本特征的未制成品

C. 完整品或制成品在进出口时的未组装件或拆散件

D. 具有完整品或制成品基本特征的不完整品或未制成品在进出口时的未组装件或拆散件

2. 下列货品属于 HS 归类总规则所规定的"零售的成套货品"的有( )。

A. 一个礼盒,内有咖啡一瓶、咖啡伴侣一瓶、杯子两只

B. 一个礼盒,内有白兰地酒一瓶、打火机一只

C. 一包方便面、两包调料包、一把叉子

D. 一个礼盒、一块巧克力、一个塑料玩具

3. 关于商品编码 6107110000 和 6107120000,以下表述中正确的有( )。

A. 均属于 HS 的第 11 类　　　　　　B. 均属于 HS 的第 61 章

C. 两者的品目号相同　　　　　　　　D. 两者的子目号不同

4. 关于商品编码 2002101000 和 2002909000 所对应的货物,以下表述中正确的有( )。

A. 均须实施进境动植物、动植物产品检疫

B. 均不实施进口商品检验

C. 均须实施进口食品卫生监督检验

D. 均须实施出境动植物、动植物产品检疫

5. 商品编码 9503008900 对应的货物须实施( )。

A. 海关与检验检疫联合监管　　　　　B. 民用商品入境验证

C. 出口商品检验　　　　　　　　　　D. 进口商品检验

三、判断题

1. 每一种商品都能明确地、准确地归入一个 HS 编码的品目号下。 ( )

2. HS 编码的品目号由 4 位数字组成,子目号由 6 位数字组成。 ( )

3. HS 分类目录的类注释、章注释和子目注释中 HS 不可分割的部分,与 HS 品目条文一样具有同等效力。 ( )

4. HS 的编排结构是将所有国际贸易商品按生产部门分为 22 类,在各类内,基本上按照同一起始原料或同一类型的产品设章,共有 98 章。 ( )

5. HS 类注释、章注释和子目注释与 HS 税目条文具有同等法律效力。 ( )

应会考核

■ 观念应用

某报关人向海关申报进出口商品名称时使用了方言,如将"变压器"申报为"火牛",将"拖拉机"申报为"铁牛"等。如果真的将"变压器"申报为"火牛",将"拖拉机"申报为"铁牛",你还能归类吗?这给你什么启发?

■ 技能应用

请查找下列商品的 HS 编码:

1. 包心鱼丸,1 000 克/袋,配料为鳗鱼肉、面粉、猪肉、河蟹、香菇(重量比为 50%、20%、20%、5%、5%)。制作过程中,将鳗鱼肉与面粉混合加水搅拌,揉捏成丸状,以猪肉和香菇剁碎做馅,煮熟,冷却后袋装速冻。

2. 羊驼毛皮床毯,由 8 块经过处理的羊驼的毛片缝制而成。

3. 男式全棉灯芯绒(机织)休闲西服上装。

4. 棒棒糖。

5. 氟碳铈铜矿,用于制取铈族稀土元素。

■ 案例分析

2022 年 3 月,浙江华通机电进出口公司为杭州瑞丰混凝土公司代理进口 10 辆机动混凝土搅拌车。浙江华通机电进出口公司委托汉德报关行办理商品归类并确定海关监管条件。

任务 1:要认知,要"识货"。

任务 2:套用六大归类总规则。

任务 3:找出税则号。

任务 4:利用互联网途径确定海关监管条件。

 项目实训

【实训项目】

商品归类查询。

【实训情境】

请快速查询下列商品的 HS 编码,并求和。

举例,冷冻大马哈鱼,编码为 0302.1220。

将这八位数字相加,就是 0+3+0+2+1+2+2+0=10。

【注意】在考试的时候,用 2B 铅笔将答题卡上面的 0~9 行的数字框涂黑,就可以了,即上一栏将数字"1"涂黑,下一栏将数字"0"涂黑。

0 <u>1</u> 2 3 4 5 6 7 8 9
<u>0</u> 1 2 3 4 5 6 7 8 9

1. 东北福黑猪猪蹄,冷冻,450 克塑料盒装,超市专供。

2. 冬季保暖女士羊皮手套,内衬獭兔毛皮。

3. 冻猪胃。

4. 一套散装收音机(未装有录制或重放设备)。

5. 含20%柑橘皮的绿茶(每包净重60克)。

6. 飞机用钢化玻璃。

7. 八宝粥罐头(内装有八宝粥和附有一个塑料小勺)。

8. 由50%牛肉与50%鱼肉混合而成的饺子馅。

9. 长方形香皂装在长方形塑料肥皂盒内(每盒一块),该肥皂盒有底、有盖并适合长期使用。

10. 中华绒螯蟹种苗。

【实训要求】

配备工具书(扫描二维码:海关进出口商品归类查询手册),教师要求学生查询上述 HS 编码,并求和。或登录网址 https://www.hsbianma.com 进行 HS 编码查询,查看监管条件、计量单位、出口退税率、检验检疫等更多信息。

中华人民共和国进出口税则(2021)

【实训结果】

撰写"商品归类查询"的实训报告。

《商品归类查询》实训报告		
项目实训班级:	项目小组:	项目组成员:
实训时间:　　年　月　日	实训地点:	实训成绩:
实训目的:		
实训步骤:		
实训结果:		
实训感言:		
不足与今后改进:		

项目组长评定签字:　　　　　　　　　　　　　　项目指导教师评定签字:

项目八

进出口税费

○ **知识目标**

理解：船舶吨税的概念、征收范围、征收标准及计算；海关预裁定制度。

熟知：原产地的确定和税率的适用；跨境电商货物出口退税。

掌握：进出口关税、进口环节的海关代征税的概念和种类，税费的征收范围、征收标准及计算；进出口货物完税价格的审定原则和估价方法；关税税率适用原则和时间规定。

○ **技能目标**

能够具有计算进出口税费的能力；能够根据进出口货物减免税的种类和范围，对进出口货物的税费进行缴纳和退补。

○ **素质目标**

具备在特定业务情境中发现问题、提出问题、分析问题与解决问题的能力；具备认真、严谨的工作作风和自主规划的创新能力。

○ **思政目标**

能够正确地理解"不忘初心"的核心要义和精神实质；树立正确的世界观、人生观和价值观，做到学思用贯通、知信行统一；通过"进出口税费"知识，加强责任和风险防范意识，具备报关业务一线工作人员应有的谨慎态度，遵守报关人员应具有的职业道德。

○ **项目引例**

我国调整 859 项商品进口关税

2020 年 1 月 1 日我国调整部分商品进口关税税率后，全年将为广州海关关区 7 个地市进口企业减税约 3 亿元。2020 年起，我国对 859 项商品实施低于最惠国税率的进口暂定税率。其中，本次进口暂定税率调整增加国内相对紧缺或具有国外特色的日用消费品进口，新增或降低冻猪肉、冷冻鳄梨、非冷冻橙汁等商品进口暂定税率。得益于进口暂定税率的调整，韩国进口葡萄税率从 6.5% 降至 5.2%，税费减少约 20%。

引例导学：为降低用药成本、促进新药生产，我国对用于治疗哮喘的生物碱类药品和生产新型糖尿病治疗药品的原料实施零关税。为扩大先进技术、设备和零部件进口，支持高新技术产业发展，新增或降低多元件集成电路存储器、大轴胶片原料、光刻胶用分散液、培养基等商品进口暂定税率。为鼓励国内有需求的资源性产品进口，新增或降低部分木材和纸制品进口暂定税率。那么，什么是零税率？为什么要实行暂定税率？当代大学生在坚持社会主义核心价值观的同时要不断地提高自己的思想觉悟，深化与拓展知识。和平与发展成为新时代经济发展的主流，跨国经济合作，是我国迈向国际市场的必由之路。

○ **知识支撑**

任务一 进出口税费概述

动漫视频

关税

一、关税

(一)关税的概念

关税(Customs Duties,Tariff)是指进出口商品经过一国关境时,由政府所设置的海关向进出口商所征收的税收。

【提示】关税对进出关境的商品征收的一种流转税。

(二)关税的因素

1. 关税征税主体

关税征税主体也称关税征收主体。根据《海关法》的规定,行使征收关税职能的国家机关是中华人民共和国海关,征收关税是海关的一项主要任务。未经法律的授权,其他任何单位和个人均无权征收关税。

2. 关税征收对象

关税征收对象也称关税征收客体,是法律规定作为征收关税的标的物,是进出一国关境的货物或物品。它是区别关税和其他税种的重要标志。

3. 关税纳税义务人

关税纳税义务人也称关税纳税人或关税纳税主体,是指依法负有直接向国家缴纳关税义务的法人或自然人。

【提示】我国关税的纳税义务人是进口货物的收货人、出口货物的发货人、进出境物品的所有人。

有以下情形的相关责任人应承担缴纳税款责任:

(1)报关企业接受纳税义务人的委托,以纳税义务人的名义办理报关纳税手续,因报关企业违反规定而造成海关少征、漏征税款的,报关企业对少征或漏征税款、滞纳金与纳税义务人承担纳税连带责任。

(2)报关企业接受纳税义务人的委托,以报关企业的名义办理报关纳税手续的,报关企业与纳税义务人承担纳税的连带责任。

(3)除不可抗力外,在保管海关监管货物期间,海关监管货物损毁或者灭失的,对海关监管货物负有保管义务的人应当承担相应的纳税责任。

(4)欠税的纳税义务人,有合并、分立情形的,在合并、分立前,应当向海关报告,依法缴清税款。纳税义务人合并时未缴清税款的,由合并后的法人或者其他组织继续履行未履行的纳税义务;纳税义务人分立时未缴清税款的,分立后的法人或者其他组织对未履行的纳税义务承担连带责任。

(5)纳税义务人在减免税货物、保税货物监管期间,有合并、分立或者其他资产重组情形的,应当向海关报告。按照规定需要缴税的,应当依法缴清税款;按照规定可以继续享受减免税、保税待遇的,应当到海关办理变更纳税义务人的手续。

(6)纳税义务人在减免税货物、保税货物监管期间,有撤销、解散、破产或者其他依法终止经营情形的,应当在清算前向海关报告。海关应当依法对纳税义务人的应缴税款予以清缴。

(三)关税的分类

1. 按照货物的流向,关税可分为进口关税、出口关税和过境关税

(1)进口关税是指对国外转入本国的货物所征收的一种关税。一般是在货物进入国境(关境)时征收,或在货物从海关保税仓库转出,投入国内市场时征收。

【提示】进口关税是当前世界各国征收关税中最主要的一种。在许多国家已不征出口关税与过境关税的情况下,它成为唯一的关税。

(2)出口关税是指对本国出口货物在运出国境时征收的一种关税。由于征收出口关税会增加出口货物的成本,不利于本国货物在国际市场的竞争,目前西方发达国家都取消了出口税。

【提示】目前在征收的主要是发展中国家,目的是取得财政收入与调节市场供求关系。我国目前对少数货物仍征收出口关税。

(3)过境关税是指对外国经过一国国境(关境)运往另一国的货物所征收的关税。由于过境货物对本国工农业生产和市场不产生影响,还可以从交通运输、港口使用、仓储保管等方面获得收入,因此目前绝大多数国家不征收过境关税,仍在征收的只有伊朗、委内瑞拉等少数国家。

2. 按照计征标准或计税方法,关税可分为从价税、从量税、复合税和滑准税

(1)从价税是以进口货物的完税价格作为计税依据,以应征税额占货物完税价格的百分比作为税率,货物进口时,以此税率和实际进口货物完税价格来计算应征税额。这种计税方法的优点是能合理分担税负,做到质优价高税高、质劣价低税低;缺点是计征关税的手续较为复杂。

【注意】目前,我国关税的计征方法主要是采用从价税的计征方法。

(2)从量税是以进口商品的数量、重量、体积、容积等计量单位作为计税基准的一种计征关税的方法。计税时以货物的计量单位乘以每单位应纳税金额来计算应纳关税税额。这种计税方法的优点是计征方法简便,每一种进口商品的单位应税额固定;缺点是由于应税额固定,物价涨落时税额不能相应变化,关税的调控作用相对减弱。

【提示】我国目前对冻鸡、啤酒、石油原油和胶卷试行从量关税。

(3)复合税是对某种进口商品混合使用从价税和从量税的一种计征关税的方法。这种采用复合税的计征方法具有较大的灵活性,对某种商品可以同时征收一定数额的从价税和从量税,或对低于某一价格进口的商品只按从价税计征关税,高于这一价格,则混合使用从价税和从量税等。复合税既具有从量税抑制低价进口商品的特点,又具有从价税税负合理、稳定的特点。

【提示】我国目前采用此税率的货物包括录像机、放像机、摄像机、非家用型摄录一体机、部分数码照相机等。

(4)滑准税是一种关税税率随进口商品价格由高至低或由低至高设置计征关税的方法。某一种商品的进口价格越高,则其进口关税税率就越低;反之则相反。

【注意】采用滑准税计征方法纳税的商品,能保持其国内价格的相对稳定,使其不受国际市场价格波动的影响。

【提示】我国目前对关税配额外进口一定数量的棉花(税号:5201)实行滑准关税。

3. 按照是否施惠,关税可分为普通关税和优惠关税

(1)普通关税又称一般关税,是指对与本国没有签署贸易或经济互惠等友好协定的国家或地区原产的货物征收的非优惠关税。目前,我国对少数与我国没有外交关系且不属于世界贸易组织成员的国家或地区进口货物适用普通关税;对无法判明原产地的货物适用普通税率。

(2)优惠关税是指对来自特定国家或地区的进口货物在关税方面给予优惠待遇,按照比普通关税税率低的税率征收关税。

【提示】优惠关税一般有最惠国待遇关税、协定优惠关税、特定优惠关税、普通优惠关税四种。

4. 按照是否根据税则征税,关税可分为正税和附加税

(1)正税是指按《进出口税则》中进口税率征收的关税。正税具有规范性、相对稳定性的特点。

(2)附加税是指国家由于特定需要,对货物除征收关税正税之外另行征收的关税。

【提示】进口附加税一般具有临时性,包括反倾销税、反补贴税、保障措施关税、报复性关税等。只有符合反倾销、反补贴条例规定的反倾销税、反补贴税才可以征收。

二、2022 年关税调整方案

根据《国务院关税税则委员会关于 2022 年关税调整方案的通知》(税委会〔2021〕18 号)所附《2022 年关税调整方案》,自 2022 年 1 月 1 日起对部分商品的进出口关税进行调整。

(一)《2022 年关税调整方案》主要内容

1. 进口关税税率

(1)最惠国税率

①根据税则转版和税目调整情况,相应调整最惠国税率及普通税率。

②对《中华人民共和国加入世界贸易组织关税减让表修正案》附表所列信息技术产品最惠国税率自 2022 年 7 月 1 日起实施第七步降税。

③对 954 项商品(不含关税配额商品)实施进口暂定税率;自 2022 年 7 月 1 日起,取消 7 项信息技术协定扩围产品进口暂定税率。

④对原产于塞舌尔共和国、圣多美和普林西比民主共和国的进口货物适用最惠国税率。

(2)关税配额税率

继续对小麦等 8 类商品实施关税配额管理,税率不变。其中,对尿素、复合肥、磷酸氢铵 3 种化肥的配额税率继续实施进口暂定税率,税率不变。继续对配额外进口的一定数量棉花实施滑准税,税率不变。

(3)协定税率及特惠税率

①根据我国与有关国家或地区已签署并生效的自贸协定或优惠贸易安排,继续对 17 个协定项下、原产于 28 个国家或地区的部分进口货物实施协定税率。

②根据《区域全面经济伙伴关系协定》(RCEP),对日本、新西兰等 9 个已生效缔约方的 RCEP 项下原产货物实施协定第一年税率,后续生效缔约方实施时间由国务院关税税则委员会另行公布。按照协定"关税差异"等条款规定,根据进口货物的 RCEP 原产国来适用我国在 RCEP 项下对其他已生效缔约方相应的协定税率。同时,允许进口货物收货人或者其代理人(以下简称"进口人")申请适用我国在 RCEP 项下对其他已生效缔约方的最高协定税率;在进口人能够提供有关证明的情况下,允许其申请适用我国对与该货物生产相关的其他已生效缔约方的最高协定税率。

③根据《中华人民共和国政府和柬埔寨王国政府自由贸易协定》,对原产于柬埔寨的部分进口货物实施协定第一年税率。

④当最惠国税率低于或等于协定税率时,协定有规定的,按相关协定的规定执行;协定无规定的,二者从低适用。

④对与我国建交并完成换文手续的安哥拉共和国等 44 个最不发达国家实施特惠税率。

2. 出口关税税率

继续对铬铁等 106 项商品实施出口关税,提高黄磷以外的其他磷和粗铜 2 项商品的出口关税。

3. 税则税目

我国进出口税则税目随《商品名称及编码协调制度》2022 年转版同步调整,根据国内需要,对部分税则税目、注释进行调整。调整后,2022 年税则税目数共计 8 930 个。

4. 实施时间及其他

以上方案,除另有规定外,自 2022 年 1 月 1 日起实施,具体税目、税率以《2022 年关税调整方案》为准。

(二)进出口通关有关事项

1.《进出口税则商品及品目注释》

根据世界海关组织发布的 2022 年版《商品名称及编码协调制度注释》及相关修订情况,海关总署对《进出口税则商品及品目注释》进行同步修订,并调整部分翻译内容,已发布于海关总署门户网站(http://www.customs.gov.cn/)。

2.《中华人民共和国海关进出口商品规范申报目录》

根据《2022 年关税调整方案》调整的关税税目、税率内容及《中华人民共和国海关进出口商品规范申报目录》(2022 年版)均可通过海关总署门户网站查询,供通关参考。

3. 商品归类决定及行政裁定

根据《中华人民共和国海关行政裁定管理暂行办法》(海关总署令第 92 号)、《中华人民共和国海关进出口货物商品归类管理规定》(海关总署令第 252 号)规定,因税目调整等原因失效的商品归类决定、行政裁定清单已发布于海关总署门户网站并动态更新。

4. 海关商品编号

为有效实施 2022 年信息技术产品最惠国税率、进出口商品暂定税率和反倾销、反补贴措施,海关总署编制了《2022 年非全税目信息技术产品对应海关商品编号表》《2022 年非全税目进出口商品暂定税率对应海关商品编号表》《2022 年反倾销、反补贴商品对应海关商品编号调整表》(见附件 1~3)供有关企业申报参考,政策、措施适用范围以《2022 年关税调整方案》及反倾销、反补贴措施公告内容为准。

附件 1~3

三、《区域全面经济伙伴关系协定》

经国务院批准,《区域全面经济伙伴关系协定》(以下简称《协定》)自 2022 年 1 月 1 日起正式生效实施。根据《中华人民共和国海关〈区域全面经济伙伴关系协定〉项下进出口货物原产地管理办法》(以下简称《办法》,海关总署令第 255 号发布)规定,自 2022 年 1 月 1 日起实施。

(1)《办法》以及公告中所述的成员方是指中国、文莱、柬埔寨、老挝、新加坡、泰国、越南、日本、新西兰、澳大利亚等自 2022 年 1 月 1 日起正式实施《协定》的国家。成员方范围后续发生变化的,海关总署将另行公告。

(2)进口货物收货人或者其代理人(以下简称"进口人")、出口货物发货人或者其代理人办理《协定》项下货物海关申报手续的,按照海关总署公告 2021 年第 34 号对"尚未实现原产地电子信息交换的优惠贸易协定项下进口货物"的有关要求填制《中华人民共和国海关进(出)口货物报关单》(以下简称《报关单》),提交原产地单证。《协定》的优惠贸易协定代码为"22"。

进口人通过"优惠贸易协定原产地要素申报系统"填报原产地证明电子数据时,原产地证明"《协定》项下原产国(地区)"栏目包含"＊"或者"＊＊"的,"优惠贸易协定项下原产地"栏目应当相应填报"原产地不明(按相关成员最高税率)"(字母代码 HRA,数字代码 801)或者"原产地不明(按所有成员最高税率)"(字母代码 HRB,数字代码 802)。

(3)进口人依据《办法》申请享受《协定》项下税率的,应当按照以下方式办理:

①申请适用对为该货物生产提供原产材料的其他成员方相同原产货物实施的《协定》项下最高税率的,《报关单》"优惠贸易协定项下原产地"栏目应当填报"原产地不明(按相关成员最高税率)",并提供相关证明材料。

②申请适用对所有其他成员方相同原产货物实施的《协定》项下最高税率的,《报关单》"优惠贸易协定项下原产地"栏目应当填报"原产地不明(按所有成员最高税率)"。

（4）根据《办法》申请人可以向海关、中国国际贸易促进委员会及其地方分会等我国签证机构申请签发《协定》项下原产地证书。

《协定》项下输新加坡、泰国、日本、新西兰和澳大利亚的原产地证书为可自助打印证书，相关事项按照海关总署公告 2019 年第 77 号执行。

（5）海关认定的经核准出口商，应当按照海关总署令第 254 号及相关公告的规定出具原产地声明。

（6）依据《办法》申请签发或者开具背对背原产地证明，且货物进境时未通过"优惠贸易协定原产地要素申报系统"填报初始原产地证明电子数据的，原产地证书的申请人或者经核准出口商应当补充填报。

（7）《协定》生效之前已经从其他成员方出口、尚未抵达我国的在途货物，进口人在 2022 年 6 月 30 日前向海关提交有效原产地证明的，可以申请享受《协定》项下协定税率。

《协定》生效之前已经从我国出口、尚未抵达其他成员方的在途货物，2022 年 6 月 30 日前，申请人可以按照《办法》规定申请补发原产地证书，经核准出口商可以开具原产地声明。

（8）《办法》所述产品特定原产地规则见附件 1；《特别货物清单》见附件 2；原产地证书格式和填制说明见附件 3，原产地声明最低信息要求见附件 4；向海关进行补充申报格式见附件 5。

附件1~5

四、进口环节海关代征税

进口货物、物品在海关放行后，进入国内流通领域，与国内货物同等对待，应征国内税。目前，由海关环节征收的国内税（即进口环节海关代征税）有增值税和消费税。

（一）增值税

1. 增值税的概念

增值税是以商品的生产、流通和劳务服务各个环节所创造的新增价值为课税对象的一种流转税。进口环节增值税是在货物、物品进口时，由海关依法向进口货物的法人或自然人征收的一种增值税。

2. 增值税的征纳

进口环节增值税由海关依法向进口货物的法人或自然人征收，其他环节的增值税由税务机关征收。

我国税法规定，纳税人在进口货物时按照组成计税价格和规定的增值税税率计算应纳税额，不得抵扣任何税额（在计算进口环节的应纳增值税税额时，不得抵扣发生在我国境外的各种税金）。

【注意】进口货物增值税的组成计税价格中包括已纳关税税额，如果进口货物属于消费税应税消费品，那么其组成计税价格中应包括进口环节已纳消费税税额。

3. 增值税的征收范围和税率

（1）增值税的征收范围。

① 销售货物。货物是指有形动产，包括电力、热力和气体。销售货物是指有偿转让货物的所有权。有偿是指从购买方取得货币、货物或其他经济利益。

② 进口货物。进口货物是指申报进入我国海关境内的货物。确定一项货物是否属于进口货物，必须看其是否办理了报关进口手续。

③ 提供加工、修理修配劳务。加工是指由委托方提供原料及主要材料，受托方按照委托方的要求制造货物并收取加工费的业务。修理修配是指受托方对损伤和丧失功能的货物进行修复，使其恢复原状和功能的业务。

【注意】上述所指加工、修理修配的对象是有形动产;单位或个体工商户聘用的员工为本单位或雇主提供加工、修理修配劳务不征增值税。

④销售服务。销售服务是指"营改增"应税服务,包括交通运输服务、邮政服务、电信服务、建筑服务、金融服务、现代服务、生活服务。

(2)增值税税率。

增值税适用税率汇总如表8-1所示。

表8-1　　　　　　　　　　　　增值税适用税率汇总

税率类型	税率	适　用　范　围
基本税率	13%	销售或进口货物、提供应税劳务、提供动产租赁服务
低税率	9%	销售或进口税法列举的货物
		提供交通运输服务、邮政服务、基础电信服务、建筑服务、不动产租赁服务,销售不动产,转让土地使用权
	6%	提供现代服务(租赁除外)、金融服务、生活服务、增值电信服务、销售无形资产(转让土地使用权除外)

(二)消费税

1. 消费税的概念

根据《中华人民共和国消费税暂行条例》(以下简称《消费税暂行条例》)的规定,消费税是对在我国境内从事生产、委托加工和进口应税消费品的单位和个人,就其销售额或销售数量,在特定环节征收的一种税。

2. 消费税的征纳

消费税由税务机关征收,进口环节的消费税由海关征收。进口环节消费税除国务院另有规定外,一律不得给予减税或者免税。进口环节消费税的起征额为人民币50元,低于50元免征。在中华人民共和国境内生产/委托加工和进口《消费税暂行条例》规定的消费品(以下简称"应税消费品")的单位和个人,为消费税的纳税义务人。进口的应税消费品,由纳税义务人(进口人或者其代理人)向报关地海关申报纳税。进口环节消费税的征收管理适用关税征收管理的规定。我国消费税采用从价、从量或从价/从量的方法计征。

3. 消费税的征收范围及税率

消费税的征收范围及税率见右侧二维码。

知识链接

消费税的
征收范围
及税率

五、船舶吨税

(一)船舶吨税的概念

船舶吨税是海关代为对进出中国港口的国际航行船舶征收的一种税。其征收税款主要用于港口建设维护及海上干线公用航标的建设维护。

(二)船舶吨税的征收依据

我国船舶吨税的基本法律依据是2017年12月27日第十二届全国人民代表大会常务委员会第三十一次会议通过《中华人民共和国船舶吨税法》,该法自2018年7月1日起施行。凡征收了船舶吨税的船舶不再征收车船税,对已经征收车船使用税的船舶,不再征收船舶吨税。

船舶吨税按船舶净吨位和吨税执照期限征收,分为普通税额标准和优惠税额标准。优惠税率适用于与中国签有条约或协定,规定对船舶税费相互给予优惠国待遇的国家或地区的船舶;对于没有与我国签订互惠条约或协定的国家或地区的船舶适用普通税率征税。中国香港、中国澳门籍船舶适用船舶吨税优惠税率。吨税税目税率如表 8－2 所示。

表 8－2
吨税税目税率

税　目 （按船舶净吨位划分）	税率(元/净吨)						备　注
	普通税率 （按执照期限划分）			优惠税率 （按执照期限划分）			
	1 年	90 天	30 天	1 年	90 天	30 天	
不超过 2 000 净吨	12.6	4.2	2.1	9.0	3.0	1.5	拖船和非机动驳船分别按相同净吨位船舶税率的 50%计征税款
超过 2 000 净吨,但不超过 10 000 净吨	24.0	8.0	4.0	17.4	5.8	2.9	
超过 10 000 净吨,但不超过 50 000 净吨	27.6	9.2	4.6	19.8	6.6	3.3	
超过 50 000 净吨	31.8	10.6	5.3	22.8	7.6	3.8	

吨税分 1 年期缴纳、90 天缴纳和 30 天缴纳。缴纳期限由应税船舶负责人或其代理人自行选择。船舶吨税起征日为应税船舶进入港口当日。进境后驶达锚地的,以船舶抵达锚地之日起计算;进境后直接靠泊的,以靠泊之日起计算。应税船舶在吨税执照期满后尚未离开港口的,应当申领新的吨税执照,自上一次执照期满的次日起续缴吨税。

吨税的缴款期限为自海关填发海关船舶吨税专用缴款书之日起 15 日。缴款期限届满日遇星期六、星期日等休息日或者节假日的,顺延至休息日或者法定节假日之后的第一个工作日。国务院临时调整休息日与工作日的,按照调整后的情况计算缴款期限。未按期缴纳税款的,从滞纳税款之日起,按日加收滞纳税款 0.5‰的滞纳金。吨税税款、滞纳金、罚款以人民币计算。

(三)免征吨税的船舶

下列船舶免征吨税:①应纳税额在人民币 50 元以下的船舶;②自境外以购买、受赠、继承等方式取得船舶所有权的初次进口到港的空载船舶;③吨税执照期满后 24 小时内不上下客货的船舶;④非机动船舶(不包括非机动驳船);⑤捕捞、养殖渔船;⑥避难、防疫隔离、修理、改造、终止运营或者拆解,并不上下客货的船舶;⑦军队、武装警察部队专用或者征用的船舶;⑧警用船舶;⑨依照法律规定应当予以免税的外国驻华使领馆、国际组织驻华代表机构及其有关人员的船舶;⑩国务院规定的其他船舶。

(四)船舶吨税的计算公式

吨税按船舶吨位证明中净吨位计征。其计算公式如下:

应纳船舶吨税税额＝船舶净吨位×适用税率(元/净吨)

对申报为拖船的,应按照发动机功率每 1 千瓦折合净吨位 0.67 吨进行折算。

"单一窗口"
标准版用户
手册(船舶吨
税执照申请)

船舶吨税的
申报

六、纳税期限及滞纳金

为保证海关做出的征税决定得到执行,保证税款及时入库,必须规定纳税义务人缴纳税款的时间限制,逾期缴纳即构成滞纳。

(一)法定滞纳期限

《关税条例》第 37 条:"纳税义务人应当自海关填发税款缴款书之日起 15 日内向指定银行缴纳税款。"

(二)延期纳税期限

纳税义务人因不可抗力或者国家税收政策调整不能按期缴纳税款的,应当在货物进出口前向海关办理进出口申报纳税手续所在地直属海关提出延期缴纳税款的书面申请并随附相关材料,同时应当提供缴税计划,由海关总署审核批准。

【注意】货物实际进出口时,纳税义务人要求海关先放行货物的,应当向海关提供税款担保。延期缴纳税款的期限,自货物放行之日起最长不超过6个月。

(三)滞纳金征收范围

1. 征收范围

按照规定,关税、进口环节增值税、进口环节消费税的纳税义务人或其代理人,应当自海关填发税款缴款书之日起15日内向指定银行缴纳税款;逾期缴纳的,海关在原应纳税款基础上,按日加收滞纳税款0.5‰的滞纳金。

纳税义务人在批准的延期缴纳税款期限内缴纳税款的,不征收滞纳金;逾期缴纳税款的,自延期缴纳税款期限届满之日起至缴清税款之日止按日加收滞纳税款0.5‰的滞纳金,如图8-1所示。

图8-1 税款滞纳金的征收

根据规定,海关对逾期缴纳税款应征收滞纳金的,还有以下几种情况:

(1)进出口货物放行后,海关发现纳税义务人违反规定造成少征或者漏征税款的,可以自缴纳税款或货物放行之日起3年内追征税款,并从缴纳税款或货物放行之日起至海关发现之日止,按日加收少征或者漏征税款0.5‰的滞纳金。(放行即结关的货物)

(2)因纳税义务人违反规定造成海关监管货物少征或者漏征税款的,海关应当自纳税义务人应缴纳税款之日起3年内追征税款,并自应缴纳税款之日起至海关发现违规行为之日止按日加收少征或者漏征税款0.5‰的滞纳金。(海关后续监管的货物)

这里所说的"应缴纳税款之日",是指纳税义务人违反规定的行为发生之日;该行为发生之日不能确定的,应当以海关发现该行为之日作为应缴纳税款之日。

(3)对于租赁进口货物,分期支付租金的,纳税义务人应当在每次支付租金后的15日内纳税,逾期办理申报手续的,海关将在征收税款外加收滞纳金,滞纳时间为申报办理纳税手续期限届满(即第16天起至申报纳税止),每天征收应纳税款0.5‰的滞纳金。

【注意】对于租赁进口货物,租期届满之日起30日内,应办理结关手续,逾期未办结关的,海关除征收税款外将加收滞纳金,滞纳时间为租期届满后30日起至纳税义务人申报纳税之日止,每天征收应纳税款0.5‰的滞纳金。

(4)暂时进出境货物未按规定期限复运进出境,且未在规定期限届满前办理纳税手续,除征收应纳税款外将加收滞纳金,滞纳时间为规定期限届满之日起至纳税义务人申报纳税之日止,每天征收金额为应纳税款的0.5‰。

(5)海关在采取强制措施时,对纳税义务人、担保人未缴纳的滞纳金应当同时强制执行。滞纳金应当从税款缴纳期限届满次日起至海关执行强制措施之日止,按日计算。

2. 征收标准

滞纳金按每票货物的关税、进口环节增值税、消费税单独计算,起征额为人民币50元,不足50元免征。其计算公式为:

关税滞纳金金额＝滞纳关税税额×0.5‰×滞纳天数

进口环节海关代征税滞纳金金额＝滞纳进口环节海关代征税税额×0.5‰×滞纳天数

3. 滞纳金减免

海关对未履行税款缴付义务的纳税义务人征收税款滞纳金,纳税义务人主动采取补救措施的,海关依法可以减免税款滞纳金。滞纳金减免事宜须经纳税义务人申请,并由海关总署审批。

任务二　海关预裁定制度

一、海关预裁定概述

海关预裁定制度是海关总署为了促进贸易安全与便利、优化营商环境、增强企业对进出口贸易活动的可预期性、履行我国在世界贸易组织《贸易便利化协定》的相关承诺而实施的重要便利措施。在货物实际进出口前,申请人可以就下列海关事务申请预裁定:

(1)申请主体:与拟申请事项的实际进出口活动有关并在海关注册登记的对外贸易经营者(进口货物收货人或出口货物发货人)。

(2)申请时间:在货物拟进出口3个月前向海关提出。

(3)申请对象:对外贸易经营者注册地直属海关。

(4)申请方式:通过"海关事务联系系统"(QP系统)或"互联网＋海关"提交,全部无纸化。

(5)申请材料:"中华人民共和国海关预裁定申请书"以及海关要求的有关材料。材料为外文的,应同时提交符合海关要求的中文译本。

(6)申请材料补正:申请人收到修改补充预裁定申请内容的"中华人民共和国海关预裁定申请补正通知书"或修改补充预裁定申请随附资料的"中华人民共和国海关预裁定申请补充材料通知书",需在5日内进行补正。申请人未在规定期限内提交材料进行补正的,视为未提出预裁定申请。

(7)不予受理情形:海关规章、海关总署公告已经对申请预裁定的海关事务有明确规定的;申请人就同一事项已经提出预裁定申请并且被受理的;申请的事项正在办理海关相关手续的。

(8)海关制发预裁定期限:受理之日起60日内。

(9)适用范围:全国海关。

(10)适用时效:3年,对其生效前已经实际进出口的货物没有溯及力。

(11)使用:申请人进出口与"预裁定决定书"列明情形相同的货物时,应当按照"预裁定决定书"申报,并在报关单备注栏填写:"预裁定＋'预裁定决定书'编号"。

二、价格预裁定

(一)价格预裁定的概念和作用

1. 价格预裁定的概念

价格预裁定是指海关在货物实际进口前,应企业申请,对其进口货物完税价格的相关要素、估价方法做出预裁定。

进口货物的完税价格是指海关依据《中华人民共和国海关审定进出口货物完税价格办法》(海关总署令第213号,以下简称《审价办法》)的相关规定,以进口货物的成交价格为基础,同时包括该货物运抵中华人民共和国境内输入地点起卸前的运输及其相关费用、保险费,而审查确定的计征进口关税时使用的计税价格。

估价方法主要是指进口货物的完税价格是否适用成交价格方法来确定(即进口货物价格是否

符合成交价格条件)。根据《审价办法》的有关规定,对于进口货物价格不符合成交价格条件的,海关将依次按照相同货物成交价格估价方法、类似货物成交价格估价方法、倒扣价格估价方法、计算价格估价方法和合理方法来估定其完税价格。

2. 价格预裁定的作用

价格预裁定的作用:实施价格预裁定对于促进贸易便利、优化营商环境具有重要意义。对于进口企业来说,通过海关价格预裁定可以在货物进口前明确进口货物的完税价格是否适用成交价格方法,以及某项价格要素是否应计入完税价格,降低企业的合规性风险,同时有利于对经营成本进行准确核算。

申请价格预裁定需要提交的材料:根据海关总署公告 2018 年第 14 号附件 1"关于价格预裁定申请书的填报说明",申请人申请对"完税价格相关要素"进行预裁定的,应提供申请预裁定背景情况说明,基本贸易单证,合同、协议或者订单,发票、信用证等付款凭证(如有)等基本材料。

【提示】申请对"进口货物是否符合成交价格条件"进行预裁定,应提供基本贸易单证、货物成交情况的书面说明等。

【注意】申请对"特殊关系"事项中"是否影响成交价格"进行预裁定的,应对照《审价办法》第十七条和第十八条有关规定提供详细说明,如基本贸易情况、向境内非关联方销售相同或类似货物情况、定价政策(方法)及转移定价报告、同期资料等。

【提示】申请对某一合同下进口商品专利费进行预裁定的,应提供商品采购及制造工艺流程、专利费协议、专利备案文件等材料,并对照《审价办法》第十三条和第十四条规定,就"专利费是否与进口货物有关"及"专利费的支付是否构成进口货物向中华人民共和国境内销售的条件"等提供相关书面说明。

(二)海关原有的预审价制度与价格预裁定存在的区别

虽然都是在货物进口前向海关提交申请,但两者还是存在本质差异的,主要包括以下四个方面:

(1)受理主体差异。预审价申请,申请人应当向进口地直属海关提出;价格预裁定申请,申请人则应当向其登记注册地直属海关提出。

(2)决定内容差异。预审价确定的是完税价格本身;而价格预裁定并不是针对货物具体完税价格的裁定,其裁定的是完税价格相关要素和估价方法,这是符合 WTO《贸易便利化协定》的。

(3)适用商品和范围差异。预审价适用商品由各直属海关自行确定,相关预审价决定原则上只适用于该关区;而价格预裁定对适用商品没有限制,且每一份预裁定决定均适用于全国海关。

(4)时间差异。两者还存在提交申请日期(预审价申请应在货物进口前 15 日之前提出,预裁定申请应在货物进口前 3 个月提出)、有效期限(预审价 90 天,预裁定 3 年)等方面差异。

(三)申请价格预裁定流程

具体流程包括以下方面:

申请人可以通过电子口岸(www. chinaport. gov. cn)登录海关事务联系系统,进入预裁定模块,选择"价格预裁定"实现申请、补正、查询、打印等各类操作(见图 8—2、图 8—3)。

图 8—2

图 8—3

（1）在"价格预裁定"模块"新增"项下进行"预裁定申请书"的录入与申报操作（见图 8—4、图 8—5）。

图 8—4

图 8—5

（2）在"价格预裁定"模块"查询修改"项下完成对"预裁定申请书"的状态查询、撤回、补正和补充（见图 8—6 至图 8—9）。

图 8—6

图 8—7

图 8—8

图 8—9

（3）在"预裁定文书查询"模块"文书查询"项下查询"预裁定受理决定书"等相关文书。在"决定书查询"项下查询"预裁定决定书"状态、内容及打印（见图 8—10）。

三、进口商品样品预先归类

为促进贸易安全与便利，增强企业对进出口贸易活动的可预期性，海关总署已发布《中华人民共和国海关预裁定管理暂行办法》（海关总署令第 236 号，以下简称《预裁定办法》）。

【提示】进口商品样品预先归类咨询服务的申请人应当是进口货物收货人。

申请人进口以下商品样品，可向拟进口地直属海关提出预先归类咨询服务申请：①通过装运前检验等方式完成安全质量预评估的进口商品，即持有装运前质量安全预评估证明的商品；②拟进口商品的样品，即企业批量进口货物之前，提前进口少量用于法定检验目的的相同商品。

申请人申请进口商品样品预先归类咨询服务，应当通过"互联网＋海关"或"单一窗口"提交"进口商品样品预先归类咨询服务申请表"（详见表 8—3），同时提交满足商品样品归类的相关资料和

图 8—10

符合要求的相关证明材料。

表 8—3 进口商品样品预先归类咨询服务申请表

申请人基本信息	
申请人	
企业代码	
统一社会信用代码	
通信地址	
联系电话	
电子邮箱	
货物基本信息	
商品名称(中、英文)	
其他名称	
拟进口日期	
拟进口口岸	
拟进口数量	
贸易方式	
商品描述(规格、型号、结构原理、性能指标、功能、用途、成分、加工方法、分析方法等):	
随附材料清单(包括装运前检验报告、其他样品证明材料等):	
结构式、CAS 号、图片、条形码(GTIN)、二维码、出厂商品序列号等:	
海关答复建议(本答复仅供参考,不具有法律效力):	

海关自受理"进口商品样品预先归类咨询服务申请表"以及相关材料之日起 20 日内回复咨询结果。

预先归类咨询服务结果仅供参考。如需预先确定具有法律效力的归类事项,请按《预裁定办法》办理。

《中华人民共和国进出口税则》《进出口税则商品及品目注释》《中华人民共和国进出口税则本国子目注释》商品归类决定或相关规定发生变化的,进口商品样品预先归类咨询结果同时失效,申请人可就该商品再次提交咨询申请。

四、商品归类预裁定

(1)办理方式:网上办理,电子口岸"海关事务联系系统"(QP 系统)或"互联网+海关"。

(2)办理时限:①海关应当自收到"预裁定申请书"以及相关材料之日起 10 日内审核决定是否受理该申请。②海关应当自受理之日起 60 日内制发《预裁定决定书》。

(3)办理流程:①申请人应当在货物拟进出口 3 个月之前向其注册地直属海关提出预裁定申请。特殊情况下,申请人确有正当理由的,可以在货物拟进出口前 3 个月内提出预裁定申请。②海关应当自收到"预裁定申请书"以及相关材料之日起 10 日内审核决定是否受理该申请。申请材料不符合有关规定的,海关应当在决定是否受理前一次性告知申请人在规定期限内进行补正。③海关对申请人申请预裁定的海关事务应当依据有关法律、行政法规、海关规章以及海关总署公告作出预裁定决定。海关应当自受理之日起 60 日内制发"预裁定决定书"。需要通过化验、检测、鉴定、专家论证或者其他方式确定有关情况的,所需时间不计入规定的期限内。

(4)审查标准:①预裁定的申请人应当是进口货物收货人或出口货物发货人。申请人应当在货物拟进出口 3 个月之前向其注册地直属海关提出预裁定申请。特殊情况下,申请人确有正当理由的,可以在货物拟进出口前 3 个月内提出预裁定申请。②申请人申请商品归类预裁定的,应当按要求填写并且提交"预裁定申请书"及保密声明。③海关应当自收到"预裁定申请书"以及相关材料之日起 10 日内审核决定是否受理该申请。海关应当自受理之日起 60 日内制发"预裁定决定书"。

中华人民共和国海关预裁定申请书

有下列情形之一的,海关可以终止预裁定:①申请人在预裁定决定作出前以书面方式向海关申明撤回其申请,海关同意撤回的;②申请人未按照海关要求提供有关材料或者样品的;③由于申请人原因致使预裁定决定未能在规定的期限内作出的。

任务三　进出口完税价格的确定

一、进口货物完税价格的审定

海关确定进口货物完税价格有六种估价方法:成交价格方法、相同货物成交价格方法、类似货物成交价格方法、倒扣价格方法、计算价格方法和合理方法。这六种估价方法必须依次使用。即只有在不能使用前一种估价方法的情况下,才可以顺延使用其他估价方法。如果进口货物收货人提出要求并提供相关资料,经海关同意,可以颠倒倒扣价格方法和计算价格方法的适用顺序。

进境物品归类表

(一)进口货物成交价格方法

成交价格方法是第一种估价方法,它建立在进口货物实际发票或合同价格的基础上,在海关估价实践中使用率最高。

1. 完税价格

《审价办法》规定:进口货物的完税价格,由海关以该货物的成交价格为基础审查确定,并应当包括货物运抵中华人民共和国境内输入地点起卸前的运输及其相关费用、保险费。运输及其相关费用中的"相关费用"主要是指与运输有关的费用,如装卸费、搬运费等属于广义的运费范畴的费用。成交价格需满足一定条件才能被海关接受。

进境物品完税价格表

经验小谈 8—1　请问:向海关申请预裁定的进口货物完税价格相关要素主要包括哪些?

答:根据《海关预裁定管理暂行办法》第三条第二款的规定,"完税价格相关要素"包括特许权使用费、佣金、运保费、特殊关系,以及其他与审定完税价格有关的要素。

经验小谈 8—2　请问:从国外进口软件光盘,海关是按照光盘的价值确定完税价格吗?

答:根据海关总署令第 213 号《中华人民共和国海关审定进出口货物完税价格办法》第三十四条的规定,进口载有专供数据处理设备用软件的介质,具有下列情形之一的,应当以介质本身的价值或者成本为基础审查确定完税价格:

(1)介质本身的价值或者成本与所载软件的价值分列;

(2)介质本身的价值或者成本与所载软件的价值虽未分列,但是纳税义务人能够提供介质本身的价值或者成本的证明文件,或者能提供所载软件价值的证明文件。

含有美术、摄影、声音、图像、影视、游戏、电子出版物的介质不适用前款规定。

2. 成交价格

进口货物的成交价格,是指卖方向中华人民共和国境内销售该货物时买方为进口该货物向卖方实付、应付的,并按有关规定调整后的价款总额,包括直接支付的价款和间接支付的价款。这里的"成交价格"有特定的概念,必须是调整后的实付或应付价格,并满足这一条件,它已经不完全等同于贸易中实际发生的发票或合同价格。贸易上的发票或合同价格取决于买卖双方的约定,它有可能是实付或应付价格,也有可能已经包括某些应调整的因素,还有可能已包括运保费,其定价是自由的。

实付或应付价格是买方为购买进口货物向卖方或为卖方的利益而已付或应付的支付总额。支付可以采用多种形式,可以是直接支付,也可以是间接支付。

3. 关于"调整因素"

调整因素包括计入因素和扣除因素。

(1)计入因素,即调整因素的加项,是指符合一定条件的必须计入实付或应付价格的因素,主要包括由买方负担的以下费用:

①除购货佣金以外的佣金和经纪费。佣金主要是指买方或卖方向其代理人所支付的一种劳务费用,包括购货佣金和销售佣金。购货佣金主要是指买方向其采购代理人支付的佣金,委托人向自己的经纪人支付的从事贸易活动的劳务费用,根据《审价办法》第四条的规定也应该计入完税价格。

②与进口货物视为一体的容器费用。此类容器主要是指与货物成为一个整体,并归入同一个税则号列的容器,如酒瓶、香水瓶等。如果其价格没有包括在酒、香水的实付或应付价格中的,应该计入。

③包装材料和包装劳务费用。此类费用主要是指进口货物在包装过程中产生的一些成本和费用。

④协助的价值。可按适当比例分摊的、由买方直接或间接免费提供或以低于成本价的方式销售给卖方或有关方的、未包含在实付或应付价格之中的货物或服务的价值,具体包括:进口货物所包含的材料、部件、零件和类似货物的价值;在生产进口货物过程中使用的工具、模具和类似货物的

价值;在生产进口货物过程中消耗的材料的价值;在境外进行的为生产该货物所必需的工程设计、技术研发、工艺及制图等工作的价值。

⑤特许权使用费。与该货物有关并作为卖方向中华人民共和国销售该货物的一项条件,应当由买方直接或间接支付的特许权使用费。不是作为货物价格一部分的特许权使用费,如商标使用费、专有/专利技术使用费等。与货物无关的不能计入,费用的支出与向我国销售无关的也不能计入。

特许权
使用费

经验小谈 8-3　我司在进口申报时没有支付特许权使用费。请问:最迟应在什么时候向海关办理纳税手续?

答:根据海关总署公告 2019 年第 58 号《关于特许权使用费申报纳税手续有关问题的公告》的规定,纳税义务人在货物申报进口时未支付应税特许权使用费的,应在每次支付后的 30 日内向海关办理申报纳税手续,并填写"应税特许权使用费申报表"。报关单"监管方式"栏目填报"特许权使用费后续征税"(代码 9500),"商品名称"栏目填报原进口货物名称,"商品编码"栏目填报原进口货物编码,"法定数量"栏目填报"0.1","总价"栏目填报每次支付的应税特许权使用费金额,"毛重"和"净重"栏目填报"1"。

海关按照接受纳税义务人办理特许权使用费申报纳税手续之日货物适用的税率、计征汇率,对特许权使用费征收税款。

⑥返回给卖方的转售收益。卖方直接或间接从买方对货物进口后转售、处置或使用所得中获得的收益。

上述所有应计入实付或应付价格的调整因素的价值或费用,必须同时满足三个条件:由买方负担、未包含在进口货物的实付或应付的价格中、有客观量化的数据资料。如果没有客观量化的数据资料,海关可以不采用成交价格的方法而依次使用其他估价方法估价。

(2)扣减因素,价格调整因素的减项主要包括以下内容:①厂房、机械、设备等货物进口后的基建、安装、装配、维修和技术服务的费用。这些费用实际上是一种对劳务的支付,而不是对进口货物本身的支付。②货物运抵境内输入地点之后的运输费用。③进口关税和国内税。④为在境内复制进口货物而支付的费用。⑤境内外技术培训及境外考察费用。

此外,同时符合下列条件的利息费用不计入完税价格:①利息费是买方为购买进口货物而融资产生的;②有书面融资协议的;③利息费用单独列明的;④利率不高于当地利率水平的。

码头装卸费(THC)属于货物运抵中华人民共和国境内输入地点起卸后的运输相关费用,因此不应计入货物的完税价格。

上述费用扣除的前提条件:必须能与进口货物的实付或应付价格相区分,否则不能扣除。

4. 成交价格本身须满足的条件

成交价格必须满足以下四个条件,否则不能适用成交价格方法:

(1)买方对进口货物的处置和使用不受限制,但国内法律、行政法规规定的限制,对货物转售地域的限制,对货物价格无实质影响的限制除外;

(2)货物的价格不应受到导致该货物成交价格无法确定的条件或因素的影响;

(3)卖方不得直接或间接从买方获得因转售、处置或使用进口货物而产生的任何收益,除非按照《审价办法》第四条的规定做出调整;

(4)买卖双方之间没有特殊关系,如果有特殊关系,应当符合《审价办法》第六条的规定。

有以下情形之一的,应当认定买卖双方有特殊关系:买卖双方为同一家族成员;买卖双方互为商业上的高级职员或董事;一方直接或间接地受另一方控制;买卖双方都直接或间接地受第三方控制;买卖双方共同直接或间接地控制第三方;一方直接或间接地拥有、控制或持有对方 5% 或以上公开发行的有表决权的股票或股份;一方是另一方的雇员、高级职员或董事;买卖双方是同一合伙的成员。

同步案例 8—1   在中国台湾纺成的纱线,运到日本织成棉织物,并进行加工。上述棉织物又被运往越南制成睡衣,后又经香港地区更换包装转销我国内地。请问:该货物的原产地是哪里?

案例评析

经验小谈 8—4   我司以公式定价进口的货物因作价标准和折扣改动,在规定期限内确定不了结算价格。请问:该如何处理?

答:根据海关总署公告 2015 年第 15 号《关于修订公式定价进口货物审定完税价格有关规定的公告》第九条的规定,自货物申报进口之日起 6 个月内不能确定结算价格,海关根据《海关审定进出口货物完税价格办法》的相关规定审定完税价格。特殊情况经备案地海关同意,可延长结算期限至 9 个月。

(二)相同或类似货物成交价格方法

成交价格方法是海关估价中使用频率最高的一种估价方法,但由于种种原因,并不是所有的进口货物都能采用这一方法。对于不存在买卖关系的进口货物以及不符合成交价格条件的进口货物,就不能采用成交价格方法,而应按照顺序考虑采用相同或类似进口货物的成交价格方法。

相同或类似进口货物的成交价格方法,除了货物本身有区别以外,在其他方面的适用条件均与成交价格方法一样。据以比照的相同或类似货物应共同具备以下五个要素:一是须与进口货物相同或类似;二是须与进口货物在同一国家或地区生产;三是须与进口货物同时或大约同时进口;四是商业水平和进口数量须与进口货物相同或大致相同,如果没有相同商业水平和大致相同数量的相同或类似进口货物,可采用不同商业水平和不同数量销售的相同或类似进口货物,但必须对商业水平和数量、运输距离和方式的不同所产生的价格方面的差异做出调整,这种调整应建立在客观量化的数据资料的基础上;五是当存在两个或更多的价格时,选择最低的价格。

1. 相同货物和类似货物的概念

相同货物是指与进口货物在同一国家或地区生产的,在物理性质、质量和信誉等所有方面都相同的货物,但表面的微小差异允许存在。

类似货物是指与进口货物在同一国家或地区生产的,虽然不是在所有方面都相同,但具有类似的特征、类似的组成材料、同样的功能,并且在商业中可以互换的货物。

2. 相同或类似货物的时间要素

时间要素是指相同或类似货物必须与进口货物同时或大约同时进口,其中"同时或大约同时"为在进口货物接受申报之日的前后各 45 天以内。

3. 价格调整

采用相同或类似货物成交价格估价方法,必须使用与进口货物相同商业水平、大致相同的数量的相同或类似货物。如果没有相同商业水平和大致相同的数量,可以采用不同商业水平和不同数量销售的相同或类似进口货物,但必须对因商业水平和数量、运输距离和方式的不同所产生的价格方面的差异做出调整,调整必须建立在客观量化的数据资料的基础上。

(三)倒扣价格方法

倒扣价格方法是以被估的进口货物、相同或类似进口货物在境内销售的价格为基础估定完税价格。

1. 按用于倒扣的价格销售的货物应同时符合的条件

(1)在被估货物进口时或大约同时销售;

(2)按照进口时的状态销售；

(3)在境内第一环节销售；

(4)合计的货物销售总量最大；

(5)向境内无特殊关系方销售。

2. 倒扣价格方法的核心要素

(1)按进口时的状态销售。必须以进口货物、相同或类似进口货物按进口时的状态销售的价格为基础。如果没有按进口时的状态销售的价格，可以使用经过加工后在境内销售的价格作为倒扣的基础。

(2)时间要素。必须是在被估货物进口时或大约同时转售给国内无特殊关系方的价格，其中"进口时或大约同时"为在进口货物接受申报之日的前后各 45 天以内。这一时间范围与相同或类似货物成交价格方法的"同时或大约同时进口"的范围是一致的。如果找不到同时或大约同时的价格，可以采用被估货物进口后 90 天内的价格作为倒扣价格的基础。

(3)合计的货物销售总量最大。必须使用被估的进口货物、相同或类似进口货物以最大总量单位售予境内无特殊关系方的价格为基础估定完税价格。

3. 倒扣价格方法应扣除的费用

(1)该货物的同等级或同种类货物在境内销售时的利润和一般费用及通常支付的佣金。

(2)货物运抵境内输入地点之后的运费、保险费、装卸费及其他相关费用。

(3)进口关税、进口环节税和其他与进口或销售该货物有关的国内税。

(4)加工增值额。加工增值额主要是指如果使用经过加工后在境内转售的价格作为倒扣的基础，必须扣除这部分价值。

(四)计算价格方法

计算价格方法与前四种有很大的区别，它既不是以成交价格，也不是以在境内的转售价格作为基础，而是以发生在生产国或地区的生产成本作为基础的价格。因此，使用这种方法必须依据境外生产商提供的成本方面的资料。这种方法也是使用率最低的一种方法。

采用计算价格方法的进口货物的完税价格由下列各项目的总和构成：

(1)生产该货物所使用的原材料价值和进行装配或其他加工的费用；

(2)与向我国境内出口销售同级或同类货物相符的利润和一般费用；

(3)货物运抵中华人民共和国境内输入地点起卸前的运输及其相关费用、保险费。

(五)合理方法

合理的估价方法，实际上不是一种具体的估价方法，而是规定了使用方法的范围和原则，即运用合理方法，必须符合《审价办法》的公平、统一、客观的估价原则，必须以境内可以获得的数据资料为基础。合理方法应当是再次按顺序使用相同或类似货物成交价格方法、倒扣价格方法、计算价格方法，但采用这些方法时有合理的灵活性。

在使用合理方法估价时，禁止使用以下六种价格：

(1)境内生产的货物在境内销售的价格，也就是国内生产的商品在国内的价格；

(2)在备选价格中选择高的价格，也就是从高估价的方法；

(3)依据货物在出口地市场的销售价格，也就是出口地境内的市场价格；

(4)依据《审价办法》第十条规定之外的生产成本价格；

(5)依据出口到第三国或地区货物的销售价格；

(6)依据最低限价或武断、虚构的价格。

二、公式定价进口货物完税价格

为推进税收征管改革,提升通关便利化水平,根据《中华人民共和国进出口关税条例》《中华人民共和国海关进出口货物征税管理办法》《中华人民共和国海关审定进出口货物完税价格办法》(以下简称《审价办法》)和《中华人民共和国海关审定内销保税货物完税价格办法》(以下简称《内销保税货物审价办法》)的规定,现将公式定价进口货物完税价格确定的有关规定公告如下:

(1)公式定价,是指在向中华人民共和国境内销售货物所签订的合同中,买卖双方未以具体明确的数值约定货物价格,而是以约定的定价公式确定货物结算价格的定价方式。

【提示】结算价格是指买方为购买该货物实付、应付的价款总额。

(2)对同时符合下列条件的进口货物,以合同约定定价公式所确定的结算价格为基础确定完税价格:①在货物运抵中华人民共和国境内前或保税货物内销前,买卖双方已书面约定定价公式;②结算价格取决于买卖双方均无法控制的客观条件和因素;③自货物申报进口之日起6个月内,能够根据合同约定的定价公式确定结算价格;④结算价格符合《审价办法》中成交价格的有关规定。

(3)纳税义务人应当在公式定价合同项下首批货物进口或内销前,向首批货物申报地海关或企业备案地海关提交《公式定价合同海关备案表》(详见附件1,以下简称《备案表》),如实填写相关备案信息。海关自收齐《备案表》及相关材料之日起3个工作日内完成备案确认。

【注意】对于货物申报进口时或在"两步申报"通关模式下完整申报时能够确定货物结算价格的,纳税义务人无须向海关提交《备案表》。

(4)纳税义务人申请备案须提供的材料包括:①进口货物合同、协议(包括长期合同、总合同等);②定价公式的作价基础、计价期、结算期、折扣、成分含量、数量等影响价格的要素,以及进境关别、申报海关、批次和数量安排等情况说明;③相关说明及其他有关资料。

(5)纳税义务人申报进口公式定价货物,因故未能事先向海关备案的,应当在合同项下首批货物申报进口时补办备案手续。

(6)经海关备案的公式定价合同发生变更的,纳税义务人应当在变更合同项下首批货物申报进口前,向原备案海关办理备案变更手续。

(7)公式定价货物进口时结算价格不能确定,以暂定价格申报的,纳税义务人应当向海关办理税款担保。

(8)纳税义务人申报进口货物时,应当根据实际情况填报报关单"公式定价确认""暂定价格确认"栏目,在报关单备注栏准确填写公式定价备案号,填制要求详见附件2。

(9)自货物申报进口之日起6个月内不能确定结算价格的,海关根据《审价办法》《内销保税货物审价办法》的相关规定审查确定完税价格。经纳税义务人申请,申报地海关同意,可以延长结算期限至9个月。

(10)纳税义务人应当在公式定价货物结算价格确定之日起30日内向海关提供确定结算价格的相关材料,办理报关单修改手续,包括将"暂定价格确认"调整为"否"以及其他相关申报项目调整等内容。同时,办理税款缴纳及其他海关手续。结算价格确定之日为卖方根据定价公式出具最终结算发票的日期。

附件1~2

三、出口货物完税价格的审定

(一)出口货物的完税价格

《进出口关税条例》规定,对出口货物完税价格的审定原则是:出口货物的完税价格由海关以该货物向境外销售的成交价格为基础审查确定,并应包括货物运至中华人民共和国境内输出地点装载前的运输及其相关费用、保险费,但其中包含的出口关税税额应当扣除。

(二)出口货物的成交价格

出口货物的成交价格是指该货物出口销售到中华人民共和国境外时买方向卖方实付或应付的价格。出口货物的成交价格中含有支付给境外的佣金的,如果单独列明,应当扣除。

(三)不计入出口货物完税价格的税收、费用

(1)出口关税;

(2)输出地点装载后的运费及相关费用、保险费;

(3)在货物价款中单独列明由卖方承担的佣金。

(四)出口货物其他估计方法

出口货物的成交价格不能确定时,完税价格由海关依次使用下列方法估定:

(1)同时或大约同时向同一国家或地区出口的相同货物的成交价格;

(2)同时或大约同时向同一国家或地区出口的类似货物的成交价格;

(3)根据境内生产相同或类似货物的成本、利润和一般费用,境内发生的运输及其相关费用、保险费计算所得的价格;

(4)按照合理方法估定的价格。

四、海关估价中的价格质疑程序和价格磋商程序

(一)海关估价中的价格质疑程序

纳税义务人或者其代理人应自收到价格质疑通知书之日起 5 个工作日内,以书面形式提供相关资料或者其他证据,证明其申报价格真实、准确或者双方之间的特殊关系未影响成交价格。除特殊情况外,延期不得超过 10 个工作日。相关内容如图 8-11 所示。

图 8-11　海关估价中的价格质疑程序

(二)价格磋商程序

纳税义务人需自收到"中华人民共和国海关价格磋商通知书"之日起 5 个工作日内与海关进行价格磋商。相关内容如图 8-12 所示。

海关通知纳税义务人 —制发→ 价格磋商通知书 —5个工作日→ 进行磋商并制作"价格磋商记录表"

图 8-12　海关估价中的价格磋商程序

(三)海关不进行价格质疑程序和价格磋商程序的情形

(1)同一合同项下分批进出口的货物,海关对其中一批货物已经实施估价的;

(2)进出口货物的完税价格在人民币 10 万元以下或者关税及进口环节税总额在人民币 2 万元

以下的;

(3)进出口货物属于危险品、鲜活品、易腐品、易失效品、废品、旧品等的。

四、完税价格审定程序中海关与进出口货物收发货人之间的权利和义务

在完税价格审定程序中,海关与进出口货物收发货人之间的权利和义务如表8-4所示。

表8-4　　　　完税价格审定程序中海关与进出口货物收发货人之间的权利和义务

海　关		收发货人	
权利	义务	权利	义务
查阅复制权	保密的义务	要求具保放行货物的权利	如实申报的义务
询问权	举证的责任	估价方法的选择权	
查验、送验权	书面告知的义务	知情权	
检查权	具保放行货物的义务	申诉权	举证的责任
查询权			
估价权			

同步案例8-2 A公司通过香港地区X公司从G国H公司进口一套设备,合同总价为CIP中国某内地城市180万美元,合同价包括H公司派人来华进行设备安装、调试和验收的费用,但在合同中未单列出来。该设备关税税率为14%,设备5月份到货后缴纳关税约为209万元人民币(180×8.3×14%)。

案例评析

B公司从G国H公司进口同样一套设备,合同总价为CIF中国某港口160万美元,其中包含16万美元来华进行设备安装、调试和验收的费用。同年6月份设备到货,B公司以160万美元的成交价格向海关申报。海关受理后对其申报价格产生怀疑,要求B公司予以解释,B公司只提供了一份简单的书面说明。海关认为该说明不足以支持B公司的申报价格,于是拒绝接受160万美元的申报价格,其依据是:该套设备同上个月A公司申报的设备属同一国家和同一生产商生产的相同货物,因而参照上个月A公司申报的180万美元作为完税价格,B公司同样应缴纳关税约209万元人民币。B公司因不了解海关规定又急用该设备,无奈只好缴税提货。

根据上述案例,请思考下列问题:

(1)A、B公司缴纳209万元关税是否合理?

(2)在实际工作中遇到类似B公司这样的问题时应如何操作?

(3)向海关解释和申诉可能要花费一定的时间,在此期间,进口商急需进口货物怎么办?

任务四　进出口货物原产地管理

一、原产地证

(一)概念

原产地证(Certificate of Origin)是根据相关原产地规则出具的证明出口货物原产于该国家或地区的一种证明文件,因其能证明货物的经济国籍,被形象地称为"经济护照",也是各国确定适用

何种关税税率的重要证明文件之一。

非优惠原产地证书,简称 CO 证书,是指根据《中华人民共和国进出口货物原产地条例》和《关于非优惠原产地规则中实质性改变标准的规定》,为中国出口货物签发的原产地证书(见图 8－13)。各国海关对持有一般原产地证书的货物普遍按照最惠国税率征收关税,并无其他关税减免优惠。

图 8－13 非优惠原产地证书

普惠制原产地证书(见图 8－14),简称 FORM A 证书,普惠制是发达国家给予发展中国家出口制成品和半制成品(包括某些初级产品)的一种普遍的、非歧视的、非互惠的关税优惠待遇。通常根据普惠制给惠国原产地规则和有关要求进行签发,它是受惠国货物出口到给惠国时享受普惠制关税优惠待遇的官方凭证。2015 年,欧盟宣布取消对中国的普惠制;当前给予中国普惠制优惠的国家有俄罗斯、白罗斯、乌克兰、哈萨克斯坦等。

区域性优惠原产地证书,是指签订有区域性优惠贸易协定(或安排)的成员国之间享受关税减免优惠的凭证。凭区域优惠原产地证书通关,可享受其国家在自贸协定中对产品承诺的降税优惠,部分货物甚至是零关税,因此在国际贸易中被称为"有价证券"。目前,我国已实施的优惠贸易协定(或安排)共 18 项,其中包括 15 项自由贸易协定和 3 项优惠贸易安排。

专用原产地证书,是指对某一特殊行业的特定产品,根据特定的原产地规则和要求出具的原产地证明书,如"烟草真实性证书""金伯利进程证书"、手工制品原产地证书和原产地标记证书等。

图8-14 普惠制原产地证书

(二)原产地证书的作用

(1)是确定税率待遇的主要依据,是海关征收关税的重要凭证,凭借优惠原产地证书还可以享受特定的关税减免待遇。

(2)是进行贸易统计的重要依据。

(3)是实施进口数量控制、反倾销、反补贴等贸易管制措施的依据。

(4)是控制从特定国家进口货物,确定准予放行与否的依据。

(5)是货物结汇的依据。

(三)申领原产地证书的流程

第一步:企业备案。

企业登录"互联网+海关"一体化平台(http://online.customs.gov.cn),填写企业基本信息,上传营业执照、中英文印章印模等电子文档资料。海关审核通过后,企业可进一步维护申报员信息和产品信息。

第二步:网上申请证书。

企业根据各类原产地证书填制要求,通过单一窗口或"互联网+海关"填报证书信息,提交海关审核。企业也可通过九城、榕基等软件进行申请。

第三步:领取证书。

企业网上申报的证书信息经海关审核通过后,即可自行打印或至当地海关打印证书,并按证书上企业声明栏要求签字盖章。

海关签证人员在原产地证上签字并盖上印章,原产地证书就算是签发了。

【提示】原产地证书申请人或代理人(以下简称"申请人")可通过国际贸易"单一窗口"(https://www.singlewindow.cn)或"互联网＋海关"一体化网上办事平台(http://online.customs.gov.cn),自行打印海关审核通过的版式化原产地证书。申请人在打印前需在国际贸易"单一窗口"或"互联网＋海关"一体化网上办事平台上传原产地证书企业声明栏所需的电子签章和申办员电子签名。

原产地证书
自助打印
流程

二、进口货物原产地的确定

(一)原产地规则的概念

各国为了适应国际贸易的需要,并为执行本国关税及非关税方面的国别歧视性贸易措施,必须对进出口商品的原产地进行认定。但是,货物原产地的认定需要以一定的标准为依据。为此,各国以本国立法形式制定出其鉴别货物"国籍"的标准,这就是原产地规则。

WTO的《原产地规则协议》将原产地规则定义为:一国(地区)为确定货物的原产地而实施的普遍适用的法律、法规和行政决定。

(二)原产地规则的类别

我国现行的原产地规则有两种:一种是优惠原产地规则,另一种是非优惠原产地规则。我国现行优惠原产地规则主要是有关《亚太贸易协定》《中国—东盟合作框架协议》《港澳CEPA》等项下进口货物的原产地的规定,用于判断进口货物是否适用这些优惠贸易协定税率时的原产地认定。我国现行非优惠原产地规则适用于优惠贸易协定以外的其他进口商品的原产地认定,如判断进口货物是否适用最惠国税率、反倾销、反补贴税率、保障措施等非双边、多边优惠的贸易政策。

(三)原产地认定标准

1. 优惠原产地认定标准

(1)完全获得标准。完全获得标准,即从优惠贸易协定成员国或者地区直接运输进口的货物是完全在该成员国或者地区获得或者生产的。这些货物包括:①在该成员国或者地区境内收获、采摘或者采集的植物产品;②在该成员国或者地区境内出生并饲养的活动物;③在该成员国或者地区领土或者领海开采、提取的矿产品;④其他符合相应优惠贸易协定项下完全获得标准的货物。

原产于优惠贸易协定某一成员国或者地区的货物或者材料在同一优惠贸易协定另一成员国或者地区境内用于生产另一货物,并构成另一货物组成部分的,该货物或者材料应当视为原产于另一成员国或者地区境内。

(2)税则归类改变标准。税则归类改变标准是指原产于非成员国或者地区的材料在出口成员国或者地区境内进行制造、加工后,所得货物在《商品名称及编码协调制度》中税则归类发生了改变。

(3)区域价值成分标准。区域价值成分标准是指出口货物船上交货价格(FOB)扣除该货物生产过程中该成员国或者地区非原产材料价格后,所余价款在出口货物船上交货价格(FOB)中所占的百分比。

知识链接

相关优惠
贸易协定

①《亚太贸易协定》(成员国包括6国:孟加拉国、印度、老挝、韩国、斯里兰卡、中国)规则要求:非成员国原产的材料、零件或产物的总价值不超过55%,即成员国的材料要达到45%及以上,则认定原产国为受惠国。

②《中国—东盟合作框架协议》(东盟成员国包括10国:印度尼西亚、马来西亚、菲律宾、新加

坡、泰国、文莱、越南、老挝、缅甸、柬埔寨)规则要求:非中国—东盟自由贸易区原产的材料、零件或产物的总价值不超过 60％,即原产于东盟自由贸易区的产物的成分占 40％及以上,并且最后的工序是在成员方境内完成的,则认定原产国为东盟成员国。

③《港澳 CEPA》规则要求:港澳产品的增值标准为 30％及以上,则原产地为香港、澳门地区。

④对最不发达国家特别优惠关税措施的原产地规则要求:受惠国对非该国原材料进行制造、加工后的增值部分不小于所得货物价值的 40％。

(4)制造加工工序标准。制造加工工序标准是指赋予加工后所得货物基本特征的主要工序。

(5)其他标准。除上述标准外,成员国或地区一致同意采用的确定货物原产地的其他标准。

(6)直接运输规则。直接运输是指优惠贸易协定下进口货物从该协定成员国或者地区直接运输至中国境内,途中未经过该协定成员国或者地区以外的其他国家或者地区。

原产于优惠贸易协定成员国或者地区的货物,经过其他国家或者地区运输至中国境内,不论在运输途中是否转换运输工具或者临时储存,同时符合下列条件的,都视为"直接运输":

①该货物在经过其他国家或者地区时,未做除了使货物保持良好状态所必需的处理以外的其他处理;

②该货物在其他国家或者地区停留的时间未超过相应优惠贸易协定规定的期限;

③该货物在其他国家或者地区作临时储存时,处于该国家或者地区海关监管之下。

2. 非优惠原产地认定标准

(1)完全获得标准。以下产品视为在一国"完全获得":①该国(地区)出生并饲养的活动物;②该国(地区)野外捕捉、捕捞、收集的动物;③从该国(地区)的活动物获得的未经加工的物品;④该国(地区)收获的植物和植物产品;⑤在该国(地区)采掘的矿物;⑥在该国(地区)获得的上述①～⑤项范围之外的其他天然生成的物品;⑦在该国(地区)生产过程中产生的只能弃置或者回收用作材料的废碎料;⑧在该国(地区)收集的不能修复或者修理的物品,或者从该物品中回收的零件或者材料;⑨由合法悬挂该国旗帜的船舶从其领海以外海域获得的海洋捕捞物和其他物品;⑩由合法悬挂该国旗帜的加工船上加工上述第⑨项所列物品获得的产品;⑪从该国领海以外享有专有开采权的海床或者海床底土获得的物品;⑫在该国(地区)完全从上述①～⑪项所列物品中生产的产品。

(2)实质性改变标准。实质性改变标准是指两个及两个以上国家(地区)参与生产或制造的货物,以最后完成实质性改变的国家(地区)为原产地。以税则归类改变为基本标准,税则归类不能反映实质性改变的,以从价百分比、制造或者加工工序等为补充标准。

①税则归类改变:是指产品经加工后,在《进出口税则》中 4 位数一级的税则归类已经改变。

②制造或者加工工序:是指在某一国家(地区)进行的赋予制造、加工后所得货物基本特征的主要工序。

③从价百分比:是指一个国家(地区)对非该国(地区)原产材料进行制造、加工后的增值部分,占所得货物价值的 30％及以上。

三、《区域全面经济伙伴关系协定》项下进出口货物原产地管理

为了正确确定《区域全面经济伙伴关系协定》(以下简称《协定》)项下进出口货物原产地,促进我国与《协定》其他成员方的经贸往来,根据《海关法》《进出口货物原产地条例》和《协定》的规定制定《中华人民共和国海关〈区域全面经济伙伴关系协定〉项下进出口货物原产地管理办法》(以下简称"办法")(2021 年 11 月 23 日海关总署令第 255 号公布,自 2022 年 1 月 1 日起施行)。

【注意】办法适用于中华人民共和国与《协定》其他成员方之间的《协定》项下进出口货物原产地管理。

【提示】所称成员方,是指已实施《协定》的国家(地区),具体清单由海关总署另行公布。

(一)原产地规则

(1)符合下列条件之一的货物,是《协定》项下原产货物(以下简称"原产货物"),具备《协定》项下原产资格(以下简称"原产资格"):①在一成员方完全获得或者生产;②在一成员方完全使用原产材料生产;③在一成员方使用非原产材料生产,但符合产品特定原产地规则规定的税则归类改变、区域价值成分、制造加工工序或者其他要求。

所称在一成员方完全获得或者生产的货物是指:①在该成员方种植、收获、采摘或者收集的植物或者植物产品;②在该成员方出生并饲养的活动物;③从该成员方饲养的活动物获得的货物;④在该成员方通过狩猎、诱捕、捕捞、耕种、水产养殖、收集或者捕捉直接获得的货物;⑤从该成员方领土、领水、海床或者海床底土提取或者得到的,但未包括在①~④的矿物质及其他天然资源;⑥由该成员方船只依照国际法规定,从公海或者该成员方有权开发的专属经济区捕捞的海洋渔获产品和其他海洋生物;⑦由该成员方或者该成员方的人依照国际法规定从该成员方领海以外的水域、海床或者海床底土获得的未包括在⑥项的货物;⑧在该成员方加工船上完全使用本条第六项或者第七项所述的货物加工或者制造的货物;⑨在该成员方生产或者消费中产生的,仅用于废弃处置或者原材料回收利用的废碎料;⑩在该成员方收集的,仅用于废弃处置或者原材料回收利用的旧货物;⑪在该成员方仅使用①~⑩所列货物或者其衍生物获得或者生产的货物。

(2)如在生产中使用的非原产材料在成员方仅经过下列一项或者多项加工或者处理,该货物仍不具备原产资格:①为确保货物在运输或者储存期间保持良好状态进行的保存操作;②为货物运输或者销售进行的包装或者展示;③简单的加工,包括过滤、筛选、挑选、分类、磨锐、切割、纵切、研磨、弯曲、卷绕或者展开;④在货物或者其包装上粘贴或者印刷标志、标签、标识以及其他类似的用于区别的标记;⑤仅用水或者其他物质稀释,未实质改变货物的特性;⑥将产品拆成零部件;⑦屠宰动物;⑧简单的上漆和磨光;⑨简单地去皮、去核或者去壳;⑩对产品进行简单混合,无论是否为不同种类的产品。

【提示】"简单",是指不需要专门技能,并且不需要专门生产、装配机械、仪器或者设备的情形。

(3)在一成员方获得或者生产的原产货物或者原产材料,在另一成员方用于生产时,应当视为另一成员方的原产材料。

(4)区域价值成分应当按照下列公式之一计算:

扣减公式:

$$区域价值成分 = \frac{货物离岸价格 - 非原产材料价格}{货物离岸价格} \times 100\%$$

累加公式:

$$区域价值成分 = \frac{原产材料价格 + 直接人工成本 + 直接经营费用成本 + 利润 + 其他成本}{货物离岸价格} \times 100\%$$

其中:①原产材料价格,是指用于生产货物的原产材料和零部件的价格;②直接人工成本包括工资、薪酬和其他员工福利;③直接经营费用成本是指经营的总体费用;④非原产材料价格,是指非原产材料的进口成本、运至目的港口或者地点的运费和保险费,包括原产地不明材料的价格。非原产材料在一成员方境内获得时,其价格应当为在该成员方最早可确定的实付或者应付价格。

【注意】以下费用可以从非原产材料价格中扣除:①将非原产材料运至生产商的运费、保险费、包装费,以及在此过程中产生的其他运输相关费用;②未被免除、返还或者以其他方式退还的关税、其他税收和代理报关费;③扣除废料及副产品回收价格后的废品和排放成本。

(5)适用《协定》项下税则归类改变要求确定原产资格的货物,如不属于(2)规定的情形,且生产

过程中使用的不满足税则归类改变要求的非原产材料符合下列条件之一,应当视为原产货物:

①上述全部非原产材料按照确定的价格不超过该货物离岸价格的百分之十;

②货物归入《中华人民共和国进出口税则》(以下简称《税则》)第五十章至第六十三章的,上述全部非原产材料的重量不超过该货物总重量的百分之十。

(6)下列包装材料和容器不影响货物原产资格的确定:①运输期间用于保护货物的包装材料和容器;②与货物一并归类的零售用包装材料和容器。

货物适用区域价值成分标准确定原产资格的,在计算货物的区域价值成分时,与货物一并归类的零售用包装材料和容器的价格应当纳入原产材料或者非原产材料的价格予以计算。

(7)与货物一并申报进口,在《税则》中一并归类并且不单独开具发票的附件、备件、工具和说明材料不影响货物原产资格的确定。

货物适用区域价值成分标准确定原产资格的,在计算货物的区域价值成分时,前款所列附件、备件、工具和说明材料的价格应当纳入原产材料或者非原产材料的价格予以计算。

【提示】附件、备件、工具和说明材料的数量与价格应当在合理范围之内。

(8)在货物生产、测试或者检验过程中使用且本身不构成该货物组成成分的下列物料,应当视为原产材料:①燃料及能源;②工具、模具及型模;③用于维护设备和建筑的备件及材料;④在生产中使用或者用于运行设备和维护厂房建筑物的润滑剂、油(滑)脂、合成材料及其他材料;⑤手套、眼镜、鞋靴、衣服、安全设备及用品;⑥用于测试或者检验货物的设备、装置及用品;⑦催化剂及溶剂;⑧能合理证明用于生产的其他物料。

(9)对于出于商业目的可相互替换且性质实质相同的货物或者材料,应当通过下列方法之一区分后分别确定其原产资格:①物理分离;②出口成员方公认会计准则承认并在整个会计年度内连续使用的库存管理方法。

(10)确定货物原产资格时,货物的标准单元应当与根据《商品名称及编码协调制度公约》确定商品归类时的基本单位一致。

同一批运输货物中包括多个可归类在同一税则号列下的相同商品,应当分别确定每个商品的原产资格。

(11)具备原产资格并且列入进口成员方《特别货物清单》的货物,如出口成员方价值成分不低于百分之二十,其《协定》项下原产国(地区)(以下简称"原产国(地区)")为出口成员方。

【提示】出口成员方价值成分应当按照规定计算,但其他成员方生产的材料一律视为非原产材料。

(12)具备原产资格但未列入进口成员方《特别货物清单》的货物,符合下列条件之一的,其原产国(地区)为出口成员方:①货物在出口成员方完全获得或者生产;②货物完全使用原产材料生产,并且在出口成员方经过了本办法第五条规定以外的加工或者处理;③货物在出口成员方使用非原产材料生产,并且符合产品特定原产地规则的规定。

(13)具备原产资格,但根据规定无法确定原产国(地区)的货物,其原产国(地区)是为该货物在出口成员方的生产提供的全部原产材料价格占比最高的成员方。

(14)从出口成员方运输至进口成员方的原产货物,符合下列条件之一的,货物保有其原产资格:①未途经其他国家(地区);②途经其他国家(地区),但除装卸、储存等物流活动,其他为运输货物或者保持货物良好状态的必要操作外,货物在其境内未经任何其他处理,并且处于这些国家(地区)海关的监管之下。

(二)原产地证明

(1)《协定》项下原产地证明包括原产地证书和原产地声明。原产地证明应当采用书面形式以英文填制,具体格式由海关总署另行公告。

(2)原产地证书应当符合下列条件:①具有唯一的证书编号;②注明货物具备原产资格的依据;③由出口成员方的签证机构签发,具有该签证机构的授权签名和印章。

原产地证书应当在货物装运前签发;由于过失或者其他合理原因在装运后签发的,应当注明"ISSUED RETROACTIVELY"(补发)字样。

【注意】原产地证书所载内容有更正的,更正处应当有出口成员方签证机构的授权签名和印章。

经认证的原产地证书副本应当具有与原产地证书正本相同的原产地证书编号和签发日期,并且注明"CERTIFIED TRUE COPY"(经认证的真实副本)字样,视为原产地证书正本。

(3)原产地声明应当由经核准出口商开具,并且符合以下条件:①具有该经核准出口商的唯一编号;②具有唯一的声明编号;③具有开具者的姓名和签名;④注明开具原产地声明的日期;⑤出口成员方已向其他成员方通报该经核准出口商信息。

(4)对于在一成员方中转或者再次出口的未经处理的原产货物,该成员方的签证机构、经核准出口商可以依据初始原产地证明正本签发或者开具背对背原产地证明,用于证明货物的原产资格以及原产国(地区)未发生变化。

【注意】处理不包括装卸、储存、拆分运输等物流操作,重新包装,根据进口成员方法律要求贴标以及其他为运输货物或者保持货物良好状态所进行的必要操作。

(5)背对背原产地证明应当符合本办法对原产地证明的有关规定,并且符合以下条件:①包含初始原产地证明的签发或者开具日期、编号及其他相关信息;②经物流拆分出口的货物应注明拆分后的数量,并且拆分后出口货物的数量总和不超过初始原产地证明所载的货物数量。

(6)原产地证明自签发或者开具之日起 1 年内有效。背对背原产地证明的有效期与初始原产地证明的有效期一致。

(三)进口货物通关享惠程序

(1)具备原产资格的进口货物,可以依据其原产国(地区)适用相应的《协定》项下税率。

(2)进口货物收货人或者其代理人为进口原产货物申请适用《协定》项下税率的,应当按照海关总署有关规定申报,并且凭以下单证办理:①有效的《协定》项下原产地证明;②货物的商业发票;③货物的全程运输单证。

【提示】货物经过其他国家(地区)运输至中国境内的,还应当提交证明货物符合规定的其他证明文件。

(3)《协定》项下原产地证明上无论是否标明货物原产国(地区),进口货物收货人或者其代理人可以申请适用对其他成员方相同原产货物实施的《协定》项下最高税率;在进口货物收货人或者其代理人能够证明为生产该货物提供原产材料的所有成员方时,也可以申请适用对上述成员方相同原产货物实施的《协定》项下最高税率。

(4)同一批次进口原产货物完税价格不超过 200 美元的,进口货物收货人或者其代理人申请适用《协定》项下税率时可以免予提交原产地证明。

(5)原产国(地区)申报为成员方的进口货物,进口货物收货人或者其代理人在办结海关手续前未取得有效原产地证明的,应当在办结海关手续前就该货物是否具备原产资格向海关进行补充申报,但海关总署另有规定的除外。

(6)进口货物收货人或者其代理人依照规定就进口货物具备原产资格向海关进行补充申报并且提供税款担保的,海关应当依法办理进口手续。依照法律、行政法规规定不得办理担保的情形除外。因提前放行等原因已经提交了与货物可能承担的最高税款总额相当的税款担保,视为符合本款关于提供税款担保的规定。

(7)为确定原产地证明的真实性和准确性,核实进口货物的原产资格和原产国(地区),海关可以通过以下方式开展原产地核查:①要求进口货物收货人或者其代理人、境外出口商或者生产商提供补充信息;②要求出口成员方签证机构或者主管部门提供补充信息。

必要时,海关可以经出口成员方同意后对境外出口商或者生产商进行实地核查,也可以通过与出口成员方商定的其他方式开展核查。

核查期间,海关可以应进口货物收货人或者其代理人申请办理担保放行,但法律法规另有规定的除外。

海关应当向进口货物收货人(或者其代理人)、境外出口商(或者生产商)或者出口成员方签证机构(或者主管部门)书面通报核查结果和理由。

(8)具有下列情形之一的,海关应当依法办理担保财产、权利退还手续:①进口货物收货人或者其代理人已经按照本办法规定向海关进行补充申报并且提交了有效《协定》项下原产地证明的;②海关核查结果足以认定货物原产资格和原产国(地区)的。

(9)具有下列情形之一的,进口货物不适用《协定》项下税率:

①进口货物收货人或者其代理人在货物办结海关手续前未按照(2)项规定申请适用《协定》项下税率,也未按照(5)项规定补充申报的;

②货物不具备原产资格的;

③原产地证明不符合规定的;

④原产地证明所列货物与实际进口货物不符的;

⑤自进口货物收货人或者其代理人、境外出口商或者生产商、出口成员方签证机构或者主管部门收到原产地核查要求之日起90日内,海关未收到核查反馈,或者反馈结果不足以确定原产地证明真实性、货物原产资格或者原产国(地区)的;

⑥自出口成员方或者境外出口商、生产商收到实地核查要求之日起30日内,海关未收到回复,或者实地核查要求被拒绝的;

⑦进口货物收货人或者其代理人存在其他违反本办法有关规定的行为的。

(四)出口货物签证程序

(1)出口货物发货人及其代理人、已进行原产地企业备案的境内生产商及其代理人(以下统称"申请人")可以向我国签证机构申请签发原产地证书。

(2)申请人应当在货物装运前申请签发原产地证书,同时提交证明货物原产资格、原产国(地区)的材料。申请人应当对其提交材料的真实性、完整性、准确性负责。

【注意】申请人申请签发背对背原产地证书的,还应当提交初始原产地证明正本。

(3)签证机构应当对申请人提交的材料进行审核,符合规定的,签发原产地证书;不符合规定的,决定不予签发原产地证书,书面通知申请人并且说明理由。

签证机构进行审核时,可以通过以下方式核实货物的原产资格和原产国(地区):①要求申请人补充提供与货物原产资格、原产国(地区)相关的信息和资料;②实地核实出口货物的生产设备、加工工序、原材料及零部件的原产资格、原产国(地区)以及出口货物说明书、包装、商标、唛头和原产地标记;③查阅、复制有关合同、发票、账簿以及其他相关资料。

(4)申请人由于过失或者其他合理原因,未能在装运前向签证机构申请签发原产地证书的,可以自货物装运之日起1年内向签证机构申请补发。

(5)原产地证书所载信息有误或者需要补充信息的,申请人可以自原产地证书签发之日起1年内,凭原产地证书正本向原签证机构申请更正。签证机构可以通过以下方式更正:①更正原产地证书,并且在更正处签名和盖章;②签发新的原产地证书,并且作废原原产地证书。

(6)已签发的原产地证书正本遗失或者损毁的,申请人可以自该原产地证书签发之日起1年内,向原签证机构申请签发经认证的原产地证书副本。

(7)经核准出口商可以按照规定对其出口或者生产的原产货物开具原产地声明。海关按照《中华人民共和国海关经核准出口商管理办法》对经核准出口商实施管理。

(8)应进口成员方的请求,海关可以通过以下方式对出口货物的原产地情况进行核查:①要求申请人补充提供与货物原产资格、原产国(地区)相关的信息和资料;②实地核实出口货物的生产设备、加工工序、原材料及零部件的原产资格、原产国(地区)以及出口货物说明书、包装、商标、唛头和原产地标记;③查阅、复制有关合同、发票、账簿以及其他相关资料。

(五)原产地证明签发时限

(1)申领原产地证书的出口货物发货人和生产商、开具原产地声明的经核准出口商应当自原产地证明签发或者开具之日起3年内,保存能够充分证明货物原产资格和原产国(地区)的文件记录。

(2)适用《协定》项下税率进口货物的收货人应当自货物办结海关手续之日起3年内,保存能够充分证明货物原产资格和原产国(地区)的文件记录。

(3)签证机构应当自原产地证书签发之日起3年内,保存原产地证书申请资料。

【提示】上述文件记录可以电子或者纸质形式保存。

四、海关经核准出口商管理

为了有效实施中华人民共和国缔结或者参加的优惠贸易协定项下经核准出口商管理①制度,规范出口货物原产地管理,促进对外贸易,根据《中华人民共和国政府和冰岛政府自由贸易协定》《中华人民共和国和瑞士联邦自由贸易协定》《中华人民共和国政府和毛里求斯共和国政府自由贸易协定》《区域全面经济伙伴关系协定》等优惠贸易协定(以下统称"相关优惠贸易协定")的规定,制定《中华人民共和国海关经核准出口商管理办法》,自2022年1月1日起施行。

(1)海关按照诚信守法便利原则,对经核准出口商实施管理。

(2)经核准出口商应当符合以下条件:①海关高级认证企业;②掌握相关优惠贸易协定项下原产地规则;③建立完备的原产资格文件管理制度。

(3)企业申请成为经核准出口商的,应当向其住所地直属海关(以下统称"主管海关")提交书面申请。书面申请应当包含以下内容:①企业中英文名称、中英文地址、统一社会信用代码、海关信用等级、企业类型、联系人信息等基本信息;②企业主要出口货物的中英文名称、规格型号、HS编码、适用的优惠贸易协定及具体原产地标准、货物所使用的全部材料及零部件组成情况等信息;③掌握相关优惠贸易协定项下原产地规则的承诺声明;④建立完备的货物原产资格文件管理制度的承诺声明;⑤拟加盖在原产地声明上的印章印模。

【注意】申请材料涉及商业秘密的,应当在申请时以书面方式向主管海关提出保密要求,并且具体列明需要保密的内容。海关按照国家有关规定承担保密义务。

(4)主管海关应当自收到申请材料之日起30日内进行审核并作出决定。经审核,符合经核准出口商条件的,主管海关应当制发经核准出口商认定书,并给予经核准出口商编号;不符合经核准出口商条件的,主管海关应当制发不予认定经核准出口商决定书。经核准出口商认定书、不予认定经核准出口商决定书应当送达申请人,并且自送达之日起生效。

(5)经核准出口商认定的有效期为3年。经核准出口商可以在有效期届满前3个月内,向主

---

① 经核准出口商,是指经海关依法认定,可以对其出口或者生产的、具备相关优惠贸易协定项下原产资格的货物开具原产地声明的企业。

管海关书面申请续展。每次续展的有效期为 3 年。

(6)海关总署依据中华人民共和国缔结或者参加的优惠贸易协定以及相关协议,与优惠贸易协定项下其他缔约方(以下简称"其他缔约方")交换下列经核准出口商信息:①经核准出口商编号;②经核准出口商中英文名称;③经核准出口商中英文地址;④经核准出口商认定的生效日期和失效日期;⑤相关优惠贸易协定要求交换的其他信息。

海关总署依照前款规定与其他缔约方完成信息交换后,主管海关应当通知经核准出口商可以依照第(7)条、第(8)条规定开具原产地声明。

(7)经核准出口商为其出口或者生产的货物开具原产地声明前,应当向主管海关提交货物的中英文名称、《商品名称及编码协调制度》6 位编码、适用的优惠贸易协定等信息。

相关货物的中英文名称、《商品名称及编码协调制度》6 位编码、适用的优惠贸易协定与已提交信息相同的,无须重复提交。

(8)经核准出口商应当通过海关经核准出口商管理信息化系统开具原产地声明,并且对其开具的原产地声明的真实性和准确性负责。

经核准出口商依据本办法开具的原产地声明可以用于向其他缔约方申请享受相关优惠贸易协定项下优惠待遇。

(9)经核准出口商应当自原产地声明开具之日起 3 年内保存能够证明该货物原产资格的全部文件。相关文件可以以电子或者纸质形式保存。

经核准出口商不是出口货物生产商的,应当在开具原产地声明前要求生产商提供能够证明货物原产资格的证明文件,并且按照前款要求予以保存。

(10)海关可以对经核准出口商开具的原产地声明及其相关货物、原产资格文件管理制度及执行情况等实施检查,经核准出口商应当予以配合。

其他缔约方主管部门根据相关优惠贸易协定,提出对经核准出口商开具的原产地声明及其相关货物核查请求的,由海关总署统一组织实施。

经核准出口商应当将其收到的其他缔约方主管部门有关原产地声明及其相关货物的核查请求转交主管海关。

(11)经核准出口商信息或者货物信息发生变更的,经核准出口商未进行变更前,不得开具原产地声明。

(12)存在以下情形的,主管海关可以注销经核准出口商认定,并且书面通知该企业:①经核准出口商申请注销的;②经核准出口商不再符合海关总署规定的企业信用等级的;③经核准出口商有效期届满未向主管海关申请续展的。注销决定自作出之日起生效。

(13)存在以下情形的,主管海关可以撤销经核准出口商认定,并书面通知该企业:①提供虚假材料骗取经核准出口商认定的;②存在伪造或者买卖原产地声明行为的;③经核准出口商未按照本办法第十二条转交核查请求,情节严重;④经核准出口商开具的原产地声明不符合海关总署规定,1 年内累计数量超过上年度开具的原产地声明总数百分之一,并且涉及货物价值累计超过 100 万元的。

【注意】撤销决定自作出之日起生效,但依照本条第一款第一项规定撤销经核准出口商认定的,经核准出口商认定自始无效。

【提示】企业被海关撤销经核准出口商认定的,自被撤销之日起 2 年内不得提出经核准出口商认定申请。

(14)提供虚假材料骗取经核准出口商认定,或者伪造、买卖原产地声明的,主管海关应当给予警告,可以并处 1 万元以下罚款。

(15)海关依法对经核准出口商实施信用管理。

五、RCEP原产地管理信息化应用项目操作流程

中国国际贸易"单一窗口"经核准出口商管理信息化系统、海关原产地证书申请系统RCEP证书和RCEP背对背证书申请功能、原产地证自助打印系统RCEP项下输泰国、日本、新加坡、新西兰、澳大利亚、韩国证书自助打印功能和RCEP证书联网核查功能都已上线。

1. 经核准出口商管理信息化系统

(1)经核准出口商认定申请

"单一窗口"标准版用户手册(经核准出口商管理信息化系统)

企业用户登录中国国际贸易"单一窗口"门户：https://www.singlewindow.cn，点击"标准版应用——原产地"图标，单击"经核准出口商管理信息化系统"进入系统界面，如图8－15所示。

点击"经核准出口商认定申请"菜单进入申请界面(见图8－16)，企业填写申请信息并上传附件后提交申请，海关进行认定，并在认定有效后按不同协定要求分别将经核准出口商信息交换给外方。

图8－15

图8－16

【注意】①认定有效后，界面"认定状态"数据项显示"认定有效"，该企业成为经核准出口商。后续可以进行经核准出口商信息变更、续展和注销操作。②企业在"对外信息交换状态"数据项可查看已完成交换的协定，如"RCEP已对外信息交换"。只有已完成对外交换的协定，经核准出口商才可开

具相应协定的原产地声明。企业凭声明享受关税减让,不再需要向签证机构申办原产地证书。

(2)经核准出口商货物信息

经核准出口商认定有效后,企业可点击"经核准出口商货物信息"菜单进入货物信息列表页(见图8—17),新增货物信息并提交给海关。当列表中货物信息申请状态显示"海关入库成功"且备案状态是"有效"时,可在开具声明时添加该货物信息。

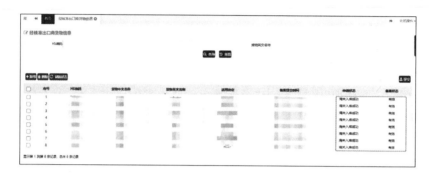

图8—17

(3)原产地声明开具

经核准出口商点击"原产地声明开具"菜单,可选择 RCEP 原产地声明、RCEP 背对背原产地声明、中国—冰岛自贸协定原产地声明、中国—瑞士自贸协定原产地声明和中国—毛里求斯自贸协定原产地声明(见图8—18)。

图8—18

进入声明录入界面填写基本信息、发票信息和货物信息后(见图8—19),点击"声明开具"按钮,系统将相关数据发往海关。

图8—19

　　企业在"原产地声明查询"菜单中可查看所有原产地声明,当海关接收成功后,声明状态显示"有效",境外企业在进口时可使用该声明享受关税优惠。

2. 海关原产地证书申请

动漫视频

　　企业用户点击"标准版应用—原产地"图标,单击"海关原产地申请"进入业务系统,点击"新建证书"菜单,如图 8—20 所示,选择 RCEP 原产地证书进入界面(见图 8—21)。

RCEP

　　在录入界面填写完基本信息后,点击发票信息区域"新增"按钮添加发票信息(见图 8—22)。

图 8—20

图 8—21

图 8—22

　　点击货物信息区域"新增"按钮添加货物信息(见图 8—23)。

图 8—23

基本信息、发票信息和货物信息录入完成并上传附件后可进行申报。海关审核通过后,企业可点击"证书查询"菜单,进入证书查询列表界面,勾选需要打印的证书,点击"打印"按钮进行证书套打(见图 8—24)。

RCEP原产地
证书填制说明

图 8—24

3. 原产地证书自助打印

企业用户点击"标准版应用—原产地"图标,单击"原产地证书自助打印"进入业务系统,点击"证书打印"菜单,进入证书查询列表界面(见图 8—25)。

"单一窗口"
标准版用户
手册(原产地
证书自助
打印)

图 8—25

证书类型查询条件选择"RCEP原产地证书(输泰国、日本、新加坡、新西兰、澳大利亚)",以及"RCEP背对背原产地证书(输泰国、日本、新加坡、新西兰、澳大利亚)",点击"查询"按钮,企业可查询出RCEP项下输泰国、日本、新加坡、澳大利亚、韩国的证书进行自助打印。

"单一窗口"
标准版用户
手册(海关
原产地证书
申请)

4.原产地证书核查

企业用户点击"标准版应用-原产地"图标,单击"原产地证书核查"进入业务系统,企业可查询原产地证书信息,原产地声明信息和经核准出口商信息。

六、优惠原产地申报要求

(一)进口货物申报要求

货物申报进口时,进口货物收货人或者其代理人应当按照海关的申报规定填制进口货物报关单,申明适用特惠税率,同时提交有效的原产地证书、货物的商业发票正本、运输单证等其他商业单证。

有下列情形之一的,进口货物不适用协定税率或者特惠税率:

(1)进口货物收货人或其代理人在货物申报进口时没有提交符合规定的原产地证书、原产地声明,也未就进口货物是否具备原产地资格进行补充申报的;

(2)进口货物收货人或其代理人未提供商业发票、运输单证等其他商业单证,也未提交其他证明符合《优惠原产地管理规定》第十四条规定的文件的;

(3)经查验或者核查,确认货物原产地与申报内容不符,或者无法确定货物真实原产地的;

(4)其他不符合《优惠原产地管理规定》及相应优惠贸易协定规定的情形。

(二)部分优惠贸易协定申报要求

1.《亚太贸易协定》

除了按照规定提交进口货物所需的单证外,还要提交受惠国政府指定机构签发的原产地证书正本作为报关的随附单证。

AEO互认及
优惠贸易协
定

2.《中国—东盟合作框架协议》

进口的时候向申报地海关申明该货物适用"中国—东盟协定税率",并提交政府指定机构签发的原产地证书正本作为报关的随附单证。

3.《港澳CEPA》

纳税义务人应当主动向申报海关申明该货物适用零关税税率,并提交符合CEPA项下规定的有效原产地证书作为报关的随附单证。

4.对最不发达国家"特别优惠关税措施"项下受惠进口货物

应当主动向进境地海关申明有关货物享受特别优惠关税,并提交出口受惠国原产地证书签发机构签发的由该国海关于出口时加盖印章的原产地证书。

(三)出口货物申报要求

出口货物申报时,出口货物发货人应当按照海关的申报规定填制出口货物报关单,并向海关提交原产地证书电子数据或者原产地证书正本的复印件。海关在认为必要时,可以对优惠贸易协定项下出口货物原产地进行核查,以确定其原产地。应优惠贸易协定成员国或者地区要求,海关可以对出口货物原产地证书或者原产地进行核查,并应当在相应优惠贸易协定规定的期限内反馈核查结果。

(四)货物申报其他要求

优惠贸易协定项下进出口货物及其包装上标有原产地标记的,其原产地标记所标明的原产地应当与依照《优惠原产地管理规定》有关规定确定的货物原产地一致。

（五）原产地证明书

原产地证明书是证明产品原产于某地的书面文件。它是受惠国的原产品出口到给惠国时享受关税优惠的凭证，也是进口货物是否适用反倾销、反补贴税率、保障措施等贸易政策的凭证。

1. 适用优惠原产地规则的原产地证明书

（1）《亚太贸易协定》规则的原产地证明书。原产地证书应当同时符合以下条件：由该成员国政府指定机构以手工或者电子形式签发；符合《中华人民共和国海关〈亚太贸易协定〉项下进出口货物原产地管理办法》附件所列格式，用国际标准 A4 纸印制，以英文填制；证书印章与该成员国通知中国海关的印章印模相符。

原产地证书自签发之日起 1 年内有效，不得涂改和叠印，所有未填空白之处应当予以划去，以防事后填写。

（2）《中国—东盟合作框架协议》规则的原产地证明书。原产地证书应符合的条件：由东盟成员国签证机构签发；符合规定格式，以英文填制；原产地证书、流动证明的签证机构印章、签证人员签名，与东盟成员国通知中国海关的签证机构印章、签证人员签名样本相符；所列的一项或者多项货物为同一批次的进口货物；仅有一份正本，并且具有不重复的原产地证书编号；注明确定货物具有原产地资格的依据。

进口原产地证书应由出口成员国政府指定机构签发，自证书签发之日起 1 年内有效，该协议项下进口货物原产地证书应由东盟成员国签证机构在货物转运前或者装运时签发。因不可抗力未能在货物装运前或者装运时签发的，可以在货物装运后 3 天内签发。

（3）《港澳 CEPA》的原产地证明书。原产地证书应同时符合下列条件：原产地证书具有唯一的编号；一份原产地证书只能对应同一批次输入内地的货物，列明指定的单一到货口岸，商品编码按照 8 位数级税号填写，计量单位按照实际成交计量单位填写，不得涂改及叠印，商定格式，以中文填写。

香港 CEPA 原产地证书签发机构包括：香港工贸署、香港总商会、香港印度商会、香港工业总会、香港中华厂商联合会、香港中华总商会。澳门 CEPA 原产地证书签发机构为澳门经济局。原产地证书有效期为签发之日起 120 天。

知识链接

相关优惠贸易协定有效期

（4）对最不发达国家"特别优惠关税措施"原产地证明书。原产地证书应同时符合下列条件：由签证机构在货物出口前或者出口时签发；符合约定格式，以英文填制；与受惠国通知中国海关的印章样本相符；具有出口受惠国海关在出口时加盖的印章；所列的一项或者多项货物为同一批次的进口货物；具有不重复的原产地证书编号；注明确定货物具有原产地资格的依据；证书在有效期内。

进口原产地证书应由受惠国政府授权机构签发，证书自出口方签发之日起 1 年内有效。

2. 适用非优惠原产地规则的原产地证明书

（1）对适用反倾销反补贴措施的进口商品的要求。

①进口经营单位申报进口与实施反倾销措施的被诉倾销产品（以下简称"被诉倾销产品"）相同的货物时，应向海关提交原产地证明。

②对于进口经营单位确实无法提交原产地证明，经海关实际查验不能确定货物的原产地的，海关按与该货物相同的被诉倾销产品的最高反倾销税率或保证金征收比率征收反倾销税或现金保证金。

③对于加工贸易保税进口与被诉倾销产品相同的货物，进口经营单位在有关货物实际进口申报时，也应向海关提交原产地证明。

④对于在反倾销措施实施之前已经申报进口的加工贸易和其他保税进口货物,因故申报内销是在反倾销措施实施期间的,进口经营单位应在申报内销时向海关提交原产地证明。对于无法提交原产地证明、不能确定货物原产地的,海关按与该货物相同的被诉倾销产品的最高反倾销税率或保证金征收比率征收反倾销税或保证金。

(2)对适用保障措施的进口商品的要求。进口企业申报进口涉案产品时,不能提供不适用保障措施的国家(地区)的原产地证明或尚不应加征关税的适用保障措施的国家(地区)的原产地证明或者海关对其所提供的原产地证明的真实性有怀疑的,如经海关审核有关单证(包括合同、发票、提运单等)及对货物实际验估能够确定原产地的,应按照相关规定处理;如仍不能确定原产地,且进口企业不能进一步提供能够证明原产地的其他材料的,应在现行适用的关税税率基础上,按照相应涉案产品适用的加征关税税率加征关税。

在海关审核认定原产地期间,进口企业可在提供相当于全部税款的保证金担保后,要求先行验放货物。

原产地证明书并不是确定货物原产地的唯一标准。若海关通过查验货物或审核单证认为所提供的原产地证明书是不真实的,海关将根据原产地规则标准予以确认。

(六)对原产于台湾地区的部分进口鲜水果、农产品实施零关税

(七)原产地预确定制度

进出口货物收发货人有正当理由的,可以向直属海关申请对其将要进口的货物的原产地进行预确定。

提交申请书,并提交以下材料:

(1)申请人的身份证明文件;

(2)能说明将要进口货物情况的有关文件资料;

(3)说明该项交易情况的文件材料;

(4)海关要求提供的其他文件资料。

海关应在收到原产地预确定书面申请及全部资料之日起150日内做出原产地预确定决定。

已做出原产地预确定决定的货物,自预确定决定做出之日起3年内实际进口时,与预确定决定货物相符且原产地确定标准未发生变化的,海关不再重新确定该进口货物的原产地。

七、优惠贸易协定项下进出口货物申报

(1)进出口货物收发货人或者其代理人在办理优惠贸易协定项下货物海关申报手续时,应当如实填报《报关单》商品项"优惠贸易协定享惠"类栏目(填报要求见附件1),同时在商品项对应的"原产国(地区)"栏填报依据《中华人民共和国进出口货物原产地条例》和海关总署令第122号确定的货物原产地,不再需要按照海关总署公告2019年第18号附件中有关优惠贸易协定项下进口货物填制要求填报"随附单证及编号"栏目。

(2)进口货物收货人或者其代理人(以下统称"进口人")可以自行选择"通关无纸化"方式或者"有纸报关"方式申报:

①选择"通关无纸化"方式申报的,进口人应当以电子方式向海关提交原产地证明①、商业发票、运输单证和未再加工证明文件等单证正本(以下简称"原产地单证"),具体要求见附件2。

进口人以电子方式提交的原产地单证内容应当与其持有的纸质文件一致。进口人应当按照海关有关规定保存原产地单证纸质文件。海关认为有必要时,进口人应当补充提交原产地单

---

① "原产地证明"是指相关优惠贸易协定原产地管理办法所规定的原产地证书和原产地声明。

证纸质文件。

②选择"有纸报关"方式申报的,进口人在申报进口时提交原产地单证纸质文件。

(3)对于出海关特殊监管区域和保税监管场所[以下统称区域(场所)]申请适用协定税率或者特惠税率的货物,进口人应在内销时按照要求填报《报关单》;在货物从境外入区域(场所)时,无须比照要求填报《中华人民共和国海关进(出)境货物备案清单》(以下简称《备案清单》)商品项"优惠贸易协定享惠"类栏目。

内销时货物实际报验状态与其从境外入区域(场所)时的状态相比,超出了相关优惠贸易协定所规定的微小加工或处理范围的,不得享受协定税率或者特惠税率。

(4)优惠贸易协定项下实施特殊保障措施的农产品仍然按照海关总署2019年第207号公告要求申报。

有关农产品出区域(场所)申请适用协定税率的,在货物从境外入区域(场所)时进口人应当比照规定填报《备案清单》,并以"通关无纸化"方式申报。

(5)向香港或者澳门特别行政区出口用于生产《内地与香港关于建立更紧密经贸关系的安排》(香港CEPA)或者《内地与澳门关于建立更紧密经贸关系的安排》(澳门CEPA)项下协定税率货物的原材料时,应当在《报关单》的"关联备案"栏填报香港或澳门生产厂商在香港工贸署或者澳门经济局登记备案的有关备案号。

附件1~2

八、税率及汇率适用

税率适用是指进出口货物在征税、补税或退税时选择适用的各种税率。

(一)税率适用原则

我国关税税则实行新的进口税则税率栏目。进口关税税则分设最惠国税率、协定税率、特惠税率、关税配额税率和普通税率等栏目。出口税则按进口税则列目方式确定出口税则税目,对部分出口商品实行暂定出口税率。对于原产地是中国香港、澳门和台、澎、金、马关税区的进境货物及经批准我国国货复进口需征税的,按最惠国税率征税。具体如表8—5所示。

表8—5 同时有两种及以上税率可适用的进出口货物最终适用的税率汇总

适用货物	可选用的税率	最终适用的税率
进口货物	最惠国、进口暂定税率	暂定税率
	协定、特惠、进口暂定税率	从低适用税率
	同时适用国家优惠政策、进口暂定税率	按国家优惠政策进口暂定税率商品时,以优惠政策计算确定的税率与暂定税率两者取低计征关税,但不得在暂定税率基础上再进行减免
	普通、进口暂定税率	普通税率
	ITA税率、其他税率	ITA税率
	关税配额税率、其他税率	关税配额内适用关税配额税率,关税配额外适用其他税率
	反倾销、反补贴、保障措施、报复性关税税率	适用反倾销、反补贴、保障措施、报复性关税税率,除按《进出口税则》的税率征收关税外,另外加征的关税
出口货物	出口暂定税率、出口税率	出口暂定税率

自2019年4月1日起,增值税一般纳税人发生增值税应税销售行为或者进口货物,原适用16%税率的,税率调整为13%;原适用10%税率的,税率调整为9%。

进口税率适用：

(1)海关接受该货物申报进口之日实施的税率：一般进口货物；进口转关运输货物(适用指运地海关接受该货物申报进口之日实施的税率)；经海关批准，实行集中申报的进口货物。

(2)运输工具申报进境之日实施的税率：进口货物运达前，经海关核准先行申报的；进口转关运输货物运抵指运地前，经海关核准先行申报的(适用装载该货物的运输工具抵达指运地之日实施的税率)；因超过规定期限未申报而由海关依法变卖的进口货物。

(3)海关接受再次填写报关单申报办理纳税及有关手续之日实施的税率：保税货物经批准不复运出境的；保税仓储货物转入国内市场销售的；减免税货物经批准转让或者移作他用的；可暂不缴纳税款的暂时进境货物，不复运出境的；租赁进口货物，分期缴纳税款的。

【提示】因纳税义务人违法需要追征税款的进口货物：适用违反规定的行为发生之日实施的税率；行为发生之日不能确定的，适用海关发现该行为之日实施的税率。补征或者退还进口货物税款，按照上述规定确定适用的税率。

(二)关税税率适用的时间

《关税条例》规定，进出口货物应当按照收发货人或者其代理人申报进口之日实施的税率征税。

在实际运用时应区分以下不同情况：

(1)进口货物到达前，经海关核准先行申报的，适用装载该货物的运输工具申报进境之日实施的税率。

(2)进口转关运输货物应当适用指运地海关接受该货物申报进口之日实施的税率。货物运抵指运地前，经海关核准先行申报的，应当适用装载该货物运输工具抵达指运地之日实施的税率。

(3)出口转关运输货物，应当适用启运地海关接受该货物申报出口之日实施的税率。

(4)因超过规定期限未申报而由海关依法变卖的进口货物，其税款计征应当适用装载该货物的运输工具申报进境之日实施的税率。

(5)经海关批准，实行集中申报的进出口货物，应当适用每次货物进出口时海关接受该货物申报之日实施的税率。

(6)因纳税义务人违反规定需要追征税款的进出口货物，应当适用违反规定的行为发生之日实施的税率；行为发生之日不能确定的，适用海关发现该行为之日实施的税率。

(7)已申报进境并放行的保税货物、减免税货物、租赁货物或者已申报进出境并放行的暂准进出境货物，有下列情形之一须缴纳税款的，应当适用海关接受纳税义务人再次填写报关单申报办理纳税及有关手续之日实施的税率：

①保税货物经批准不复运出境；

②保税仓储货物转入国内市场销售；

③减免税货物经批准转让或移作他用；

④可暂不缴纳税款的暂准进出境货物，经批准不复运出境或者进境的；

⑤租赁进口货物，分期缴纳税款的。

进出口货物关税的补征和退还，按照上述规定确定适用的税率。

(三)汇率适用

进出口货物的成交价格及其有关费用以外币计价的，海关按照该货物适用税率之日所适用的计征汇率折合为人民币计算完税价格。完税价格采用四舍五入法计算到分。

海关每月使用的计征汇率为上个月第三个星期三(第三个星期三为法定节假日的，顺延采用第四个星期三)中国人民银行公布的外币对人民币的基准汇率；以基准汇率币种以外的外币计价的，采用同一时间中国银行公布的现汇买入价和现汇卖出价的中间值(人民币元后采用四舍五入法保留 4 位小数）。如果上述汇率发生重大波动,海关总署认为必要时,可另行规定计征汇率,并对外公布。

任务五 进出口税费的计算、关税保证保险

一、进出口关税的计算

(一)进口关税税款的计算

1. 从价关税

(1)从价关税计算公式:

$$进口关税税额＝完税价格×法定进口关税税率$$

(2)从价关税的计算程序:

①按照归类原则确定税则归类,将应税货物归入恰当的税目税号;

②根据原产地规则,确定应税货物所适用的税率;

③根据完税价格审定办法和规定,确定应税货物的完税价格;

④根据实际汇率,将外币折算成人民币;

⑤按照计算公式正确计算应征税款。

做中学 8—1 厦门进出口汽车有限公司向日本购进丰田某款轿车 10 辆,成交价格共为 FOB 大阪 120 000.00 美元,实际支付运费 5 000 美元,保险费 800 美元。已知汽车的规格为 4 座位,汽缸容量 2 000cc,外汇折算率为 1 美元＝6.970 0 元人民币,确定税则归类,汽缸容量 2 000cc 的小轿车归入税目税号 8703.2314;原产国日本适用最惠国税率 43.8%。要求计算进口关税。

计算过程:

审定完税价格为 125 800 美元(120 000.00＋5 000＋800)

将外币价格折算成人民币为 876 826 元

正常征收的进口关税税额＝完税价格×法定进口关税税率

　　　　　　　　　　　　　＝876 826×43.8%

　　　　　　　　　　　　　＝384 049.788(元)

2. 从量关税

(1)从量关税的计算公式:

$$进口关税税额＝商品进口数量×从量关税税额$$

(2)从量关税的计算程序:

①按照归类原则确定税则归类,将应税货物归入恰当的税目税号;

②根据原产地规则,确定应税货物所适用的税率;

③确定其实际进口量;

④根据完税价格审定办法、规定,确定应税货物的完税价格(计征增值税需要);

⑤根据实际汇率,将外币折算成人民币;

⑥按照计算公式正确计算应征税款。

做中学 8—2 富士(厦门)有限公司从香港地区购进富士彩色胶卷 50 400 卷(规格 135/36),成交价格为 CIF 境内某口岸 10.00 元港币/每卷,假设外币折算率为 1 港币＝1.1 元人民币,确定

税则归类,彩色胶卷归入税目税号 3702.5410;原产地香港地区适用最惠国税率 155 元/平方米。要求计算进口关税。

计算过程:

确定其实际进口量＝50 400×0.057 75＝2 910.6(平方米)

将外币总价格折算成人民币为 554 400.00 元(计征增值税需要)

进口关税税额＝商品进口数量×从量关税税率

$\qquad$＝2 910.6×155

$\qquad$＝451 143.00(元)

3. 复合关税

(1)复合关税的计算公式:

$\qquad$进口关税税额＝商品进口数量×从量关税税额＋完税价格×关税税率

(2)复合关税的计算程序:

①按照归类原则确定税则归类,将应税货物归入恰当的税目税号;

②根据原产地规则,确定应税货物所适用的税率;

③确定其实际进口量;

④根据完税价格审定办法、规定,确定应税货物的完税价格;

⑤根据汇率使用原则,将外币折算成人民币;

⑥按照计算公式正确计算应征税款。

做中学 8—3 上海某公司从日本购进摄像机 20 台,其中有 10 台成交价格为 CIF 境内某口岸 5 000 美元/台,其余 10 台成交价格为 CIF 境内某口岸 10 000 美元/台。已知外币折算率为 1 美元＝6.970 0 元人民币,确定税则归类,该批摄像机归入税目税号 8525.3099;原产国日本适用最惠国税率,其中 CIF 境内某口岸 5 000 美元/台的关税税率为单一从价税 35%;CIF 境内某口岸 10 000 美元/台的关税税额为 13 280 元人民币再加 3%的从价关税。要求计算进口关税。

计算过程:

审定后完税价格分别为 50 000 美元和 100 000 美元

将外币价格折算成人民币分别为 348 500 元和 697 000 元

从价进口关税税额＝完税价格×进口关税税率

$\qquad$＝348 500×35%

$\qquad$＝121 975(元)

复合进口关税税额＝商品进口数量×从量关税税额＋完税价格×关税税率

$\qquad$＝10×13 280＋697 000×3%

$\qquad$＝132 800＋20 910

$\qquad$＝153 710(元)

合计进口关税税额＝从价进口关税税额＋复合进口关税税额

$\qquad$＝121 975＋153 710

$\qquad$＝275 685(元)

(二)出口关税税款的计算

1. 计算公式

$\qquad$出口关税税额＝出口货物完税价格×出口关税税率

$$出口关税税额＝离岸价格÷(1＋出口关税税率)×出口关税税率$$
$$＝FOB(中国境内口岸)÷(1＋出口关税税率)×出口关税税率$$

2. 计算程序

(1)按照归类原则确定税则归类,将应税货物归入恰当的税目税号;

(2)根据完税价格审定办法、规定,确定应税货物的完税价格;

(3)根据汇率使用原则,将外币折算成人民币;

(4)按照计算公式正确计算应征税款。

做中学 8—4 国内某企业从广州出口新加坡一批合金生铁,申报出口量86吨,每吨价格为FOB 广州98美元。已知外汇折算率为1美元＝6.970 0元人民币,确定税则归类,该批合金生铁归入税目税号7201.5000,税率为20%。要求计算出口关税。

计算过程:

审定离岸价格为8 428美元

将外币价格折算成人民币为58 743.16元

$$出口关税税额＝离岸价格÷(1＋出口关税税率)×出口关税税率$$
$$＝58 743.16÷(1＋20\%)×20\%$$
$$＝48 952.63×20\%$$
$$＝9 790.526(元)$$

二、进口环节海关代征税的计算

(一)消费税税款的计算

我国消费税采用从价/从量的方法计征。

(1)从价征收的消费税按照组成的计税价格计算,其计算公式为:

$$消费税组成计税价格＝进口关税完税价格＋进口关税税额/(1－消费税税率)$$
$$应纳消费税税额＝消费税组成计税价格×消费税税率$$

(2)从量征收的消费税的计算公式为:

$$应纳消费税税额＝应征消费税消费品数量×消费税单位税额$$

(3)同时实行从量/从价征收的消费税是上述两种征税方法之和,其计算公式为:

$$应纳消费税税额＝应征消费税消费品数量×消费税单位税额＋消费税组成计税价格$$
$$×消费税税率$$

做中学 8—5 福州某进出口有限公司进口货物一批,经海关审核其成交价格为CIF 福州USD12 800.00,按外币折算率1美元＝6.970 0元人民币,折合人民币为89 216元。已知该批货物的关税税率为20%,消费税税率为15%。要求计算应征消费税税额。

计算过程:

首先计算关税税额,然后计算消费税税额。

关税税额计算公式为:

$$应征关税税额＝完税价格×关税税率$$
$$＝89 216×20\%$$
$$＝17 843.2(元)$$

消费税税额计算公式为:

$$应征消费税税额＝（完税价格＋关税税额）÷（1－消费税税率）×消费税税率$$
$$＝（89\,216＋17\,843.2）÷（1－15\%）×15\%$$
$$＝125\,952×15\%$$
$$＝18\,892.8（元）$$

做中学 8—6　某进出口公司进口啤酒 3 800 升,经海关审核其成交价格总值为 CIF 境内某口岸 USD1 672.00。已知啤酒的关税税率为 3 元/升;消费税税率为:进口完税价格≥360 美元/吨的 250 元/吨,进口完税价格＜360 美元/吨的 220 元/吨。外币折算率为 1 美元＝6.970 0 元人民币。要求计算应征消费税额。

计算过程:

首先计算关税税额,然后计算消费税税额。

从量关税税额计算公式为:

$$应征关税税额＝商品进口数量×从量关税税率$$
$$＝3\,800×3$$
$$＝11\,400（元）$$

完税价格计算:USD1 672×6.970 0＝11 653.84（元）

进口啤酒数量:3 800÷988＝3.846（吨）

计算完税价格单价:1 672÷3.846＝434.74（美元/吨）

(进口完税价格≥360 美元/吨)

消费税税率为 250 元/吨

从量消费税税额计算公式为:

$$应纳消费税税额＝应征消费税消费品数量×单位税额$$
$$＝3.846×250$$
$$＝961.50（元）$$

(二)增值税税款的计算

我国增值税采用从价的方法计征,其计算公式为:

$$增值税组成价格＝进口关税完税价格＋进口关税税额＋消费税税额$$
$$应纳增值税税额＝增值税组成价格×增值税税率$$

做中学 8—7　某公司进口货物一批,经海关审核其成交价格为 USD1 200.00,按外币折算率 1 美元＝6.970 0 元人民币,折合人民币为 8 364 元。已知该批货物的关税税率为 12\%,消费税税率为 10\%,增值税税率为 13\%。要求计算应征增值税税额。

计算过程:

首先计算关税税额,其次计算消费税税额,最后计算增值税税额。

关税税额计算公式为:

$$应征关税税额＝完税价格×关税税率$$
$$＝8\,364×12\%$$
$$＝1\,003.68（元）$$

消费税税额计算公式为:

$$应征消费税税额＝（完税价格＋关税税额）÷（1－消费税税率）×消费税税率$$
$$＝（8\,364＋1\,003.68）÷（1－10\%）×10\%$$

$$\approx 10\ 408.53 \times 10\%$$
$$\approx 1\ 040.85(元)$$

增值税计算公式为：

应纳增值税税额＝(关税完税价格＋关税税额＋消费税税额)×增值税税率

$$=(8\ 364+1\ 003.68+1\ 040.85) \times 13\%$$
$$=1\ 353.108\ 9(元)$$

消费税与增值税异同比较如表8—6所示。

表8—6　　　　　　　　　　　　消费税与增值税异同比较

	不　　同		相　　同
征收范围	消费税征税范围目前为15种应税消费品；增值税为所有的资产和应税劳务、应税行为		对于应税消费品既要缴纳增值税也要缴纳消费税，在某一指定的环节两个税同时征收时，从价定率方法下两者的计税依据相同
征税环节	消费税(一般)是一次性征收；增值税在货物的每一个流转环节全部征收		
计税方法	消费税是从价征收、从量征收和复合征收，根据应税消费品选择一种计税方法；增值税是根据纳税人选择计税方法		

(三)关税滞纳金的计算

关税滞纳金的计算公式为：

关税滞纳金金额＝滞纳的关税税额×0.5‰×滞纳天数

进口环节税滞纳金金额＝滞纳的进口环节税税额×0.5‰×滞纳天数

做中学8—8　国内某公司从韩国购进软玉毛石一批，已知该批货物应征关税为132 058.32元，应征进口环节消费税为503 778.04元，进口环节增值税为856 422.66元。海关于3月7日(星期五)填发海关专用缴款书，该公司于3月28日缴纳税款。计算应征滞纳金。

计算过程：

(1)确定滞纳关税税额和代征税税额。关税为132 058.32元，进口环节消费税为503 778.04元，进口环节增值税为856 422.66元。

(2)确定滞纳期间。3月7日填发海关专用缴款书，税款缴款期限截止日为3月22日，因该日为星期六，按照相关规定，顺延至其后第一个工作日，即3月24日为最后缴款期限，自3月25日起计算滞纳，该公司3月28日缴纳税款，共滞纳4天。

(3)按照公式分别计算应缴纳的关税、进口环节消费税和增值税的滞纳金。

关税滞纳金＝滞纳关税税额×滞纳天数×0.5‰

$$=132\ 058.32 \times 4 \times 0.5‰ = 264.17(元)$$

进口环节消费税滞纳金＝滞纳消费税税额×滞纳天数×0.5‰

$$=503\ 778.04 \times 4 \times 0.5‰ = 1\ 007.56(元)$$

进口环节增值税滞纳金＝滞纳增值税税额×滞纳天数×0.5‰

$$=856\ 422.66 \times 4 \times 0.5‰$$
$$=1\ 712.85(元)$$

三、关税保证保险

(一)关税保证保险的概念

所谓的关税保证保险,是海关联合保险业新开发的保险产品,也是海关首次引进保险产品作为新型担保方式。其实际为关税履约保证保险,投保人为需要缴纳关税的进出口企业,被保险人为海关。业务流程如图 8—26 所示。企业向参加试点的保险公司购买关税保证保险后,凭借保险公司出具的"关税保证保险单"向海关办理税款类担保手续,即可实现"先放行,后缴税"。关税保证保险是为解决企业尤其是中小企业融资难、融资贵等问题,进一步压缩通关时间,有效降低企业通关成本所开展的税款担保改革试点。

具体来说,进出口企业投保后,保险公司将相应保单电子数据发送至海关系统。如果企业未能按期向海关缴纳相关税款,那么将由保险公司进行赔付,即代其履行缴纳义务,确保海关收到税款的权益。

【注意】信用等级为一般信用及以上的进出口货物收发货人,即可使用关税保证保险通关业务模式。

图 8—26　关税保证保险的业务流程

企业可以向保险公司购买"关税保证保险",经海关确认后办理相关业务的担保放行,实现"先通关,后缴税"。关税保证保险是海关税款担保除现金保证金、银行保函、财务公司担保以外的一种新选择。

(二)关税保证保险的作用

1. 企业资金成本大幅降低

关税保证保险无须占用企业在银行的授信额度,也无须缴纳保证金,降低了中小企业的信贷难度,减少了企业申请的资金成本。以福建某石化有限公司为例,该公司关务员周楠表示,过去采用银行融资的形式年化成本在 4.5%～7%,采用关税保证保险担保,保险费率年化成本在 1%～3%,融资费用成本降低 60%～70%。

2. 企业办理手续有效简化

目前,除了失信企业外,其他任何规模、类型的企业均可办理该业务。保险公司开立关税保证保险保险单,一般从业务申请到开立保单仅需两周的时间,节省企业大量的时间成本,而且即将实现保单申请、审批、赔付等全流程线上办理模式,时效较快、手续简便。

3. 国家税收安全显著提升

关税保证保险模式下,如有企业欠税的情况发生,海关可以立刻启动程序向保险公司索赔,确保国家税收安全。

(三)关税保证保险的办理

1. 投保

纳税义务人与保险公司签署"关税保证保险单",按照该保险合同约定的费率支付保险费,取得保险金额,该金额为不低于纳税义务人进出口货物所涉税款金额。投保所需材料:①投保人营业执照及法定代表人身份证复印件;②投保人近三年经审计的财务报告;③投保人征信授权函;④上一自然年度缴纳关税的清单;⑤保险人要求提供的其他资料。

2. 办理通关手续

关税保证保险可以运用于三种通关业务模式:

(1)纳税期限担保模式。企业凭"关税保证保险单"办理纳税期限担保,应在申报时选择"关税保证保险"模式,并选取相应"保单"电子数据。海关对接受申报且满足全部放行条件的,即可实施现场卡口放行。有布控查验等其他海关要求事项的,按有关规定办理。企业应自报关单审结生成电子税款信息之日起 10 日内,通过新一代海关税费电子支付系统缴纳税款。逾期未缴纳税款的,海关可以停止其办理关税保证保险通关业务。纳税期限担保模式下,保险金额可根据企业税款缴纳情况在保险期间内循环使用。

(2)征税要素担保模式。符合《中华人民共和国海关事务担保条例》第四条第一款第一、二、五项和第五条第一款第二、三、四项规定的担保事务,可以采取征税要素担保模式。企业申报时须向海关提供"关税保证保险单"正本。该模式一份保单对应一份报关单。

(3)汇总征税模式。企业可凭"关税保证保险单"办理汇总征税,汇总征税相关事项按照海关总署公告 2017 年第 45 号、2018 年第 70 号执行。

企业在缴款期限内缴纳税款,履行完毕纳税义务的,海关可应企业申请退还相应保单。

如企业未在海关规定期限内缴纳税款,经海关向保险公司书面说明情况,保险公司将无免责条件向海关支付相应税款及其滞纳金。保险公司保留向企业追偿其支付给海关的税款及其滞纳金的权利。

相关单据如图 8—27 所示。

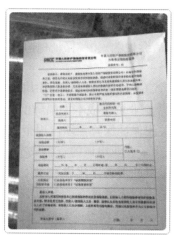

图 8—27

（四）关税保证保险的海关业务操作流程

（1）海关备集：保险公司为企业办理保险后，将保单电子数据推送至海关通关业务系统，海关完成备案。

（2）办理报关：企业选择与申报用途匹配的保险单电子数据进行报关，用于申报要素的保险单无须勾选。

（3）快捷通关：海关对接受申报且满足全部放行条件的货物，实施现场卡口放行。

（4）缴税结关：企业在规定期限内向海关缴纳税款，保单核销，保险责任终止。

任务六 税费征收方式和进出口关税的减免

一、税费征收方式

税费征收方式是海关确定纳税义务人纳税义务的程序，包括税款征收和税款缴纳两个方面。根据不同的标准，有不同的分类方式。

1. 以专业程序为标准，分为申报纳税方式和稽征纳税方式

申报纳税方式，是指海关根据纳税义务人对其进出口货物的申报，在审核、查验确认后做出征税决定，也称申报纳税制。世界各国海关一般以申报纳税方式作为征收税款的基本程序。

凡未向海关申报，而由海关查获的违规进出境货物，海关不必要求其收发货人向海关申报，而是直接根据货物进出口事实做出征税决定，该征税程序称为稽征纳税方式或稽征纳税制。

2. 以进出口货物通关程序中税款征纳的时间为标准，分为税款先纳制和税款后纳制

税款先纳制，是指纳税义务人按照海关确定的数额履行纳税义务后，海关才予办理货物接管放行手续。

税款后纳制，是指海关允许纳税义务人先行办理货物放行手续，然后再确定应纳税额和办理纳税手续。

3. 以海关征收税款和纳税义务人纳税的地点为标准，分为口岸纳税方式和属地纳税方式

口岸纳税方式，是指由办理货物进出口申报验放手续的口岸海关做出征税决定，纳税义务人在口岸海关办理税款缴纳手续。

属地纳税方式，是指由口岸海关办理转关或验放手续，纳税义务人在属地海关办理税款缴纳手续。

"单一窗口"税费支付税单导出功能

4. 以纳税义务人缴纳税款的支付方式为标准，分为柜台支付方式、电子支付方式

柜台支付方式，即传统的税款缴纳方式，是指由海关做出征税决定，纳税义务人在指定银行通过柜台缴纳税款。

电子支付方式，是指借助电子支付系统（由海关业务系统、中国电子口岸系统、商业银行系统和第三方支付系统组成）实现进出口环节税费缴纳。

海关专用缴款书如样例8-1所示。

知识链接

新一代电子支付系统

样例 8—1

海关　　　　专用缴款书（格式）

收入系统：　　　　　　填发日期：　　年　　月　　日　　　号码 No.

自填发缴款书之日起 15 日内缴纳税款（期末遇星期六、星期日或法定节假日顺延），逾期缴纳按日加收款总额万分之五的滞纳金。

注：海关专用缴款书一式六联，其中
第一联：（收据）银行收款签章后交缴款单位或缴纳人　　　　第二联：（付款凭证）由缴款单位开户银行作为付出凭证
第三联：（收款凭证）由收款国库作为收入凭证　　　　　　　　第四联：（回执）由国库盖章后退回海关财务部门
第五联：（报查）国库收款后，关税专用缴款书退回海关，海关代征税专用缴款书送当地税务机关
第六联：（存根）由填发单位存查

二、进出口关税的减免

我国关税减免政策由法定减免税、特定减免税和临时减免税三部分组成。

(一)法定减免税

法定减免税是指根据《海关法》和《关税条例》规定予以减免的，如国际组织、外国政府无偿赠送的物资，中华人民共和国缔结或者参加的国际条约规定减征、免征的货物、物品，来料加工、补偿贸易进口的原材料等。

法定减免税的范围如下：①关税税额 50 元以下的一票货物；②无商业价值的广告品和货样；③外国政府、国际组织无偿赠送的物资；④海关放行前损坏或者损失的货物；⑤进出境运输工具装载的途中必需的燃料、物料和饮食用品；⑥我国缔结或者参加的国际条约规定的减免税货物和物品；⑦法律规定减征、免征关税的其他货物、物品。

进口环节增值税或消费税税额在人民币 50 元以下的一票货物也应免税。

(二)特定减免税

特定减免税是指按照《海关法》和《关税条例》的规定，对特定地区、特定用途、特定企业给予的减免关税的优惠，也称政策性减免税。

特定减免税的范围主要为外商投资企业进口物资、国内投资项目进口物资、科教用品、科技开发用品、残疾人专用品、救灾捐赠物资和扶贫、慈善捐赠物资。

减免税范围和办法由国务院规定。企业(或单位)进口前申请，海关审理，核发减免税证明。货抵、证未到可以担保放行。放行后的货物不得补办减免税审批。

目前，实施特定减免税的项目主要有：

(1)外商投资项目投资额度内进口自用设备，免关税，进口环节增值税照章征收；

(2)外商投资企业自用资金项目，属国家鼓励发展产业的外商投资企业，外商投资比例≥25％，免关税，进口环节增值税照章征收；

(3)国内投资项目进口自用设备，属国家重点鼓励发展产业的国内投资项目，免关税，进口环节

增值税照章征收；

（4）贷款项目进口物资，项目额度或投资总额内进口的自用设备，以及随合同进口技术及配套件，免进口关税，对贷款项目进口自用设备，经确认按有关规定增值税进项税款无法抵扣的，同时免征进口环节增值税；

（5）重大技术装备，免关税和进口环节增值税；

（6）特定区域物资（保税区、出口加工区）可以免税；

（7）科教用品，按国际惯例，免关税、进口环节增值税、消费税；

（8）科技开发用品，国际惯例，免关税、进口环节增值税、消费税；

（9）救灾捐赠物资，主体为民间组织、企业、友好人士，免关税、进口环节增值税、消费税；

（10）扶贫、慈善捐赠物资，免关税、进口环节增值税；

（11）残疾人用品，按国际惯例，免关税、进口环节增值税、消费税；

（12）集成电路项目进口物资，政策性扶持，发展资助知识产权，免关税，进口环节增值税照章征收；

（13）海上石油、陆上石油项目进口物资，能源，免关税、进口环节增值税；

（14）远洋渔业项目进口自捕水产品，境外捕捞，境外获得应缴税，但用自己的船出去作业，并且符合国际公法，优惠或不征关税和进口环节增值税；

（15）无偿援助项目进口物资，按照我国缔结或者参加的国际条约规定减征、免征关税的货物、物品，无偿援助项目进口物资，性质上属于法定减免税范畴，但是按照特定减免税货物管理。

（三）临时减免税

临时减免税是指法定减免税和特定减免税以外的其他减免税，是由国务院根据某个单位、某类商品、某个时期或某批货物的特殊情况，按规定给予特别的临时性的减免税优惠。

临时性减免税具有集权性、临时性、局限性、特殊性的特点，一般是一案一批。

任务七　税款退还、追征与减免税货物后续补税

一、税款退还

纳税义务人按照规定缴纳税款后，因误征、溢征及其他国家政策调整原因应予以退还的税款可由海关依法退还。进出口税收的起退点为0元。

（一）多征税款退税

（1）海关发现多征税款的，应立即通知纳税义务人办理退税手续。纳税义务人应当自收到海关通知之日起3个月内办理退税手续。

（2）纳税义务人发现多征税款的，自缴纳税款之日起1年内，可以向海关申请退还多缴的税款并加算银行同期活期存款利息。

多征税款一般是指由于某种差错或工作失误，造成海关所征收的税款大于应征税款，不包括由于政策调整导致的征税差异。

（二）品质或规格原因退税

（1）已缴纳税款的进口货物，因品质或规格原因原状退货复运出境的，纳税义务人自缴纳税款之日起1年内，可以向海关申请退税。

（2）已缴纳出口关税出口货物，因品质或规格原因原状退货复运进境并已重新缴纳因出口而退还的国内环节有关税收的，纳税义务人自缴纳税款之日起1年内，可以向海关申请退税。

经验小谈 8—5

我司从越南进口大米,其中一部分不符合规格,越南出口商退了我们一部分货款。请问:这种情况下,我司可以向海关申请退还部分税款吗?

答:根据海关总署令第 124 号《海关进出口货物征税管理办法》第六十三条的规定,进出口货物因残损、品质不良、规格不符原因,或者发生本办法第六十二条规定以外的货物短少的情形,由进出口货物的发货人、承运人或者保险公司赔偿相应货款的,纳税义务人自缴纳税款之日起 1 年内,可以向海关申请退还赔偿货款部分的相应税款。

(三)退关退税

已缴纳出口关税的货物,因故未装运出口申请退关的,纳税义务人自缴纳税款之日起 1 年内,可以申请退税。

(四)短装退税

散装进口货物发生短装并已征税放行的,如发货人、承运人或保险公司对短装部分退换或赔偿相应款项,纳税义务人自缴纳税款之日起 1 年内,可以申请退还短装部分相应税款。

(五)赔偿退税

因进出口货物残损、品质不良、规格不符等原因,由进出口货物发货人、承运人或保险公司赔偿相应货款的,纳税义务人自缴纳税款之日起 1 年内,可申请退还赔偿货款部分的相应税款。

海关应当自受理退税申请之日起 30 天内查实并通知纳税义务人办理退还手续;纳税义务人自收到通知之日起 3 个月内办理退税手续。

【提示】退税率是当初征税日的税率。

退税必须在原征税海关办理。办理退税时,纳税义务人应填写"退税申请表",并持原进口或出口货物报关单、原盖有银行印章的税款缴纳书正本及其他必要单证(如合同、发票协议、商检机构证明等)送海关审核。海关同意后,应按原征税或者补税之日所实施的税率计算退税额。

进口环节增值税已予抵缴的,除国家另有规定外不予退还,已征收的滞纳金不予退还。

退税申请书样本如样例 8—2、样例 8—3 所示。

样例 8—2

转账退税申请书（格式一）

编号:

_____海关。

根据你关签发的税款专用缴款书(编号: _____),本纳税人已按规定缴纳税款,按照有关规定,现申请退税(及由此产生的银行利息),请予核准。

1. 已缴税款金额:

关税 _____ 元,增值税 _____ 元,消费税 _____ 元,……

2. 申请退税理由:

3. 申请退还金额:

关税 _____ 元,增值税 _____ 元,消费税 _____ 元,……

4. 申请人名称:

5. 开户银行:

6. 开户银行账号:

申请人签章:

年 月 日

申请人联系地址: 邮政编码:

联系人: 电话:

注:《转账退税申请书》一式二联,第一联随原缴款书复印件送国库,第二联海关存查。

说明: 1. 此申请书适用于以银行划转方式退还税款的情况。

2. "申请退还金额"中所涉及的税种应与原税款专用缴款书上所列关税、增值税、消费税或其他实际项目一致。

3. 按照《中华人民共和国进出口关税条例》第 52 条第 2 款规定,纳税义务人发现多缴税款的,可自缴纳税款之日起 1 年内要求退还多缴的税款并加算同期活期存款利息。

4. 此申请书需附原缴款书专用缴款书复印件一份。

5. 此申请书需申请人签字并加盖单位公章。

样例 8－3

现金退税申请书（格式二）

编号：

_____海关：

　　根据你关签发的税款专用缴款书（编号：_____），本纳税人已按规定缴纳税款，按照有关规定现申请退税（及由此产生的银行利息），请予核准。

　　1. 已缴税款金额：

　　关税_____元，增值税_____元，消费税_____元，……

　　2. 申请退税理由：

　　3. 申请退还金额：

　　关税_____元，增值税_____元，消费税_____元，……

　　4. 取款人姓名：

　　5. 取款人单位：

　　6. 取款人有效身份证明号码：

申请人签章：

年　月　日

申请单位联系地址：　　　　　　　　　邮政编码：

联系人：　　　　　　　　　　　　　　电话：

注：《现金退税申请书》一式二联，第一联随缴款书复印件送国库，第二联海关留存。

说明：1. 此申请书适用于纳税人以现金方式缴款，现要求直接退付现金的情况。

　　　2. "申请退还金额"中所涉及的税种应与原税款专用缴款书上所列关税、增值税、消费税或其他实际项目一致。

　　　3. 按照《中华人民共和国进出口关税条例》第 52 条第 2 款规定，纳税义务人发现多缴税款的，可自缴纳税款之日起 1 年内要求退还多缴的税款并加算同期活期存款利息。

　　　4. 此申请书需附原税款专用缴款书复印件各一份。

　　　5. 此申请书需申请人签字并加盖单位公章。

存在缺陷能退回出口税吗

同步案例 8－3　大连佳鸿机械有限公司向德国蓝海公司出口 10 台建筑工程机械。该批货物运抵德国汉堡港后，蓝海公司发现有 2 台机械操作系统存在严重缺陷，于是拒收。2 台机械被退运进口，佳鸿公司能够退回 2 台机械的出口税吗？

案例评析

经验小谈 8－6　听说对于出口企业办理退免税手续时做简化处理。请问：预申报是不是取消了？

答：根据国家税务总局公告 2018 年第 16 号《国家税务总局关于出口退（免）税申报问题的公告》第二条的规定，出口企业和其他单位申报出口退（免）税时，不再进行退（免）税预申报。主管税务机关确认申报凭证的内容与对应的管理部门电子信息无误后方可受理出口退（免）税申报。

二、税款追征

(一)补征

1. 少征税款补税

进出口货物放行后，海关发现少征税款，即海关对该进出口货物实际征收的税款少于应当缴纳的税款的，应当自纳税义务人缴纳税款之日起 1 年内，由海关补征。

2. 漏征税款补征

海关发现漏征税款，即海关对该进出口货物应当征收但未征收的税款，应当自货物放行之日起

1 年内,向纳税义务人补征漏征的税款。海关补征税款告知书如样例 8－4 所示。

样例 8－4

现金退税申请书（格式二）

编号：

_____海关：

　　根据你关签发的税款专用缴款书（编号：_____），本纳税人已按规定缴纳税款,按照有关规定现申请退税（及由此产生的银行利息）,请予核准。

　　1.已缴税款金额：

　　关税_____元,增值税_____元,消费税_____元,……

　　2.申请退税理由：

　　3.申请退还金额：

　　关税_____元,增值税_____元,消费税_____元,……

　　4.取款人姓名：

　　5.取款人单位：

　　6.取款人有效身份证明号码：

申请人签章：
年　月　日

申请单位联系地址：　　　　　　　邮政编码：

联系人：　　　　　　　　　　　　电话：

注：《现金退税申请书》一式二联,第一联随原缴款书复印件送国库,第二联海关留存。

说明：1. 此申请书适用于纳税人以现金方式缴款,现要求直接退付现金的情况。

　　　2. "申请退还金额"中所涉及的税种应与原税款专用缴款书上所列关税、增值税、消费税或其他实际项目一致。

　　　3. 按照《中华人民共和国进出口关税条例》第 52 条第 2 款规定,纳税义务人发现多缴税款的,可自缴纳税款之日起 1 年内要求退还多缴的税款并加算同期活期存款利息。

　　　4. 此申请书需附原税款专用缴款书复印件各一份。

　　　5. 此申请书需申请人签字并加盖单位公章。

(二)追征

1. 少征税款追征

因纳税人违规导致海关对进出口货物或海关监管货物少征税款的,海关应当自纳税义务人缴纳税款之日起 3 年内,追征少征税款。

2. 漏征税款追征

因纳税人违规导致海关对进出口货物或海关监管货物漏征税款的,海关应当自该货物放行之日起 3 年内,追征漏征税款。

少征或漏征税款部分涉及滞纳金的应一并征收。补征关税、进口环节代征税、滞纳金起征点均为人民币 50 元。

三、减免税货物后续补税

(一)移作他用后续补税

减免税申请人经主管海关批准将减免税货物移作他用,应当补缴税款的,税款的计算公式为：

补缴税款＝海关审定的货物原进口时完税价格×税率×(需补缴税款的时间/监管年限×12×30)

上式中,"税率"为海关接受纳税义务人再次填写报关单申报办理纳税及有关手续之日实施的税率;"需补缴税款的时间"是指减免税货物移作他用的实际时间,按天计算,每日实际生产不满 8 小时或者超过 8 小时的,均按 1 天计算。

(二)转让及其他原因后续补税

减免税货物因转让或者其他原因需要补征税款的,补税的完税价格以海关审定的货物原进口时的价格为基础,按照减免税货物已进口时间与监管年限的比例进行折旧。其计算公式为:

补税的完税价格＝海关审定的货物原进口时完税价格×[1－(减免税货物已进口时间/监管年限×12)]

上式中,减免税货物已进口时间自减免税货物放行之日起按月计算,不足1个月但超过15天的,按照1个月计算;不超过15天的,不予计算。已进口时间的截止日期按以下规定确定:

(1)转让减免税货物的,应当以海关接受减免税申请人申请办理补税手续之日作为计算其已进口时间的截止之日。

(2)减免税申请人未经海关批准,擅自转让减免税货物的,应当以货物实际转让之日作为计算其已进口时间的截止之日;转让之日不能确定的,应当以海关发现之日作为截止之日。

(3)在海关监管年限内,减免税申请人破产、撤销、解散或者其他依法终止经营情形的,已进口时间的截止日期应当为减免税申请人破产清算之日或者被依法认定终止生产经营活动的日期。

四、加工贸易保税货物缓税利息

加工贸易保税货物在规定期限(包括延长期)内全部出口的,退保证金及利息;内销的,加征缓税利息。

(一)征收规定

(1)缓税利息的利率为中国人民银行公布的活期存款利率。

(2)加工贸易手册项下保税货物在办理内销征税手续时,如海关征收的缓税利息大于保证金的利息,中国银行在海关税款缴款书上签注后退单。由海关重新开具两份缴款书:一份是将台账保证金利息全部转为缓税利息;另一份是将台账保证金利息不足部分单开海关税款缴款书,企业另行缴纳。

(二)计息期限

(1)加工贸易保税料件或制成品经批准内销:缓税利息计息期限的起止日期为内销料件或制成品所对应的加工贸易合同项下首批料件进口之日至海关填发缴款书之日;加工贸易E账册项下的料件、制成品内销时,起止日期为内销料件或制成品所对应电子账册最近一次核销日(若没有核销日期的,则为电子账册首批料件进口之日)至海关填发缴款书之日。

(2)加工贸易保税料件或制成品未经批准擅自内销,或加工贸易保税货物需要后续补税但海关未按违规处理的,缓税利息计息期限的起止日期为内销料件或制成品所对应的加工贸易合同项下首批料件进口之日至保税料件或制成品内销之日;若内销涉及多本合同,且内销料件或制成品与合同无法一一对应的,则计息的起止日期为最近一般合同项下首批料件进口之日至保税料件或制成品内销之日(内销之日无法确定终止日期为海关发现之日)。若加工贸易E账册项下的料件、制成品擅自内销时,则计息的起止日期为内销料件或制成品所对应电子账册最近一次核销日(若没有核销日期的,则为电子账册首批料件进口之日)至保税料件或制成品内销之日(内销之日无法确定的,终止日期为海关发现之日)。

按上述方法仍无法确定计息起止日期的,则不再征收缓税利息。

加工贸易保税料件或制成品等违规内销的,还应根据规定征收滞纳金。滞纳金是从应纳税款之日起至海关发现之日止按天计算,滞纳金征收比例为少征或漏征税款的0.5‰。

(3)加工贸易剩余料件、残次品、副产品和受灾保税货物等内销需征收缓税利息的,也应比照上述规定办理。

(三)计算公式

缓税利息的计算公式为：

$$缓税利息＝补征税款×计息期限×银行存款活期年率÷360$$

经验小谈8－7　我司是一家加工企业,因生产转型,近期准备办理内销业务。请问:内销货物的缓税利息利率如何确定?

答:根据海关总署公告2009年第14号《关于加工贸易保税货物内销缓税利息征收及退还》第二条第(一)项的规定,缓税利息的利率参照中国人民银行公布的活期存款利率执行,海关将根据中国人民银行公布的活期存款利率即时调整并执行。

(四)办理程序

(1)海关审核准予内销后向经营企业签发"加工贸易货物内销征税联系单"。

(2)经营企业持该"加工贸易货物内销征税联系单"办理通关申报手续。在填制内销报关单时,经营企业须在备注栏注明"活期"字样。

(3)海关核对确认无误后,按规定办理内销货物审单、征税、放行等海关手续。

五、暂准进出境货物税款征收

(一)第一类暂准进出境货物

在海关规定期限内,可以暂不缴纳税款。在规定期限届满后不再复运出境或者复运进境的,纳税义务人应当在规定期限届满前向海关申报办理进出口及纳税手续。经海关批准留购的暂准进境货物,以海关审查确定的留购价格作为完税价格,并适用海关接受纳税义务人再次填写报关单申报办理纳税及有关手续之日实施的税率、汇率。

(二)第二类暂准进出境货物

海关按照设定的进出口货物完税价格的有关规定和海关接受该货物申报进出境之日适用的计征汇率、税率,审核确定其完税价格,按月征收税款,或者在规定期限内货物复运出境或者复运进境时征收税款。暂准进出境货物在规定期限届满不再复运出境或复运进境的,纳税义务人应当在规定期限届满前向海关申报办理进出口及纳税手续,缴纳剩余税款。

计征税款的期限为60个月。不足1个月但超过15天的,按1个月计征;不超过15天的,免予计征。计征税款期限自货物放行之日起计算。

按月征收税款的计算公式为:

$$每月关税税额＝关税总额×1÷60$$

$$每月进口环节代征税税额＝进口环节代征税总额×1÷60$$

上述(一)(二)中的暂准进出境货物未在规定期限内复运出境或复运进境的,且纳税义务人未在规定期限届满前向海关申报办理进出口及纳税手续的,海关除按照规定征收应缴纳的税款外,还应当自规定期限届满之日起至纳税义务人申报纳税之日止按日加征应缴纳税款5‰的滞纳金。

上述规定期限均包括经海关批准的暂准进出境货物延长复运出境或者复运进境的期限。

任务八　海关税款担保与税收保全

一、海关税款担保

税款担保是海关事务担保的一种,是指纳税义务人以法定形式向海关承诺在一定期限内履行纳税义务的行为。为进一步提升贸易便利化水平、更好服务对外开放大局、扎实开展"我为群众办实事"实践活动,海关总署决定实施以企业为单元的税款担保改革,实现一份担保可以同时在全国海关用于多项税款担保业务。

(1)海关税款担保业务范围。

①汇总征税担保,是指为办理汇总征税业务向海关提供的担保。

②纳税期限担保,是指符合《中华人民共和国海关事务担保条例》,在纳税期限内税款尚未缴纳的。

③征税要素担保,是指符合《中华人民共和国海关事务担保条例》,①进出口货物的商品归类、完税价格、原产地尚未确定的;②有效报关单证尚未提供的;③其他海关手续尚未办结的。

(2)除失信企业外,进出口货物收发货人(以下统称"企业")可凭银行或非银行金融机构(以下统称"金融机构")开具的海关税款担保保函(格式见附件,以下简称"保函")、关税保证保险单(以下简称"保单")办理海关税款担保业务。

(3)企业应在办理货物通关手续前向金融机构申请获取保函或保单。保函受益人或保单被保险人应包括企业注册地和报关单申报地直属海关。

(4)企业注册地直属海关关税职能部门(以下统称"属地关税职能部门")根据金融机构传输的保函、保单电子数据或验核企业提交的保函、保单正本,为企业在海关业务系统备案担保信息,系统生成担保备案编号。

已联网金融机构向海关传输的保函、保单电子数据与正本具有同等效力,海关不再验核正本;未联网金融机构应向企业出具保函、保单正本。

(5)企业选择办理汇总征税或纳税期限担保通关的,应在报关单申报界面选取担保备案编号;选择办理征税要素担保通关的,应通过单一窗口"征税要素担保备案"模块提交征税要素担保备案申请,海关核批同意后再选取担保备案编号或按照海关规定缴纳保证金。系统成功核扣担保额度或海关核注保证金后,满足放行条件的报关单即可担保放行。

企业缴纳税款或担保核销后,保函、保单的担保额度自动恢复。企业在保函、保单列明的申报地海关办理不同税款担保业务均可共用一份保函或保单,担保额度在有效期内可循环使用。

(6)已备案且尚在有效期的保函、保单,企业确认担保责任已解除的,经与金融机构协商一致,可向属地关税职能部门申请撤销。联网传输的保函、保单,应由金融机构向海关发送撤销的电子数据。人工备案的保函、保单,应由企业向海关提交撤销的书面申请。

(7)企业未在规定的纳税期限内缴纳税款的,海关可以停止其使用保函、保单办理担保通关业务。

金融机构拒不履行担保责任、不配合海关税收征管工作或偿付能力存疑的,属地关税职能部门可不再备案其保函、保单担保信息。

(8)有下列情形之一的,当事人可以在办结海关手续前向海关申请提供担保,要求提前放行货物:①进出口货物的商品归类、完税价格、原产地尚未确定的;②有效报关单证尚未提供的;③在纳税期限内税款尚未缴纳的;④滞报金尚未缴纳的;④其他海关手续尚未办结的。

【注意】国家对进出境货物、物品有限制性规定,应当提供许可证件而不能提供的,以及法律、行政法规规定不得担保的其他情形,海关不予办理担保放行。

(9)当事人申请办理下列特定海关业务的,按照海关规定提供担保:①运输企业承担来往内地与港澳公路货物运输、承担海关监管货物境内公路运输的;②货物、物品暂时进出境的;③货物进境修理和出境加工的;④租赁货物进口的;⑤货物和运输工具过境的;⑥将海关监管货物暂时存放在海关监管区外的;⑦将海关监管货物向金融机构抵押的;⑧为保税货物办理有关海关业务的。

【提示】当事人不提供或者提供的担保不符合规定的,海关不予办理前款所列特定海关业务。

(10)进出口货物的纳税义务人在规定的纳税期限内有明显的转移、藏匿其应税货物以及其他财产迹象的,海关可以责令纳税义务人提供担保;纳税义务人不能提供担保的,海关依法采取税收保全措施。

（11）有违法嫌疑的货物、物品、运输工具应当或者已经被海关依法扣留、封存的，当事人可以向海关提供担保，申请免予或者解除扣留、封存。

有违法嫌疑的货物、物品、运输工具无法或者不便扣留的，当事人或者运输工具负责人应当向海关提供等值的担保；未提供等值担保的，海关可以扣留当事人等值的其他财产。

有违法嫌疑的货物、物品、运输工具属于禁止进出境，或者必须以原物作为证据，或者依法应当予以没收的，海关不予办理担保。

（12）法人、其他组织受到海关处罚，在罚款、违法所得或者依法应当追缴的货物、物品、走私运输工具的等值价款未缴清前，其法定代表人、主要负责人出境的，应当向海关提供担保；未提供担保的，海关可以通知出境管理机关阻止其法定代表人、主要负责人出境。

（13）进口已采取临时反倾销措施、临时反补贴措施的货物应当提供担保的，或者进出口货物收发货人、知识产权权利人申请办理知识产权海关保护相关事务等，依照本条例的规定办理海关事务担保。法律、行政法规有特别规定的，从其规定。

（14）按照海关总署的规定经海关认定的高级认证企业可以申请免除担保，并按照海关规定办理有关手续。

（15）当事人在一定期限内多次办理同一类海关事务的，可以向海关申请提供总担保。海关接受总担保的，当事人办理该类海关事务，不再单独提供担保。总担保的适用范围、担保金额、担保期限、终止情形等由海关总署规定。

（16）当事人可以以海关依法认可的财产、权利提供担保，担保财产、权利的具体范围由海关总署规定。

（17）当事人以保函向海关提供担保的，保函应当以海关为受益人，并且载明下列事项：①担保人、被担保人的基本情况；②被担保的法律义务；③担保金额；④担保期限；⑤担保责任；⑥需要说明的其他事项。⑦担保人应当在保函上加盖印章，并注明日期。

（18）当事人提供的担保应当与其需要履行的法律义务相当，除本条例第七条第二款规定的情形外，担保金额按照下列标准确定：

①为提前放行货物提供的担保，担保金额不得超过可能承担的最高税款总额；

②为办理特定海关业务提供的担保，担保金额不得超过可能承担的最高税款总额或者海关总署规定的金额；

③因有明显的转移、藏匿应税货物以及其他财产迹象被责令提供的担保，担保金额不得超过可能承担的最高税款总额；

④为有关货物、物品、运输工具免予或者解除扣留、封存提供的担保，担保金额不得超过该货物、物品、运输工具的等值价款；

⑤为罚款、违法所得或者依法应当追缴的货物、物品、走私运输工具的等值价款未缴清前出境提供的担保，担保金额应当相当于罚款、违法所得数额或者依法应当追缴的货物、物品、走私运输工具的等值价款。

（19）办理担保，当事人应当提交书面申请以及真实、合法、有效的财产、权利凭证和身份或者资格证明等材料。

（20）海关应当自收到当事人提交的材料之日起 5 个工作日内对相关财产、权利等进行审核，并决定是否接受担保。当事人申请办理总担保的，海关应当在 10 个工作日内审核并决定是否接受担保。

符合规定的担保，自海关决定接受之日起生效。对不符合规定的担保，海关应当书面通知当事人不予接受，并说明理由。

(21)被担保人履行法律义务期限届满前,担保人和被担保人因特殊原因要求变更担保内容的,应当向接受担保的海关提交书面申请以及有关证明材料。海关应当自收到当事人提交的材料之日起5个工作日内作出是否同意变更的决定,并书面通知当事人;不同意变更的,应当说明理由。

(22)被担保人在规定的期限内未履行有关法律义务的,海关可以依法从担保财产、权利中抵缴。当事人以保函提供担保的,海关可以直接要求承担连带责任的担保人履行担保责任。

【提示】担保人履行担保责任的,不免除被担保人办理有关海关手续的义务。海关应当及时为被担保人办理有关海关手续。

(23)担保财产、权利不足以抵偿被担保人有关法律义务的,海关应当书面通知被担保人另行提供担保或者履行法律义务。

(24)有下列情形之一的,海关应当书面通知当事人办理担保财产、权利退还手续:①当事人已经履行有关法律义务的;②当事人不再从事特定海关业务的;③担保财产、权利被海关采取抵缴措施后仍有剩余的;④其他需要退还的情形。

(25)自海关要求办理担保财产、权利退还手续的书面通知送达之日起3个月内,当事人无正当理由未办理退还手续的,海关应当发布公告。

自海关公告发布之日起1年内,当事人仍未办理退还手续的,海关应当将担保财产、权利依法变卖或者兑付后,上缴国库。

(26)海关履行职责,金融机构等有关单位应当依法予以协助。

(27)担保人、被担保人违反本条例,使用欺骗、隐瞒等手段提供担保的,由海关责令其继续履行法律义务,处5 000元以上50 000元以下的罚款;情节严重的,可以暂停被担保人从事有关海关业务或者撤销其从事有关海关业务的注册登记。

(28)海关工作人员有下列行为之一的,给予处分;构成犯罪的,依法追究刑事责任:①违法处分担保财产、权利;②对不符合担保规定的,违法办理有关手续致使国家利益遭受损失;③对符合担保规定的,不予办理有关手续;④与海关事务担保有关的其他违法行为。

【注意】担保人、被担保人对海关有关海关事务担保的具体行政行为不服的,可以依法向上一级海关申请行政复议或者向人民法院提起行政诉讼。

二、"单一窗口"税款担保备案

根据海关总署2021年第100号公告《关于深化海关税款担保改革的公告》,2021年12月1日起海关总署开始实施以企业为单元的税款担保改革措施,实现一份担保可以同时在全国海关用于多项税款担保业务。国际贸易"单一窗口"根据该公告,对系统进行优化完善,为企业提供征税要素担保备案服务。

操作指引:

(1)申请单位登录中国国际贸易"单一窗口"门户:https://www.singlewindow.cn,点击"标准版应用——税费办理"图标,单击"货物贸易税费支付"进入申请系统(见图8-28)。

(2)登入申请系统后,在左侧菜单栏中选择"征税要素担保备案"进入查询界面(见图8-29)。该模块提供新增、复制和查询等功能。

点击"新增"按钮,系统弹出征税要素担保备案申请窗口(见图8-30),申请单位按照界面要求录入相关信息,点击申请界面的"暂存"后,系统保存当前录入信息,点击"选择"按钮可上传相关电子附件,信息录入完整后点击"申请"按钮,即向海关主管部门提交征税要素担保备案申请单。

申请单位可选择历史备案信息,点击"复制"进入征税要素担保备案申请界面,系统将复制历史备案数据,减少数据重复录入操作。

图 8-28

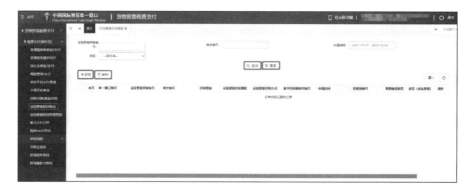

图 8-29

图 8-30

【提示】企业选择办理征税要素担保通关业务时,先通过"征税要素担保备案"模块提交征税要素担保备案申请,待海关核批同意后在报关单申报界面选取担保备案编号或按照海关规定缴纳保证金。系统成功核扣担保额度或海关核注保证金后,满足放行条件的报关单即可担保放行。

(3)申请单位点击左侧菜单栏"征税要素担保预警查询",进入预警信息查询界面,查询海关主管部门发出的"事务担保预警"(见图8-31)。

图8-31

三、税收保全和强制执行

(一)保全措施

进出口货物的纳税义务人在规定的纳税限期内发现有明显的转移、隐匿其应纳税的商品、货物,以及其他财产迹象的,海关应责令其提供纳税担保。如果纳税人不能提供纳税担保,经直属海关关长或其授权的隶属海关关长的批准,海关可以采取税收保全措施。

1. 暂停支付存款

海关书面通知纳税义务人开户银行或者其他金融机构暂停支付纳税义务人相当于应纳税款的存款。

纳税义务人在规定的纳税期限内缴纳税款的,海关书面通知金融机构解除对纳税义务人相应存款实施的暂停支付措施。

纳税义务人在规定的纳税期限内未缴纳税款的,海关书面通知金融机构对纳税义务人暂停支付的款项中扣缴相应税款。

2. 暂扣货物或财产

因无法查明纳税义务人账户、存款数额等情形不能实施暂停支付措施的,书面通知(随附扣留清单)纳税义务人扣留其价值相当于应纳税款的货物或者其他财产。货物或者其他财产本身不可分割,又没有其他财产可以扣留的,被扣留货物或者其他财产的价值可以高于应纳税款。

纳税义务人在规定的纳税期限内缴纳税款的,海关书面通知纳税义务人解除扣留措施,随附发还清单,办理确认手续后将有关货物、财产发还纳税义务人。

纳税义务人在规定的纳税期限内未缴纳税款的,海关书面通知纳税义务人依法变卖被扣留的货物或者财产,以变卖所得抵缴税款;变卖所得不足以抵缴税款的,海关继续采取强制措施抵缴税款的差额部分;变卖所得抵缴税款及扣除相关费用后仍有余款的,发还纳税义务人。

(二)强制措施

超过缴税期限3个月,强制扣缴和变价抵扣:①海关书面通知金融机构从其存款中扣缴税款;

②将应税货物依法变卖,以变卖所得抵缴税款;③扣留并依法变卖其价值相当于应纳税款的货物或者其他财产,以变卖所得抵缴税款。

实施强制措施的,对纳税义务人未缴纳的滞纳金同时强制执行。

 应知考核

一、单项选择题

1. 进口环节增值税的组成计税价格为( )。

A. 进口关税完税价格＋进口关税税额＋增值税税额

B. 进口关税完税价格＋增值税税额

C. 进口关税完税价格＋进口关税税额＋消费税税额

D. 进口关税完税价格＋进口关税税额

2. 因纳税义务人违反规定造成少征或漏征税款的,海关可以自缴纳税款或自货物放行之日起( )年内追征税款,并从缴纳税款或货物放行之日起到海关发现之日止,按日加收少征或漏征税款( )的滞纳金。

A. 1;0.5‰　　　　B. 3;0.5‰　　　　C. 3;1‰　　　　D. 1;1‰

3. 某公司从美国进口一套机械设备,发票列明如下:CIF 上海 300 000 美元。此外,该公司还支付了设备进口后的安装及技术服务费用 10 000 美元,支付给其采购代理人的购货佣金 1 500 美元,并支付给卖方代理人的销售佣金 1 500 美元。根据海关成交价格估价方式,该货物的成交价格应为( )美元。

A. 313 000　　　　B. 301 500　　　　C. 303 000　　　　D. 310 000

4. 海关于 7 月 8 日(星期五)填发税款缴款书,纳税义务人最迟应于( )缴纳税款,才可避免滞纳。

A. 7 月 22 日　　　　B. 7 月 23 日　　　　C. 7 月 24 日　　　　D. 7 月 25 日

5. 在确定进口货物的完税价格时,下列( )费用或价值不应计入。

A. 买方承担的除购货佣金以外的佣金和经纪费

B. 作为销售条件,由买方直接或间接支付的特许权使用费

C. 厂房、机械等货物进口后的基建、安装等费用。

D. 卖方直接或间接从买方转售、处置或使用中获得的收益

6. 在认定货物原产地时,下列货物中不可能适用实质性改变标准的是( )。

A. 某国渔船捕捞的鱼　　　　　　　　B. 服装

C. 食品　　　　　　　　　　　　　　D. 机械设备

7. 根据《进出口关税条例》的规定,进口货物应按照( )。

A. 海关填发"海关专用缴款书"之日实施的税率征税

B. 装载货物的运输工具申报进境之日实施的税率征税,但经海关核准先行申报的除外

C. 海关接受该货物申报进口之日实施的税率征税

D. 海关放行货物之日实施的税率征税

8. 《海关法》规定,进出口货物的纳税义务人应当在海关规定的期限内缴纳税款;逾期缴纳的,由海关征收滞纳金;纳税义务人、担保人超过( )仍未缴纳税款的,海关可以依法采取强制扣缴、抵缴措施。

A. 1 个月　　　　B. 3 个月　　　　C. 6 个月　　　　D. 9 个月

9. ( )不属于进出口税费缴纳、退补凭证。

A. 海关专用缴款书
B. 收入退还书(海关专用)
C. 海关行政事业性收费专用票据
D. 全国税务统一专用发票

10. 经批准转让或移作他用的减免税货物需缴纳税款的,应当适用( )之日实施的税率。

A. 海关接受纳税义务人再次申报办理纳税手续
B. 货物申报进口
C. 货物进境
D. 海关批准

二、多项选择题

1. 关税的征税主体是国家,其征税对象有( )。

A. 进出关境的货物
B. 进出关境的物品
C. 进口货物收货人
D. 出口货物发货人

2. 下列关于我国进口环节增值税和消费税的表述中,正确的有( )。

A. 进口环节的增值税、消费税由海关征收
B. 进口环节增值税、消费税均从价计征
C. 对于进口货物税、费的计算,一般的计算过程为:先计算进口关税额,再计算消费税额,最后计算增值税额
D. 消费税组成计税价格=(关税完税价格+关税税额)÷(1-消费税率)

3. 关于进出口税费的计算,下列表述中正确的有( )。

A. 税款的起征点为人民币 50 元
B. 完税价格计算至元,元以下四舍五入
C. 税额计算至分,分以下四舍五入
D. 进出口货物的成交价格及有关费用以外币计价的,海关应当按照填发税款缴款书之日公布的汇率中间价折合成人民币

4. 海关可以追征和补征税款的范围包括( )。

A. 进出口货物放行后,海关发现少征或者漏征税款的
B. 因纳税义务人违反海关规定而造成少征或者漏征税款的
C. 海关监管货物在海关监管期内因故改变用途按照规定需要补征税款的
D. 因税率重大调整原因,造成货物放行之日与货物申报之日产生的较大税额差额的

5.《进出口货物原产地条例》适用于( )的原产地确定。

A. 实施最惠国待遇措施
B. 实施反倾销和反补贴措施
C. 实施保障措施
D. 实施优惠性贸易措施

三、判断题

1. 关税由海关代表国家向纳税义务人征收,因此关税的征税对象是关税的纳税义务人。
( )

2. 因纳税义务人违反规定造成少征或者漏征税款的,海关除追征税款外还应加收滞纳金。
( )

3. 只有当买卖双方没有特殊关系时,进口货物的申报价格才能被海关所接受,作为完税价格的基础。
( )

4. 以进口货物相同货物的成交价格来确定进口货物的完税价格时,相同货物的销售必须与被估货物处于同一商业水平,数量基本一致,否则上述相同货物的成交价格不能被采用。 （　　）

5. 运往境外修理的货物,应当以该出境货物在境外修理时支付的修理费和料件费,加上该货物复运进境的运输及其相关费用、保险费审查确定完税价格。 （　　）

6. 对于租赁进口货物,租期届满之日起 15 日内,应办理结关手续。 （　　）

7. 滞纳金按每票货物的关税、进口环节增值税、消费税单独计算,起征额为人民币 50 元,不足 50 元的免征。 （　　）

8. 相同或类似货物必须与进口货物同时或大约同时进口,其中的"同时或大约同时",为在进口货物接受申报之日的前后各 15 天以内。 （　　）

9. 以海关征收税款和纳税义务人纳税的地点为标准,分为口岸纳税方式和属地纳税方式。 （　　）

10. 进口环节增值税或消费税税额在人民币 50 元以下的一票货物免税。 （　　）

四、计算题

1. 福州某公司从德国购进一批轿车,成交价格为 FOB100 000.00 美元,另付港商佣金 FOB 3%（非买方佣金）,运费 6 000.00 美元,保险费率 3‰。经查,该汽车的税则号列应归入 8 703.2314,适用税率为 50%。要求计算进口关税（外汇中间价折合率为 1 美元＝6.970 0 元人民币）。

2. 厦门某进出口公司从日本进口硫酸镁 1 000 吨,进口申报价格为 FOB 横滨 USD500 000,运费总价为 USD10 000,保险费率 3‰,1 美元＝6.970 0 元人民币。经查,硫酸镁的税则号列为 2 833.210 0,税率为 10%。要求计算应纳关税额。

3. 深圳某单位委托香港地区某公司从英国进口柚木木材,运费计 44 200 元人民币,保险费率 3‰,佣金（非购货佣金）为到岸价格（香港）的 3%,进口申报价格为:到岸价格（香港）为 USD 580 000,1 美元＝6.970 0 元人民币。经查,柚木木材的税则号列为 4 407.291 0,税率为 9%。要求计算应纳关税额。

4. 大连某进口货成交价格为每千克 FOB 首尔 100 美元,总运费为 5 500 美元,净重 1 000 千克,保险费率为 3‰,汇率为 1 美元＝6.970 0 元人民币,关税税率为 15%。分别计算关税完税价格和关税税额。

5. 某出口货物成交价格为总价 CIF 新加坡 30 000 美元,运费总价为 800 美元,净重 100 千克,毛重 110 千克,保险费率为 3‰,汇率为 1 美元＝6.970 0 元人民币,关税税率为 10%。分别计算关税完税价格和关税税额。

6. 厦门某汽车贸易公司从日本进口汽车一辆,成交价格为 CIF 上海 2 000 000 日元/辆,且经上海海关审定。经查,该汽车的适用关税税率为 50%,增值税税率为 13%,消费税税率为 10%,外汇牌价为 1 日元＝0.063 8 人民币。分别计算应纳进口关税额和应纳进口环节消费税额。

7. 某贸易公司从日本进口了 1 000 箱啤酒,规格为 24 支×330 毫升/箱,申报价格为 FOB 神户 USD 10/箱,发票列明:运费为 USD 5 000,保险费率为 0.3%,经海关审查属实。该啤酒的最惠国税率为 3.5 元/升,消费税税额为 220 元/吨（1 吨＝988 升）,增值税税率为 13%,汇率为 1 美元＝6.970 0 元人民币。分别计算该批啤酒的应纳关税、消费税和增值税额。

应会考核

■ 观念应用

内地某公司从香港特区购进日本某款轿车 10 辆,已知该批货物应征关税税额为 352 793.52 元人民币,应征进口环节消费税为 72 860.70 元人民币,进口环节增值税税额为 247 726.38 元人民币。海关于 2020 年 3 月 3 日(星期二)填发"海关专用缴款书",该公司于 2020 年 3 月 31 日缴纳税款。计算应征收的滞纳金。

■ 技能应用

1. 我国从 A 国(假设 A 国未与我国签订任何贸易协定)进口某货物。该货物在 A 国的工厂交货价(即 A 国生产厂商的出厂价)为每单位 100 美元,该生产厂商为制造每单位该产品使用从他国进口的原辅材料 70 美元。该产品的原产地是否为 A 国? 为什么?

2. 我国从 A 国进口的去壳去皮的腰果实际上是 A 国从 B 国输入的带壳带皮的腰果,但 A 国对其进行了"去壳去皮"加工。该批腰果的原产国是 A 国还是 B 国? 为什么?

■ 案例分析

1. 有以下四种船舶:(1)在青岛港口航行的日本油轮;(2)在大连港口航行的中国货轮;(3)航行于大连港口被日本商人以期租方式租用的中国籍船舶;(4)航行于国外兼营国内沿海贸易的被中国商人租用的韩国籍船舶。哪一种船舶应征船舶吨税? 为什么?

2. 国内某公司从日本某企业购买一批机械设备,成交条件为 CIF 大连。该批货物的发票列示如下:机械设备 USD500 000,运保费 USD5 000,卖方佣金 USD25 000,培训费 USD2 000,设备调试费 USD2 000。该批进口货物的完税价格是多少?

 项目实训

【实训项目】

进出口税费。

【实训情景】

广东天宇贸易有限公司从新加坡进口一批"SONY"彩色数字电视机,该产品采用日本牌号和商标,其中显像管为新加坡生产,集成电路板为中国香港生产,机壳由马来西亚生产,最后在新加坡组装成整机。经查《海关进出口税则》获知,该产品最惠国税率为 30%,中国—东盟协定税率为 12%,普通税率为 130%。

【实训要求】

假如你是天宇贸易公司的报关员,工作任务如下:

1. 向海关申报时,该彩色数字电视机的原产地应填报为哪个国家(地区)?

2. 该进口货物在申报时,应适用哪个税率?

3. 应如何向海关进行申报?

【实训结果】

撰写"进出口税费"的实训报告。

《进出口税费》实训报告		
项目实训班级：	项目小组：	项目组成员：
实训时间： 年 月 日	实训地点：	实训成绩：
实训目的：		
实训步骤：		
实训结果：		
实训感言：		
不足与今后改进：		

项目组长评定签字：　　　　　　　　　　　　项目指导教师评定签字：

项目九

关检融合、单一窗口

○ **知识目标**

理解：进出口货物报关单的概念、种类。

熟知：关检融合、统一申报业务准备工作。

掌握：关检融合、单一窗口报关单及检验检疫申请单填制规范。

○ **技能目标**

能够独立完成关检融合、统一申报业务准备工作；具备关检融合、单一窗口报关单及检验检疫申请单填制规范的基本操作技能。

○ **素质目标**

能够运用所学的关检融合、单一窗口实务知识研究相关案例，培养和提高学生在特定业务情境中分析问题与决策设计的能力；能够结合报关行业规范或标准，分析报关行为的善恶，强化学生职业素养和职业操守道德。

○ **思政目标**

能够正确地理解"不忘初心"的核心要义和精神实质；树立正确的世界观、人生观和价值观，做到学思用贯通、知信行统一；通过"关检融合、单一窗口"知识，注重实践能力、创新能力和职业荣誉感的培养，形成良好的职业态度和职业认同，善于独立发现问题、分析问题和解决问题，同时具备互联网平台基本操作的业务功底。

○ **项目引例**

厦门某公司进口一批货物需向厦门东渡海关申报进境，该公司必须持相关单据向海关申报。作为一名报关从业人员，应如何填写报关单？应该注意哪些问题？填制过程中哪些栏目是容易出错的？

引例导学：为贯彻落实国务院"放管服"改革要求，进一步优化营商环境，促进贸易便利化，海关总署决定在部分海关开展进口货物"两步申报"改革试点，在"中国国际贸易单一窗口"下如何进行"两步申报"？具体步骤如何？当代大学生要学会接受新事物，提高自己的专业技能和熟练水平，为今后的职业生涯规划奠定基础。

○ **知识支撑**

任务一　进出口货物报关单概述

一、进出口货物报关单

(一)进出口货物报关单的概念

进出口货物报关单是指进出口货物的收发货人或其代理人,按照海关规定的格式对进出口货物的实际情况做出书面声明,以此要求海关对其货物按适用的海关制度办理通关手续的法律文书。

(二)进出口货物报关单的类别

按货物的流转状态、贸易性质和海关监管方式不同,进出口货物报关可分为以下几种类型:

(1)按进出口状态,可分为进口货物报关单和出口货物报关单。

(2)按表现形式,可分为纸质报关单和电子数据报关单。

(3)按海关监管方式,可分为进料加工进(出)口货物报关单、来料加工及补偿贸易进(出)口货物报关单、一般贸易及其他贸易进(出)口货物报关单。

(4)按用途,可分为报关单录入凭单、预录入报关单和报关单证明联。

(三)关检融合报关单/入境检验检疫申请

1. 进口货物报关单/入境检验检疫申请

进口货物报关单见样例9—1。

样例9—1

入境检验检疫申请见样例9—2。

样例 9－2

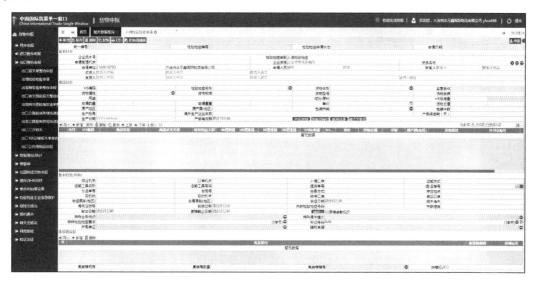

2. 出口货物报关单/出境检验检疫申请

出口货物报关单见样例 9－3。

样例 9－3

出境检验检疫申请见样例 9－4。

样例 9—4

(四)进出口货物报关单的法律效力

进出口货物报关单及其他进出境报关单(证)在对外经济贸易活动中具有十分重要的法律效力,是货物的收发货人向海关报告其进出口货物实际情况及适用海关业务制度、申请海关审查并放行货物的必备法律文书。

二、海关对进出口货物报关单填制的一般要求

申报人在填制报关单时,应当依法如实向海关申报,对申报内容的真实性、准确性、完整性和规范性承担相应的法律责任。

(1)报关人必须按照《海关法》《货物申报管理制度》和《报关单填制规范》的有关规定和要求,向海关如实填报。

(2)报关单的填报必须真实,做到"两个相符":一是单证相符;二是单货相符。

(3)报关单的填报要准确、齐全、完整、清楚,报关单各栏目内容要逐项详细准确填报(打印),字迹清楚、整洁、端正,不得用铅笔或红色复写纸填写;若有更正,必须在更正项目上加盖校对章。

(4)不同批文或合同的货物、同一货物中不同贸易方式的货物、不同备案号的货物、不同提运单的货物、不同征免性质的货物、不同运输方式或相同运输方式但不同航次的货物等,均应分单填报。一份原产地证书只能对应一份报关单。同一份报关单上的商品不能同时享受协定税率和减免税。在一批货物中,对于实行原产地证书联网管理的,如涉及多份原产地证书或含非原产地证书商品,要分单填报。

(5)在反映进出口商品情况的项目中,须分项填报的主要有下列几种情况:商品编号不同的、商品名称不同的、原产国(地区)/最终目的国(地区)不同的。

(6)已向海关申报的进出口货物报关单,如原填报内容与实际进出口货物不一致而又有正当理由的,申报人应向海关递交书面更正申请,经海关核准后,对原填报的内容进行更改或撤销。

三、关检融合"整合申报项目"介绍

按照海关总署统一部署,从 2018 年 8 月 1 日起,海关进出口货物将实行整合申报,报关单、报检单合并为一张报关单。此次整合申报项目是关检业务融合标志性的改革举措,改变了企业原有报关流程和作业模式,实现了报关报检"一张大表"货物申报。

以下是有关该项目的进一步介绍。

(一)项目内容

整合申报项目主要是对海关原报关单申报项目和检验检疫原报检单申报项目进行梳理,报关、报检面向企业端整合形成"四个一",即"一张报关单、一套随附单证、一组参数代码、一个申报系统"。

1. 整合原报关、报检申报数据项

在前期征求各部委、报关协会、部分报关企业意见的基础上,按照"依法依规、去繁就简"的原则,对海关原报关单和检验检疫原报检单申报项目进行梳理整合,通过合并共有项、删除极少使用项,将原报关、报检单合计 229 个货物申报数据项精简到 105 个,大幅减少了企业申报项目。

2. 原报关、报检单整合成为一张报关单

整合后的新版报关单以原报关单 48 个项目为基础,增加部分原报检内容形成了具有 56 个项目的新报关单打印格式。此次整合对进口、出口货物报关单和进境、出境货物核注清单布局结构进行了优化,版式由竖版改为横版,与国际推荐的报关单样式更加接近,纸质单证全部采用普通打印方式,取消套打,不再印制空白格式单证。修改后的进口、出口货物报关单和进境、出境货物核注清单格式自 2018 年 8 月 1 日起启用,原报关单、核注清单同时废止,原入境、出境货物报检单同时停止使用。

3. 原报关、报检单据单证整合为一套随附单证

整合简化申报随附单证,对企业原报关、报检所需随附单证进行梳理,整理随附单证类别代码及申报要求,整合原报关、报检重复提交的随附单据和相关单证,形成统一的随附单证申报规范。

4. 原报关、报检参数整合为一组参数代码

对原报关、报检项目涉及的参数代码进行梳理,参照国际标准,实现现有参数代码的标准化。梳理整合后,统一了 8 个原报关、报检共有项的代码,包括国别(地区)代码、港口代码、币制代码、运输方式代码、监管方式代码、计量单位代码、包装种类代码、集装箱规格代码等。具体参数代码详见:海关总署门户网站→在线服务→通关参数→关检融合部分通关参数查询及下载。

5. 原报关、报检申报系统整合为一个申报系统

在申报项目整合的基础上,将原报关、报检的申报系统进行整合,形成一个统一的申报系统。用户由"互联网+海关"、国际贸易"单一窗口"接入。新系统按照整合申报内容对原有报关、报检的申报数据项、参数、随附单据等都进行了调整。

(二)整合原则

海关总署按照在全国通关一体化框架下实现关检业务全面融合的要求,遵循全面融合与平稳过渡相结合、强化监管与简化手续相结合、维护安全与促进便利相结合、防范风险与提升获得感相结合的原则,在企业申报环节以流程整合优化为主线,以信息系统一体化为支撑,以便利企业为目的进一步精简申报项目,参照国际标准,尊重惯例,实现单证统一、代码规范、申报系统整合。

任务二　关检融合、统一申报业务准备

一、"单一窗口"的概念

按照联合国的相关标准,将"单一窗口"定义为:使贸易和运输相关各方在单一登记点递交满足全部进口、出口和转口相关监管规定的标准资料和单证的一项措施。"单一窗口"充分吸取现有数据格式规范,实现数据的简化与便利。(注:联合国第 33 号建议书:建立国际贸易单一窗口。)

二、"单一窗口"系统

（1）"单一窗口"系统采用网页版的 B/S 架构模式，无须安装客户端。企业可以随时随地通过网页进行申报操作。

（2）系统环境。

①操作系统：Windows 7 或 10(32 位或 64 位操作系统)；不推荐使用 Windows XP 系统。

②浏览器：Chrome 20 及以上版本；Internet Explorer 9 及以上版本，推荐使用 IE 10 或 11 版本；若用户使用 Windows 7 及以上操作系统，推荐使用 Chrome 50 及以上版本；若用户使用 Windows XP 系统，推荐使用 Chrome 26 版本的浏览器。

三、"单一窗口"注册前准备工作

"单一窗口"注册前准备工作，如表 9－1 所示。

表 9－1　　　　　　　　　　　　　"单一窗口"注册前准备工作

企业中文名称	货物申报企业（报关）
统一信用代码号	海关注册编码（海关十位编码）
企业法人姓名	企业法人卡 或 Ukey
法人身份证号	报关员卡 或 Ukey
操作员姓名	货物申报企业（报检）
操作员身份证号	报检注册号
读卡器	原产地证注册号

四、用户注册

第一步：登录网站，选择所在区域。

（1）登录"单一窗口"：https://www.singlewindow.cn。

（2）选择"我要办事"，之后选择用户所在地，如辽宁。

第二步：用户注册（见图 9－1）。

图 9－1

第三步:企业注册(见图9-2)。

"单一窗口"
标准版用户
手册(企业
资质)

图 9-2

第四步:单一窗口—企业信息—用户注册(见图9-3)。

图 9-3

第五步:单一窗口—业务开通(见图9-4)。

图 9—4

第六步：单一窗口—企业管理员—注册完成（见图 9—5）。

图 9—5

【注意】为保障广大企业数据安全及商业隐私，中国国际贸易"单一窗口"货物申报系统于2020 年 9 月 20 日进行了优化升级。①货物申报系统中报关申报等相关功能仅支持卡介质登录及操作（除出/入境检验检疫申请、数据查询/统计中检验检疫申请查询和检验检疫申请业务统计、检验检疫无纸化、其他检验检疫申报外）。②为保障企业数据信息安全，对非报关单收发货人的用户查询权限做出调整。报关单中收发货人在单据任何状态下均可查询完整数据、申报单位在单据审结前可查询完整数据，审结后部分敏感字段[如贸易国别（地区）等]界面显示为空、生产销售单位/消费使用单位任何状态下都无法查询数据、录入单位只能查看暂存状态数据。

五、"单一窗口"标准版用户手册

具体参见右侧二维码。

"单一窗口"
标准版用户
手册(用户
管理篇)

任务三 关检融合、单一窗口报关单填制规范

【提示】(1)预录入编号是指预录入报关单的编号,一份报关单对应一个预录入编号,由系统自动生成。报关单预录入编号为18位,其中第1~4位为接受申报海关的代码(海关规定的《关区代码表》中相应海关代码),第5~8位为录入时的公历年份,第9位为进出口标志("1"为进口,"0"为出口;集中申报清单"I"为进口,"E"为出口),后9位为顺序编号。

本任务涉及
的代码参
数表

(2)海关编号是指海关接受申报时给予报关单的编号,一份报关单对应一个海关编号,由系统自动生成。报关单海关编号为18位,其中第1~4位为接受申报海关的代码(海关规定的《关区代码表》中相应海关代码),第5~8位为海关接受申报的公历年份,第9位为进出口标志("1"为进口,"0"为出口;集中申报清单"I"为进口,"E"为出口),后9位为顺序编号。

【注意】(1)本任务的介绍以现行企业中的单一窗口申报为依据,增加了"两步申报",在电子申报栏目项下将鼠标点击进口或出口整合申报,如要填写相应栏目,鼠标在指示的位置时,页面的底端会出现红色的填写提示。

(2)自2019年4月10日起,进出口企业、单位可以通过"互联网+海关"一体化网上办事平台(http://online.customs.gov.cn)"我要查"或中国国际贸易"单一窗口"(https://www.singlewindow.cn)"查询统计"子系统中相关功能,查询海关总署向国家税务总局传输海关出口报关单数据和进口增值税专用缴款书状态信息,方便进出口企业、单位及时办理出口退税和进口增值税抵扣手续。

"单一窗口"
标准版用户
手册(两步
申报)

(3)企业在申报进口时,需要一次性完成105个项目的申报,待所有信息通过海关验证后才能放行提货。在改革试点的"两步申报"模式下,企业无须一次性提交全部申报信息及单证,最少仅需填报9个项目,不必等到所有报关资料备齐,就可以将货物提离海关监管作业场所。货物到达目的地后,海关进行合格入市检查,企业须自运输工具申报进境之日起14日内,按照报关单填制规范完成第二步的"完整申报",办理缴纳税款等手续。

一、申报地海关

(一)项目类型
该申报项目为必填项。
该项目数据类型为4位字符型。

(二)录入要求
根据报关人员在货物进出口时的自主选择,填报海关规定的"关区代码表"中相应海关的名称及代码。例如,选择"广州机场"为申报地海关时,应录入"5141"。

(三)编码规则
"关区代码表"由三部分组成,即关区代码、关区名称和关区简称。
(1)关区代码:由4位数字组成,前两位采用直属海关关别代码,后两位为隶属海关或海关监管

场所的代码。

(2)关区名称:直属海关、隶属海关或海关监管场所的中文名称。

(3)关区简称:关区的中文简称,一般为4个汉字。

参数表:关区代码表。

二、进出境关别

(一)项目类型

该申报项目为必填项。

该项目数据类型为4位字符型。

(二)录入要求

根据货物实际进出境的口岸海关,填报海关规定的"关区代码表"中相应口岸海关的名称及代码。例如,货物实际进出境的口岸海关为"广州机场"时,则录入"5141"。

(三)编码规则

"关区代码表"由三部分组成,即关区代码、关区名称和关区简称。

(1)关区代码:由4位数字组成,前两位采用直属海关关别代码,后两位为隶属海关或海关监管场所的代码。

(2)关区名称:直属海关、隶属海关或海关监管场所的中文名称。

(3)关区简称:关区的中文简称,一般为4个汉字。

参数表:关区代码表。

同步案例9—1 丹东某机械公司进口一批塑料垫圈,货物空运到大连机场。已知丹东海关的关区代码为0930,大连海关的关区代码为0900,大连机场的关区代码为0902。请问:这批货物的进口口岸应怎样填写?

案例评析

三、备案号

(一)项目类型

该申报项目为选填项。

该项目数据类型为12位字符型。

(二)录入要求

填报进出口货物收发货人、消费使用单位、生产销售单位在海关办理加工贸易合同备案或征、减、免税审核确认等手续时,海关核发的"加工贸易手册"、海关特殊监管区域和保税监管场所保税账册、"征免税证明"或其他备案审批文件的编号。

(三)编码规则

备案号为12位字符,结构如下:

(1)第1位为备案或审批文件的标记。A. 外商投资企业为生产内销产品进口料件。B. 来料加工进出口货物。C. 进料加工进出口货物。D. 加工贸易不作价进口设备。E. 加工贸易电子账册。G. 加工贸易深加工结转异地报关手册。F. 加工贸易异地报关手册。H. 出口加工区电子账册。J. 保税仓库记账式电子账册。K. 保税仓库备案式电子账册。Y. 原产地证书。Z. 征免税证明。Q. 汽车零部件电子账册。

(2)第2~5位为核发"加工贸易手册""征免税证明"等海关关区代码。

(3)第6位为年份最后一位,出口加工区设备电子账册第6位为"D"。

（4）第 7 位区分不同类型分别定义：

①保税仓库电子账册(K、J)第 7 位为保税仓库类型代码。

②"加工贸易手册"第 7 位为企业经济类别代码。

③深加工结转分册第 7 位为"H"，用于出口加工区深加工结转分册。

④"征免税证明"第 7 位为归档标志。

（5）第 8～12 位数为顺序码。

四、征免性质

(一)项目类型

该申报项目为选填项。

该项目数据类型为 3 位字符型。

(二)录入要求

根据实际情况，按海关规定的"征免性质代码表"选择填报相应的征免性质简称及代码，持有海关核发的"征免税证明"的，按照"征免税证明"中批注的征免性质填报。

录入时可根据下拉菜单选择征免性质或按海关规定的"征免性质代码表"录入相应的征免性质代码。例如，一般征税的货物，下拉菜单时可选择"101——般征税"或录入"101"，栏目自动生成"一般征税"。

一份报关单只允许填报一种征免性质。

(三)编码规则

无。

参数表：征免性质代码表。

五、许可证号

(一)项目类型

该申报项目为选填项。

该项目数据类型字符型，最多支持录入 20 位。

(二)录入要求

填报进(出)口许可证、两用物项和技术进(出)口许可证、两用物项和技术出口许可证(定向)、纺织品临时出口许可证、出口许可证(加工贸易)、出口许可证(边境小额贸易)的编号。

(三)编码规则

无。

六、件数

(一)项目类型

该申报项目为必填项。

该项目数据类型为数字型，最多支持录入 9 位。

(二)录入要求

填报进出口货物运输包装的件数(按运输包装计)，不得填报为零，裸装货物填报为"1"。运输包装是指提运单所列货物件数单位对应的包装。

(三)编码规则

无。

七、毛重

(一)项目类型

该申报项目为必填项。

该项目数据类型为数字型,最多支持录入 19 位,19 位中小数点后最多支持录入 5 位。

(二)录入要求

填报进出口货物及其包装材料的重量之和,计量单位为千克,不足 1 千克的填报为"1"。

(三)编码规则

无。

八、净重

(一)项目类型

该申报项目为必填项。

该项目数据类型为数字型,最多支持录入 19 位,19 位中小数点后最多支持录入 5 位。

(二)录入要求

填报进出口货物的毛重减去外包装材料后的重量,即货物本身的实际重量,计量单位为千克,不足 1 千克的填报为"1"。

(三)编码规则

无。

九、成交方式

(一)项目类型

该申报项目为必填项。

该项目数据类型为 1 位字符型。

(二)录入要求

根据进出口货物实际成交价格条款,按海关规定的"成交方式代码表"选择填报相应的成交方式代码。例如,该货物的成交方式为 CIF,下拉菜单时可选择"1—CIF"或录入"1",栏目自动生成"CIF"。

(三)编码规则

参数表:成交方式代码表。

十、运费标记

(一)项目类型

该申报项目为选填项。

该项目数据类型为 1 位字符型。

(二)录入要求

运费为进口货物运抵我国境内输入地点起卸前的运输费用,出口货物运至我国境内输出地点装载后的运输费用。运费可按运费单价、总价或运费率三种方式之一填报。

"运费"项下第一栏为"运费标记"栏。

当按照运费率申报时,"运费标记"栏选择填报"1—率";当按照每吨货物的运费单价申报时,"运费标记"栏选择填报"2—单价";当按照运费总价申报时,"运费标记"栏选择填报"3—总价"。

(三)编码规则

参数表:运费标记代码表。

十一、运费/率

(一)项目类型

该申报项目为选填项。

该项目数据类型为数字型,最多支持录入 19 位,19 位中小数点后最多支持录入 5 位。

(二)录入要求

运费为进口货物运抵我国境内输入地点起卸前的运输费用,出口货物运至我国境内输出地点装载后的运输费用。运费可按运费单价、总价或运费率三种方式之一填报。

"运费"项下第二栏为"运费/率"栏。

当"运费标记"栏为"1—率"时,在本栏填报运费率;当"运费标记"栏为"2—单价"时,在本栏填报运费单价;当"运费标记"栏为"3—总价"时,在本栏填报运费总价。

(三)编码规则

无。

十二、运费币制

(一)项目类型

该申报项目为选填项。

该项目数据类型为 3 位字符型。

(二)录入要求

填报进口货物运抵我国境内输入地点起卸前的运输费用,出口货物运至我国境内输出地点装载后的运输费用。运费可按运费单价、总价或运费率三种方式之一填报。

"运费"项下第三栏为"运费币制"栏。

当"运费标记"栏为"1—率"时,本栏免予录入;当"运费标记"栏为"2—单价"或"3—总价"时,本栏按海关规定的"货币代码表"录入相应的币种代码。

(三)编码规则

具体规则:《GBT 12406—2008 表示货币和资金的代码》。

参数表:货币代码表。

十三、保险费标记

(一)项目类型

该申报项目为选填项。

该项目数据类型为 1 位字符型。

(二)录入要求

保险费为进口货物运抵我国境内输入地点起卸前的保险费用,出口货物运至我国境内输出地点装载后的保险费用。保险费可按保险费总价或保险费率两种方式之一填报。

"保险费"项下第一栏为"保险费标记"栏。

当按照保险费率申报时,"保险费标记"栏选择填报"1—率";当按照保险费总价申报时,"保险费标记"栏选择填报"3—总价"。

(三)编码规则

参数表:保费标记代码表。

十四、保险费/率

(一)项目类型

该申报项目为选填项。

该项目数据类型为数字型,最多支持录入 19 位,19 位中小数点后最多支持录入 5 位。

(二)录入要求

保险费为进口货物运抵我国境内输入地点起卸前的保险费用,出口货物运至我国境内输出地点装载后的保险费用。保险费可按保险费总价或保险费率两种方式之一填报。

"保险费"项下第二栏为"保险费/率"栏。

当"保险费标记"栏为"1—率"时,在本栏填报保险费率;当"保险费标记"栏为"3—总价"时,在本栏填报保险费总价。

(三)编码规则

无。

十五、保险费币制

(一)项目类型

该申报项目为选填项。

该项目数据类型为 3 位字符型。

(二)录入要求

保险费为进口货物运抵我国境内输入地点起卸前的保险费用,出口货物运至我国境内输出地点装载后的保险费用。保险费可按保险费总价或保险费率两种方式之一填报。

"保险费"项下第三栏为"保险费币制"栏。

当"保险费标记"栏为"3—总价"时,本栏按海关规定的"货币代码表"录入相应的币种代码;当"保险费标记"栏为"1—率"时,本栏无须填报。

(三)编码规则

具体规则:《GBT 12406—2008 表示货币和资金的代码》。

参数表:货币代码表。

十六、杂费标记

(一)项目类型

该申报项目为选填项。

该项目数据类型为 1 位字符型。

(二)录入要求

杂费为成交价格以外的、按照《进出口关税条例》相关规定应计入完税价格或应从完税价格中扣除的费用。杂费可按杂费总价或杂费率两种方式之一填报。

"杂费"项下第一栏为"杂费标记"栏。

当按照杂费率申报时,"杂费标记"栏选择填报"1—率";当按照杂费总价申报时,"杂费标记"栏选择填报"3—杂费总价"。

(三)编码规则

参数表:杂费标记代码表。

十七、杂费/率

(一)项目类型

该申报项目为选填项。

该项目数据类型为数字型,最多支持录入 19 位,19 位中小数点后最多支持录入 5 位。

(二)录入要求

杂费为成交价格以外的、按照《进出口关税条例》相关规定应计入完税价格或应从完税价格中扣除的费用。杂费可按杂费总价或杂费率两种方式之一填报。

"杂费"项下第二栏为"杂费/率"栏。

当"杂费标记"栏为"1—率"时,在本栏填报杂费率;当"杂费标记"栏为"3—杂费总价"时,在本栏填报杂费总价。

(三)编码规则

无。

十八、杂费币制

(一)项目类型

该申报项目为选填项。

该项目数据类型为 3 位字符型。

(二)录入要求

填报成交价格以外的、按照《进出口关税条例》相关规定应计入完税价格或应从完税价格中扣除的费用。杂费可按杂费总价或杂费率两种方式之一填报。

"杂费"项下第三栏为"杂费币制"栏。

当"杂费标记"栏为"3—杂费总价"时,本栏按海关规定的"货币代码表"录入相应的币种代码;当"杂费标记"栏为"1—率"时,本栏无须填报。

(三)编码规则

具体规则:《GBT 12406—2008 表示货币和资金的代码》。

参数表:货币代码表。

十九、随附单证代码

(一)项目类型

该申报项目为选填项。

该项目数据类型为 1 位字符型。

(二)录入要求

除进(出)口许可证、两用物项和技术进(出)口许可证、两用物项和技术出口许可证(定向)、纺织品临时出口许可证、出口许可证(加工贸易)、出口许可证(边境小额贸易)以外的其他进出口许可证件或监管证件,按海关规定的"监管证件代码表"选择填报相应证件代码。

(三)编码规则

参数表:监管证件代码表。

二十、随附单证编号

(一)项目类型

该申报项目为选填项。

该项目数据类型为字符型,最多支持录入 32 位。

(二)录入要求

除进(出)口许可证、两用物项和技术进(出)口许可证、两用物项和技术出口许可证(定向)、纺织品临时出口许可证、出口许可证(加工贸易)、出口许可证(边境小额贸易)以外的其他进出口许可证件或监管证件,填报证件编号。

(三)编码规则

参数表:监管证件代码表。

二十一、随附单据

(一)项目类型

该申报项目为选填项。

该项目数据类型为 8 位字符型。

(二)录入要求

"报关单类型"为"通关无纸化"的报关单需根据海关各类监管要求,上传相关随附单据。

上传随附单据时,需按海关规定的"随附单据表"录入相应的随附单据编号。例如,上传合同时,"随附单据"栏需录入"00000004"。

(三)编码规则

参数表:随附单据表。

二十二、关联报关单

(一)项目类型

该申报项目为选填项。

该项目数据类型为 18 位字符型。

(二)录入要求

与本报关单有关联关系的,同时在业务管理规范方面又要求填报的报关单号,填报在电子数据报关单中"关联报关单"栏。

(三)编码规则

无。

二十三、关联备案

(一)项目类型

该申报项目为选填项。

该项目数据类型为 12 位字符型。

(二)录入要求

与本报关单有关联关系的,同时在业务管理规范方面又要求填报的备案号,填报在电子数据报关单中"关联备案"栏。

（三）编码规则

无。

二十四、备案序号

（一）项目类型

该申报项目为选填项。

该项目数据类型为数字型，最多支持录入 19 位。

（二）录入要求

"项号"第二行填报"备案序号"，专用于加工贸易、减免税等已备案、审批的货物，填报和打印该项货物在"加工贸易手册"或"征免税证明"等备案、审批单证中的顺序编号。

（三）编码规则

无。

二十五、规格型号

（一）项目类型

该申报项目为必填项。

该项目数据类型为字符型，最多支持录入 255 位。

（二）录入要求

具体填报要求如下：

（1）规格型号应据实填报，并与进出口货物收发货人或受委托的报关企业所提交的合同、发票等相关单证相符。

（2）规格型号应当足够详细，以能满足海关归类、审价及许可证件管理要求为准，可参照《海关进出口商品规范申报目录》中对规格型号的要求进行填报。

（3）对需要海关签发"货物进口证明书"的车辆，商品名称栏填报"车辆品牌＋排气量（注明 cc）＋车型（如越野车、小轿车等）"。进口汽车底盘不填报排气量。车辆品牌按照"进口机动车辆制造厂名称和车辆品牌中英文对照表"中"签注名称"一栏的要求填报。规格型号栏可填报"汽油型"等。

（4）由同一运输工具同时运抵同一口岸并且属于同一收货人、使用同一提单的多种进口货物，按照商品归类规则应当归入同一商品编号的，应当将有关商品一并归入该商品编号。规格型号填报一并归类后商品的规格型号。

（5）加工贸易边角料和副产品内销，边角料复出口，填报其报验状态的规格型号。

（6）进口货物收货人以一般贸易方式申报进口属于"需要详细列名申报的汽车零部件清单"（海关总署 2006 年第 64 号公告）范围内的汽车生产件的，规格型号填报汽车零部件的完整编号。在零部件编号前应当加注"S"字样，并与零部件编号之间用"/"相隔，零部件编号之后应当依次加注该零部件适用的汽车品牌和车型。汽车零部件属于可以适用于多种汽车车型的通用零部件的，零部件编号后应当加注"TY"字样，并用"/"与零部件编号相隔。与进口汽车零部件规格型号相关的其他需要申报的要素，或者海关规定的其他需要申报的要素，如"功率""排气量"等，应当在车型或"TY"之后填报，并用"/"与之相隔。

（7）进口货物收货人以一般贸易方式申报进口属于"需要详细列名申报的汽车零部件清单"（海关总署 2006 年第 64 号公告）范围内的汽车维修件的，填报规格型号时，应当在零部件编号前加注"W"，并与零部件编号之间用"/"相隔；进口维修件的品牌与该零部件适用的整车厂牌不一致的，应当在零部件编号前加注"WF"，并与零部件编号之间用"/"相隔。其余申报要求同上条执行。

(8)品牌类型。品牌类型为必填项目。可选择"无品牌""境内自主品牌""境内收购品牌""境外品牌(贴牌生产)""境外品牌(其他)"如实填报。其中,"境内自主品牌"是指由境内企业自主开发、拥有自主知识产权的品牌;"境内收购品牌"是指境内企业收购的原境外品牌;"境外品牌(贴牌生产)"是指境内企业代工贴牌生产中使用的境外品牌;"境外品牌(其他)"是指除代工贴牌生产以外使用的境外品牌。

(9)出口享惠情况。出口享惠情况为出口报关单必填项目。可选择"出口货物在最终目的国(地区)不享受优惠关税""出口货物在最终目的国(地区)享受优惠关税""出口货物不能确定在最终目的国(地区)享受优惠关税"如实填报。进口货物报关单不填报该申报项。

(三)编码规则

无。

二十六、成交数量

(一)项目类型

该申报项目为必填项。

该项目数据类型为数字型,最多支持录入 19 位,19 位中小数点后最多支持录入 5 位。

(二)录入要求

填报货物实际成交的数量。

(三)编码规则

无。

二十七、成交计量单位

(一)项目类型

该申报项目为必填项。

该项目数据类型为 3 位字符型。

(二)录入要求

通过下拉菜单选择货物实际成交所用的计量单位。例如,成交单位为"台",则通过下拉菜单选择"001—台"。

(三)编码规则

参数表:计量单位代码表。

二十八、法定第二数量

(一)项目类型

该申报项目为选填项。

该项目数据类型为数字型,最多支持录入 19 位,19 位中小数点后最多支持录入 5 位。

(二)录入要求

凡列明有法定第二计量单位的,按照法定第二计量单位填报对应的数量。无法定第二计量单位的,无须录入。

(三)编码规则

无。

二十九、最终目的国(地区)

(一)项目类型

该申报项目为必填项。

该项目数据类型为 3 位字符型。

(二)录入要求

最终目的国(地区)按海关规定的"国别(地区)代码表"选择填报已知的进出口货物的最终实际消费、使用或进一步加工制造国家(地区)。

(三)编码规则

海关根据国家标准修订的"国别(地区)代码表"由 3 位英文构成。

提醒:原海关和原检验检疫"国别(地区)代码表"均由 3 位数字构成,修订后的代码由 3 位英文字母构成。例如,原海关"国别(地区)代码表"中美国代码为"502",原检验检疫"国别(地区)代码表"中美国代码为"840",修订后"国别(地区)代码表"中美国代码为"USA"。

参数表:国别(地区)代码表。

三十、征免方式

(一)项目类型

该申报项目为必填项。

该项目数据类型为 1 位字符型。

(二)录入要求

按照海关核发的"征免税证明"或有关政策规定,对报关单所列每项商品选择海关规定的"征减免税方式代码表"中相应的征减免税方式填报。

(三)编码规则

参数表:征减免税方式代码表。

三十一、特殊关系确认

(一)项目类型

该申报项目为选填项。

该项目数据类型为 1 位字符型。

(二)录入要求

根据《海关审定进出口货物完税价格办法》(以下简称《审价办法》)第十六条的规定,填报确认进出口行为中买卖双方是否存在特殊关系,有下列情形之一的,应当认为买卖双方存在特殊关系,应在下拉菜单中选择 "1—是",反之则选择"0—否":

(1)买卖双方为同一家族成员的。

(2)买卖双方互为商业上的高级职员或者董事的。

(3)一方直接或者间接地受另一方控制的。

(4)买卖双方都直接或者间接地受第三方控制的。

(5)买卖双方共同直接或者间接地控制第三方的。

(6)一方直接或者间接地拥有、控制或者持有对方 5%以上(含 5%)公开发行的有表决权的股票或者股份的。

(7)一方是另一方的雇员、高级职员或者董事的。

(8)买卖双方是同一合伙的成员的。

买卖双方在经营上相互有联系,一方是另一方的独家代理、独家经销或者独家受让人,如果符合前款的规定,也应当视为存在特殊关系。出口货物免予填报,加工贸易及保税监管货物(内销保税货物除外)免予填报。

(三)编码规则

无。

三十二、价格影响确认

(一)项目类型

该申报项目为选填项。

该项目数据类型为 1 位字符型。

(二)录入要求

根据《审价办法》第十七条的规定,填报确认纳税义务人是否可以证明特殊关系未对进口货物的成交价格产生影响,纳税义务人能证明其成交价格与同时或者大约同时发生的下列任何一款价格相近的,应当视为特殊关系未对成交价格产生影响,在下拉菜单中选择"0—否",反之则选择"1—是":

(1)向境内无特殊关系的买方出售的相同或者类似进口货物的成交价格。

(2)按照《审价办法》第二十三条的规定所确定的相同或者类似进口货物的完税价格。

(3)按照《审价办法》第二十五条的规定所确定的相同或者类似进口货物的完税价格。

【提示】:出口货物免予填报,加工贸易及保税监管货物(内销保税货物除外)免予填报。

(三)编码规则

无。

三十三、与货物有关的特许权使用费支付确认

(一)项目类型

该申报项目为选填项。

该项目数据类型为 1 位字符型。

(二)录入要求

根据《审价办法》第十一条和第十三条的规定,填报确认买方是否存在向卖方或者有关方直接或者间接支付与进口货物有关的特许权使用费,且未包括在进口货物的实付、应付价格中。通过下拉菜单方式选择填报。

买方存在需向卖方或者有关方直接或者间接支付特许权使用费,且未包含在进口货物实付、应付价格中,并且符合《审价办法》第十三条的,选择"1—是"。

买方存在需向卖方或者有关方直接或者间接支付特许权使用费,且未包含在进口货物实付、应付价格中,但纳税义务人无法确认是否符合《审价办法》第十三条规定的,选择"1—是"。

买方存在需向卖方或者有关方直接或者间接支付特许权使用费,且未包含在实付、应付价格中,纳税义务人根据《审价办法》第十三条的规定,可以确认需支付的特许权使用费与进口货物无关的,选择"0—否"。

买方不存在向卖方或者有关方直接或者间接支付特许权使用费的,或者特许权使用费已经包含在进口货物实付、应付价格中的,选择"0—否"。

(三)编码规则

无。

三十四、报关单类型

(一)项目类型

该申报项目为必填项。

该项目数据类型为1位字符型。

(二)录入要求

有纸报关通过下拉菜单选择"0—有纸报关",有纸带清单报关选择"L—有纸带清单报关",无纸带清单报关选择"D—无纸带清单报",通关无纸化选择"M—通关无纸化"。

(三)编码规则

无。

三十五、自报自缴

(一)项目类型

该申报项目为选填项。

该项目数据类型为1位字符型。

(二)录入要求

进出口企业、单位采用"自主申报、自行缴税"(自报自缴)模式向海关申报时,勾选本项目;反之则不勾选。

(三)编码规则

无。

三十六、自主报税

(一)项目类型

该申报项目为选填项。

该项目数据类型为1位字符型。

(二)录入要求

进出口企业、单位采用"自主申报、自行缴税"(自报自缴)模式向海关申报时,勾选本栏目;反之则不勾选。

(三)编码规则

无。

三十七、担保验放

(一)项目类型

该申报项目为选填项。

该项目数据类型为1位字符型。

(二)录入要求

进出口企业、单位采用"担保验放"模式向海关申请通关放行,勾选本栏目;反之则不勾选。

(三)编码规则

无。

三十八、税单无纸化

(一)项目类型

该申报项目为选填项。

该项目数据类型为 1 位字符型。

(二)录入要求

进出口企业、单位采用"税单无纸化"模式向海关申报时,勾选本栏目;反之则不勾选。

(三)编码规则

无。

三十九、保税监管场所

(一)项目类型

该申报项目为选填项。

该项目数据类型为字符型,最长支持录入 10 位。

(二)录入要求

保税监管场所进出货物,在"保税监管场所"栏目填报本保税监管场所编码[保税物流中心(B型)填报本中心的国内地区代码],其中涉及货物在保税监管场所间流转的,在本栏目填报对方保税监管场所代码。

(三)编码规则

无。

四十、货场代码

(一)项目类型

该申报项目为选填项。

该项目数据类型为 4 位字符型。

(二)录入要求

按照进出口货物海关实际监管点,根据海关规定的"海关货场代码表"准确填报本栏目。黄埔海关专用。

(三)编码规则

参数表:海关货场代码表。

四十一、货号

(一)项目类型

该申报项目为选填项。

该项目数据类型为字符型,最长支持录入 30 位。

(二)录入要求

申报加工贸易货物进出口报关单时,根据"加工贸易手册"中备案的料件、成品货号填报本栏目。

(三)编码规则

无。

四十二、加工成品单耗版本号

(一)项目类型

该申报项目为选填项。

该项目数据类型为8位字符型。

(二)录入要求

申报加工贸易货物出口报关单时,系统自动返填与"加工贸易手册"中备案成品单耗一致的版本号。

(三)编码规则

无。

四十三、境内收发货人代码

(一)项目类型

该申报项目为必填项。

该项目数据类型18位字符型。

(二)录入要求

填报在海关备案的对外签订并执行进出口贸易合同的中国境内法人、其他组织名称及编码。编码填报18位法人和其他组织统一社会信用代码,没有统一社会信用代码的,填报其在海关的备案编码。进口填"境内收货人",出口填"境内发货人"。人工录入企业代码后,系统自动返填企业中文名名称。

(三)编码规则

无。

经验小谈 9—1 **如何填写境内收发货人编码**

我司还没有办理社会统一信用代码。请问:在填报关单时应如何填写境内收发货人编码?

答:根据海关总署公告2018年第60号《关于修订〈中华人民共和国海关进出口货物报关单填制规范〉的公告》附件《中华人民共和国海关进出口货物报关单填制规范》第三条的规定,境内收发货人填报在海关备案的对外签订并执行进出口贸易合同的中国境内法人、其他组织名称及编码。编码填报18位法人和其他组织统一社会信用代码,没有统一社会信用代码的,填报其在海关的备案编码。

特殊情况下,填报要求如下:①进出口货物合同的签订者和执行者非同一企业的,填报执行合同的企业。②外商投资企业委托进出口企业进口投资设备、物品的,填报外商投资企业,并在标记唛码及备注栏注明"委托某进出口企业进口",同时注明被委托企业的18位法人和其他组织统一社会信用代码。③有代理报关资格的报关企业代理其他进出口企业办理进出口报关手续时,填报委托的进出口企业。④海关特殊监管区域收发货人填报该货物的实际经营单位或海关特殊监管区域内经营企业。

四十四、进出口日期

(一)项目类型

该申报项目为必填项。

该项目数据类型为8位字符型。

(二)录入要求

进口日期填报运载进口货物的运输工具申报进境的日期。出口日期是指运载出口货物的运输工具办结出境手续的日期,在申报时免予填报。无实际进出境的货物,填报海关接受申报的日期。

进口日期为人工录入,入库后系统自动返填;出口日期在申报时免予填报,入库后系统自动返填。

本栏目为8位数字,顺序为年(4位)、月(2位)、日(2位),格式为"YYYYMMDD"。

(三)编码规则

无。

四十五、运输方式

(一)项目类型

该申报项目为必填项。

该项目数据类型为1位字符型。

(二)录入要求

知识链接

运输方式的
填报原则

运输方式包括实际运输方式和海关规定的特殊运输方式。前者是指货物实际进出境的运输方式,按进出境所使用的运输工具分类;后者是指货物无实际进出境的运输方式,按货物在境内的流向分类。

根据货物实际进出境的运输方式或货物在境内流向的类别,按照海关规定的"运输方式代码表"选择填报相应的运输方式。

(三)编码规则

参数表:运输方式代码表。

【注意】进出境旅客随身携带的货物,填报"旅客携带"(代码L)和以固定设施(包括输油、输水管道和输电网等)运输货物的,填报"固定设施运输"(代码G)为新增运输方式。

四十六、运输工具名称

(一)项目类型

该申报项目为有条件必填项。

该项目数据类型为字符型,最多支持录入32位。

(二)录入要求

填报载运货物进出境的运输工具名称或编号。填报内容应与运输部门向海关申报的舱单(载货清单)所列相应内容一致。

(三)编码规则

无。

四十七、航次号

(一)项目类型

该申报项目为有条件必填项,在货物实际进出境时触发必填项。

该项目数据类型为字符型,最多支持录入32位。

(二)录入要求

填报载运货物进出境的航次号。填报内容应与运输部门向海关申报的舱单(载货清单)所列相应内容一致。

（三）编码规则

无。

四十八、提运单号

（一）项目类型

该申报项目为有条件必填项，在货物实际进出境时触发必填项。

该项目数据类型为 32 位字符型。

（二）录入要求

填报进出口货物提单或运单的编号。一份报关单只允许填报一个提单或运单号，一票货物对应多个提单或运单时，应分单填报。

（三）编码规则

无。

四十九、消费使用/生产销售单位代码

（一）项目类型

该申报项目为必填项。

该项目数据类型为 18 位字符型。

（二）录入要求

填报 18 位法人和其他组织统一社会信用代码，无 18 位统一社会信用代码的，填报"NO"。进口填报消费使用单位，出口填报生产销售单位。人工录入企业代码后，系统自动返填企业中文名称。

（三）编码规则

无。

五十、监管方式

（一）项目类型

该申报项目为必填项。

该项目数据类型为 4 位字符型。

（二）录入要求

根据实际对外贸易情况按海关规定的"监管方式代码表"选择填报相应的监管方式简称及代码。一份报关单只允许填报一种监管方式。

（三）编码规则

监管方式是指以国际贸易中进出口货物的交易方式为基础，结合海关对进出口货物的征税、统计及监管条件综合设定的海关对进出口货物的管理方式。其代码由 4 位数字构成，前两位是按照海关监管要求和计算机管理需要划分的分类代码，后两位是参照国际标准编制的贸易方式代码。

参数表：监管方式代码表。

五十一、合同协议号

（一）项目类型

该申报项目为必填项。

该项目数据类型为字符型，最多支持录入 32 位。

(二)录入要求

填报进出口货物合同(包括协议或订单)编号。未发生商业性交易的,免予填报。

(三)编码规则

无。

五十二、贸易国(地区)

(一)项目类型

该申报项目为必填项。

该项目数据类型为 3 位字符型。

(二)录入要求

发生商业性交易按海关规定的"国别(地区)代码表"选择填报相应的贸易国别(地区)中文名称及代码。进口填报购自国(地区),出口填报售予国(地区)。

提醒:未发生商业性交易的,填报货物所有权拥有者所属的国家(地区)。

(三)编码规则

海关根据国家标准修订的"国别(地区)代码表"由 3 位英文构成。

参数表:国别(地区)代码表。

五十三、启运国/运抵国(地区)

(一)项目类型

该申报项目为必填项。

该项目数据类型为 3 位字符型。

(二)录入要求

启运国(地区)按海关规定的"国别(地区)代码表"填报进口货物起始发出直接运抵我国或者在运输中转国(地区)未发生任何商业性交易的情况下运抵我国的国家(地区)。例如,申报进口货物的启运国为美国时,根据下拉菜单选择填报"USA—美国",也可在本栏录入中文"美国"。

运抵国(地区)按海关规定的"国别(地区)代码表"填报出口货物离开我国关境直接运抵或者在运输中转国(地区)未发生任何商业性交易的情况下最后运抵的国家(地区)。例如,申报出口货物的运抵国为马来西亚时,根据下拉菜单选择填报代码为"MYS—马来西亚",也可在本栏录入中文"马来西亚"。

(三)编码规则

海关根据国家标准修订的"国别(地区)代码表"由 3 位英文构成。

参数表:国别(地区)代码表。

五十四、经停港/指运港

(一)项目类型

该申报项目为必填项。

该项目数据类型为 6 位字符型。

(二)录入要求

经停港按海关规定的"港口代码表"选择填报进口货物在运抵我国关境前的最后一个境外装运港。

指运港按海关规定的"港口代码表"选择填报出口货物运往境外的最终目的港。

(三)编码规则

根据实际情况,修订后的"港口代码表"由 3 位英文和 3 位数据组成。例如,缅甸仰光的港口代码为"MMR018"。

参数表:港口代码表。

五十五、包装种类

(一)项目类型

该申报项目为必填项。

该项目数据类型为 2 位字符型。

(二)录入要求

按照海关规定的"包装种类代码表"选择填报进出口货物的所有包装材料,包括运输包装和其他包装。

其中,运输包装即提运单所列货物件数单位对应的包装,按照海关规定的"包装种类代码表",填报运输包装对应的 2 位包装种类代码。例如,使用再生木托作为运输包装的,在本栏填报中文"再生木托"或代码"92"。

若还有其他包装,包括货物的各类包装、植物性铺垫材料等,则在"其他包装"栏目的"包装材料种类"中,按照海关规定的"包装种类代码表"填报 2 位包装种类代码,在"包装件数"栏填报对应件数数字。例如,其他包装中含有纸制或纤维板制盒(箱)包装的,在本栏填报中文"纸制或纤维板制盒(箱)"或代码"22"。

(三)编码规则

"包装种类代码表"根据原报关和原报检的"包装种类代码表"修订而成。

参数表:包装种类代码表。

五十六、标记唛码

(一)项目类型

该申报项目为选填项。

该项目数据类型为字符型,最多支持录入 400 位。

(二)录入要求

填报标记唛码中除图形以外的文字、数字,无标记唛码的填报"N/M"。

(三)编码规则

无。

五十七、备注

(一)项目类型

该申报项目为选填项。

该项目数据类型为字符型,最多支持录入 70 位。

(二)录入要求

有以下情况的需按照填制规范的要求录入相关信息:

(1)受外商投资企业委托代理其进口投资设备、物品的,在本栏填报进出口企业名称。

(2)办理进口货物直接退运手续的,在本栏填报"＜ZT"+"海关审核联系单号或者'海关责令进口货物直接退运通知书'编号"+"＞"。

(3)保税监管场所进出货物,在"保税/监管场所"栏填报本保税监管场所编码[保税物流中心(B型)填报本中心的国内地区代码],若涉及货物在保税监管场所间流转的,在本栏填报对方保税监管场所代码。

(4)涉及加工贸易货物销毁处置的,在本栏填报海关加工贸易货物销毁处置申报表编号。

(5)当监管方式为"暂时进出货物"(2600)和"展览品"(2700)时,填报要求按相应规定进行。

(6)跨境电子商务进出口货物,在本栏填报"跨境电子商务"。

(7)加工贸易副产品内销,在本栏填报"加工贸易副产品内销"。

(8)服务外包货物进口,在本栏填报"国际服务外包进口货物"。

(9)公式定价进口货物,在本栏填报公式定价备案号,格式为:"公式定价"+备案编号+"@"。对于同一报关单下有多项商品的,如某项或某几项商品为公式定价备案的,则在本栏填报为"公式定价"+备案编号+"#"+商品序号+"@"。

(10)进出口与"预裁定决定书"列明情形相同的货物时,按照"预裁定决定书"在本栏填报,格式为"预裁定+'预裁定决定书'编号"。例如,某份预裁定决定书编号为 R-2-0100-2018-0001,则填报为"预裁定 R-2-0100-2018-0001"。

(11)含归类行政裁定报关单,在本栏填报归类行政裁定编号,格式为"c"+4 位数字编号。例如,c0001。

(12)已经在进入特殊监管区时完成检验的货物,在出区入境申报时,在本栏填报"预检验"字样,同时在"关联报检单"栏填报实施预检验的报关单号。

(13)进口直接退运的货物,在本栏填报"直接退运"字样。

(14)企业提供 ATA 单证册的货物,在本栏填报"ATA 单证册"字样。

(15)进出口不含动物源性低风险的生物制品,在本栏填报"不含动物源性"字样。

(16)货物自境外进入境内特殊监管区或者保税仓库的,在本栏填报"保税入库"或者"境外入区"字样。

(17)海关特殊监管区域与境内区外之间采用分送集报方式进出的货物,在本栏填报"分送集报"字样。

(18)军事装备出入境的,在本栏填报"军品"或"军事装备"字样。

(19)申报商品的 HS 编码为 3821000000、3002300000 的,填报要求为:属于培养基的,在本栏填报"培养基"字样;属于化学试剂的,在本栏填报"化学试剂"字样;不含动物源性成分的,在本栏填报"不含动物源性"字样。

(20)属于修理物品的,在本栏填报"修理物品"字样。

(21)属于下列情况的,分别在本栏填报"压力容器""成套设备""食品添加剂""成品退换""旧机电产品"等字样。

(22)HS 编码为 2903890020(入境六溴环十二烷),用途为"其他(99)"的,在本栏填报具体用途。

(23)申报时其他必须说明的事项。

(三)编码规则

无。

五十八、集装箱号

(一)项目类型

该申报项目为选填项。

该项目数据类型为 11 位字符型。

(二)录入要求

使用集装箱装载进出口商品的,根据集装箱体上标示的全球唯一编号填报集装箱号。一份报关单有多个集装箱的,则在本栏分别录入集装箱号。

(三)编码规则

无。

五十九、集装箱规格

(一)项目类型

该申报项目为选填项。

该项目数据类型为 4 位字符型。

(二)录入要求

使用集装箱装载进出口商品的,在填报集装箱号后,在本栏按照"集装箱规格代码表"选择填报集装箱规格。例如,装载商品的集装箱规格为"普通 2 * 标准箱(L)",在本栏下拉菜单选择"11—普通 2 * 标准箱(L)"。

(三)编码规则

原报关"集装箱规格代码表"为 1 位英文,原报检"集装箱规格代码表"为 3 位数字,现行"集装箱规格代码表"采用 2 位数字代码。

参数表:集装箱规格代码表。

六十、商品编号

(一)项目类型

该申报项目为必填项。

该项目数据类型为 13 位字符型。

(二)录入要求

填报由 13 位数字组成的商品编号。前 8 位为《进出口税则》和《海关统计商品目录》确定的编码;9、10 位为监管附加编号,11～13 位为检验检疫附加编号。

例如,申报进口商品"活龙虾",需先在"商品编号"栏录入 "0306329000" 10 位数编号,再在"检验检疫编码"栏下拉菜单的"101 活虾""102 鲜活或冷的带壳或去壳的龙虾(养殖)"和"103 鲜活或冷的带壳或去壳的龙虾(野生的)" 中,选择"101 活虾"检验检疫附加编号。

(三)编码规则

无。

"单一窗口"
商品条码智
能辅助填报

六十一、商品名称

(一)项目类型

该申报项目为必填项。

该项目数据类型为字符型,最多支持录入 255 位。

(二)录入要求

填报要求如下:

(1)商品名称应据实填报,并与进出口货物收发货人或受委托的报关企业所提交的合同、发票等相关单证相符。

（2）商品名称应当规范，以能满足海关归类、审价及许可证件管理要求为准，可参照《海关进出口商品规范申报目录》中对商品名称的要求进行填报。

（3）已备案的加工贸易及保税货物，填报的内容必须与备案登记中同项号下货物的商品名称一致。

（4）对需要海关签发"货物进口证明书"的车辆，商品名称栏填报"车辆品牌＋排气量（注明 cc）＋车型（如越野车、小轿车等）"。

（5）由同一运输工具同时运抵同一口岸并且属于同一收货人、使用同一提单的多种进口货物，按照商品归类规则应当归入同一商品编号的，应当将有关商品一并归入该商品编号。商品名称填报一并归类后的商品名称。

（6）加工贸易边角料和副产品内销，边角料复出口，填报其报验状态的名称。

（7）进口货物收货人以一般贸易方式申报进口属于《需要详细列名申报的汽车零部件清单》（海关总署 2006 年第 64 号公告）范围内的汽车生产件的，商品名称填报进口汽车零部件的详细中文商品名称和品牌，中文商品名称与品牌之间用"/"相隔，必要时可加注英文商业名称。

（8）出口享惠情况。出口享惠情况为出口报关单必填项目。可选择"出口货物在最终目的国（地区）不享受优惠关税""出口货物在最终目的国（地区）享受优惠关税""出口货物不能确定在最终目的国（地区）享受优惠关税"如实填报。进口货物报关单不填报该申报项。

（三）编码规则

无。

六十二、法定第一数量

（一）项目类型

该申报项目为必填项。

该项目数据类型为数字型，最多支持录入 19 位，19 位中小数点后最多支持录入 5 位。

（二）录入要求

进出口货物按《海关统计商品目录》中确定的法定第一计量单位，填报对应的法定第一数量。

（1）法定计量单位为"千克"的按数量填报，特殊情况下填报要求如下：①装入可重复使用的包装容器的货物，应按货物扣除包装容器后的重量填报，如罐装同位素、罐装氧气及类似品等。②使用不可分割包装材料和包装容器的货物，按货物的净重填报（即包括内层直接包装的净重重量），如采用供零售包装的罐头、药品及类似品等。③按照商业惯例以公量重计价的商品，应按公量重填报，如未脱脂羊毛、羊毛条等。④采用以毛重作为净重计价的货物，可按毛重填报，如粮食、饲料等大宗散装货物。⑤采用零售包装的酒类、饮料、化妆品，按照液体部分的重量填报。

（2）成套设备、减免税货物如需分批进口，货物实际进口时，应按照实际报验状态确定数量。

（3）具有完整品或制成品基本特征的不完整品、未制成品，根据《商品名称及编码协调制度》归类规则应按完整品归类的，按照构成完整品的实际数量填报。

（4）法定计量单位为立方米的气体货物，折算成标准状况（即摄氏零度及 1 个标准大气压）下的体积进行填报。

（三）编码规则

无。

六十三、总价

（一）项目类型

该申报项目为必填项。

该项目数据类型为数字型,最多支持录入 19 位,19 位中小数点后最多支持录入 5 位。

(二)录入要求

填报同一项号下进出口货物实际成交的商品总价格。无实际成交价格的,填报货值。

录入成交数量、成交单位、单价后,总价会自动生成。例如,某进口商品,录入成交数量 1 000,成交单位为千克(代码 0.35),单价 10,总价则会自动生成 10 000。

(三)编码规则

无。

六十四、币制

(一)项目类型

该申报项目为必填项。

该项目数据类型为 3 位字符型。

(二)录入要求

按海关规定的"货币代码表"选择相应的货币名称及代码填报,如"货币代码表"中无实际成交币种,须将实际成交货币按申报日外汇折算率折算成"货币代码表"列明的货币填报。

录入时,可在本栏下拉菜单中选择币制或按"货币代码表"录入相应的币制代码。

(三)编码规则

具体规则:《GBT 12406—2008 表示货币和资金的代码》。

参数表:货币代码表。

六十五、原产国(地区)

(一)项目类型

该申报项目为必填项。

该项目数据类型为 3 位字符型。

(二)录入要求

原产国(地区)依据《中华人民共和国进出口货物原产地条例》《中华人民共和国海关关于执行〈非优惠原产地规则中实质性改变标准〉的规定》以及海关总署关于各项优惠贸易协定原产地管理规章规定的原产地确定标准,按海关规定的"国别(地区)代码表"选择填报相应的国家(地区)名称及代码。

例如,某进口货物的原产国为"美国",可在本栏下拉菜单中选择"UAS—美国"或录入"USA",栏目自动生成"USA—美国"。

(三)编码规则

海关根据国家标准修订的"国别(地区)代码表"由 3 位英文构成。

参数表:国别(地区)代码表。

六十六、境内目的/境内货源地

(一)项目类型

该申报项目为必填项。

该项目数据类型字符型,"境内目的/境内货源地代码"为 5 位,"目的地/产地代码"为 6 位。

(二)录入要求

进口申报境内目的地,出口申报境内货源地和产地。

境内目的地填报已知的进口货物在国内的消费、使用地或最终运抵地,其中最终运抵地为最终使用单位所在的地区。境内货源地填报出口货物在国内的产地或原始发货地。

按海关规定的"国内地区代码表"选择填报相应的国内地区名称及代码,并根据"中华人民共和国行政区划代码表"选择填报对应的县级行政区名称及代码。无下属区县级行政区的,可选择填报地市级行政区。

例如,某批货物的境内目的地是广州市花都区。

在"境内目的地"栏下拉菜单选择"44019—广州其他",或按海关规定的"国内地区代码表"录入"44019",栏目自动生成"44019—广州其他"。

同时在"目的地"栏下拉菜单选择"440100—广东省广州市",或根据《中华人民共和国行政区划代码表》录入"440114",栏目自动生成"广州市花都区"。

(三)编码规则

参数表:国内地区代码表和中华人民共和国行政区划代码表。

六十七、境外收/发货人代码

(一)项目类型

该申报项目为选填项。

该项目数据类型为字符型,最多支持录入 20 位。

(二)录入要求

境外收货人通常是指签订并执行出口贸易合同中的买方或合同指定的收货人;境外发货人通常是指签订并执行进口贸易合同中的卖方。

对于 AEO 互认国家(地区)企业的,编码填报 AEO 编码,填报样式为按照海关总署发布的相关公告要求填报(如新加坡 AEO 企业填报样式为 SG123456789012,韩国 AEO 企业填报样式为 KR1234567,具体见相关公告要求)。

【注意】2019 年 10 月,中国与巴西双方海关正式签署了《中华人民共和国海关总署和巴西联邦共和国经济部联邦税务总局关于中国海关企业信用管理制度与巴西海关"经认证的经营者"制度互认的安排》(以下简称《互认安排》),自 2022 年 1 月 1 日起正式实施。企业自巴西 AEO 企业进口货物时,需要分别在进口报关单"境外发货人"栏目中的"境外发货人编码"一栏和水、空运货运舱单中的"发货人 AEO 编码"一栏填写巴西发货人的 AEO 编码;企业向巴西 AEO 企业出口货物时,需要分别在出口报关单"境外收货人"栏目中的"境外收货人编码"一栏和水、空运货运舱单中的"收货人 AEO 编码"一栏填写巴西收货人的 AEO 编码。填写方式为:"国别代码(BR)＋AEO 企业编码(14 位数字)",例如"BR01234567890123"。中国海关在确认巴西 AEO 企业身份后,将会给予相关便利措施。

【提示】2021 年 3 月,中国与智利双方海关正式签署了《中华人民共和国海关总署和智利共和国海关署关于中国海关企业信用管理制度与智利海关"经认证的经营者"制度互认的安排》(以下简称《互认安排》),自 2021 年 10 月 8 日起正式实施。企业自智利 AEO 企业进口货物时,需要分别在进口报关单"境外发货人"栏目中的"境外发货人编码"一栏和水、空运货运舱单中的"发货人 AEO 编码"一栏填写智利发货人的 AEO 编码;企业向智利 AEO 企业出口货物时,需要分别在出口报关单"境外收货人"栏目中的"境外收货人编码"一栏和水、空运货运舱单中的"收货人 AEO 编码"一栏填写智利收货人的 AEO 编码。填写方式为:"国别代码(CL)＋AEO 企业编码(10 位数字)",例如"CL0123456789"。中国海关在确认智利 AEO 企业身份后,将会给予相关便利措施。

（三）编码规则

无。

六十八、境外收发货人名称（外文）

（一）项目类型

该申报项目为必填项。

该项目数据类型为字符型，最多支持录入100位。

（二）录入要求

境外收货人通常是指签订并执行出口贸易合同中的买方或合同指定的收货人；境外发货人通常是指签订并执行进口贸易合同中的卖方。

（三）编码规则

无。

六十九、货物存放地点

（一）项目类型

该申报项目为条件必填项。

该项目数据类型为字符型，最多支持录入100位。

（二）录入要求

填报货物进境后存放的场所或地点，包括海关监管作业场所、分拨仓库、定点加工厂、隔离检疫场、企业自有仓库等。

（三）编码规则

无。

七十、启运港

（一）项目类型

该申报项目为必填项。

该项目数据类型为8位字符型。

（二）录入要求

填报进口货物在运抵我国关境前的第一个境外装运港。

根据实际情况，按海关规定的"港口代码表"填报相应的港口名称及代码。

（三）编码规则

根据实际情况，修订后的"港口代码表"由3位英文和3位数据组成。例如，缅甸仰光的港口代码为"MMR018"。

参数表：港口代码表。

七十一、入境口岸/离境口岸

（一）项目类型

该申报项目为必填项。

该项目数据类型为6位字符型。

（二）录入要求

入境口岸按海关规定的"国内口岸编码表"选择填报进境货物从跨境运输工具卸离的第一个境

内口岸的中文名称及代码;采取多式联运跨境运输的,填报多式联运货物最终卸离的境内口岸中文名称及代码;过境货物填报货物进入境内的第一个口岸的中文名称及代码;从海关特殊监管区域或保税监管场所进境的,填报海关特殊监管区域或保税监管场所的中文名称及代码。其他无实际进境的货物,填报货物所在地的城市名称及代码。

出境口岸按海关规定的"国内口岸编码表"选择填报装运出境货物的跨境运输工具离境的第一个境内口岸的中文名称及代码;采取多式联运跨境运输的,填报多式联运货物最初离境的境内口岸中文名称及代码;过境货物填报货物离境的第一个境内口岸的中文名称及代码;从海关特殊区域或保税监管场所出境的,填报海关特殊区域或保税监管场所的中文名称及代码。其他无实际出境的货物,填报货物所在地的城市名称及代码。

(三)编码规则

参数表:国内口岸编码表。

七十二、检验检疫编码(原 CIQ 编码)

(一)项目类型

该申报项目为必填项。

该项目数据类型为 13 位字符型。

(二)录入要求

13 位数字组成的商品编号中,前 8 位为《进出口税则》《海关统计商品目录》确定的编码;9、10 位为监管附加编号,11～13 位为检验检疫附加编号。

例如,申报进口商品"活龙虾",需先在"商品编号"栏录入"0306329000"10 位数编号,然后在"检验检疫编码"栏下拉菜单的"101 活虾""102 鲜活或冷的带壳或去壳的龙虾(养殖)"和"103 鲜活或冷的带壳或去壳的龙虾(野生的)"中,选择"101 活虾"检验检疫附加编号。

(三)编码规则

无。

七十三、原产国(地区)

(一)项目类型

该申报项目为选填项。

该项目数据类型为 6 位字符型,最多支持录入 50 位。

(二)录入要求

入境货物填写在原产国(地区)内的生产区域,如州、省等。例如,申报原产于美国纽约的樱桃,在本栏录入"840097—美国纽约"。

(三)编码规则

参数表:世界各国地区名称和一级行政区划代码表。

七十四、特殊业务标识

(一)项目类型

该申报项目为选填项。

该项目数据类型为 10 位字符型。

(二)录入要求

属于国际赛事、特殊进出军工物资、国际援助物资、国际会议、直通放行、外交礼遇、转关等特殊业务,根据实际情况勾选。

(三)编码规则

无。

七十五、检验检疫受理机关

(一)项目类型

该申报项目为必填项。

该项目数据类型为 10 位字符型。

(二)录入要求

填报提交报关单和随附单据的检验检疫机关。

(三)编码规则

参数表:检验检疫机构代码表。

七十六、企业资质类别

(一)项目类型

该申报项目为有条件必填项。

该项目数据类型为 5 位字符型。

(二)录入要求

按进出口货物种类及相关要求,须在本栏选择填报货物的生产商/进出口商/代理商必须取得的资质类别。多个资质的须全部填写。

(三)编码规则

参数表:企业资质类别代码表。

七十七、企业资质编号

(一)项目类型

该申报项目为有条件必填项。

该项目数据类型为 40 位字符型。

(二)录入要求

按进出口货物种类及相关要求,须在本栏填报货物生产商/进出口商/代理商必须取得的资质对应的注册/备案编号。多个资质的须全部填写。

(三)编码规则

无。

七十八、领证机关

(一)项目类型

该申报项目为必填项。

该项目数据类型为 10 位字符型。

(二)录入要求

填报领取证单的检验检疫机关。

(三)编码规则

参数表:检验检疫机构代码表。

七十九、口岸检验检疫机关

(一)项目类型

该申报项目为必填项。

该项目数据类型为 10 位字符型。

(二)录入要求

填报对入境货物实施检验检疫的检验检疫机关。

(三)编码规则

参数表:检验检疫机构代码表。

八十、B/L 号

(一)项目类型

该申报项目为有条件选填项。

该项目数据类型为字符型,最多支持录入 20 位。

(二)录入要求

填报入境货物的提货单或出库单号码。当运输方式为"航空运输"时,无须填写。

(三)编码规则

无。

八十一、目的地检验检疫机关

(一)项目类型

该申报项目为有条件必填项。

该项目数据类型为 10 位字符型。

(二)录入要求

需要在目的地检验检疫机关实施检验检疫的,在本栏填写对应的检验检疫机关。

提醒:不需目的地机构实施检验检疫的,无须填写。

(三)编码规则

参数表:检验检疫机构代码表。

八十二、启运日期

(一)项目类型

该申报项目为必填项。

该项目数据类型为 8 位字符型。

(二)录入要求

填报装载入境货物的运输工具离开启运口岸的日期。

本栏目为 8 位数字,顺序为年(4 位)、月(2 位)、日(2 位),格式为"YYYYMMDD"。

(三)编码规则

无。

八十三、原箱运输

(一)项目类型

该申报项目为选填项。

该项目数据类型为 1 位字符型。

(二)录入要求

申报使用集装箱运输的货物,根据是否原集装箱原箱运输,勾选"是"或"否"。

(三)编码规则

无。

八十四、使用单位联系人

(一)项目类型

该申报项目为选填项。

该项目数据类型为字符型,最多支持录入 20 位。

(二)录入要求

填报进境货物销售、使用单位的联系人名字。

(三)编码规则

无。

八十五、使用单位联系电话

(一)项目类型

该申报项目为选填项。

该项目数据类型为字符型,最多支持录入 20 位。

(二)录入要求

填报进境货物销售、使用单位的联系人的电话。

(三)编码规则

无。

八十六、UN 编码

(一)项目类型

该申报项目是有条件必填项。

该项目数据类型为字符型,最多支持录入 20 位。

(二)录入要求

进出口货物为危险货物的,须按照"关于危险货物运输的建议书",在"危险货物信息"中填写危险货物对应的 UN 编码。

(三)编码规则

参数表:关于危险货物运输的建议书。

八十七、非危险化学品

(一)项目类型

该申报项目是有条件选填项。

该项目数据类型为 1 位字符型。

(二)录入要求

企业填报的商品 HS 编码可能是危险化学品时,会弹出"危险货物信息"窗口进行提示,企业可在"非危险化学品"栏选择"是"或"否"。

(三)编码规则

无。

八十八、危包规格

(一)项目类型

该申报项目有条件选填项。

该项目数据类型为字符型,最多支持录入 24 位。

(二)录入要求

进出口货物为危险货物的,须根据危险货物包装规格实际情况,按照海关规定的"危险货物包装规格代码表"在"危险货物信息"项下的"危包规格"中,选择填报危险货物的包装规格代码。

(三)编码规则

参数表:危险货物包装规格代码表。

八十九、危包类别

(一)项目类型

该申报项目有条件必填项。

该项目数据类型为 4 位字符型。

(二)录入要求

进出口货物为危险货物的,须按照"危险货物运输包装类别划分方法",在"危险货物信息"项下的"危包类别"中,勾选危险货物的包装类别。

危险货物包装根据其内装物的危险程度划分为三种包装类别:一类:盛装具有较大危险性的货物。二类:盛装具有中等危险性的货物。三类:盛装具有较小危险性的货物。

(三)编码规则

参数表:危险货物运输包装类别划分方法。

九十、危险货物名称

(一)项目类型

该申报项目有条件必填项。

该项目数据类型字符型,最多支持录入 80 位。

(二)录入要求

进出口货物为危险货物的,须在"危险货物信息"项下的"危险货物名称"中,填写危险货物的实际名称。

(三)编码规则

无。

(一)项目类型

该申报项目有条件必填项。

该项目数据类型为字符型,最多支持录入 20 位。

(二)录入要求

根据进出口货物的 HS 编码和货物的实际情况,按照海关规定的"货物属性代码表",在本栏下拉菜单中勾选货物属性的对应代码。有多种属性的要同时选择。

(三)编码规则

参数表:货物属性代码表。

九十二、用途代码

(一)项目类型

该申报项目为有条件必填项。

该项目数据类型为 4 位字符型。

(二)录入要求

根据进境货物的使用范围或目的,按照海关规定的"货物用途代码表"在本栏下拉菜单中填报。例如,进口货物为核苷酸类食品添加剂(HS 编码 2934999001),用于工业时,应在本栏选择"工业用途";用于食品添加剂时,应在本栏选择"食品添加剂"。

(三)编码规则

参数表:货物用途代码表。

九十三、所需单证

(一)项目类型

该申报项目为选填项目。

该项目数据类型字符型,最多支持录入 500 位。

(二)录入要求

进出口企业申请出具检验检疫证单时,应根据相关要求,在"所需单证"项下的"检验检疫签证申报要素"中,勾选申请出具的检验检疫证单类型。

(三)编码规则

无。

九十四、检验检疫货物规格

(一)项目类型

该申报项目为选填项。

该项目数据类型为字符型,最多支持录入 2 000 位。

(二)录入要求

在"检验检疫货物规格"项下,填报"成分/原料/组分""产品有效期""产品保质期""境外生产企业""货物规格""货物型号""货物品牌""生产日期""生产批次"等栏目。

(三)编码规则

无。

九十五、产品许可/审批/备案号码

(一)项目类型

该申报项目为有条件必填项。

该项目数据类型字符型,最多支持录入 40 位。

(二)录入要求

进出口货物取得了许可、审批或备案等资质时,应在"产品资质"项下的"产品许可/审批/备案号码"中填报对应的许可、审批或备案证件编号。

(三)编码规则

无。

九十六、产品许可/审批/备案核销货物序号

(一)项目类型

该申报项目为有条件必填项。

该项目数据类型为 2 位字符型。

(二)录入要求

进出口货物取得了许可、审批或备案等资质时,应在"产品资质"项下的"产品许可/审批/备案核销货物序号"中填报被核销文件中对应货物的序号。

【提示】特殊物品审批单支持导入。

(三)编码规则

无。

九十七、产品许可/审批/备案核销数量

(一)项目类型

该申报项目为有条件必填项。

该项目数据类型为字符型,最多支持录入 20 位。

(二)录入要求

进出口货物取得了许可、审批或备案等资质时,应在"产品资质"项下的"产品许可/审批/备案核销数量"中,填报被核销文件中对应货物的本次实际进出口数(重)量。

【提示】特殊物品审批单支持导入。

(三)编码规则

无。

九十八、产品许可/审批/备案类别代码

(一)项目类型

该申报项目为有条件必填项。

该项目数据类型为 5 位字符型。

(二)录入要求

进出口货物取得了许可、审批或备案等资质时,应在"产品资质"项下的"产品许可/审批/备案类别代码"中填报对应的许可、审批或备案证件类别。

(三)编码规则

无。

九十九、产品许可/审批/备案名称

(一)项目类型

该申报项目为有条件必填项。

该项目数据类型为字符型,最多支持录入 100 位。

(二)录入要求

进出口货物取得了许可、审批或备案等资质时,应在"产品资质"项下的"产品许可/审批/备案名称"中填报对应的许可、审批或备案证件名称。

(三)编码规则

无。

一○○、集装箱拼箱标识

(一)项目类型

该申报项目为选填项。

该项目数据类型为 1 位字符型。

(二)录入要求

进出口货物装运集装箱为拼箱时,在本栏下拉菜单中选择"是"或"否"。

(三)编码规则

无。

一○一、集装箱商品项号关系

(一)项目类型

该申报项目为必填项。

该项目数据类型为字符型,最多支持录入 255 位。

(二)录入要求

当使用集装箱装载货物时,须填报集装箱体信息,包括集装箱号、集装箱规格、集装箱商品项号关系、集装箱货重。

其中,集装箱商品项号关系信息填报单个集装箱对应的商品项号,用半角逗号分隔。例如,"APJU4116601"箱号的集装箱中装载了项号为 1、3 和 5 的商品时,应在"商品项号关系"录入"1,3,5"。

(三)编码规则

无。

一○二、集装箱货重

(一)项目类型

该申报项目为必填项。

该项目数据类型为数字型,最多支持录入 19 位,19 位中小数点后最多录入 5 位。

(二)录入要求

当使用集装箱装载货物时,需填报集装箱体信息,包括集装箱号、集装箱规格、集装箱商品项号关系、集装箱货重。

其中,集装箱货重录入集装箱箱体自重(千克)＋装载货物重量(千克)。例如,集装箱重量和箱内装载的 200 箱商品重量合计为 15 555 千克时,在本栏录入"15 555 千克"。

(三)编码规则

无。

一〇三、关联号码及理由

(一)项目类型

该申报项目为有条件必填项。

该项目数据类型为2位数字。

(二)录入要求

进出口货物报关单有关联报关单时,在本栏中填报相关关联报关单号码,并在下拉菜单中选择关联报关单的关联理由。

(三)编码规则

无。

一〇四、检验检疫签证申报要素

(一)项目类型

该申报项目为有条件必填项。

该项目数据类型为字符型,最多支持录入4 000位。

(二)录入要求

填报"所需单证"项下"检验检疫签证申报要素"时,在确认境内收发货人名称(外文)、境外收发货人名称(中文)、境外收发货人地址、卸毕日期和商品英文名称后,根据现行相关规定和实际需要,勾选申请单证类型,确认申请单证正本数和申请单证副本数后保存数据。

(三)编码规则

无。

一〇五、VIN 信息

(一)项目类型

该申报项目为有条件必填项。

该项目数据类型为字符型。

(二)录入要求

申报进口已获3C认证的机动车辆时,填报机动车车辆识别代码,包括 VIN 序号、车辆识别代码(VIN)、单价、底盘(车架号)、发动机号或电机号、发票所列数量、品名(英文名称)、品名(中文名称)、提运单日期、型号(英文)、质量保质期共11项内容。

(三)编码规则

无。

关检融合统一申报反馈问题汇总

任务四　单一窗口、两步申报

一、"两步申报"概述

在"两步申报"通关模式下,企业将105个申报项目分为两步分别申报。第一步为概要申报,对于不涉及进口禁限管制、检验或检疫的货物,企业只需申报9个项目,确认2个物流项目;对于涉及进口禁限管制、检验或检疫的,分别增加申报2个和5个项目,应税的须选择符合要求的担保备案编号。如果货物不需查验,即可提离;涉税货物已

视频

走你,"两步申报"

经提交税款担保的，或需查验货物海关已完成查验的，也可以提离。第二步为完整申报，企业在规定时间内补充申报其他项目，办理缴纳税款等通关手续。

【注意】

(1)自运输工具申报进境之日起 14 日后申报的、对需经特殊通道申报的报关单，暂不适用"两步申报"，可采用"一次申报，分步处置"模式进行申报。

(2)特殊监管区域一线进境货物适用"两步申报"，自贸区内特殊监管区域外适用普通货物"两步申报"流程。

(3)企业在概要申报时上传电子版的代理报关委托书。纸质版代理报关委托书暂不适用"两步申报"。

"单一窗口"标准版用户手册(电子代理报关委托)

关于试点条件，试点期间，适用"两步申报"须同时满足三个条件：①境内收发货人信用等级须达到一般信用及以上；②经由上述试点海关实际进境的货物；③涉及的监管证件已实现联网核查。

【提示】①实施"两步申报"的同时，继续保留现有申报模式，企业可自主选择；②转关业务暂不适用"两步申报"模式。

二、"两步申报"模式相比现有申报模式的不同

具体包括：①"时点申报"变为"过程申报"，企业不必一次性填报完整，而是根据掌握的信息分步填报，概要申报环节仅申报"9＋2＋N"(申报 9 个基础项目、确认 2 个物流项目，如果涉证、涉检分别补充相应申报项目)，其他项目在完整申报时补充；②货物提离加快，第一步概要申报后，如果货物不需要查验，即可将货物提离海关监管场所；③税收担保创新，依托社会信用体系，建立概要申报的担保制度，高级认证企业可向海关申请免除担保；④监管理念转变，秉承"告知承诺制"，企业在概要申报时自行确认是否涉证涉检涉税，这一确认行为视同企业向海关作出守法承诺。相关内容如图 9－6 和图 9－7 所示。

图 9－6　两步申报下，分次录入，进口报关单(涉证、涉检、涉税)

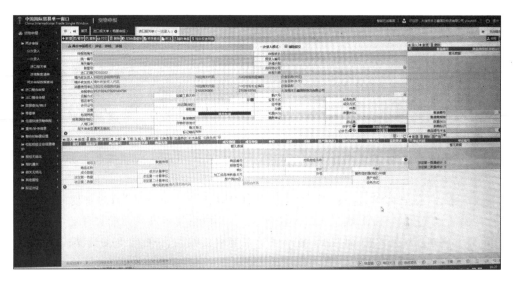

图9—7　两步申报下,一次录入,进口报关单(涉证、涉检、涉税)

三、"两步申报"的适用条件

具体包括:①只限进境货物;②企业信用等级是一般信用及以上;③货物经由试点海关实际进境的;④涉及的监管证件已实现联网核查的。

转关业务暂不适用"两步申报"。

四、"两步申报"的具体流程

第一步,概要申报:登录国际贸易"单一窗口"→"两步申报"模块→选择"是否涉证""是否涉税""是否涉检"→按照系统界面要求,录入相关信息。

第二步,完整申报:登录"单一窗口"→"两步申报"模块→查找已完成概要申报并可以进行完整申报的报关单,按照系统界面要求,录入相关信息。

在概要申报阶段,企业必须按照货物的实际情况,如实选择是否需检验或检疫、是否涉及监管证件、是否需要缴纳税款,并且承诺在规定时限内进行完整申报。对于一线进境特殊监管区域货物或者加工贸易进口货物,在完整申报时,需采用区港联动核注清单,企业从金关二期加贸系统录入或导入核注清单,在核注清单表头填写已放行的报关单号,核注清单预审核通过后,自动生成报关单草稿数据,在国际贸易"单一窗口"中查询核注清单生成的完整申报的报关单草稿进行补充修改,提交完整申报。两步申报流程如图9—8所示。

图 9-8　两步申报流程

五、概要申报的内容

(1)不属于禁限管制且不属于依法需检验或检疫的,申报 9 个项目,并确认涉及物流的 2 个项目,应税的须选择符合要求的担保备案编号。9 个项目为:境内收发货人、运输方式/运输工具名称及航次号、提运单号、监管方式、商品编号(6 位)、商品名称、数量及单位、总价、原产国(地区)。其中,商品编号(6 位)填报《进出口税则》和《海关统计商品目录》确定编码的前 6 位;数量及单位填报成交数量、成交计量单位;总价填报同一项号下进口货物实际成交的商品总价格和币制,如果无法确定实际成交商品总价格,则填报预估总价格。其他项目按照《海关进出口货物报关单填制规范》要求填写。确认涉及物流的 2 个项目为毛重、集装箱号。

(2)属于禁限管制的须增加申报 2 个项目:许可证号/随附证件代码及随附证件编号、集装箱商品项号关系。

(3)依法需检验或检疫的须增加申报 5 个项目:产品资质(产品许可/审批/备案)、商品编号(10位)+检验检疫名称、货物属性、用途、集装箱商品项号关系。

(4)若 10 位商品编号不同,不可以合并商品项申报。由于完整申报时,商品项数和前 6 位商品编号不允许修改,若概要申报时合并商品项,将导致完整申报时无法准确填写商品信息。因此,若 6 位商品编号相同但 10 位商品编号不同,仍需分开商品项申报。

(5)概要申报和完整申报是同一份报关单,只有一个报关单号。

(6)企业进行概要申报时,申报地海关由系统根据境内收发货人的注册地海关代码进行自动反填,并允许企业根据需要修改申报地关区代码。应注意的是,试点期间申报地海关应选择开展"两步申报"试点的海关。例如,某企业的注册地海关为临沂海关,实际货物从烟台口岸进境,企业从烟台海关办理申报手续,由于临沂海关未开展"两步申报"试点,企业应将系统默认的申报地海关由临沂海关修改为烟台海关。

六、完整申报的内容

(1)在概要申报和完整申报环节,布控查验只会在概要申报环节产生,不会在完整申报环节产生。

(2)企业通过国际贸易"单一窗口"收到"补充申报"或"提货放行"回执之后,自运输工具申报进境之日起 14 日内,完成完整申报。

(3)完整申报的申报内容:第二步完整申报,申报界面与原整合申报一致,企业完成 105 项全项申报。完整申报允许补齐概要申报时仅申报 6 位商品编号至 10 位(原概要申报的 HS 编码 6 位不能变,只能增加后 4 位),允许企业按实际成交总价修改总价,其余概要申报字段不允许修改。

(4)概要申报与完整申报均需在自运输工具申报进境之日起 14 日内完成。概要申报可以实施提前申报。

(5)企业适用"两步申报"须承诺按照规定时限进行完整申报。海关对报关单概要申报的申报时间进行记录,对因企业原因未在规定时限内进行完整申报的,将作为调整企业适用"两步申报"资格及信用等级的依据之一。

(6)海关自运输工具申报进境之日起 14 日后向企业发送允许货物提离信息的,企业须在收到信息后 3 日内完成完整申报。

七、申报时需申报"涉证"

(1)进境货物属于禁限管制,且相关监管证件已实现联网核查的,概要申报时须选择"涉证",具体监管证件范围参见公告附件。

(2)进口货物列入《出入境检验检疫机构实施检验检疫的进出境商品目录》(简称《法检目录》),以及虽未列入《法检目录》但根据法律法规规定须实施检验或检疫。例如,列入《危险化学品目录》(2015)中的货物以及旧机电设备等。

(3)若企业不能确定自己货物是否涉证、涉检、涉税,建议采用现有申报模式进行申报。若货物本身涉证、涉检、涉税,但企业在概要申报时选择不涉证、不涉检、不涉税,海关将视为申报不实,并有权依法进行处理。

(4)完成概要申报电子审单后,企业不可以再进行涉证涉税和涉及检验检疫的改动。如需改动,应在海关处理完毕之后撤销报关单重新申报。

八、"两步申报"报关单如何修改撤销?

(1)概要申报的报关单。当系统回执为"概要申报退单"时,允许对概要申报字段进行修改。当系统回执为"概要申报入库""概要申报审结""查验通知"时,仅允许查看概要申报字段,不允许修改。如果确属"概要申报"申报错误,企业应按照报关单撤销的相关规定撤销概要申报的报关单后再重新申报。

(2)在进行完整申报的报关单。除"总价"可以按照实际成交总价进行修改以及 6 位商品编号补充至 10 位以外,其余数据项不能修改(商品编号前 6 位也不允许修改)。

(3)完整申报审结之后的报关单,可参照现有模式进行报关单修改撤销。

如果概要申报的报关单撤销后重新申报已超过申报时限的,应按照"一次申报,分步处置"模式进行申报,产生滞报金的按照相关规定执行。

九、"两步申报"下缴税和税收担保

(1)涉税货物在概要申报环节无须缴税,在完整申报环节缴纳税款。为便于企业在概要申报后提离货物,企业须在概要申报前完成税收担保备案,并在概要申报时提供相应的担保信息。

(2)企业须按照相关要求向注册地直属海关关税职能部门办理税收担保备案。已经办理汇总征税担保备案的可用于"两步申报",无须重新办理。

(3)进行"两步申报"时:

①涉税货物需要提供税款担保。

②对涉税货物,企业须提前向注册地直属海关关税职能部门(以下简称"属地关税职能部门")提交税收担保备案申请,税收担保应当依法以海关认可的形式;受益人应包括企业注册地直属海关

以及其他进出口地直属海关；企业担保额度以企业上一年度的月均纳税额或上一年度的单月最大纳税额作为参考标准，由属地关税职能部门审定；新注册企业的额度由属地关税职能部门根据企业申报的年度进口计划审定；担保额度可根据企业税款缴纳情况循环使用。

高级认证企业可向海关申请免除担保，并按照规定办理有关手续。

进口货物有减免税要求的，减免税申请人应在概要申报前，根据相关规定向主管海关办理减免税审核确认手续。对符合《海关进出口货物减免税管理办法》或有关进口税收政策管理措施规定的情形，需要通过办理减免税货物税款担保手续在完整申报后继续税款担保的，减免税申请人应在完整申报前向主管海关办理准予减免税货物担保手续。

③在概要申报时，企业录入境内收发货人编号后，选择符合要求的担保备案编号。

十、加工贸易及特殊监管区域货物的"两步申报"

（1）加工贸易和海关特殊监管区域内企业以及保税监管场所的货物申报在使用金关二期系统开展"两步申报"时，第一步概要申报环节不使用保税核注清单，第二步完整申报环节报关单按原有模式，由保税核注清单生成。

（2）特殊区域的"两步申报"与区外流程的不同：①进入特殊区域的商品无须缴纳税款，不实行进出口配额、许可证件管理，但法律、行政法规和规章另有规定的除外。②概要申报阶段，不使用核注清单，最少仅需申报 9 项即可完成概要申报，企业可以充分享受到概要申报的便利。③在概要申报完成后，企业在金关二期系统录入核放单，审核通过后，比对物流信息无误，进入特殊监管区。可根据实际情况，先行理货，理货完成后，录入或导入核注清单生成报关单草稿，直接生成完整申报报关单，充分考虑了跨境贸易等外贸新业态的需要。

（3）概要申报放行后，货物可以进入特殊区域。企业在金关二期系统中录入"两步申报核放单"，经审核无误后，确认审核通过，企业将货物运至特殊监管区，比对核放单无误后，特殊监管区自动放行，货物进入特殊监管区域内。区港联动核注清单生成报关单审结后会自动核增账册。

 应知考核

一、单项选择题

1. 海关规定对在海关注册登记的企业给予 10 位数代码编号，称为"经营单位代码"。在下列选项中，10 位数代码的正确组成规定是（　　）。

A. 地区代码、企业性质代码和顺序代码

B. 企业详细地址代码、特殊地区代码、企业性质代码和顺序代码

C. 企业所在省、直辖市代码，特殊地区代码，企业性质代码和顺序代码

D. 企业的属地行政区代码、经济区代码、企业性质代码和企业顺序代码

2. 英国生产的产品，中国某公司自新加坡购买，从新加坡启运经中国香港转运至中国内地，填写报关单时启运地为（　　）。

A. 英国　　　　　B. 新加坡　　　　　C. 中国香港　　　　　D. 不用填

3. 我国某进出口公司（甲方）与新加坡某公司（乙方）签订一出口合同。合同中订明，甲方向乙方出售 5 000 件衬衫，于 2020 年 4 月 10 日在上海装船，途经中国香港运往新加坡。在签订合同时甲方得知乙方还要将该批货物从新加坡运往智利。根据上述情况填写报关单时，以下填写正确的是（　　）。

A. 运抵国(地区)为"香港",最终目的国(地区)为"新加坡"

B. 运抵国(地区)为"新加坡",最终目的国(地区)为"智利"

C. 运抵国(地区)为"香港",最终目的国(地区)为"智利"

D. 运抵国(地区)为"智利",最终目的国(地区)为"智利"

4.100 美元的运费单价应填报(　　)。

A. 502/100/1　　　　B. 100 美元　　　　C. 100　　　　D. 502/100/2

5. 大连盛凯公司(0903535020)委托辽宁省机械设备进出口公司(0801914031)与日本三菱重工签约进口工程机械,并委托大连外运公司代理报关,在填制进口报关单时,"经营单位"栏应为(　　)。

A. 大连盛凯公司(0903535020)

B. 辽宁省机械设备进出口公司(0801914031)

C. 大连盛凯公司

D. 大连外运公司

6. 某进出口公司向从国外进口一批钢板共 70 吨,在运输过程中加以捆扎放于船的甲板上。进口报关单上的"件数"和"包装种类"两个项目的正确填报应是(　　)。

A. 件数为 70,包装种类为"吨"　　　　B. 件数为 1,包装种类为"散装"

C. 件数为 1,包装种类为"裸装"　　　　D. 件数为 1,包装种类为"其他"

7. 某进出口公司向某国出口 500 吨散装小麦,该批小麦分装在一条船的三个船舱内,海关报关单上的"件数"和"包装种类"两个项目的正确填报应是(　　)。

A. 件数为 500 吨,包装种类为"吨"　　　　B. 件数为 1,包装种类为"船"

C. 件数为 3,包装种类为"船舱"　　　　D. 件数为 1,包装种类为"散装"

8. 我国某进出口公司从香港特区购进一批"SONY"电视机,该电视机为日本品牌,其中显像管为韩国生产,集成电路板由新加坡生产,其他零件均为马来西亚生产,最后由韩国组装成整机。该公司向海关申报进口该批电视机时,原产地应填报为(　　)。

A. 日本　　　　B. 韩国　　　　C. 新加坡　　　　D. 马来西亚

9. 某工厂从无关系的美国某企业购买了一批机械设备,成交条件为 CIF 广州,该批货物的发票列示如下:机械设备 USD10 000,运保费 USD500,卖方佣金 USD3 500,培训费 USD500,设备调试费 USD700。该批货物向海关申报的总价应是(　　)。

A. USD10 500　　　　B. USD14 500　　　　C. USD14 000　　　　D. USD15 200

10. 在中国台湾纺成的纱线,运到日本织成棉织物,并进行冲洗、烫、漂白、染色、印花。上述棉织物又被运往越南制成睡衣,后又经中国香港更换包装转销中国内地。中国海关应以(　　)为该货物的原产地。

A. 日本,因为成衣在日本进行了第一次实质性加工

B. 中国台湾,因为纱线是在中国台湾完成制造的

C. 越南,因为制成成衣在税则归类方面已经有了改变

D. 中国香港,因为该货物是从中国香港进口的

二、多项选择题

1. 某公司从日本进口联合收割机 10 台,同时进口部分附件,分装 30 箱装运进口,发票注明每台单价为 CIF SHANGHAI USD22 400,总价为 USD224 000,附件不另计价。进口货物报关单中以下栏目填报正确的有(　　)。

A. 成交方式：海运　　　　　　　　　B. 件数：30

C. 商品名称：联合收割机及附件　　　D. 单价：22 400

2. 某合资企业从英国进口一批作为投资的机器设备，该企业委托 A 进出口公司对外签订进口合同，并代办进口手续，A 公司与外商订货后，随即委托 B 公司具体办理货物运输事宜，同时委托 C 报关公司负责办理进口报关手续。根据这种情况，请指出下列出现在报关单栏目内的单位中错误的有（　　　）。

A. 经营单位：A 进出口公司　　　　　B. 收货单位：某合资企业

C. 经营单位：B 公司　　　　　　　　D. 收货单位：A 进出口公司

3. 下列叙述中正确的有（　　　）。

A. 件数栏目裸装货物填报为 1

B. 毛重栏计量单位为千克，不足 1 千克的填报为 1

C. 0.3％的保险费率，币制是美元，填报为 502/0.3/1

D. 应计入完税价格的 502 英镑杂费总价在报关单杂费栏中填报为 303/502/3

4. 在填报报关单"总价"项目时，下列叙述中正确的有（　　　）。

A. "一般贸易"货物应按合同上订明的实际价格填报

B. 总价如非整数，其小数点后保留 4 位，第 5 位及以后略去

C. 无实际成交价格，可以免予填报

D. 某公司进口数码相机 1 000 台，单价为 300 美元，则总价栏目应该填写"502/300 000/3"

5. 北京某合资企业，经海关同意，将原从日本横滨港（港口航线代码 1354）海运进口的投资设备转为内销。其进口货物报关单上的"装货港"应填报为（　　　）。

A. 日本横滨港（1354）　　　　　　　B. 中国境内

C. 0142　　　　　　　　　　　　　　D. 142

三、判断题

1. 某化工进出口公司下属某厂以进料加工贸易方式进口原料一批，经海运抵港后，进口报关单的"备案号"栏应填报为该货物的"进料加工登记手册"的编号。　　　　　　　　　　　（　　　）

2. 同一张报关单上不允许填写不同海关统计商品编号的货物。　　　　　　　　　（　　　）

3. 报关单上的"收货单位"应为进口货物在境内的最终消费、使用的单位名称，"发货单位"应为出口货物在境内的生产或销售的单位名称。　　　　　　　　　　　　　　　　　　　　（　　　）

4. 一份报关单可以允许填报多个许可证号。　　　　　　　　　　　　　　　　　（　　　）

5. 经营单位编码的第 6 位数为"1"，则表示该企业的经济类型为"有进出口经营权的集体企业"。　　　　　　　　　　　　　　　　　　　　　　　　　　　　　　　　　　　　　（　　　）

6. 申报地海关的关别代码后两位为"00"。　　　　　　　　　　　　　　　　　　（　　　）

7. 一份报关单只允许填报一个备案号，一份报关单只允许填报一种征免性质。　　（　　　）

8. 报关单毛重栏目不得为空，毛重应大于或等于 1，不得为 0。　　　　　　　　（　　　）

9. 保险费币制为美元，"保险费币制"应录入"USD"。　　　　　　　　　　　　　（　　　）

10. 加工贸易内销征税报关单，"随附单证代码"栏填报"Y"。一般贸易进出口货物"随附单证代码"栏填报"C"。　　　　　　　　　　　　　　　　　　　　　　　　　　　　　　（　　　）

应会考核

■ 观念应用

众所周知,海关有四大任务,即监管、征税、缉私和统计。王红对于前面三个任务都能理解,但对于"统计"这一任务却犯难了。海关是如何实行统计的呢?有人说,海关是利用 H2000 系统对电子录入报关单的栏目自动进行统计的,王红将信将疑。您能解答王红的疑惑吗?

■ 技能应用

北京煤炭进出口总公司对巴基斯坦签约出口"水洗炼焦煤"10 万吨,由唐山煤炭分公司执行合同,组织货源,并安排出口。在这一情况下报关单"经营单位"栏目应填报为"北京煤炭进出口总公司"11091×××××(北京煤炭进出口总公司的编号)。该填报是否正确?为什么?

■ 案例分析

(1)一报关员认为,进口货物报关单上的"收货单位"应为进口货物在境内的最终消费、使用的单位名称,出口货物报关单上的"发货单位"应为出口货物在境内的生产或销售的单位名称。这种想法是否正确?为什么?

(2)某汽车进出口公司进口 50 辆德国生产小轿车,每辆车上附带一套法国生产的维修工具。进口报关时,维修工具的原产国应按小轿车填报德国。该处理是否正确?为什么?

 项目实训

【实训项目】

关检融合、单一窗口报关单。

【实训情境】

通过本项目的实训,掌握和熟悉关检融合、单一窗口报关单的基本填制规范,能够独立地完成进出口报关单的实际操作。同时,能够结合商业发票(Commercial Invoice)、装箱单(Packing List)、提单(Bill of Lading,B/L)、合同(Sales Contract,S/C)、原产地证书(Certificate of Origin)、代理报关协议等,完成关检融合、单一窗口报关单的基本申报业务。

【实训要求】

请结合下列单据完成一般贸易货物进口报关单和相关单据,模拟演练报关单的实际操作技能,并注意填写事项,请先对英文单据进行解读并翻译成中文。

合　同
CONTRACT

Contract No.: SME/HIGH/2O0120

Date: January 20, 2020

买方：　建发物流集团有限公司
BUYER: C and D Logistics Group Co., Ltd.

Address: 27/F, C&D International Building, No.1699 Huandao East Road Xiamen, China (P.C.361008)

卖方：　巴基斯坦辛迪加矿业公司
SELLER: Syndicate Minerals Export Co.

Address: 108, Cotton Exchange Building, I.I. Chundrigar Road, Karachi, Pakistan

兹经买卖双方同意，买方购进，卖方出售下列货物，并按下列条款签订本合同。
This Contract is made by and between the Buyer and the Seller; hereby, the Buyer agrees to buy and the Seller agrees to sell the under-mentioned goods under the terms and conditions stated below.

1.货物名称：巴基斯坦铬精矿
Commodity: Pakistan Chrome Concentrate

2.原产地：　巴基斯坦
Country of Origin: Pakistan

3.装运港：　卡拉奇，巴基斯坦
Port of Loading: Karachi, Pakistan

4.目的港：　大连港，中国
Port of Destination: Dalian, China

5.包装：　　集装箱内吨袋包装
Packing: in 1MT strong PP big bags net each and loading in 20'FCL

6.数量：　粒度0-1MM　150吨　+/- 10% 卖方选择
　　　　　粒度1-3MM　150吨　+/- 10% 卖方选择

Quantity:　Size 0-1MM　150 Metric Tons +/- 10% at Seller's option
　　　　　　Size 1-3MM　150 Metric Tons +/- 10% at Seller's option

7.最迟装运期：2020年3月15日
Latest Shipment: March 15, 2020
Partial shipment allowed

8.规格：Specification:
For Size 0-1MM:

Cr2O3	55% Min. (below 55% reject)
SiO2	1.3% Max.
Fe2O3	17% Max.
MgO	18% Max.
Cr: Fe	3.0:1 Min.
CaO	0.8% Max.
SIZE:	0-1 MM 90% Min. 150MT

For Size 1-3MM

Cr2O3	54.5% Min. (below 54.5% reject)
SiO2	2.0% Max.
Fe2O3	17% Max.
MgO	18% Max.
Cr: Fe	3.0:1 Min.
CaO	0.8% Max.
SIZE:	1-3 MM 90% Min. 150MT

9.单价：Price

For Size 0-1MM: USD 350.00/MT CIF Dalian Port, China on 55% Cr2O3 basis
For Size 1-3MM: USD 350.00/MT CIF Dalian Port, China on 54.5% Cr2O3 basis

10.唛头: Shipping mark:
For Size 0-1MM
Pakistan Chrome Concentrate
Net weight: 1,000kgs.
Specs: Cr2O3: 55%. SiO2: 1.3%, Cr:Fe: 3.0:1
Size:
Batch No.

For Size 1-3MM
Pakistan Chrome Concentrate
Net weight: 1,000kgs.
Specs: Cr2O3: 54.5%. SiO2: 2.0%, Cr:Fe: 3.0:1
Size:
Batch No.

11.付款方式：Payment terms:
L/C 90 days and 100% payment against SGS

12.付款单据:
(1) 基于SGS出具的质量，重量证书所做的商业发票.
(2) 一套清洁海运提单，注明运费已付及收货人.
(3) 装箱单.
(4) 由SGS出具的质量证书.
(5) 由SGS出具的重量证书.
(6) 由卡拉奇工商业协会出具的原产地证.
(7) 包含船名.提单号及提单日期的装船通知.
(8) 一套保险单据，按照货值的110%承保.

Documents required:
(1) Seller Commercial Invoice in 3 original based on certificate of quality and weight issued by SGS at loading port.
(2) Full set of 3/3 clean on board Bills of Lading made out to order, marked "freight Prepaid" blank endorsed and notify Buyer.
(3) Packing list in 3 originals.
(4) Certificate of Quality issued by SGS at Loading Port in 1 original.
(5) Certificate of Weight issued by SGS at Loading Port in 1 original.
(6) Certificate of Origin in 1 original issued by Karachi Chamber of Commerce and Industry.

(7) Shipping advice to the buyer by fax within 3 working days after shipment of vessel name, B/L date, B/L No.

(8) One set of insurance policy, for 110% of shipment value.

13. 检验：

在装运港，由卖方安排 SGS 做合同所规定的质量、重量检验。

在卸货港，由买方安排 CIQ 做合同所规定的质量、重量检验。

ANALYSIS:

At loading port, the Seller shall arrange SGS to determine the free moisture, Cr_2O_3, Cr/Fe ratio and other chemical elements called for in this contract.

At discharging port, the Buyer shall arrange CIQ to determine the free moisture, Cr_2O_3, Cr/Fe ratio and other chemical elements called for in this contract.

14. 不可抗力：

签约双方的任何一方、由于战争、洪水、地震和风暴等人力不可抗拒的事故，而影响合同执行时，期延长履行合同的期限。事故发生方应在 7(七)天内将发生不可抗拒事故的情况以电报或传真的方式及时通知对一方，并在14(十四)天内航寄一份政府有关当局出具的证明文件给对方。如果人力不可抗拒事故延续60(六十)天以上时，双方应通过友好协商解决本合同的继续执行问题，并应尽快达成协议。

FORCE MAJEURE: If the Seller or the Buyer meets war, flood, typhoon, earthquake & windstorm, etc, Influencing the performance of the Contract, the performance should be postponed until the end of the influence. The influenced side should inform the other side of the Force Majeure within 7(seven) days by fax or by cable, & airmail the certificates issued by the government authorities to confirm within 14(fourteen) days. If the Force Majeure lasts more than 60(sixty) days, the Seller & the Buyer shall negotiate amicably, & sign an agreement upon the performance of the Contract as soon as possible.

15. 仲裁：一切因执行本合同或与本合同有关的争执，应由双方通过友好方式协商解决。经协商不能解决时，应提交中国国际经济贸易仲裁委员会北京总会，根据该会仲裁规则进行仲裁，仲裁委员会的裁决为终局裁决，对双方都有约束力。仲裁费用除非仲裁委员会另有决定外，由败诉的一方负担。

ARBITRATION: All disputes in connection with this Contract or the execution thereof shall be settled by Friendly negotiation. If no settlement can be reached, the case in dispute shall then be submitted for arbitration to China International Economic and Trade Arbitration Commission in Beijing. The arbitration award is final and binding upon both parties. The fees for arbitration shall be borne by the losing party, unless otherwise awarded by the Commission.

本合同共两份，用中英文书写，两种文字具有同等法律效力，双方各执一份。合同附件与该合同是不可分割的一部分，与该合同同时生效，并具有同等效力。

This Contract is made out in two originals in both Chinese and English, each language being legal of the equal effect. Each party keeps one original of the two after signing, Annex of this contract is the integral part of this contract, and comes into force together with this contract, and shall have the same force as the contract.

买方签字SIGNATURE OF THE BUYER:

建发物流集团有限公司
C AND D LOGISTICS GROUP CO., LTD.

卖方签字SIGNATURE OF THE SELLER:

巴基斯坦辛迪加矿业公司
SYNDICATE MINERALS EXIM CO.

Proprietor

SYNDICATE MINERALS EXPORT CO.

108, COTTON EXCHANGE BUILDING, I.I CHUNDRIGAR ROAD, KARACHI-PAKISTAN.
TELEPHONE : (92-21) 32412946-49, 32415307 Fax : 32416725 - 32411874
www.haswanigroup.com E-mail: syndicate.minerals@hashwanigroup.com

COMMERCIAL
INVOICE

For Account of

C AND D LOGISTICS GROUP CO., LTD
ADD:- 14/F C AND D INTERNATIONAL
BUILDING , NO. 1699 HUANDAO EAST ROAD
XIAMEN, CHINA (P.C.361008)
TEL : 0592 - 2263176
FAX : 0592 - 2110075

Invoice No.	SME/008/2019 -20 Date 02/04/2020
Contract Number	SME/HIGH/200120
Vessel Name & Voyage Number	KMTC DUBAI VOY 2002E
Bill of lading Number & date	KMTCKHI0507173 DT. 31/03/2020
Destination	DALIAN PORT CHINA
L/C Number	LC # LC0957620000908 DT. 19/02/2020
Opening Bank	BANK OF CHINA (FUJIAN BRANCH) FUZHOU
Negotiating Bank	STANDARD CHARTERED BANK (PAKISTAN) LIMITED
Form E Number	SCB -2020-0000001916 DT. 20/03/2020
Export Registration No. W/247406	

Notify

C AND D LOGISTICS GROUP CO., LTD
ADD:- 14/F C AND D INTERNATIONAL
BUILDING , NO. 1699 HUANDAO EAST ROAD
XIAMEN, CHINA (P.C.361008)
TEL : 0592 - 2263176
FAX : 0592 - 2110075

Price

USD: 350 / MT CIF DALIAN PORT CHINA.

USD $ 35,056.00

Marks and Numbers

Description of Goods

CALCULATION AS PER SGS (0 - 1 MM)

CR2O3	56.54 %
CR:FE RATIO	3.26:1
MGO	15.03%
SIO2	1.29 %
CAO	0.42 %
FE2O3	16.99 %
SIZE	0 - 1 MM 98.03%

CALCULATION AS PER SGS (1 - 3 MM)

CR2O3	55.65 %
CR:FE RATIO	3.40:1
MGO	15.32 %
SIO2	1.52 %
CAO	0.60 %
FE2O3	16.01 %
SIZE	1- 3 MM 98.00 %

PAKISTAN CHROME CONCENTRATE
ORIGIN :- PAKISTAN
PACKING :- IN 1MT PP BIG BAGS NET EACH
AND LOADING IN 20 ' FCL

Gross Weight	Tare	Net Weight	
			Kgs.
100.380 MT	0.220	100.160 MT	Lbs.

We hereby certify that the goods are of PAKISTAN ORIGIN

For SYNDICATE MINERALS EXPORT CO.

Controller:

PACKING LIST

Applicant	**C AND D LOGISTICS GROUP CO., LTD**
	ADD: 14/F C AND D INTERNATIONAL
	BUILDING, NO. 1699 HUANDAO EAST ROAD,
	XIAMEN , CHINA (P.C.361008)
	TEL :- 0592 - 2263176
	FAX :- 0592 - 2110075
Vessel	**KMTC DUBAI VOY 2002E**
B/L NO & date	**KMTCKHI0507173 DT. 31/03/2020**
Invoice No.	**SME/008/2019-20**
GOODS	**PAKISTAN CHROME CONCENTRATE**
SHIPPING FROM	**KARACHI PORT, PAKISTAN**
TO	**DALIAN PORT CHINA**
LC NO.	**LC0957620000908 DT. 19/02/2020**
CONTRACT NO.	**SME/HIGH/200120**

DESCRIPTION	QUANTITY	GROSS WEIGHT	NET WEIGHT
PAKISTAN CHROME CONCENTRATE			
	100.380 MT	100.380 MT	100.160 MT
1MT STRONG PP BIG BAGS			
LOADED IN 04 X 20' CONTAINERS			
TOTAL	100.380 MT	100.380 MT	100.160 MT

Signature

SYNDICATE MINERALS EXPORT COMPANY

108, First Floor, The Cotton Exchange Building, I.I. Chundrigar Road, Karachi, Pakistan
Tel: +92 21 32412946-49 | Fax: +92 21 32410846 | www.hashwanigroup.com| syndicate.minerals@hashwanigroup.com

Shipper SYNDICATE MINERALS EXPORT CO., 108 COTTON EXCHANGE BUILDING I.I. CHUNDRIGAR ROAD KARACHI, PAKISTAN TEL:0092-21-32412946 FAX:0092-21-32411874	Booking No. PK00059973	B/L No. KMTCKHIC507173

KMTC LINE
KOREA MARINE TRANSPORT CO.,LTD.
www.ekmtc.com

Consignee (Non-Negotiable unless consigned 'to order') TO ORDER	Port-to-Port or Combined Transport **BILL OF LADING**

RECEIVED by the Carrier from the shipper in apparent external good order and condition unless otherwise indicated herein, the total number or quantity of containers or other packages or units indicated below stated by the shipper to comprise the cargo specified for transportation subject to all the terms and conditions hereof from the place of receipt or the port of loading, whichever is applicable, to the port of discharge or the place of delivery, whichever is applicable.

Notify Party (Carrier not responsible for failure to notify) C AND D LOGISTICS GROUPCO., LTD ADD : 14/F, C AND D INTERNATIONAL BUILDING, NO. 1699 HUANDAO EAST ROAD, XIAMEN, P.C. 361008, CHINA. TEL :-0592 - 2263176 FAX :-0592 - 2110075	
	Forwarding Agent-References
	Place of Receipt (Combined Transport Only)
Pre-carriage by (Combined or Through Transport Only)	Place of Delivery (Combined Transport Only)
Vessel / Voy No. KMTC DUBAI　　　　/2002E	Final Destination(For the Merchant's Reference) DALIAN PORT, CHINA
Port of Loading KARACHI PORT,PAKISTAN	Port of Discharge DALIAN PORT, CHINA

PARTICULARS FURNISHED BY SHIPPER

Container No./Seal No. Marks & Numbers	No. of Containers or P'kgs	Description of Goods	Gross Weight (KGS)	Measurement (CBM)
DFSU1864710/224950 SEGU2420085/224697 SEGU2432698/224722 SEGU2442675/224931		"SHIPPER'S LOAD, COUNT & SEAL" "SAID TO CONTAIN" 4 X 20' GP FCL CONTAINERS 100 BAGS PAKISTAN CHROME CONCENTRATE FORM "E" NO: SCB-2020-0000001916 DATED: 20/03/2020 GROSS WEIGHT: 100.380 M.TONS NET WEIGHT: 100.160 M.TONS 21 DAYS FREE TIME AT DISCHARGING PORT	100,380.000	

"FREIGHT PREPAID"

Total Number of Containers or Packages (in words)	SAY : FOUR (4) CONTAINERS ONLY.

Above particulars as declared by shipper, but without responsibility of or representation by carrier.

Freight & Charges	Basis	Rate	Per	Curr.	Payable At			
					POL	POD	Elsewhere	This Bill of Lading duly endorsed must be surrendered by the Merchant to the Carrier in exchange for the Goods or delivery order unless otherwise provided herein. IN ACCEPTING this Bill of Lading, the Merchant expressly accepts and agrees to all its terms and conditions on the face and back hereof, INCLUDING BUT NOT LIMITED TO ARBITRATION CLAUSE, whether written, typed, stamped or printed, or otherwise incorporated notwithstanding the non-signing of this Bill of Lading by the Merchant. IN WITNESS whereof, the number of original Bills of Lading stated on this side have been signed and wherever one original Bill of Lading has been surrendered, any others shall be void.
		FREIGHT PREPAID AS ARRANGED						

Ex. Rate	Freight Payable at KARACHI,PAKISTAN	Type of Movement CY - CY	(Terms of Bill of Lading continued on Back)
Total Prepaid in Local Currency	No. of Original B/L THREE (3)	Place and Date of Issue KARACHI,PAKISTAN　　Mar.31,2020	
	Shipped On Board　　SECOND ORIGINAL	United Marine Agencies (Pvt) Ltd. Korea Marine Transport Co., Ltd	
DateMar.31,2020		By　　　　　　　AS AGENT FOR CARRIER KMTC LINE	

Exporter (Name, Address and Country)	REFERENCE NUMBER

Exporter (Name, Address and Country)

SYNDICATE MINERALS EXPORT CO.
108, COTTON EXCHANGE BUILDING,
I.I. CHUNDRIGAR ROAD,
KARACHI,PAKISTAN.

Consignee Importer (Name, Address and Country)

C AND D LOGISTICS GROUP CO., LTD
ADD:- 14/F C AND D INTERNATIONAL
BUILDING , NO. 1699 HUANDAO EAST ROAD
XIAMEN, CHINA (P.C.361008)

Exporter's Membership Number　　33999

Particulars of Transport (as far as known)
KMTC DUBAI VOY 2002E
KMTCKHI0507173 DT. 31/03/2020

REFERENCE NUMBER

47-1999

CERTIFICATE OF ORIGIN
336510

Karachi Chamber of Commerce & Industry

P.O. Box No. 4158, Aiwan-e-Tijarat Road,
Off: Shahrah-e-Liaquat, Karachi-74000, Pakistan.
T: +92 21 99218001-09
F: +92 21 99218010
E: attestation@kcci.com.pk
   info@kcci.com.pk
U: www.kcci.com.pk

Marks & Number	Number and kind of Packages	Description of Goods	Gross Weight or other Quantity	Country of Origin
	04 X 20 CONT	100.160 MT PAKISTAN CHROME CONCENTRATE GROSS WEIGHT: 100.380 MT NET WEIGHT : 100.160 MT	100.160 MT	 Pakistan

Other Information

It is hereby Certified that to the best of my knowledge and according to the documents produced before me, this declaration appears to be correct.

Umair Khalil Khan
Attestation Officer
Karachi Chamber of Commerce & Industry
Karachi (Pakistan)

It is hereby declared that the above mentioned goods originate in:
(PAKISTAN)

Exporter's Signature: _____
Name: _____ Proprietor
Designation: _____
Company: _____ 02-04-20　Stamp

Place:　Karachi　Date: _____

Authorized Signatory
Attestation Officer
Karachi Chamber of Commerce & Industry

KARACHI PAKISTAN
Place and date of Issue

Karachi Chamber of Commerce & Industry
Certifying body

报关专用
电子签章
原产地证据文件

SGS Pakistan (Private) Limited
H-3/3, Sector 5, Korangi Industrial Area,
Karachi-74900, Pakistan
UAN: +92 21 111 222 747
Tel: +92 21 3512 1388 - 95
Fax: +92 21 3512 1329
Email: mineral.pakistan@sgs.com

Affiliate Code : F590201

Certificate N° : 20040602EF

Page N°: 1/ 3

SGS Ref.: BO2012670
April 06, 2020

CERTIFICATE OF QUALITY

CONSIGNMENT DESIGNATED AS		
VESSEL	:	INDICATED TO BE "KMTC DUBAI" VOY: 2002E
GOODS DESCRIPTION	:	PAKISTAN CHROME CONCENRTATE
QUANTITY	:	100.380 MT GROSS IN 04 CONTAINERS (20FT)
L / C NUMBER	:	LC0957620000908 DATED: 200219
CONTRACT NUMBER	:	SME/HIGH/200120
B / L NUMBER	:	KMTCKHI0507173 DATED: 31-MAR-2020
NOTIFY PARTY	:	C AND D LOGISTICS GROUPCO., LTD ADD : 14/F, C AND D INTERNATIONAL BUILDING, NO. 1699 HUANDAO EAST ROAD, XIAMEN, P.C. 361008, CHINA. TEL :-0592 – 2263176 FAX :-0592 - 2110075
SHIPPER	:	SYNDICATE MINERALS EXPORT COMPANY 108, COTTON EXCHANGE BUILDING I.I. CHUNDRIGAR ROAD KARACHI, PAKISTAN

Reference to our "CERTIFICATE OF WEIGHT" No.: 20040602F0 for the above goods.

In pursuance of the instructions received from shipper, we attended their advised stockyard at S.I.T.E area, Karachi on March 30, 2020 to carry out sampling of tendered consignment from stockyard during stuffing of one ton capacity jumbo bags into containers and conduct analysis on final composite samples. We report our findings as follows:

TENDERED CARGO	:	At the time of our intervention, lot/size wise cargo was tendered in jumbo bags and laying on finished floor in an open area for inspection. As per shipper's advice, total of about 100 jumbo bags were tendered to us for our inspection.
FILLING EXERCISE	:	All the bags were loaded / stuffed into containers with the help of fork lifter.
PACKING / GENERAL CONDITION	:	Lot/Size wise consignment was tendered in one metric ton capacity jumbo bags; mouths of the bags were tied.
MARKING	:	Following label mark was found on tendered bags of both size wise lots.

LOT/SIZE 1-0 MM (50 BAGS)

Pakistan Chrome Concentrate

Net weight   1000kgs

SPECS
Cr2O3   55%
Si O2   1.3%
Size   1-0 MM
Batch No.   77

LOT/SIZE 3-1 MM (50 BAGS)

Pakistan Chrome Concentrate

Net weight   1000kgs

SPECS
Cr2O3   54.5%
Si O2   3%
Size   3-1 MM

SAMPLING EXERCISE	:	Lot/Size wise random sampling conducted from tendered cargo based on ISO 6153:1989 and requisite number of increments collected from the randomly selected bags during loading of cargo into containers.

Cont'd.... P/2

报关专用
电子签章
其他

SGS Pakistan (Private) Limited

H-3/3, Sector 5, Korangi Industrial Area,
Karachi-74900, Pakistan
UAN: +92 21 111 222 747
Tel: +92 21 3512 1388 - 95
Fax : +92 21 3512 1329
Email: mineral.pakistan@sgs.com

Affiliate Code : F590201
Certificate N° : 20040602EF

Page N°: 2/ 3

SGS Ref.: BO2012670
April 06, 2020

INITIAL SAMPLE PREPRATION	:	Upon completion of sampling operation, lot/size wise sample preparation was performed based on ISO 6154:1989 initially at shipper's provided facility to obtain the lot/size wise composite bulk samples.
		Lot/size wise prepared samples kept in WPP bag separately, duly labeled, sealed and brought to SGS Lab for final sample preparation and analysis.
		Whereas, moisture sample preparation and size assessment were carried out at inspection site.
SIZE ASSESSMENT	:	Size assessment was performed on our collected lot wise drawn samples ascertained as under,

LOT/SIZE (1-0 MM)

0-1 mm	:	98.03%

LOT/SIZE (3-1 MM)

1-3 mm	:	98.00 %

MOISTURE SAMPLE : Lot/Size wise moisture samples analyzed at SGS lab, test results obtained from our lab are given as under,

Moisture	ISO 6129 – 1981 (E)	%	0.28	0.03

FINAL SAMPLE PREPARATION	:	At SGS Prep, lot/size wise composite bulk samples were further mixed and reduced and then pulverized in order to obtain lot/size wise composite shipment samples in five sets duly labeled and sealed by SGS plastic seal.
SAMPLE DISTRIBUTION	:	Following is the distribution of lot wise prepared shipment composite samples,

- One set of sealed sample submitted in SGS lab for analysis on contractual parameters.
- Two set of sealed samples prepared for shipper & retained with SGS for the period of three months from sampling date, unless otherwise instructed.
- Two set of sealed samples retained with SGS for the period of three months from sampling date, unless otherwise instructed.

Cont'd.... P/3

SGS Pakistan (Private) Limited
H-3/3, Sector 5, Korangi Industrial Area,
Karachi-74900, Pakistan
UAN: +92 21 111 222 747
Tel: +92 21 3512 1388 - 95
Fax : +92 21 3512 1329
Email: mineral.pakistan@sgs.com

Affiliate Code : F590201

Certificate N° : 20040602EF

Page N°: 3/ 3

SGS Ref.: BO2012670
April 06, 2020

CHEMICAL ANALYSIS　　:　Lot/Size wise test results obtained from our Lab are reproduced are as under,

TEST PARAMETER	TEST METHOD	UNIT	TEST RESULT	
			(1-0 MM)	(3-1 MM)
Chromium Oxide (Cr$_2$O$_3$)	Based on ISO 6331-1983 (E)	%	56.54	55.65
Silica (SiO$_2$)	Based on ISO 5997-1984 (E) / ICP-OES	%	1.29	1.52
Magnesium Oxide (MgO)	Based on ISO 6331-1983 (E) / ICP-OES	%	15.03	15.32
Iron as (Fe$_2$O$_3$)	Based on ISO 6130-1985 (E) / ICP-OES	%	16.99	16.01
Calcium Oxide (CaO)	Based on ISO 6331-1983 (E) / ICP-OES	%	0.42	0.60
Cr : Fe	Based on ISO 6331-1983 (E) / ICP-OES Calculated	-	3.26 : 1	3.40 : 1

STUFFING &
WEIGHING　　:　Lot/Size wise cargo was filled in one ton capacity jumbo bags and stuffed into 04X20ft containers in our presence and weighed at shipper's designated weighbridge. Following is the summary of weight,

Gross weight of loaded cargo (100 bags) ascertained at weighbridge: 100.380 MT

The responsibility for the above findings is limited to time, date and place of intervention only and does not refer to any other matter.

Quality is final at the time of loading of bagged cargo into 04x20ft containers at shipper's warehouse in Karachi.

Any holder of this document is advised that information contained hereon is limited to the visual examination of the safely and readily accessible portions of the consignment only. Due to the nature of the cargo and limited access during inspection, items not recorded in the above description may be present.

The manual sampling method was agreed with the SGS Principal, as sampling by more reliable methods that provide probability samples was not possible. The Holder of this document is cautioned that collected MANUAL samples of this type do not satisfy the minimum requirements for probability sampling, and as such cannot be used to draw statistical inferences such as precision, standard error, or bias.

****

[AT LOADING PORT]

SGS Pakistan (Private) Limited
H-3/3, Sector 5, Korangi Industrial Area,
Karachi-74900, Pakistan
UAN: +92 21 111 222 747
Tel: +92 21 3512 1388 - 95
Fax: +92 21 3512 1329
Email: mineral.pakistan@sgs.com

Affiliate Code : F590201
Certificate N° : 20040602F0

Page N°: 1/ 2

SGS Ref.: BO2012670
April 06, 2020

CERTIFICATE OF WEIGHT

CONSIGNMENT DESIGNATED AS		
VESSEL	:	INDICATED TO BE "KMTC DUBAI" VOY: 2002E
GOODS DESCRIPTION	:	PAKISTAN CHROME CONCENRTATE
QUANTITY	:	100.380 MT GROSS IN 04 CONTAINERS (20FT)
L / C NUMBER	:	LC0957620000908 DATED: 200219
CONTRACT NUMBER	:	SME/HIGH/200120
B / L NUMBER	:	KMTCKHI0507173 DATED: 31-MAR-2020
NOTIFY PARTY	:	C AND D LOGISTICS GROUPCO., LTD ADD : 14/F, C AND D INTERNATIONAL BUILDING, NO. 1699 HUANDAO EAST ROAD, XIAMEN, P.C. 361008, CHINA. TEL :-0592 – 2263176 FAX :-0592 - 2110075
SHIPPER	:	SYNDICATE MINERALS EXPORT COMPANY 108, COTTON EXCHANGE BUILDING I.I. CHUNDRIGAR ROAD KARACHI, PAKISTAN

Reference to our "CERTIFICATE OF QUALITY" No.: 20040602EF for the above goods.
In pursuance of the instructions received from shipper, we attended their designated Navroz Weighbridge near S.I.T.E area, Karachi on March 30, 2020 to witness the weighbridge weighing exercise of 04x20ft containers having above mentioned goods. We report our findings as follows:

TENDERED CARGO : At the time of our intervention, lot/size wise cargo was tendered in jumbo bags and laying on finished floor in an open area for inspection. As per shipper's advice, total of about 100 jumbo bags were tendered to us for our inspection.

PACKING AND MARKING : Lot/Size wise consignment was tendered in one metric ton capacity jumbo bags; mouths of the bags were tied.

LOT/SIZE 1-0 MM (50 BAGS)   LOT/SIZE 3-1 MM (50 BAGS)

Cont'd.... P/2

代理报关委托书

编号：

　　　　　　　：

　　我单位现 (A/逐票、B 长期)委托贵公司代理　　等通关事宜：〔A、填单申报 B、申请、联系和配合实施检验检疫 C、辅助查验 D、代缴税款 E、设立手册（账册）F、核销手册（账册）G、领取海关相关单证 H、其他〕详见《委托报关协议》

　　我单位保证遵守海关有关法律、法规、规章，保证所提供的情况真实、完整、单货相符，无侵犯他人知识产权的行为，否则，愿承担相关法律责任。

　　本委托书有效期自签字之日起至　　　　　年　　　月　　　日止。

委托方（盖章）

法定代表人或其授权签署《代理报关委托书》的人（签字）

20 年 4 月 20 日

委托报关协议

为明确委托报关具体事项和各自责任，双方经平等协商签定协议如下：

委托方		被委托方		
主要货物名称		*报关单编码	No.	
HS 编码	☐☐☐☐☐☐☐☐☐☐	收到单证日期		年 月 日
进/出口日期	年　　月　　日	收到单证情况	合同☐	发票☐
提（运）单号	KMTCKH10507173		装箱清单☐	提（运）单☐
贸易方式			加工贸易手册☐	许可证件☐
数（重）量			其他	
包装情况				
原产地/货源地		报关收费	人民币：	元
其他要求：双抬头		承诺说明：		
背面所列通用条款是本协议不可分割的一部分，对本协议的签署构成了对背面通用条款的同意。		背面所列通用条款是本协议不可分割的一部分，对本协议的签署构成了对背面通用条款的同意。		
委托方签章：		被委托方签章：		
经办人签字：		报关人员签名：		
联系电话：　　　　　年　月　日		联系电话：　　　　　年　月　日		

兵王印志

1

中国报关协会监制

报关专用
电子签章
委托报关协议

中华人民共和国海关进口货物报关单

（进大窑湾）

页码/页数：1/1

预录入编号：09082020108007 0615　海关编号：0908202010800070615

汇总征税

境内收货人：(91350200705460373F)	进境关别 (0908)	进口日期	申报日期	备案号
建发物流集团有限公司	进大窑湾	20200518	20200518	
境外发货人：SYNDICATE MINERALS EXPORT CO.	运输方式 (2) 水路运输	运输工具名称及航次号 HYUNDAI FORWARD/101N	提运单号 KMTCKH10507173	货物存放地点 DCT
消费使用单位：(9121020231154I293P) 大连海明日盛国际贸易有限公司	监管方式 (0110) 一般贸易	征免性质 (101) 一般征税	许可证号	启运港 (PAK006) 卡拉奇（巴基斯坦）
合同协议号 SMF/HIGH/200120	贸易国 (地区) (PAK) 巴基斯坦	启运国 (地区) (PAK) 巴基斯坦	经停港 (KOR003) 金山（韩国）	入境口岸 (210101) 大连港大窑湾港区
包装种类 (06) 包袋	件数 100	毛重 (千克) 100380	净重 (千克) 100160	成交方式 (1) CIF	运费	保费	杂费

随附单证及编号：

随附单证2：发票；装箱单；合同；提/运单；原产地证据文件；代理报关委托协议（纸质）；原产地证证号：336510 N/M　集装箱和标箱数及号码：4；SFGI2432698；SFGI2442675；DFSU1864710；SFGI2420085；

标记唛码及备注：

备注：<总担保37002020CCP1C000000025>原产地证书号：336510 N/M　集装箱和标箱数及号码：4；SFGI2432698；SFGI2442675；DFSU1864710；SFGI2420085；

项号	商品编号	商品名称及规格型号	数量及单位	单价/总价/币制	原产国 (地区)	最终目的国 (地区)	境内目的地	征免
1	2610000000 铬精矿	0.3 破碎、水洗 黑灰色精粉粉末状 CR2O3 56.54% MGO 15.03% SIO2 1.29% CAO 0	100160 千克 100160 千克	0.3500 35056.00 美元	巴基斯坦 (PAK)	巴基斯坦 (PAK)	中国 (21029/210201) 大连其他/大连旅顺经济开发区 连市辖区 (CHN)	照章征税 (1)

特殊关系确认：否	价格影响确认：否	支付特许权使用费确认：否	自报自缴：是
报关人员 报关人员证号0910333 7	电话	兹申明对以上内容承担如实申报、依法纳税之法律责任	海关批注及签章
申报单位 (91210242792014979K) 大连悦丰万鑫国际物流有限公司		申报单位（签章）	

【实训结果】

撰写"关检融合、单一窗口报关单"的实训报告。

《关检融合、单一窗口报关单》实训报告		
项目实训班级：	项目小组：	项目组成员：
实训时间： 年 月 日	实训地点：	实训成绩：
实训目的：		
实训步骤：		
实训结果：		
实训感言：		
不足与今后改进：		

项目组长评定签字：　　　　　　　　　　　　项目指导教师评定签字：

附录

关检融合、单一窗口常见企业申报实战举例

一线进境海运	一线出境海运	进口清关	出口清关	进口货物报关单手册	进口货物报关单手册（实例）
实例1：一线进出境 注意：一线（即：国外进口到保税港，再从保税港出口到国外）		实例2：进出口清关		实例3：进口货物报关单手册和实例	

二线进口出区	二线出口入区	出口料件进出区出口报关单	出口料件进出区发票	出口料件进出区进口报关单
实例4：二线进出区 注意：二线（即：国内出口到保税港，再从保税港进口到国内）		实例5：出口料件进出区		

一般贸易出口合同	一般贸易出口发票	一般贸易出口装箱单	一般贸易出口报关单
实例6：一般贸易出口			

一般贸易进口合同	一般贸易进口发票	一般贸易进口装箱单	一般贸易进口报关单	一般贸易进口关联报关单
实例7：一般贸易进口				

进口备案清单合同	进口备案清单发票	进口备案清单装箱单	进口备案清单运单	进口备案清单原产地证	进口备案清单植物检疫证书	进口备案清单报关单
实例8：进口备案清单						

合同	发票	装箱单	提单	原产地证	其他证明材料	进口报关单
实例9：保税海运一线进口						

暂准出口合同	暂准出口发票	暂准出口装箱单	暂准出口保证函	暂准出口货物报关单
实例10：暂准出口				

进料对口进口发票	进料对口进口装箱单	进料对口进口报关单	其他材料
实例11：进料对口——进口			

进料对口出口发票	进料对口出口装箱单	进料对口出口报关单
实例12：进料对口——出口		

参考文献

1. 李贺、姚雷、田南生主编：《报检实务》，上海财经大学出版社 2016 年版。

2. 李贺主编：《报关实务》(第三版)，上海财经大学出版社 2020 年版。

3. 李贺、马慧莲主编：《报检与报关实务》(第四版)，上海财经大学出版社 2020 年版。

4. 中国报关协会，2021 年关务水平测试：《关务基本技能》，中国海关出版社 2020 年版。

5. 中国海关报关实用手册编写组：《中国海关报关实用手册(2022)》，中国海关出版社 2021 年版。

6. 中华人民共和国海关总署：http://www.customs.gov.cn。

7. 中华人民共和国商务部：http://www.mofcom.gov.cn。

8. 中国国际贸易单一窗口：https://www.singlewindow.cn。